普通高等教育中医药类"十三五"规划教材
全国普通高等教育中医药类精编教材

中医皮肤性病学

（供中医学、中西医临床医学等专业用）

主　编
杨志波

副主编
李　斌　李元文　刘　巧
闫小宁　杨素清　曾宪玉

主　审
段逸群　陈达灿

本书配套数字教学资源

微信扫描二维码，加入中医皮肤性病学读者交流圈，获取配套教学视频、学习课件、课后习题和沟通交流平台等板块内容，夯实基础知识

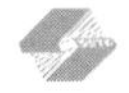

上海科学技术出版社

图书在版编目（CIP）数据

中医皮肤性病学 / 杨志波主编. -- 上海 : 上海科学技术出版社, 2020.8 (2023.6重印)
普通高等教育中医药类“十三五”规划教材 全国普通高等教育中医药类精编教材
ISBN 978-7-5478-4907-1

Ⅰ. ①中… Ⅱ. ①杨… Ⅲ. ①中医学－皮肤病学－高等学校－教材②中医学－性病学－高等学校－教材 Ⅳ. ①R275

中国版本图书馆CIP数据核字(2020)第071559号

中医皮肤性病学

主编 杨志波

上海世纪出版（集团）有限公司
上 海 科 学 技 术 出 版 社 出版、发行
（上海市闵行区号景路159弄A座9F-10F）
邮政编码 201101 www.sstp.cn
上海锦佳印刷有限公司印刷
开本 787×1092 1/16 印张 19.5
字数 410千字
2020年8月第1版 2023年6月第4次印刷
ISBN 978-7-5478-4907-1/R・2076
定价：68.00元

普通高等教育中医药类“十三五”规划教材
全国普通高等教育中医药类精编教材

专家指导委员会名单

(以姓氏笔画为序)

王　平　王　键　王占波　王瑞辉　方剑乔　石　岩

冯卫生　刘　文　刘旭光　严世芸　李灿东　李金田

肖鲁伟　吴勉华　何清湖　谷晓红　宋柏林　陈　勃

周仲瑛　胡鸿毅　高秀梅　高树中　郭宏伟　唐　农

梁沛华　熊　磊　冀来喜

编委会名单

主　编

杨志波（湖南中医药大学第二附属医院）

副主编

李　斌（上海中医药大学附属岳阳中西医结合医院）

李元文（北京中医药大学东方医院）

刘　巧（江西中医药大学第二附属医院）

闫小宁（陕西省中医医院）

杨素清（黑龙江中医药大学附属第一医院）

曾宪玉（武汉市中西医结合医院）

主　审

段逸群（武汉市中西医结合医院）

陈达灿（广州中医药大学第二附属医院）

编　委（以姓氏笔画为序）

刁庆春（重庆市中医院）

于希军（内蒙古医科大学附属医院）

王　畅（湖南中医药大学第二附属医院）

王军文（湖南中医药大学第二附属医院）

叶建州（云南中医药大学第一附属医院）

匡　琳（湖南中医药大学）

刘红霞（新疆医科大学附属中医医院）

刘拥军（黑龙江中医药大学附属第二医院）

刘学伟（河南中医药大学第一附属医院）

李　凯（武汉市中西医结合医院）

李文彬（陕西省中医医院）

李红毅（广州中医药大学第二附属医院）

李芳梅（广西国际壮医医院）

李咏梅（上海中医药大学附属龙华医院）

李铁男（沈阳市中西医结合医院）

李祥林（运城市中医院）

李领娥（河北医科大学附属石家庄市中医院）

杨　凡（贵州中医药大学第二附属医院）

杨　柳（南方医科大学中医药学院）

汪海珍（湖南中医药大学第二附属医院）

肖月园（空军军医大学第一附属医院）

宋　坪（中国中医科学院广安门医院）

张虹亚 （安徽中医药大学第一附属医院）
张晓杰 （山东中医药大学附属医院）
张理涛 （天津市中医药研究院附属医院）
陈明岭 （成都中医药大学附属医院）
陈晴燕 （沈阳市中西医结合医院）
范瑞强 （广州中医药大学第二附属医院）
欧阳晓勇 （云南中医药大学第一附属医院）
周　萌 （广西壮族自治区皮肤病医院）
周小勇 （武汉市中西医结合医院）
周冬梅 （首都医科大学附属北京中医医院）
赵党生 （深圳市宝安纯中医治疗医院）
姜　杰 （长春中医药大学附属医院）
贾　敏 （贵州中医药大学第一附属医院）
席建元 （湖南中医药大学第一附属医院）
唐雪勇 （湖南中医药大学第二附属医院）
黄　宁 （福建中医药大学附属第二人民医院）
曹　毅 （浙江中医药大学附属第一医院）
龚丽萍 （江西中医药大学附属医院）
崔炳南 （中国中医科学院广安门医院）
翟晓翔 （上海市第七人民医院）
魏跃钢 （南京中医药大学附属医院）

编写秘书

肖月园 （空军军医大学第一附属医院）
李　欣 （上海中医药大学附属岳阳中西医结合医院）
唐雪勇 （湖南中医药大学第二附属医院）

前言

新中国高等中医药教育开创至今历六十年。一甲子朝花夕拾，六十年砥砺前行，实现了长足发展，不仅健全了中医药高等教育体系，创新了中医药高等教育模式，也培养了一大批中医药人才，履行了人才培养、科技创新、社会服务、文化传承的职能和使命。高等中医药院校的教材作为中医药知识传播的重要载体，也伴随着中医药高等教育改革发展的进程，从少到多，从粗到精，一纲多本，形式多样，始终发挥着至关重要的作用。

上海科学技术出版社于1964年受国家卫生部委托出版全国中医院校试用教材迄今，肩负了半个多世纪的中医院校教材建设和出版的重任，产生了一大批学术深厚、内涵丰富、文辞隽永、具有重要影响力的优秀教材。尤其是1985年出版的全国统编高等医学院校中医教材(第五版)，至今仍被誉为中医教材之经典而蜚声海内外。

2006年，上海科学技术出版社在全国中医药高等教育学会教学管理研究会的精心指导下，在全国各中医药院校的积极参与下，组织出版了供中医药院校本科生使用的“全国普通高等教育中医药类精编教材”(以下简称“精编教材”)，并于2011年进行了修订和完善。这套教材融汇了历版优秀教材之精华，遵循“三基”“五性”“三特定”的教材编写原则，同时高度契合国家执业医师考核制度改革和国家创新型人才培养战略的要求，在组织策划、编写和出版过程中，反复论证，层层把关，使“精编教材”在内容编写、版式设计和质量控制等方面均达到了预期的要求，凸显了“精炼、创新、适用”的编写初衷，获得了全国中医药院校师生的一致好评。

2016年8月，党中央、国务院召开了新世纪以来第一次全国卫生与健康大会，印发实施《“健康中国2030”规划纲要》，并颁布了《中医药法》和《〈中国的中医药〉白皮书》，把发展中医药事业作为打造健康中国的重要内容。实施创新驱动发展、文化强国、“走出去”战略以及“一带一路”倡议，推动经济转型升级，都需要中医药发挥资源优势和核心作用。面对新时期中医药“创造性转化，创新性发展”的总体要求，中医药高等教育必须牢牢把握经济社会发展的大势，更加主动地服务和融入国家发展战略。为此，精编教材的编写将继续秉持“为院校提供服务、为行业打造精品”的工作要旨，在全国中医院校中广泛征求意见，多方听取要求，全面汲取经验，经过近一年的精心准备工作，在“十三五”开局之年启动了第三版的修订工作。

本次修订和完善将在保持“精编教材”原有特色和优势的基础上，进一步突出“经典、精炼、新颖、实用”的特点，并将贯彻习近平总书记在全国卫生与健康大会、全国高校思想政治工作会议等系列讲话精神，以及《国家中长期教育改革和发展规划纲要(2010—2020)》《中医药发展战略规划纲要(2016—2030年)》和《关于医教协同深化中医药教育改革与发展的指导意见》等文件要求，坚持高等教育立德树人这一根本任务，立足中医药教育改革发展要求，遵循我国中医药事业发展规律和中医药教育规律，深化中医药特色的人文素养和思想情操教育，从而达到以文化人、以文育人的效果。

同时，全国中医药高等教育学会教学管理研究会和上海科学技术出版社将不断深化高等中医药教材研究，在新版精编教材的编写组织中，努力将教材的编写出版工作与中医药发展的现实目标及未来方向紧密联系在一起，促进中医药人才培养与“健康中国”战略紧密结合起来，实现全程育人、全方位育人，不断完善高等中医药教材体系和丰富教材品种，创新、拓展相关课程教材，以更好地适应“十三五”时期及今后高等中医药院校的教学实践要求，从而进一步地提高我国高等中医药人才的培养能力，为建设健康中国贡献力量！

教材的编写出版需要在实践检验中不断完善，诚恳地希望广大中医药院校师生和读者在教学实践或使用中对本套教材提出宝贵意见，以敦促我们不断提高。

全国中医药高等教育学会常务理事、教学管理研究会理事长

胡鸿毅

2016年12月

编写说明

《中医皮肤性病学》系普通高等教育中医药类“十三五”规划教材、全国普通高等教育中医药类精编教材之一。本教材以培养临床通科医师为目标，坚持以基本知识、基本理论、基本技能为基础，体现继承性、科学性、先进性、启发性和实用性。适用对象以全国高等中医药院校及其他院校中医学专业本科学生为主，也可作为中西医临床医学专业和成人本科教育或自学参考教材，还可供中医及中西医结合皮肤性病学研究生、中西医临床皮肤性病及其他临床学科的医师学习参考。

本教材严格按照本科教学大纲精选编写内容，在体现教材对中医皮肤性病知识继承性的同时，结合现代医学的发展和诊疗手段的提高，对内容进行了更新。全书分总论、各论、附录三大部分。总论主要阐述中医皮肤性病学的发展简史、基础知识；各论为疾病介绍，所选录病种较以往教材有所增加，总计 110 余种，以现代临床疾病分类模式编排，有中医病名的以中医病名编写，没有公认中医病名的疾病以西医病名编写；附录包括常用方剂名录、常用名词汉英对照。

本教材在编写时注意了以下几点。① 内容的精炼：概念明晰，病因病机分析简明扼要，诊断要点条理清晰，鉴别诊断要点突出。② 临床表现系统全面，分型、分期与西医学一致，以利适应当今临床需要。③ 治疗突出中医辨证论治，中成药治疗指导性强，且内外并重，部分病种明确阐述了西医优势治疗。④ 重视治未病思想，预防及调摄要点明确，针对性强。

本教材有三大重要改进：① 临床皮损表现与西医学教材基本一致，利于学生适应临床需要；彩图插入文内，图文并茂，体现皮肤科疾病特有的直观性，看图识病，利于掌握。② 各论中增补了临床常见病，简化其编写体例，避免学生对中医治疗较少的常见皮肤疾病缺乏认知。③ 增加常用名词汉英对照，利于学生未来更好地适应现代皮肤科临床诊疗工作。同时，本教材为融合教材，拓展了数字教学配套资源，以扫描二维码作为本课程学习的辅助模式，包含教学视频、学习课件、课后习题和沟通交流平台等板块，这是出版融合发展方面的积极创新，对切实提高教学质量、促进学生学习和练习、推动本课程建设有着重要意义。

本教材集全国中医外科(皮肤科)专家的努力共同完成，临床图片的收集得到各单位及个人的大力支持，在此表示衷心感谢。书稿虽反复审校，但纰漏在所难免，望各院校师生及读者在使用过程中，多提出宝贵意见，以利进一步修改提高。

《中医皮肤性病学》编委会

2020 年 2 月

本书配套数字教学资源

微信扫描二维码，加入中医皮肤性病学读者交流圈，获取配套教学视频、学习课件、课后习题和沟通交流平台等板块内容，夯实基础知识

目录

总　　论

各　　论

总　论

第一章　中医皮肤性病学的发展简史

导学

中医皮肤性病学历史悠久，其理论基础源于战国秦汉时期，病因病机、证候、方药发展于晋隋唐宋时期，充实于明清时期，完善于中华人民共和国成立以后，快速发展于改革开放后40余年。本章介绍了中医皮肤性病学的发展简史，通过学习，要求掌握中医皮肤性病学发展历史中主要医家和重要医著，熟悉中医皮肤性病学的主要发展阶段，了解中医皮肤性病学成为一门独立学科后的新成就。

中医学有着数千年的悠久历史，是人类文明的一个伟大宝库。中医皮肤性病学是运用中医基本理论和中医思维方法研究皮肤性病所属病证的病因病机、证治规律、预后转归、康复调摄等，并采用中药治疗为主的一门临床学科。但其长期以来归属于中医外科学的范畴，是在中华人民共和国成立以后才从中医外科学中逐渐分离出来的一门既新兴又古老的学科，发展大致经历了以下几个阶段。

一、秦汉及以前时期

中医皮肤性病学起源于远古原始社会人类与虫兽、自然灾害及疾病做斗争的生产实践过程中。用泥土、灰烬和新鲜的青草树叶捣烂来外敷、涂搽皮肤上的外伤创口和治疗皮肤疾患，可以看作是中医皮肤病外治法的最早医疗实践活动。随着社会生产力的发展，人类逐渐认识并开始应用醋、酒、盐、饴、姜和植物、动物等材料外用内服来治疗皮肤疾患。

据有关史料记载，最早出现中医皮肤疾病病名记载的是公元前14世纪殷商时期的甲骨文、金文和青铜铭文等，当时就有“疥”“疕”“癣”“疣”等皮肤病名的描述。疥是指多种具有瘙痒性的皮肤病，疕是指顽固难去的一类皮肤病，癣是指皮肤粗糙脱屑一类的皮肤病，疣是指赘生于皮肤表面的一类皮肤病。随着社会分工的出现，古代将从事医疗活动的人员，视其各自的擅长进行了医学的分科。《周礼》记载：医分四科，即“疾医、疡医、食医、兽医”。“疡医”，即外科医生，包括了现在的皮肤科医生，主治肿疡、溃疡、金创和皮肤病。

至春秋战国时期，不但有关皮肤病病名的记载逐渐增多，而且有了皮肤病病因病机和方药治疗的描述。如1973年湖南长沙马王堆三号汉墓出土的医学帛书《五十二病方》中就有冻疮、疣、诸虫咬伤等皮肤病名的出现，有用葱熨治疗冻疮、以灸治疣的记载。该书治疗皮肤疮疡的外用制剂有散剂、膏剂、水剂、醋剂、水银剂等40种之多，并叙述了砭法、灸法、熨法、熏法、按摩等疗法。《黄帝内经》是我国现存医学文献中最早的一部中医学理论经典著作，集中反映了我国古代的医学成就，其中有关皮肤病的论述颇多，仅皮肤病病名的记载就有痱（痱子）、痒疥、秃疮（头部脱发性疾病)、皮痹(类似硬皮病)、尤赘(疣)、痤(痤疮)、大风、疠风(相当于麻风病)、查皮(酒渣鼻)等数十种之多。如《素问·痹论篇》曰:“风寒湿三气杂至,合而为痹也……以秋遇此者为皮痹。”这里的皮痹相当于西医的硬皮病。《素问·风论篇》曰:“疠者,有荣气热胕,其气不清,故使其鼻柱坏而色败,皮肤溃疡。风寒客于脉而不去,名曰疠风。”这里的疠风相当于西医的麻风病。《素问·宣明五气篇》中关于“膀胱不利为癃”的论述很近似西医尿道炎的临床表现。《素问·上古天真论篇》还记载了毛发生长与内脏的关系,曰:“女子七岁肾气盛,齿更发长……四七,筋骨坚,发长极,身体盛壮;五七阳明脉衰,面始焦,发始堕;六七三阳脉衰于上,面皆焦,发始白……丈夫八岁肾气实,发长齿更……八八则齿发去。”

汉代出现了我国历史上最著名的外科学家华佗和外感内伤杂病家张仲景。华佗医术全面,尤其擅长外科,据《后汉书》记载其不仅最早开展麻醉术和外科手术,而且在中医药物外治方面也有独到之处,如运用贴敷、熏法、涂搽、穴位给药等外治疗法治疗疮疡和皮肤疾患。张仲景所著的《伤寒杂病论》是论述外感热病和内伤杂病的名著,其中有关皮肤病性病的论述颇多,如在内伤杂病中论述浸淫疮(相当于湿疹)的症状,并提出“浸淫疮,黄连粉主之”的治疗方法;也论述了瘾疹(相当于荨麻疹)、狐惑病(类似白塞病)、淋证(相当于淋病和非淋菌性尿道炎等小便不利疾病)等多种皮肤病性病的症状和治疗。

从《五十二病方》《黄帝内经》到《伤寒杂病论》开始有了较多皮肤病的病名、病因和治疗的论述,这是中医皮肤性病学的萌芽时期。

二、晋、隋、唐、宋、元代时期

这一时期,随着整个中医学体系的发展,有关中医皮肤病、皮肤美容和性病的论述也不断增多,使中医皮肤性病学开始进入了一个发展时期。

例如,晋代葛洪著的《肘后备急方》之卷五和卷六是专门介绍疥癣、瘾疹、漆疮、浸淫疮、诸痒和面部损容性皮肤病治疗方药的篇章,提到的皮肤病有 40 余种,其中描述的“沙虱毒”是世界上最早关于恙虫病的记载。治疗的方法包括内服、外洗、外搽等,并介绍了多种外治皮肤病和美容的简单方法,如疠疡风(相当于麻风病溃疡)用乌贼骨敷之,白驳风(相当于白癜风)取鳗鱼脂敷之,白秃(相当于头癣)用藜芦、猪油搽之,漆疮(相当于漆树接触性皮炎)用汉椒汤洗之,以及用鸡蛋清、白蜜敷脸增白等。晋代刘涓子撰、南齐人龚庆宣编的《刘涓子鬼遗方》被认为是我国现存最早的中医外科专著,基本上反映了两晋南北朝时期中医外科学的主要成就。其中有相当多的内容是论述皮肤病的,比较详细地介绍了用中药内服外用治疗多种皮肤病的方法,为中医皮肤病的发展作出了较大贡献。如该书首次记载了用水银膏治疗皮肤病,这比其他国家要早 600 多年。所记载的皮肤病包括疥、癣、疮、疖、鼠乳、瘾疹、白癞、秃疮、痱、热疮、皮疱等数十种,每一病种均有相应的治疗方药,如用紫草膏方治小儿头疮、用白敛膏方治皮肤热痱、用五黄膏方治久病疥癣、用麝香膏方治面黑干皮包、用白芷膏方治头秃等。

隋代巢元方的《诸病源候论》所记载的皮肤病达 100 多种,包括了许多当今常见的皮肤病。如该书对漆疮病因病机和症状的描述就十分详细,曰:“漆有毒,人有禀性畏漆,但见漆便中其毒,喜面痒,然后胸臂胫皆悉瘙痒,面为起肿。”也认为瘾疹(相当于荨麻疹)的发病原因主要是由于“人皮肤虚,为风邪所折”。并明确指出疥疮的发病是“皆有虫,人往往以针头挑得”,而欧洲有关疥虫的报道最早见于 18 世纪,迟于我国一千多年。该书又认为酒渣鼻是“由饮酒热势冲面而遇风冷之气相生”。

唐代孙思邈的《备急千金要方》对皮肤病的治疗方药作出了较大贡献，弥补了《诸病源候论》中有症无药的不足。据不完全统计，该书用来治疗各种皮肤疮疡病的中药有197种之多，收录有关面部皮肤病治疗及美容方药120多首，包括“熏香方”“令身香方”等。另外，唐代王焘的《外台秘要》，宋徽宗赵佶敕撰的《圣济总录》和陈无择的《三因极一病证方论》、窦汉卿的《疮疡经验全书》都对皮肤病的病因、症状和治疗有较多论述。如《圣济总录》认为丹毒是由于“热毒之气，暴发于皮肤间，不得外泄”所致。《疮疡经验全书》形象地描述寒疮（相当于寒冷型多形红斑）的皮疹表现“似猫眼有光彩无脓血”。

元代出现了齐德之的《外科精义》、张从正的《儒门事亲》和朱震亨的《丹溪心法》，这些医书都对皮肤病有论述，如《外科精义》用于皮肤疮疡的药方多达145个。

这一时期中医学对性传播疾病也有了一些论述。如巢元方的《诸病源候论》将淋证分为石淋、气淋、膏淋、痨淋、热淋、血淋、寒淋七淋，其中膏淋、热淋、气淋、血淋的症状描述与当今的淋病、非淋菌性尿道炎很近似。除此之外，这一时期的中医学古籍还有疳疮（下疳、臊疳）、妒精疮、阴疮、阴蚀等病名的记载，如孙思邈的《备急千金要方》曰：“夫妒精疮者，男子在阴头节下，妇人在玉门内，并似疳疮，作臼齐食之大病，疳即不痛也。”这些发生在男女外生殖器部位的病证与当今的硬下疳、软下疳和其他皮肤溃疡性性病有很多相似之处。

三、明清时期

明清两代是中医学发展的兴盛时期。这一时期名医辈出，医著林立，中医学得到了很大的发展。与此同时，中医皮肤性病学的理论和临床也在这一时期得到了进一步充实、发展和提高，中医皮肤性病学发展到高潮。这一时期随着西方医学进入中国，也开始有了中西医结合治疗皮肤病的萌芽。

明代对皮肤病论述较多的医著主要有戴元礼著《证治要诀》、薛己著《外科发挥》和《外科枢要》、汪机著《外科理例》、申斗垣著《外科启玄》、王肯堂著《证治准绳》、陈实功著《外科正宗》、陈司成著《霉疮秘录》、张景岳著《景岳全书》等，其中以《外科理例》《外科正宗》《霉疮秘录》三书对中医皮肤病性病学的发展贡献和影响最大。《外科理例》比较全面叙述了皮肤疮疡病的证治方法，尤其强调外病内治，曰：“外治必本乎内，知乎内以求乎外。”另外，该书还附有较多医案，其中治疗杨梅疮的医案就有5个。《外科正宗》全书4卷，论述的病种100多个，其中将近一半是属于皮肤病范畴。该书的特点是论述每一个病种的理、法、方、药齐全，如该书对大麻风（相当于麻风病）的论述，首讲大麻风的病因是感受外邪所致，次讲大麻风的临床表现，描述十分详细，最后讲述大麻风的治疗方药。《霉疮秘录》是我国第一部有关梅毒性病学的专著，该书系统总结了我国16～17世纪治疗梅毒的经验，曰：“霉疮一症，细考经书，古言未及，究其根源，始于午会之末，起于岭南之地，致使蔓延全国，流祸甚广。”明确指出梅毒始见于我国广东，以后逐渐蔓延至全国，因此古时霉疮又有广疮之称。据医史学家考证，我国的梅毒确实是在16世纪初期由西方经广东传入中国的。在梅毒传染方式上，该书明确认为是因不洁性交而传染，妓院是主要的传染场所，云：“一狎有毒之妓，初不知觉，或传妻妾，或于姣童。”在梅毒临床表现上，该书已认识到了由硬下疳到二、三期梅毒的发病过程，曰：（霉疮）“始生下疳，继而骨痛，疮标耳内、阴囊、头顶、背脊，形如烂柿，名曰杨霉疮，甚则毒伤阴阳二窍。传于心，发大疮，上下左右相对，擎痛连心；移于肝，眉发脱落，眼昏多泪，或贡爪甲。”在梅毒的治疗方面，该书对各期霉疮的治疗均有详细论述，其中最突出的是首次介绍了用中药砒制剂治疗梅毒，这比欧洲开始用砒剂治疗梅毒要早300多年。在预防方面，该书告诫人们洁身自爱，有了性病不要与亲人居住等,云:“或问其疮传染不已何也? 余曰昔人染此症,亲戚不同居,饮食不同器,置身静室以俟念,故传染亦少。”

清代有关皮肤病的主要医著包括祁坤著《外科大成》、王维德著《外科证治全生集》、吴谦著《医宗金鉴》、赵学敏著《串雅外编》、顾世澄著《疡医大全》、许克昌著《外科证治全书》、邹岳著《外科真铨》、高思敬著《外科医镜》、高秉钧著《疡科心得集》、张山雷著《疡科纲要》、吴师机著《理瀹骈文》等10多部,其中《医宗金鉴·外科心法》和《疡科心得集》对皮肤病的论述最多且最为详细。例如,《医宗金鉴》提出梅毒感染有“气化”和“精化”的不同,气化是间接传染,精化是直接传染,“气化者,或遇生此疮之人,或误食不洁之物,或受梅毒不洁之气。精化者,由交媾不洁,精泄时,毒气乘肝肾之虚而入于里”。

综上所述,中医皮肤性病学是在生产实践中产生和发展的,是先有实践后有理论。用泥土、灰烬和新鲜的青草树叶捣烂来外敷、涂搽皮肤上的外伤创口可以看作是中医皮肤病学的最早医疗实践活动。其理论基础源于战国秦汉时期的《黄帝内经》《伤寒杂病论》,其病因病机、证候、方药发展于晋隋唐宋时期,代表作是《刘涓子鬼遗方》《诸病源候论》《备急千金要方》;充实于明清时期,代表作是《外科正宗》《霉疮秘录》《外科理例》《医宗金鉴》《疡科心得集》。清代以前多达260余种的中医外科学专著中几乎都包含有皮肤病的内容,它们之中或专卷或专篇或专段对皮肤病予以论述,理、法、方、药一并俱全,这都是形成当今中医皮肤病学的基础。在性病方面,我国历代众多的医籍和性病专著中记载了“疳”“下疳疮”“鱼口”“便毒”“横痃”“霉疮”“杨梅疮”“结毒”“遗毒”“阴痒”“带下病”“阴蚀”“疥”“淋证”“妒精疮”等10多种与性行为和性接触传染有关的病证。究其病因,中医学多责之于感受疫毒、湿热、淫秽浊气或虫邪,并认识到这些疾病的传染性和严重危害性。在治疗上也积累了丰富的经验,为中医性病学的发展奠定了基础。

四、近代与现代

1840年鸦片战争后,随着西方传教士医生在我国的增多,加快了西医学进入中国,从此我国开始有了中西医两个医学体系。中西医结合皮肤性病学也在这个时期开始萌生,如美国传教士医生嘉约翰(John Glasgow Kerr, 1824—1901年)编著的《花柳指迷》《皮肤新编》记载用部分中药治疗皮肤病和性病,以补充西药之不足,使用的中药品种包括熟石灰、硫黄、硼砂、蜂蜡、猪脂、杏仁油、三仙丹、密陀僧、鸡蛋黄等。民国时期出现了中西医汇通学派,代表人物为唐宗海、张锡纯、张山雷、丁福保、恽铁樵等,他们的部分论著中也有中西医结合治疗皮肤性病的记载。如张锡纯的《医学衷中参西录》有专门的“治疮科方”内容,对于用药心得方面更是全面具体,如鸦胆子解中,“鸭蛋子连皮捣细,醋调,敷疔毒甚效,立能止疼。其仁捣如泥,可以点痣。拙拟毒淋汤又尝重用之,以治花柳毒淋……”另专有猩红热治法、鼠疫病因及治法、治疗宜重用大黄之论述。张山雷的《疡科纲要》,理论简明清晰,辨治用药独具一格,守中医之特长、参以西法之精义,对皮肤外科的发展有一定的影响。

1949年中华人民共和国成立以来,在党和政府的重视下,中医学获得了新生,发展迅速。中医皮肤性病学也因此得到较快的发展并逐渐从中医外科学中分化出来,成为一门独立学科。

1955年,国家在北京成立了中医研究院(即现在的中国中医科学院),一代名老中医赵炳南、朱仁康等从中医外科学转为专门从事中医皮肤性病的临床和科研工作,使我国开始有了独立的中医皮肤性病科这一临床学科。与此同时,1955年底国家试办了西医离职学习中医研究班,一批有西医基础和临床经验的西医医生专职学习中医,我国开始有了高层次的中医、中西医结合临床和实验研究工作。1956年国家在北京、上海、广州、成都开办了第一批中医学院,我国开始有了现代中医药学的高等教育。在这以后每年都有一批同时具有中医和西医知识的中医药高等院校毕业生进入中医皮肤科工作，使中医和中西医结合皮肤学科得到了较快发展和提高。1975年出版的《赵炳南临床经验集》系统总结介绍了赵炳南治疗皮肤病的临证经验。赵炳南、朱仁康等老一辈皮肤科教授是我国当代中医皮肤性病学事业的重要奠基人和先驱，为我国中医皮肤性病学的发展作出了杰出贡献。

1978年改革开放后至今，尤其是近10多年来我国中医皮肤性病学得到了进一步快速发展，标志性的成就有：① 出版了许多具有代表性的中医皮肤性病学专著，如1979年中医研究院广安门医院编《朱仁康临床经验集》、广东省中医院皮肤科梁剑辉著《常见皮肤病中医治疗简编》，1981年南京中医药大学管汾著《实用中医皮肤病学》，1983年赵炳南、张志礼主编《简明中医皮肤病学》，这些中医皮肤科专著奠定了当代中医皮肤病学的理论和临床基础。其后又出版了一批具有代表性和有影响的中医皮肤性病学临床专著和教材，完善和丰富了当代中医皮肤性病学的理论基础和临床实践。② 全国省市一级的中医院基本上都设立了中医皮肤科。③ 成立了全国性和省级的中医皮肤性病学术组织，目前全国性的学术组织有中华中医药学会皮肤科分会、世界中医药学会联合会皮肤科专业委员会、中国中医药研究促进会皮肤性病学分会、中国民族医药学会皮肤科分会、中国中药协会皮肤病药物研究专业委员会等，这些学术组织有力推动了中医皮肤性病学的学术发展。④ 有了中医皮肤性病研究方向的高层次研究生教育，培养了一批中医皮肤科的硕士、博士和博士后，承担了国家级和省部级以上中医和中西医结合皮肤性病学研究课题并取得了成果。⑤ 有了一批全国的中医皮肤科重点学科和重点专科，如2003年全国有3个单位的中医皮肤科成为国家中医药管理局第一批重点学科建设点，即北京中医医院皮肤科、广东省中医院皮肤科、湖南中医药大学第二附属医院皮肤科，之后又有多批次数十个单位的中医或中西医结合皮肤科成为国家中医药管理局重点学科和重点专科。⑥ 中医皮肤科的学术继承工作落到实处。中华中医药学会皮肤科分会组织撰写《当代中医皮肤科临床家丛书》《皮肤病中医特色适宜技术操作规范丛书》，使得以禤国维、王玉玺、徐宜厚、艾儒棣、秦万章、欧阳恒、管汾等为主的中医皮肤科界老专家以及皮肤病的特色外治技术的宝贵经验得以继承和发扬。且2014年广东省中医院皮肤科禤国维教授成为我国第一个也是目前中医皮肤科唯一的一位国医大师。这些都标志着我国中医皮肤性病学事业进入了一个新的历史发展时期。

（范瑞强）

第二章　中医皮肤性病学基础

导学

中医皮肤性病学基础，包括基础理论、疾病命名内涵、诊法、治疗等内容，是一个完整的体系。本章是全教材的重点，通过学习，要求掌握皮肤的结构与功能、皮肤与气血、脏腑、经络的关系、皮肤疾病的常见病因病机，尤其掌握诊法中的辨识症状及体征的具体内容以及四诊、辨证的框架，熟悉中医皮肤性病学的常用内外治法及其他治法，了解中医皮肤性病学的命名方式、内涵及专用术语。

第一节　皮肤的结构和功能

中医学认为，皮覆于一身之表，是人体“五体”(皮、肉、筋、骨、脉)的一部分，其直接与外界相接触，为人体的外在屏障和最大的器官。皮肤由肺所主，得卫气之温养，又贯行十二经脉之气，具有护卫机体、抵御外邪、调节津液代谢及体温，并辅助呼吸等功能，与躯体浅感觉(痛觉、温觉、触觉)相关。皮肤通过经络、气血津液与内在脏腑相联系，在生理、病理上互为影响。皮肤作为人体最大的器官，在结构和功能上有其相对的独立性。

一、皮肤的结构

中医学认为，覆盖于体表的皮肤主要包括皮毛、腠理、汗孔、爪等部分。

1. 皮毛　“皮毛”中的皮，是指体表皮肤的最外层，《杂病源流犀烛》述：“皮也者，所以包涵肌肉，防卫筋骨者也。”附着于皮肤表层的发须、毫毛，古时称之为“毛”，《杂病源流犀烛》说：“毛发也者，所以为一身之仪表也。”皮毛依赖于卫气和津液的温养、润泽，有防御外邪、调节津液代谢等作用。

2. 腠理　腠理泛指皮肤、肌肉、脏腑的纹理及皮肤、肌肉间隙交接处的结缔组织，分为皮腠、肌腠、粗理、小理等。它内连三焦，是气血津液流通灌注之处；外连皮肤，为卫气散布和汗液等渗泄的通道，故《医宗金鉴·卷二十五》云：“腠者，一身气隙，血气往来之处，三焦通会元真之道路也；理者，皮肤、脏腑内外井然不乱之条理也。”

3. 汗孔　汗孔即玄府，古时又称之为“毛窍”“气门”，是指皮肤的孔隙，为汗液排泄的通道和卫气运行的孔道。汗孔的开阖与腠理的疏密关系密切，腠理密则汗孔闭，体表无汗；腠理疏则汗孔开，汗外泄。在正常情况下，卫气充斥于腠理之中，并控制和调节腠理的开阖，如《灵枢·本藏》云："卫气者，所以温分肉，充皮肤，肥腠理，司开阖者也。"在病理状态下，汗孔亦是外邪入侵的通道之一。

4. 爪　手足甲也，古时称为"筋余"。《素问·六节藏象论篇》云："肝者，罢极之本……其华在爪。"指出肝与爪密切相关。爪甲依赖于肝血濡养，而观察爪甲的枯荣，亦可知肝血是否充足。

二、皮肤的生理功能

1. 护卫机体　皮毛覆体表，卫气行于其中，卫气强则皮肤腠理致密，邪不得侵；卫气弱则腠理疏、毛孔开，邪气乘虚而入，导致疾病的发生。故《素问·皮部论篇》曰："是故百病之始生也，必先于皮毛。邪中之则腠理开，开则入客于络脉；留而不去，传入于经；留而不去，传入于腑，廪于肠胃。"

2. 代谢津液　汗为津液所化，主要通过皮肤的汗孔排泄；卫气功能之强弱，皮肤腠理之疏密，汗孔之开阖，可影响汗液的排泄，从而影响机体的津液代谢。卫气温煦肌表，腠理疏密得宜，汗孔开阖有度，从而保证机体津液代谢得以平衡。

3. 调节体温　机体在气化过程中产生维持人体生命活动的阳气达于皮肤，使皮肤温和，保持一定的温度，并可通过汗孔的开阖、汗液的排泄而调节体温的相对恒定。正常的出汗有调和营卫，滋润皮肤的作用。机体阴阳平衡，气血和调，汗出无太过与不及，则体温无高低之害，更无寒热之苦。

4. 辅助呼吸　肺合皮毛，主呼吸。皮毛上的汗孔又称作"气门"，有呼吸吐纳之功，汗孔不仅排泄由津液所化之汗液，也随着肺的宣发与肃降进行着体内外的气体交换，故毛孔的开阖亦有助于肺气的宣发与肃降。

（刘　巧　杨　柳）

第二节　皮肤与气血、脏腑、经络的关系

中医学认为，人体是一个有机的整体，这个整体的各个脏器组织有着不同的功能和作用，它们在生理上相互联系、病理上相互影响。气血是构成机体的物质基础，经络则沟通内外、运行气血，两者将皮肤、脏腑紧密联系形成一个有机整体。

一、皮肤与气血的关系

《难经》云："气主煦之，血主濡之。"气具有防御、固摄、气化、温煦、推动等作用，能使机体维持体温、抵御病邪等。血具有滋润、濡养等作用，能使筋骨强劲、关节滑利、皮肤润泽等。气血是维持机体包括皮肤正常生理功能的基础。皮肤被覆机体，通过自己的防御、卫外功能，保障内在脏腑、气血正常运转，而气血通畅、充沛则可维持皮肤正常形态及功能，是故气血变化、盛衰与皮肤病发生密切相关。如血热则妄行，可发生血管扩张及红斑性皮损；或气不摄血、血溢脉外，则形成瘀点、瘀斑；血虚则毛发失养，可发生脱发；气血亏虚卫外不固，则风邪易袭而出现风团、瘙痒等。

二、皮肤与脏腑的关系

藏象学说认为,皮肤与脏腑通过经络、气血津液等紧密地联系在一起,脏腑功能的盛衰可直接或间接反映至皮肤上,故《洞天奥旨》云:“有诸中必见于外……况疮疡之毒,皆生脏腑。”肝、心、脾、肺、肾对应与胆、小肠、胃、大肠、膀胱构成脏腑间的表里关系,一般来说,皮肤与脏腑的关系多归并于五脏论述。

1. 皮肤与肺　《素问·阴阳应象大论篇》曰“肺主皮毛”,肺与皮毛在生理上相互协调,在病理上相互影响。在生理上,肺输布津液,充养皮肤;肺将脾胃所运化的水谷精微通过其宣发功能布散于皮毛,使皮肤滋润,毛发润泽,正如《素问·经脉别论篇》所云:“食气入胃,浊气归心,淫精于脉;脉气流经,经气归于肺;肺朝百脉,输精于皮毛。”同时,肺可宣发卫气,卫外固表;卫气由水谷精微所化生,通过肺的宣发作用,行于脉外、肌表,发挥其温养皮毛,抵御外邪,调控腠理、汗孔开阖的功效。肺合皮毛,共同主司呼吸功能及调节水液代谢;肺主气,司呼吸,皮毛通过汗孔、毛窍的开阖散气与皮肤腠理共同协调呼吸功能;水液运行之升降出入,随肺气之宣发肃降而行,皮毛通过汗孔开阖、汗液排泄与肺共同调节水液代谢。由此可见,肺与皮毛在生理功能上相辅相成、相互协调。

在病理上,皮毛感邪,常传于肺。《景岳全书·咳嗽》云:“夫外感之咳,必由皮毛而入,盖皮毛为肺之合,而凡外邪袭之,则必先入于肺。”指出外邪侵犯机体首先由皮毛而入,而后累及肺脏。同时,肺之病变常累及皮毛,《素问·痿论篇》云:“肺热叶焦,则皮毛虚弱急薄,著则生痿躄也。”若肺气失宣,卫气不能充养皮毛,则皮寒形冷,皮肤腠理疏松,易为外邪所干,发为皮肤疾患;肺失宣发,则水谷精微不能布散于皮毛,皮毛失其濡养,可见皮焦毛枯。另肺与大肠相表里,肺气不能下达,大肠失于传导,致湿热燥结,大便难解,则皮肤油腻,易生粉刺、酒渣鼻等。

2. 皮肤与心　心为神之居,血之主,脉之宗,能主宰生命活动,为“君主之官”。心主血脉,即全身血液行于脉管,依赖于心气推动,内至脏腑,外达皮肉筋骨,发挥其濡养肌表、毛发和脏器的作用。皮毛在外,肉眼可视,故心之生理功能可通过皮肤色泽变化,特别是面部色泽变化显露出来。若心气旺盛、血脉充盈,则面色、皮肤红润而有光泽;心气不足、心血亏虚,则唇面、爪甲色白无华。

《素问·至真要大论篇》云:“诸痛痒疮,皆属于心。”皮肤脉络血液不充则痒,皮肤脉络失疏则痛;局部气血凝滞、营卫不和,经络阻塞,日久化热,热盛则肉腐而产生疮疡。

3. 皮肤与脾　脾为后天之本、气血生化之源。脾气健运,则气血津液生化充足,百脉充盈,肤荣肌坚。若脾失健运,则气血生化乏源,可出现肌肤失养、面色萎黄、毛发干枯、肌肉萎缩等表现;同时脾失健运,则水湿运化无权,湿浊内生,日久化热,湿热外泛肌肤,可出现水疱、渗出、浸渍、糜烂等症状。

脾主统血,脾气充盛则统摄有权,血行脉内。若脾气虚弱,脾不能统血则易发出血等症状。发于体内则出现内脏出血,发于肌表则可见瘀点、瘀斑等症状。

4. 皮肤与肝　肝主疏泄,调畅气机、情志。若气机通畅,情志畅达,则气血调和,经络通利,皮肤、脏腑功能有序。若肝失疏泄则气机郁结,情志不畅,气血失和,可见性情暴躁或抑郁,肌表瘀点、瘀斑,色斑、色沉等症状。

肝主藏血,主筋,其华在爪。肝血充足则筋强力壮,爪甲坚韧光泽;肝血虚弱则筋弱无力,爪甲软薄,枯而色夭,甚至变形、脆裂。

5. 皮肤与肾　肾为先天之本,肾主藏精,其华在发,发为血之余,肾精能生血,精血充足,则皮肤润泽,毛发生长荣茂;若肾精不足,肾气不充,则五脏气血不足,皮肤毛发失养,易致皮肤生斑,毛发干枯早脱、早白,牙齿易于松动;故《灵枢·经脉》云:“人始生,先成精,精成而脑髓生……皮肤坚而毛发长……”“足少阴气绝，则骨枯……肉软却，故齿长而垢，发无泽；发无泽者，骨先死。”

肾主水液，调节体内津液的输布和排泄，分别清浊。清者为津，敷布润养皮肤黏膜；浊者通过皮肤和膀胱，以汗、尿的形式排出体外。若肾气亏虚、肾不主水，则水湿泛滥，壅阻于皮肤，致肌肤浮肿；若肾阳不足，气化不利，津不上承，则可见口干而饮不解渴、五官瘙痒等症；而津液化源不足，则皮肤黏膜失于濡润而干萎。

三、皮肤与经络的关系

经络由经脉和络脉组成，分布于人体各部，内络属于脏腑，外通于体表。经是主干，纵行于人体较深的部位。络是分支，循行于人体的体表。经络具有联系全身的生理功能，人体通过经络将脏腑、组织、器官连结成一个有机的整体。经络又是运行气血的通道，脏腑化生的气血津液由经络运行体表，经气推行而滋养和温煦全身。经络的通畅与否对保障皮肤的正常生理功能至关重要。

《素问・皮部论篇》云：“皮有分部。”“皮者，脉之部也。”“欲知皮部，以经脉为纪者。”由于正经有十二条，所以体表皮肤亦相应地划分为“十二皮部”。“十二皮部”分区基本上与十二经脉在体表的循行部位一致，胸腹、手足内侧为阴经，头面、手足外侧为阳经。经脉呈线状分布，络脉呈网状分布，而皮部则着重于面的划分，居人体最外层。十二经脉及其所属络脉在体表的分布范围，是十二经脉之气的散布所在。当外邪侵犯时，皮部与布散于皮部的卫气就能发挥其抗御病邪，保卫机体的作用。当机体卫外功能失常时，病邪可通过皮部深入络脉、经脉以至脏腑。正如《素问・皮部论》所说：“邪客于皮，则腠理开，开则邪入客于络脉；络脉满则注入经脉；经脉满则入合于府藏也。”

（刘　巧　杨　柳）

第三节　皮肤性病的命名及内涵

中医皮肤性病病名繁多，古今医家根据不同的疾病认识角度，抓住某一特点进行疾病的描述，从而形成的一病多名现象较多；同时，随着对疾病认识的不断深入，亦有一名多病的现象出现，但其均有一定的规律可循。所以，通过对这些疾病命名方法及常用基本术语的深入理解，有利于皮肤性病病因病机、临床表现等特征的整体把握，方便学习与应用。

一、皮肤性病的命名方式

中医皮肤性病常常依据其发病部位、病变深浅、脏腑、病因、形态、疾病特征、症状、颜色、特殊气味、发病季节、病程等分别加以命名。

1. 以发病部位命名　如面游风、发际疮、旋耳疮、四弯风、肾囊风、脚湿气、乳头风、脐疮、跖疣等。

2. 以病变深浅命名　“疮者皮外也，疡者皮内也”，故凡较深的皮肤疾患，包括痈、疽、疔等都属“疡”类；而“疮”则作为浅表皮肤病的名称，如蛇串疮、疥疮、天疱疮等。

3. 以脏腑命名　如肺风粉刺、肝斑等。

4. 以病因命名　根据疾病发生的病因而命名,如奶癣、漆疮、冻疮、日晒疮、汗斑、中药毒等。

5. 以形态命名　如鹅掌风、松皮癣、猫眼疮、蛇皮癣、翻花疮、杨梅疮、蟹足肿、鼠乳、瓜藤缠等。

6. 以疾病特征命名　如干癣、热疮、痒风等都是根据其干、热、痒等特征而命名的。

7. 以症状命名　如黄水疮,是以其破后有流黄水的症状为名;麻风是因其局部麻木不仁而命名。

8. 以颜色命名　如白驳风、紫癜风、赤游丹、黧黑斑、丹毒、黑痣等。

9. 以特殊气味命名　如腋臭称狐臭、脚湿气又称臭田螺等。

10. 以发病季节命名　有些皮肤病与季节变化有一定的关系,如桃花癣是因发生在春季桃花开的时候而命名;而暑天发生的疖又称暑疖;寒冷季节易发生猫眼疮又称雁疮。

11. 以病程长短命名　如千日疮等。

此外,两种命名方法同时应用者也经常存在,如白驳风,既含有发病原因,又以颜色命名;面游风,既含有发病原因,又包括疾病部位。以上所述仅是皮肤病一般常用的命名原则,个别疾病的名称例外,但临床应用较少。

二、皮肤性病专用术语释义

在阅读有关皮肤性病的中医学著作时,常常会遇到一些专用术语,为了便于学习和领会其中的内涵,将其释义介绍如下。

1. 风　其一,指致病的因素,由风引起的皮肤病,如麻风、四弯风、白屑风等;其二,指皮损的特征,像风一样善行而数变,如面游风、赤白游风。

2. 疥　其一,指由疥虫引起的疥疮;其二,指瘙痒性皮肤病,如马疥、水疥等。

3. 疮　广义是指皮肤病的统称;狭义是指浅表性皮肤病,皮肤浅表部起丘疹、疮疹,破后腐烂者称为疮,如黄水疮、漆疮、白秃疮。

4. 癣　凡皮肤增厚伴有鳞屑或有渗液的皮肤病,统称为癣,因而癣的含义甚广,既包括由真菌引起的各种癣病,如圆癣、阴癣、鹅掌风、脚湿气等;也包括牛皮癣、顽癣等多种原因引起的顽固性瘙痒性皮肤病。

5. 疳　凡黏膜部发生浅表溃疡,呈凹形、有腐肉而脓液不多的称为疳,如发于口腔的称口疳、发于龟头黏膜部的称下疳。

6. 疕　其一,《说文》中指头疡;其二,后代医家指疾病的顽固性,如同匕首一样插在人身上难以拔除;其三,指白疕皮损之点状出血现象如同匕首所刺之状。

7. 毒　凡是导致机体阴阳平衡失调,对机体产生不利影响的因素统称为毒。历代文献中以毒命名的疾病很多,包括范围较广,通常是指有传染性的疾病,如时毒;或火毒症状明显、发病迅速的一类疾病,如丹毒;或某些疾病尚难以定出确切病名者,如无名肿毒等。

8. 斑　《丹溪心法》云“斑乃有色点而无头粒者是也”,指出了斑的含义。故皮肤的色素改变称为斑,如雀斑、汗斑、黧黑斑等。

9. 疹　《丹溪心法》云“疹为浮小而有头粒者”,指出了疹的特点。凡皮肤间起发丘疹皆可称为疹,如麻疹、风瘀等。

10. 瘖　指皮肤上发生的粟粒疹,俗称痱子,如白瘖等。

11. 痘　其一,指皮肤上起小水疱,内含浆液,疱后结痂者,如水痘等;其二,特指天花,又名痘疮或天疮。

12. 疣　皮肤上的良性赘生物，其表面多不光滑，称为疣。《医学入门》云“疣多患于手背及指间，或如黄豆大……拔之则丝长三四寸许”，指的是疣目。

（李　斌　杨素清）

第四节　皮肤性病学的病因病机

一、病因

病因是导致机体发病的原因或诱因的总称。皮肤性病种类繁多，病因病机复杂，但常见病因主要为六淫、毒邪、虫咬、外力损伤、饮食所伤、七情内伤、禀赋与体质异常和瘀血、痰凝等。

（一）六淫

六淫，即风、寒、暑、湿、燥、火六种病邪的总称。正常情况下，风、寒、暑、湿、燥、火是随自然界季节时令更替而出现的六种气候，称之为六气。但如果六气发生太过、不及或反常，或人体正气不足、卫外不固时，六气则转变为致病病因，称之为六淫。

1. 风邪　风邪为六淫之首，百病之长，为皮肤性病常见病因之一。风邪的性质和所致皮肤性病的特点可概括为：

（1）风邪趋上，其性轻扬、开泄。因此，风邪致病时多侵犯人体头面、上部如白屑风、面游风等，并使腠理开泄，出现汗出、恶风等症状。

（2）风邪善行数变，故风邪所致皮肤性病常发无定处，游走不定，骤起骤消，如瘾疹、赤白游风等。

（3）风邪为阳邪，其性开泄，常易损伤阴液，致肌肤失养，故风邪所致皮肤性病可表现为皮肤干燥、粗糙、皲裂，如白疕、鹅掌风等。

（4）风邪主动，故风邪所致皮肤性病常表现为瘙痒无度，搔抓不止，如风瘙痒、瘾疹等。

（5）风邪为百病之长，常合并其他邪气侵袭人体，成为复合性病因，如风寒之邪、风热之邪、风湿之邪。

2. 寒邪　寒为冬之主气，故寒邪致病多发生于冬季或冬季加重。寒邪的性质和所致皮肤性病的特点可概括为：

（1）寒邪为阴邪，易伤阳气，故寒邪所致皮肤性病，若束表，则卫阳不振，皮损色白，伴恶寒、无汗、脉浮紧；若入里，则脏腑阳气受损，皮损色白，肌腠不温，伴相应脏腑阳气受损的症状。

（2）寒邪收引，侵于腠理皮毛，致毛窍收缩，卫阳闭束，故寒邪所致皮肤性病皮损色白、青暗或发绀，如冻疮。

（3）寒邪凝滞、主痛，侵入经脉，致气血运行凝滞，故寒邪所致皮肤性病可有疼痛或麻木感，遇冷加重，得热则缓，如皮痹、雷诺症等。

（4）寒邪常与其他邪气兼夹致病，形成复合性病因，如风寒之邪、寒湿之邪。

3. 暑邪　暑为夏之主气，故暑邪致病有明显的季节性。暑邪的性质和所致皮肤性病的特点可概括为：

(1) 暑邪为阳邪，其性炎热，若蕴结于皮肤肌腠，常致暑疖等。

(2) 暑邪升散，易伤津耗气，故暑邪所致皮肤性病可伴有口渴、气短等症。

(3) 暑邪多夹湿邪致病，暑湿之邪是夏季常见的复合性病因，如暑湿之邪蕴结于皮肤肌腠可致黄水疮、痱子等。

4. 湿邪　湿为长夏之主气，湿邪的性质和所致皮肤性病的特点可概括为：

(1) 湿邪为阴邪，其性黏滞。由于湿邪难除，故湿邪所致皮肤性病常病程较长，缠绵难愈，如湿疮。

(2) 湿邪重浊、趋下，"伤于湿者，下先受之"，故湿邪所致皮肤性病常见于下部、下肢、会阴，如脚湿气、肾囊风等。

(3) 湿邪常与热邪兼夹致病，形成复合性病因，如湿热之邪所致湿疮、蛇串疮等。

5. 燥邪　燥是秋之主气，燥邪的性质和所致皮肤性病的特点可概括为：

(1) 燥邪燥烈，易伤津化燥生风，故燥邪所致皮肤性病多表现为皮肤干燥、毛发失荣、瘙痒无度，如风瘙痒等。

(2) 燥邪伤肺，因肺合皮毛，燥邪侵袭皮肤肌腠，易损伤肺卫，故燥邪所致皮肤性病可伴有口鼻干燥、干咳无痰等症状。

6. 火邪　火为热之甚，热为火之渐，火热皆可化毒。火邪的性质和所致皮肤性病的特点可概括为：

(1) 火邪为阳邪，其性炎上，故火邪所致皮肤性病多发生于头面、上肢，如热疮等。

(2) 火邪为阳邪，其势急迫走窜，故火邪所致皮肤性病多发病急、发展快、容易扩散，如颜面疔疮、抱头火丹等。

(3) 火邪为阳邪，易灼伤经脉，迫血妄行，故火邪所致皮肤性病可出现血溢脉外的出血、紫斑等。

(4) 火邪为阳邪，易损伤津液，故火邪所致皮肤性病可伴有口渴喜冷饮、大便干、小便赤等症。

外感六淫致病，六淫之间可互相影响，互相转化，如风寒不解可化火化热；暑湿久羁可化燥伤阴。内风、内寒、内湿、内燥、内热(火)称之为内生五邪，为脏腑功能失常而产生的类似六淫外侵所致证候。因此，外感六淫为病因，内生五邪为病理结果，两者之间既有区别又有密切联系。六淫伤人，由表入里，损及脏腑，则易致内生五邪；脏腑功能失调，内生五邪，则又易感六淫之邪，形成内外合邪。

(二) 毒邪

毒邪是一种严重危害人类健康的常见致病因素之一，一般可分为外感毒邪和内生毒邪两大类。导致皮肤性病的毒邪常为外感毒邪，包括药毒、食毒、虫毒、漆毒、疠气疫毒等。

1. 药毒　古代医家早有认识，如明代陈实功《外科正宗・中砒毒》记载："砒毒者，阳精大毒之物，服之令人脏腑干枯，皮肤紫黑，气血乖逆，败绝则死。"由药物引起的皮肤病，中医学又称为"中药毒"。现代，随着中西药物的泛用，中药毒者呈上升趋势。

2. 食毒　《诸病源候论・食鲈鱼肝中毒候》记载："此鱼肝有毒，人食之中其毒，即面皮剥落。"已认识到某些食物可引发皮肤病，但现代某些食品所导致的皮肤病更应引起高度重视。

3. 漆毒　《诸病源候论》曰："人有禀性畏漆，但见漆便中其毒……亦有性自耐者，终日烧煮，竟不为害也。"此系因人禀性畏漆人群，感受漆气而发，称之为漆疮。多发生在身体的暴露部位，所接触的皮肤红肿、焮热作痒，并渐可见小丘疹或水疱，抓破则糜烂流水，重者可遍及全身，并见恶寒、发热、头痛等全身症状。

4. *虫毒*　包括蛇毒、蜘蛛毒、蜈蚣毒、蝎子毒等。毒虫咬伤后不仅导致局部皮肤的红肿溃烂、瘙痒、疼痛、麻木，严重者可危及生命。

5. *疫气疠毒*　指一类发病剧烈而有传染性的致病邪气。多由天行时气、大风苛毒、疫死禽毒等感染所致，传染可由口鼻而入，也可通过皮肤接触或胎传而致，如大头瘟、麻风、梅毒等。

外感毒邪致病虽表现复杂多变，但共同特点为：① 多为外感所致；② 发病急骤，来势凶猛，症状剧烈；③ 传变迅速，易陷营血，内攻脏腑；④ 毒邪凝结气血，燔灼津液，胶着不化，缠绵难愈；⑤ 部分毒邪有传染性或流行性。

（三）虫咬

虫咬之邪又称为虫邪，是一种引起皮肤病的常见病因，一般可分为有形和无形虫邪。有形之虫包括仅凭肉眼可见的有形之虫，如蚊虫、跳蚤、臭虫、虱子、蜈蚣、蝎子、黄蜂、蜘蛛、蚂蟥、桑毛虫、松毛虫、隐翅虫、蛇及蛔虫、绦虫、蛲虫等，以及需借助仪器设备才能发现的有形之虫，如真菌、滴虫、螨虫等。有形之虫邪咬伤引起局部皮肤腠理的损伤，化湿、化热、化毒，出现红斑、丘疹、水疱、大疱、潮红、肿胀，自觉疼痛、瘙痒，甚至溃烂、出血，严重者出现全身症状，危及生命。无形之虫是指皮肤病患者自觉皮肤虫邪作祟，是一种相对概念，目前无法凭借肉眼和仪器设备找到虫体，但随着科学技术检测手段的发展，可能一些无形之虫邪将会逐渐被认知。

（四）外力损伤

外伤是外来伤害的简称，广义之外伤泛指物理、化学、机械、生物等一切外源性损害，狭义之外伤主要指跌仆刀刃等外力作用所引起的损伤所伤。外伤主要损伤皮肤肌腠，经络气血，致局部红肿、疼痛、皮破、血流、紫斑、瘀斑等。

（五）饮食所伤

饮食所伤是指饮食不当所导致的人体脾胃功能失调，为皮肤病的重要病因。饮食所伤包括饥饱失常、饮食偏嗜、饮食不洁，主要损伤脾胃，脾胃受损后生湿、化热、动风、化毒，从而引起皮肤病的发生。

（六）七情内伤

七情即喜、怒、忧、思、悲、恐、惊七种情志表现，泛指人的一切精神情绪活动。七情内伤则是指精神情绪受到长期、过度刺激所导致的气血、阴阳、脏腑功能失调而出现的疾病，其亦是皮肤病重要的病因。《素问・阴阳应象大论篇》记载“怒伤肝”“喜伤心”“忧伤肺”“思伤脾”“恐伤肾”。《素问・举痛论篇》记载：“怒则气上，喜则气缓，悲则气消，恐则气下……思则气结。”均说明精神情绪不当可引起或加重机体损害，从而导致皮肤病的产生。按精神情绪与皮肤病的相关性来看，直接相关者有油风、牛皮癣、红蝴蝶疮、白驳风、湿疮、白疕等，间接相关者有瘾疹、风瘙痒、蛇串疮、热疮等。

（七）禀赋与体质异常

禀为禀承，赋为赋予，禀赋即前代赋予子代、子代禀承前代的生命现象。体质即个体生命的特质。禀赋与体质高度关联，禀赋决定体质，体质为禀赋的表现形式。某些皮肤病的发病，禀赋和体质异常是主导。由于禀赋异常，导致了异常体质的形成。禀赋、体质异常在皮肤病发病学上有两方面的意义：一是体质的特异性决定着对致病因素的易感性，如特禀体质中过敏体质之人，由于皮肤常有高反应性，易患湿疮、四弯风、瘾疹等；湿热体质之人，易患面游风、肺风粉刺等；二是异常体质直接引起某些皮肤病的发生、发展，如蛇皮癣、血瘤等。

禀赋是决定体质的重要因素，然而并不是全部因素。异常体质一旦形成，将处于一种相对稳定的状态。但这种相对稳定的异常体质状态可随着内或(和)外部条件，如年龄、环境、饮食、疾病等的改变而改变。当然这种变化在大多数情况下是渐变，是从量变到质变的过程，是无序、非线性变化。只有在少数情况下是突变，是线性变化。不管这种变化是属于哪一种类型，但至少说明异常体质是可以改变、可以调整的，我们可以通过药物、非药物等手段控制某些条件，以达到调节异常体质之目的。

(八) 瘀血、痰凝

瘀血、痰凝是皮肤性病形成过程中所产生的病理产物，又是某些皮肤性病的致病因素。

1. *瘀血* 指体内有血液停滞，包括离经之血积存体内，或血运不畅，阻滞于经脉及脏腑内的血液。多因外伤、跌仆，离经之血未及时排出或消散；或气滞血行不畅，或因寒而血脉凝滞，或因热而血液浓缩壅聚，或气虚推动无力，血行缓慢等，导致瘀血内阻，是皮肤性病形成过程中常见的病理产物。由于瘀血未除，新血不生或经脉阻隔，瘀血又成为某些皮肤性病的病因，致使局部皮损色暗、青紫、瘢痕，伴面色黧黑，唇甲青紫，肌肤甲错，皮肤干燥，毛发干枯，舌质紫暗、瘀斑、瘀点，舌下脉络曲张，脉涩，如皮痹。

2. *痰凝* 指痰浊内生，凝结不散。痰的生成与肺、脾二脏有关，肺主呼吸，输布津液，风热或风寒之邪犯肺，肺失输布，津液凝聚成痰；脾主运化，思虑过度、劳倦及饮食不节，损伤脾胃，脾失健运，水湿内停，凝结成痰，故有“脾是生痰之源，肺是贮痰之器”之说。痰凝既是皮肤性病形成过程中常见的病理产物，也作为病因可导致皮肤性病的产生，表现为局部结节、肿块、瘢痕等。

瘀血与痰凝常相互影响，或形成病理状态导致皮肤性病的产生。

二、病机

病机是疾病发生、发展、变化与转归的机制，是人体受邪后所发生的病理变化。人体五脏六腑、四肢百骸、五官九窍、筋脉皮毛肌腠被经络联为一体，形成一个有机的整体。正邪相争、阴阳失调、气血失和、脏腑功能紊乱是人体疾病发病的基本病机，但由于皮肤性病是发生在体表为主的疾病，其病位在肌腠皮肤，发病病机则主要为邪客体表、肌腠失养、经络失疏等。

(一) 病位

人体表面包括皮肤、腠理、毛发、汗孔等，经络循行其中，是人体与自然界接触最密切的部位，具有防御外邪和调节体温、津液等作用。致病因素如外感六淫、虫邪、毒邪、疫疠之邪等首先侵犯体表，跌仆刀刃损伤体表，体内脏腑功能失调、气血逆乱、阴阳失衡等循经影响体表，使皮肤、腠理、汗孔、毛发异常，从而导致皮肤性病的发生。因此，其病位在肌腠皮肤，但皮肤肌腠与五脏六腑、四肢百骸、五官九窍通过经络联为一个有机整体。所以，皮肤腠理的病变又可能会通过经络，影响到体内脏腑功能的正常发挥、阴阳的平衡、气血的盛衰，从而导致其他疾病的发生。故《灵枢·百病始生》云：“虚邪之中人也，始于皮肤，皮肤缓则腠理开，开则邪从毛发入，入则抵深……”说明了皮肤性病向体内传变的可能。

(二) 病机

1. *邪客体表* 《素问·评热病论》曰：“邪之所凑，其气必虚。”皮肤、腠理之所以发病，体表

"虚"是发病的内在依据,"虚"包括腠理不密、卫气不充,营卫失调、经络失疏等;"邪"是皮肤性病发病的重要依据,包括了外感六淫之邪、毒邪、虫邪、疫疠之邪,以及脏腑功能失调所产生的病理产物,如痰饮、瘀血、内生五邪等。邪客于体表,或化热化湿化火化毒,故产生潮红、肿胀、红斑、紫斑、瘀斑、丘疹、水疱、脓疱、糜烂、渗出;或化燥生风,出现皮肤干燥,瘙痒;或邪气不去,蕴结不散致反复发作,缠绵不愈;或气滞血瘀,经络阻隔,致出现皮损色暗、色紫,自觉疼痛、麻木等。

2. *肌腠失养*　"肺主皮毛",肺输布精气,充养皮肤,宣发卫气,外达皮肤;脾为后天之本,气血生化之源,脾主肌肉、统血,参与津液的生成和输布;肝藏血,主疏泄,在体合筋;肾为先天之本,主骨、藏精、生髓,发为肾之余;心主神明,主血脉,其华在面。体表皮肤肌腠红润光泽,健康御邪,全赖五脏之滋养、六腑之通泄。若脏腑功能失调,或气血不足,或经络失疏,或邪羁肌腠皮肤,均能使肌腠皮肤失养,出现肌腠皮肤干燥、粗糙、鳞屑、萎缩、皮色异常,自觉瘙痒,所谓"血虚生风""燥能生风"也。

3. *经络失疏*　经络系统包括十二经脉、奇经八脉、十二经别、十五络脉、十二经筋、十二皮部,起到网络周身、联通表里、运行气血、协调阴阳、传导感应、调整虚实的作用。经络在体表各有其循行及归属部位,若情志内伤,肝郁气滞、肺失肃降、脾失运化、肾之阴阳亏虚等脏腑功能失调,可致气血逆乱,血瘀痰凝;或外伤跌仆或外邪侵袭,均能致体表经络失疏,所属肌腠皮肤失常,从而导致皮肤性病的发生。故《素问·调经论篇》曰:"五藏之道,皆出于经隧,以行气血;血气不和,百病乃变化而生,是故守经隧焉。"说明经络失疏是皮肤性病发病的病机之一。

（杨志波）

第五节　皮肤性病学的诊法

一、辨常见症状与体征

皮肤性病在发病过程中,可出现一系列的症状和体征,辨别这些症状和体征是皮肤性病诊断与辨证的重要依据。

（一）症状

症状是指患者主观感受到的不适感觉。皮肤性病的自觉症状取决于原发病的性质、病变程度和患者的个体差异等。最常见的是瘙痒,其次是疼痛,尚有灼热、麻木、肿胀及蚁行感等。

1. *辨瘙痒*　瘙痒是皮肤性病最常见的自觉症状之一,亦是皮肤性病治疗的重点及难点。中医学理论体系有其治疗优势,中医辨瘙痒分虚实。实证是因风、热、湿、虫之邪客于皮肤肌表,引起皮肉气血不和而成;虚证多由血虚风燥阻于肌肤,肌失濡养而成。

(1) 风胜:其痒无定处,可局部及遍身作痒,时发时止,抓破血溢,随破随收,多为干性。因风性善行,故其走窜无定,遍体作痒,如瘾疹;因风胜致燥,则病损处多干性,抓破血溢,如摄领疮、白疕等。

(2) 热胜：皮肤焮红、灼热作痒，或只发于暴露部位，或遍布全身，甚则糜烂滋水淋漓，结痂成片。热胜作痒，分虚实两端，如实热过盛之体，感风湿之邪所发瘾疹之痒，亦可见于禀赋不耐、虚热内生、皮肤腠理不密所致的膏药风等瘙痒，以及心火脾湿、虚实夹杂等因素导致的小儿湿疮等瘙痒。

(3) 湿胜：皮肤常见水疱、糜烂、渗液浸淫四窜，黄水淋漓，最易沿表皮蚀烂，越腐越痒，缠绵难愈，或有传染。因湿胜则潮湿，水湿流于肌表故也；湿性黏滞，易缠绵难愈，最常见相关瘙痒是湿疮之痒，但不传染；而湿热所致的脓疱疮则具有传染性。

(4) 虫淫：皮损浸淫蔓延，黄水溢溢，或状如虫行皮中，其痒尤烈，夜间加重，最易传染。如手足癣、头癣等是真菌感染，疥疮是疥虫传染。

(5) 血虚：皮肤干燥、脱屑，日久则皮肤肥厚，很少糜烂渗出。如慢性湿疮、牛皮癣、风瘙痒、白屑风等慢性皮肤病，经久不愈，由血虚生风生燥，致肌肤失养引起。

2. 辨疼痛 中医学认为，疼痛是由多种因素导致气血凝滞、阻塞不通所致。由于患者邪正盛衰引发疼痛的原因不一，如寒、热、虚、实皆能引起，以及发病部位的深浅不同，疼痛的发作情况也有所不同。辨疼痛应从引起疼痛的原因和疼痛性质来进行。

(1) 以疼痛原因来辨

1) 寒痛：皮色不红，不热，痛而畏冷，得温则痛减，如冻疮。

2) 热痛：皮色焮红，灼热疼痛，得冷则痛减，如丹毒。

3) 风痛：痛处不定，发生突然，游走迅速，如瘾疹的刺痛感。

4) 气痛：攻痛无常，时感抽掣，喜缓怒甚，如蛇串疮气滞而发者。

5) 痰痛：疼痛轻微，或隐隐作痛，皮色不变，压之酸痛，如脂瘤。

6) 瘀血痛：初起隐痛、胀痛，皮色不变或皮色暗褐，继则皮色青紫瘀斑，如白色萎缩、红蝴蝶疮、狐惑病。

7) 虚痛：痛势和缓，无胀闷感，喜温喜按，如脾虚型葡萄疫患者伴发腹痛。

8) 实痛：痛势急剧，胀闷疼痛，拒按喜冷，如蛇串疮急性期灼热、火燎样疼痛。

(2) 以疼痛性质来辨

1) 刺痛：痛如针刺，病变多在皮肤，如蛇串疮。

2) 灼痛：痛而有灼热感，病变多在肌肤，如疖、丹毒等。

3) 裂痛：痛如撕裂，病变多在皮肉，如手足皲裂较深者。

4) 钝痛：疼痛滞钝，病变多在骨与关节间，如白疕、红蝴蝶疮关节痛。

5) 绞痛：痛如绞紧，病变多在脏腑，如葡萄疫之肠道水肿梗阻疼痛。

6) 啄痛：痛如鸡啄，并伴有节律性，病变在肌肉，如疖、痈等细菌性皮肤病化脓阶段。

3. 辨灼热 或由外感热邪或脏腑实热，蕴阻肌肤，不得外泄而熏蒸；或阴盛格阳、虚阳浮越不得沉潜；或水饮上泛、引热上行；或脾胃升降失常，浊阴不得降、清阳不得升；或气血亏虚等导致局部或全身灼热感。其可单独出现，也可与瘙痒、疼痛、肿胀同时出现。

4. 辨麻木 系因气血不运，或痰湿瘀血阻络，导致经脉失养；或气血凝滞，经脉不通所致。

5. 辨肿胀 肿胀是由各种致病因素引起经络阻塞、气血凝滞而成，可与麻木、疼痛、瘙痒伴发。临床上常根据肿势的缓急、形态、部位、色泽和伴随症状，判断疾病的性质和轻重。一般来说，凡病发在皮肤浅表、肌肉之间的，肿势高突而焮红，发病较快，多有易脓、易溃、易敛的特点。若病发在筋

骨、关节之间的，肿势平坦而皮色不变，发病较缓，多有难脓、难溃、难敛的特点。对肿胀的辨证如下。

(1) 火肿：肿而色红，皮薄光泽，焮热疼痛。

(2) 寒肿：肿而不硬，皮色不泽，不红不热，常伴有酸痛。

(3) 风肿：漫肿宣浮，或游走不定，不红微热，轻微疼痛。

(4) 湿肿：肿而皮肉重垂胀急，深则按之如烂棉不起，浅则水亮如水疱，搔破流黄水，浸淫皮肤。

(5) 痰肿：肿势或软如棉、如馒，或硬如结核，不红不热。

(6) 气肿：肿势皮宽内软，不红不热，常随喜怒消长。

(7) 郁结肿：肿势坚硬如石，或边缘有棱角，形如岩突，不红不热。

(8) 瘀血肿：肿而胀急，色初暗褐，后转青紫，逐渐变黄消退。

6. *辨蚁走感*　由虫淫为患或气血失和所致，多见于疥疮、虱病等动物性皮肤病或寄生虫妄想症，或见于蛇串疮后遗神经痛之皮肤感觉等。

（二）体征

体征是指可用视觉或触觉检查到的客观临床表现，是诊断皮肤性病的重要指征。皮肤损害是最主要的专科体征，一般分为原发性损害和继发性损害两大类。

1. *原发性损害*

(1) 斑疹：为局限性仅有皮肤颜色改变的与皮面相平的损害(图 2－1)，直径＞2 cm 称斑片，可分为以下 4 种。

1) 红斑：多由热邪所致，红斑稀疏者多为热轻，密集者多为热重；红而带紫者为热毒炽盛；压之褪色者多属血热，压之不褪色者多为血瘀。

2) 出血斑：多由血热或血瘀所致。

3) 色素沉着斑：多由肝肾不足、气血瘀滞所致。

4) 色素减退斑或色素脱失斑：多由气血凝滞或血虚所致。

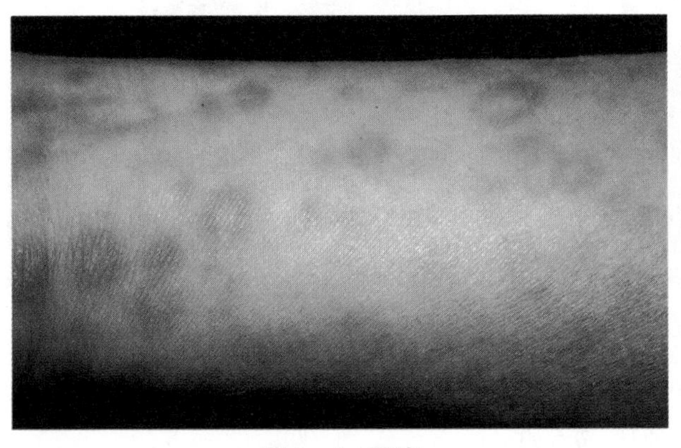

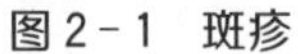

图 2－1　斑疹

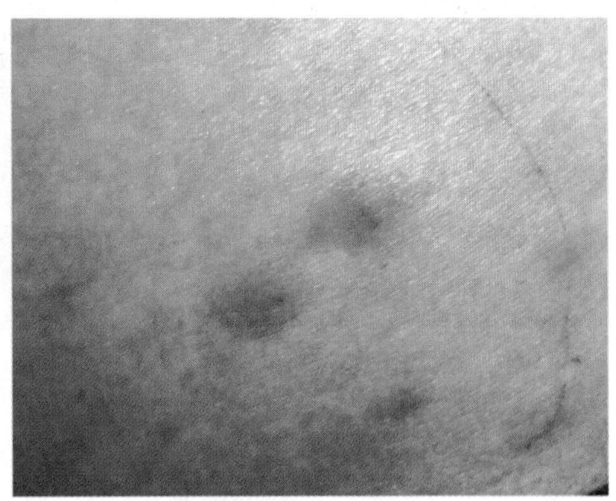

图 2－2　丘疹

(2) 丘疹：为高起于皮面的局限性实质性损害(图 2－2)，一般直径＜0.5 cm，病变常位于表皮或真皮上部，丘疹上有小水疱者称丘疱疹，有脓疱者称丘脓疱疹。丘疹色红细密伴瘙痒者属风热，疹色红较大者属血热，疹色暗红而压之不褪色者多见于血瘀，丘疹色暗淡或皮色为气虚、血虚或血燥,丘疱疹和丘脓疱疹多属湿热或热毒。

(3) 斑块：为较大的或多数丘疹融合而成的扁平隆起性损害(图 2-3),直径>1 cm,皮疹呈圆形或不规则形,大小不一。多为血热、风热、血瘀、痰凝或顽湿聚结引起。

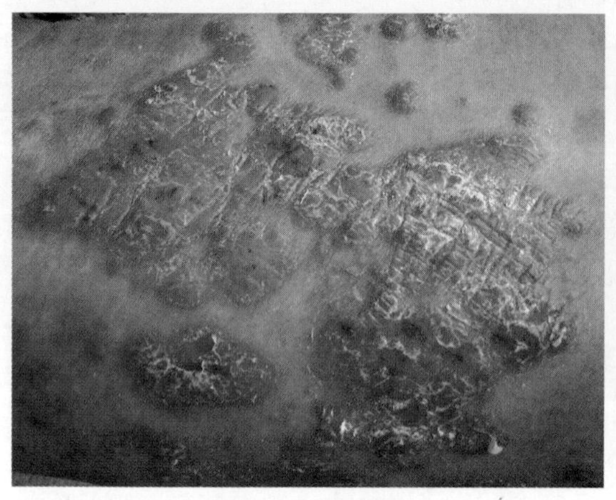

图2-3 斑块

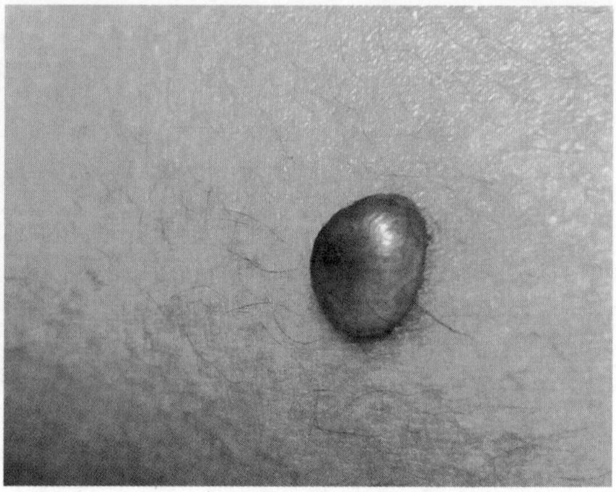

图2-4 水疱

(4) 水疱：为局限性空腔内含液体的高起损害(图 2-4),一般直径<1 cm,>1 cm 者称为大疱。水疱和大疱多属湿,疱周有红晕者多为湿热,大疱伴有局部红肿者多属毒热,皮色不变的深在性水疱多属脾虚湿蕴或寒湿不化。

(5) 脓疱：为局限性的皮肤隆起(图 2-5),内含脓液。多由湿热或毒热炽盛所致。

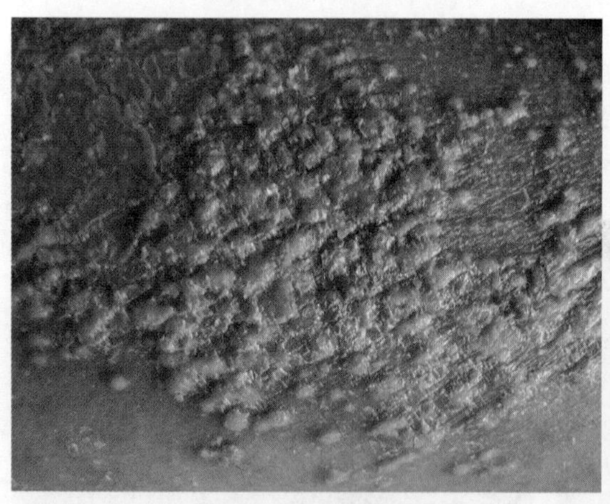

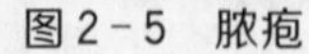

图2-5 脓疱

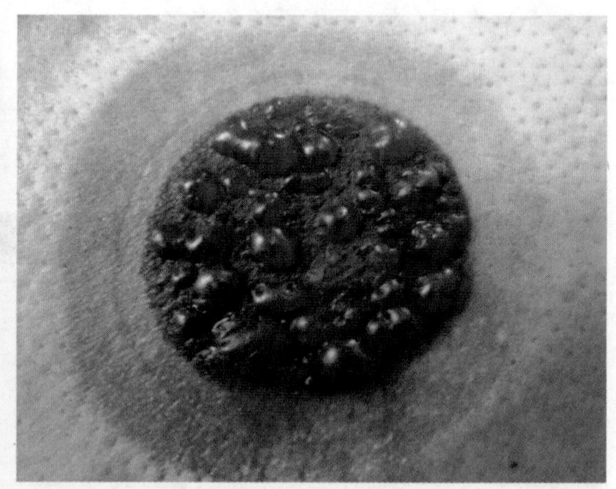

图2-6 血疱

(6) 血疱：为含有血液的疱(图 2-6),可因创伤、出血性疾患(如血小板减少性紫癜)、变应性炎症(如变应性血管炎)、肿瘤疾患(如皮肤白血病)等引起。

(7) 风团：为一局限的、水肿性圆顶隆起的皮肤损害(图 2-7)。风团色红者为风热所致,色白者为风寒所致,最常见于瘾疹。

(8) 结节：为可触及的圆形或类圆形局限性实质性损害(图 2-8),直径>0.5 cm,大小、颜色、形状不一。多为气血凝滞或痰湿聚结所致。

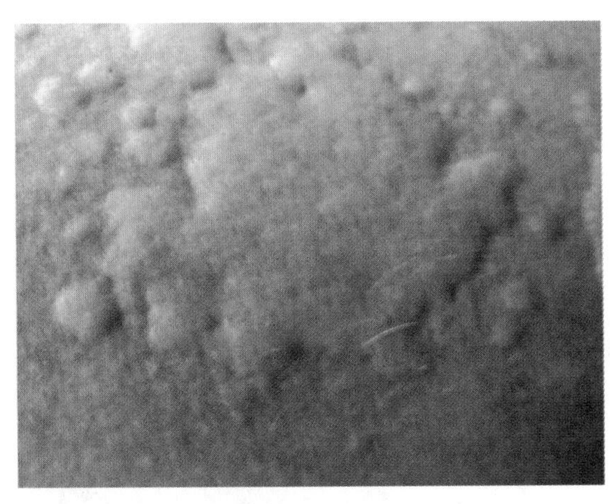

图 2-7 风团

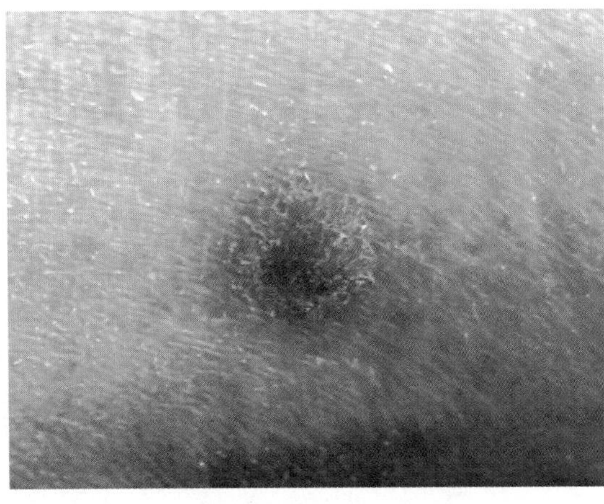

图 2-8 结节

(9) 囊肿：为一含有液体或半固体物质(液体、细胞及细胞产物)的囊性损害(图 2-9),多呈球形或卵圆形,触之有弹性感。多属痰湿。

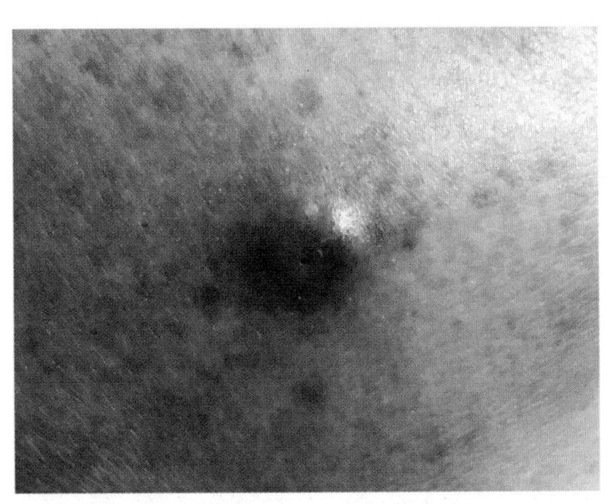

图 2-9 囊肿

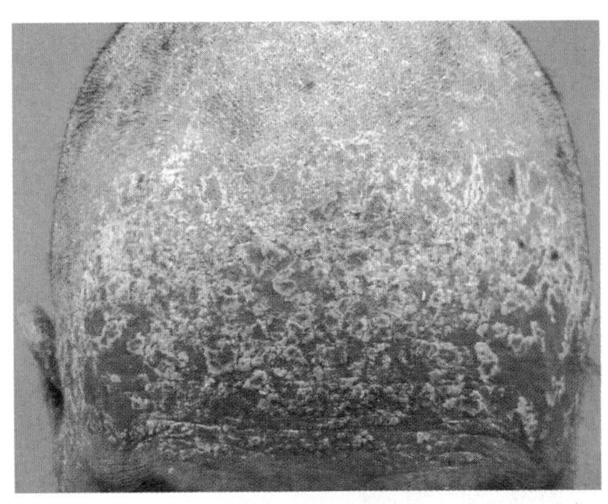

图 2-10 鳞屑

2. 继发性损害

(1) 鳞屑：系指脱落或即将脱落的皮肤角质层,表现为大小、厚薄和形态不一的干燥碎片(图 2-10)。鳞屑发生于急性病之后,多属余热未清。当慢性病时,皮损基底潮红而起干燥鳞屑者为血热风燥,基底色淡而皮屑多者为血虚风燥,鳞屑油腻者多属湿热。

(2) 糜烂：系指由于水疱、脓疱或浸渍后表皮的脱落,或丘疹、小结节表皮的破损而露出的潮湿面(图 2-11)。多属湿或湿热。

(3) 渗出：系指炎症局部组织血管内的液体和细胞成分,通过血管壁进入组织间隙、体腔、黏膜表面和体表的过程(图 2-12)。多属湿邪泛滥、湿热或气虚。

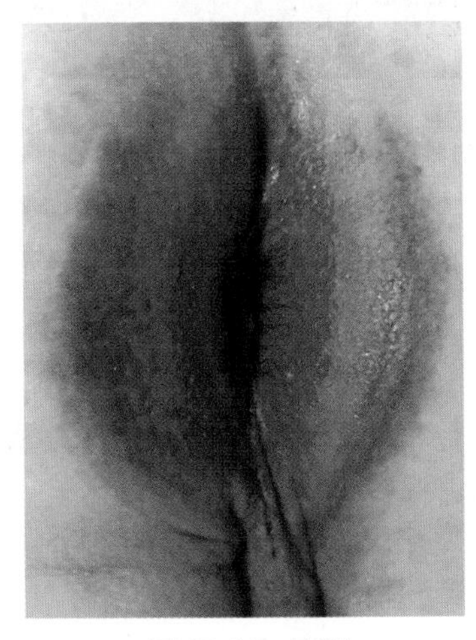

图 2-11 糜烂

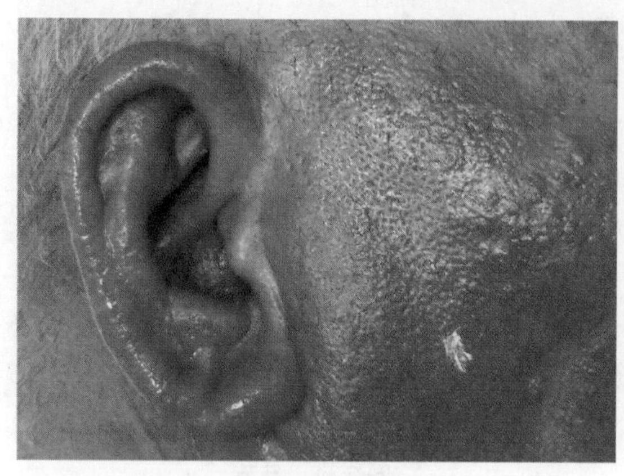

图 2-12 渗出

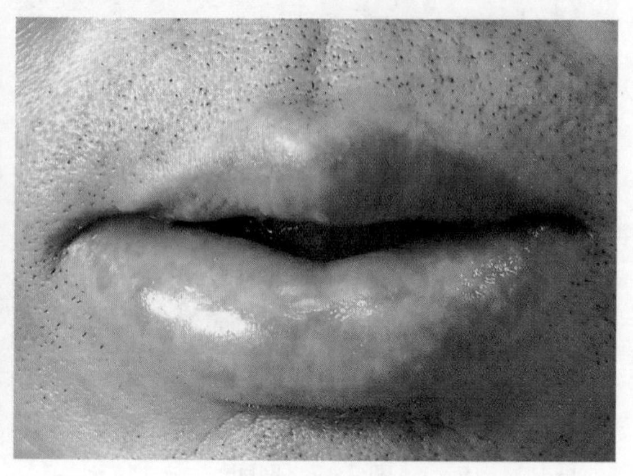

图 2-13 肿

(4) 肿：系指皮肤或黏膜局限性或弥漫性的肿胀性损害(图 2-13)，多与湿邪及脾脏功能失调相关。诸湿肿满，皆属于脾。另外，热毒、痰湿、瘀血、气虚亦可导致。

(5) 浸渍：系指皮肤角质吸收较多水分后出现的皮肤松软、发白，甚至起皱的状态(图 2-14)。多由湿邪所致。

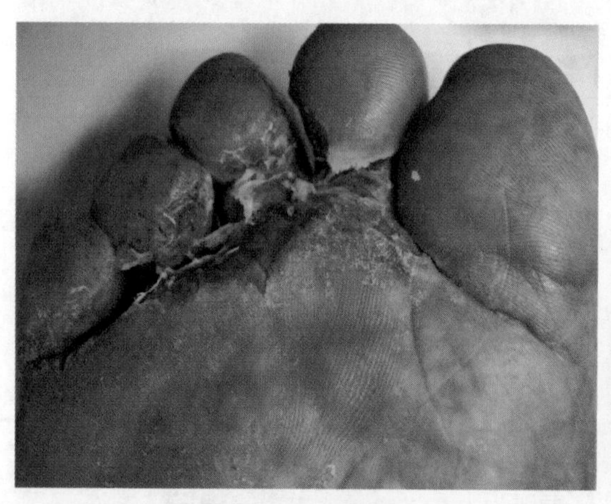

图 2-14 浸渍

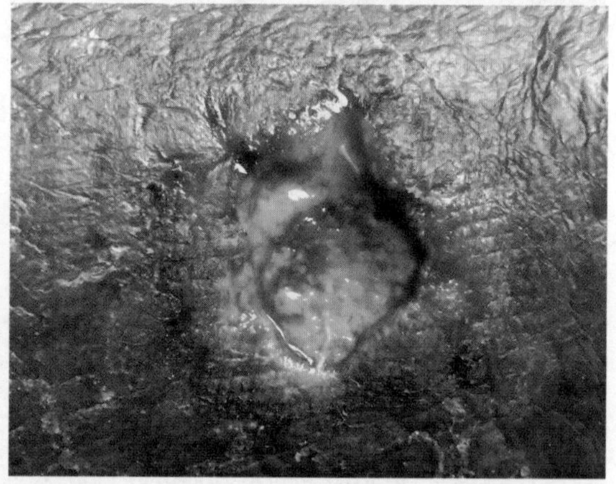

图 2-15 溃疡

(6) 溃疡：系指皮肤或黏膜深达真皮以下的局限性缺损(图 2-15)。溃疡若红肿疼痛为热毒所致，慢性溃疡多由寒湿或气血亏虚、气血瘀滞所致。

(7) 痂：系指皮损表面的浆液、脓液、血液和脱落组织等干涸而成的附着物(图 2-16)，多为湿热所致。脓痂多为毒热结聚，血痂为血热或血燥所致。

(8) 抓痕：系指搔抓或摩擦所致的表皮或真皮浅层点线状缺损(图 2-17)，多由风盛血燥或内热生风，亦或虫淫所致。

(9) 皲裂：系指皮肤的线条状裂口(图 2-18)，深度可达真皮，与寒、燥或血虚风燥有关。

(10) 瘢痕：系指真皮或深部组织缺损或破坏后，由新生结缔组织修复而形成的损害(图 2-19)，可分为增生性和萎缩性两种。多由瘀血凝结不化或痰湿凝滞所致。

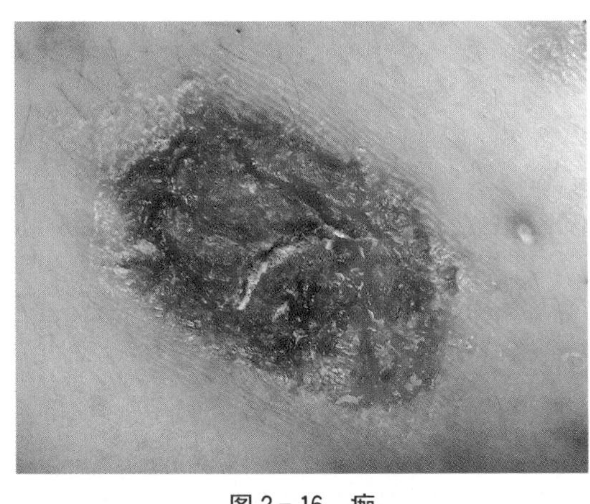

图2-16　痂

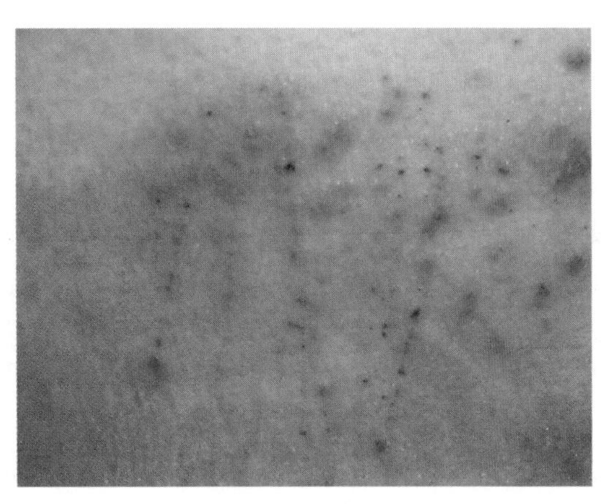

图2-17　抓痕

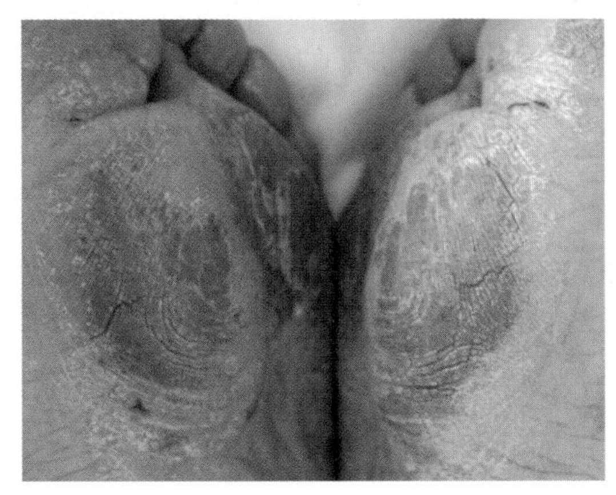

图2-18　皲裂

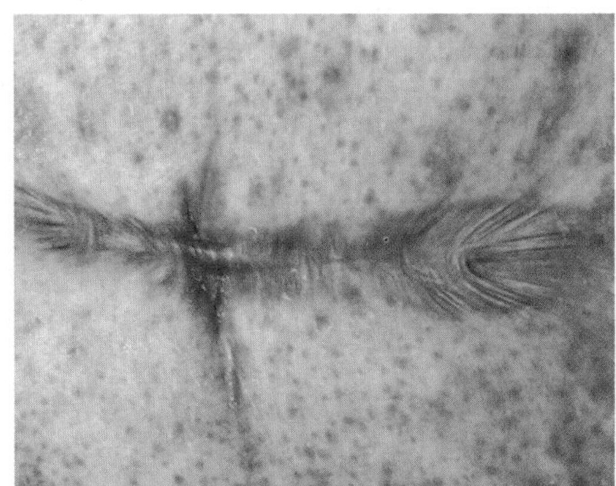

图2-19　瘢痕

(11) 萎缩：系指皮肤组织的一种退行性变所致的皮肤变薄(图2-20)，多是由气血不运、肌肤失养所致。

(12) 苔藓样变：系指皮肤局限性浸润肥厚，表面粗糙，皮沟加深，皮嵴突起等似皮革样的表现(图2-21)，多由血虚风燥，肌肤失养或气血瘀滞所致。

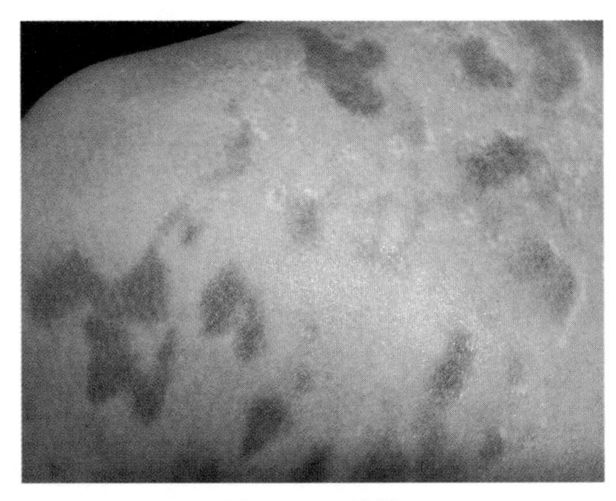

图2-20　萎缩

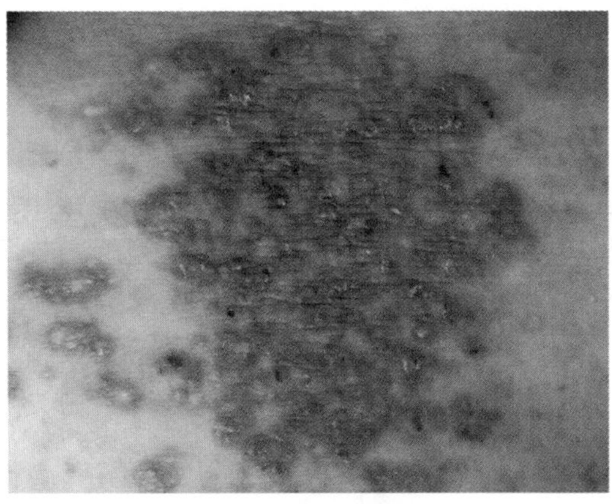

图2-21　苔藓样变

二、四诊

(一) 望诊

1. 望神态　就皮肤性病而言，新病或病情轻浅者，一般神态改变不大；若病久或病传入里，伤及脏腑气血者，则可表现为无神或失神之象，如疔疮走黄、疽毒内陷、严重的药毒、天疱疮及系统性红蝴蝶疮等。

2. 望皮损　为诊断皮肤性病的一种重要方法，可从类型、部位、颜色、形状、界限及边缘、分布、排列、数目、大小及是否有脓来观察皮肤损害的不同特点。

3. 望毛发、黏膜、爪甲、关节　毛发光泽乌黑、生长茂盛，为精血充盈之象；若毛发干枯发白、生长稀疏或脱落者，则为肝肾亏虚、精血不足、发失所养所致。有的皮肤病往往伴发黏膜病变，常有助于诊断，如紫癜风、狐惑病、天疱疮、白念珠菌病等；而眼结膜、牙龈、口唇黏膜色泽惨淡则多为津血亏虚之象。爪甲的枯荣，反映肝血之盛衰，爪甲的形态也常常反应不同的疾病。关节的红肿、变形与否，可用于鉴别诊断疾病，如瓜藤缠、关节病型白疕、葡萄疫等；或甄别皮损是否伴发于系统疾病，如红蝴蝶疮等。

4. 望舌　望舌可以判断正气盛衰、病位浅深、病邪性质，推测病情进退，包括望舌体和望舌苔两大部分。

(二) 闻诊

闻诊包括听辨患者的声音，如语言、呼吸、呕吐、咳嗽、呃逆等；嗅辨患者分泌物的气味，如脓液、痰涕。就皮肤性病而言，嗅气味中如腋臭可嗅到狐臭味，黄癣有鼠尿味，足癣感染有腐臭味。

(三) 问诊

可参考“十问歌”结合皮肤性病学专科特点进行详细问诊。

(四) 切诊

1. 切脉　与皮肤病关系较密者为浮、沉、迟、数、虚、实、滑、涩、洪、细、濡、弦 12 种。

2. 触皮损　包括触冷热、疼痛、麻木、干湿、肿胀、硬度及肿块、压色泽和脓肿。

三、辨证

中医皮肤性病的辨证方法主要有八纲辨证、脏腑辨证、卫气营血辨证、三焦辨证、经络辨证和部位辨证。

(一) 八纲辨证

一切疾病的辨证都离不开八纲，皮肤性病也不例外。急性皮肤病，发病急骤，进展迅速，皮损表现为红、热、丘疹、疱疹、脓疱、糜烂等，伴有渗出浆液或脓液，痒痛较剧者，多属阳证、表证、热证、实证。慢性皮肤病，病程日久，皮损表现为苔藓样变、色素沉着或色素减退、皲裂、鳞屑等，或有脱发、指(趾)甲变化者，多属阴证、里证、寒证、虚证。

(二) 脏腑辨证

脏腑与皮肤的关系极为密切，《类经》云：“藏居于内，形见于外，故曰藏象。”

在心与小肠方面，皮肤疖肿、皮炎湿疮等急性化脓性、瘙痒性皮肤病多与心经火热有关。在肺与大肠方面，面部粉刺、酒渣鼻、面游风、唇风等多与肺经风热有关，瘾疹、赤白游风等多与肺失宣降、气机不畅有关。在脾与胃方面,湿疮、天疱疮、蛇串疮等水疱性、糜烂性、渗出性皮肤病多与脾虚湿盛相关,四弯风、牛皮癣、风瘙痒、鱼鳞病等干燥性、肥厚性、瘙痒性皮肤病多与脾虚失于运化、肌肤失于水谷精微荣养有关,葡萄疫等血溢脉外的皮肤病常是脾不统血之故。在肝与胆方面,急性泛发性的皮炎、湿疮,或疱疹性疾病,常与肝经风热或湿热有关,黧黑斑、扁瘊、甲营养不良等色素性、结节性皮肤病多与肝失疏泄、气滞血瘀,或肝不藏血、阴虚血燥、筋脉失养有关。在肾与膀胱方面,雀斑、黧黑斑、色素痣等先天性、色素性、慢性皮肤病常与肾阴虚或肾阳虚有关,红蝴蝶疮、肌痹等自身免疫性皮肤病多与肾精亏损、肾之阴阳虚衰有关。

(三) 卫气营血辨证

卫气营血辨证方法多用于一些急性、发热性、出疹性皮肤性病及全身症状较重的疾病。

皮疹表现颜色鲜红,压之褪色,瘙痒重,或见大面积潮红肿胀,灼热痒痛,或津液渗出,起水疱等,常伴有体温升高,多是气分有热,如水痘、轻症猫眼疮、急性湿疮、过敏性皮炎等。皮疹压之不褪色,可见潮红、水肿、紫斑、起水疱,甚或血疱,兼有发热肢痛等症,多是血分有热,如葡萄疫、重症药毒、重症猫眼疮等。

(四) 三焦辨证

三焦辨证既揭示了三焦所属脏腑的病理变化和证候表现,也反映了温病病程的发展先后和传变顺序。其中,上焦主要包括手太阴肺和手厥阴心包经的病变,多为温病的初期阶段;中焦主要包括手、足阳明和足太阴脾经的病变,多为中期阶段;下焦主要包括足少阴肾和足厥阴肝经的病变,多为末期阶段。在治疗上多遵循“治上焦如羽,非轻不举;治中焦如衡,非平不安;治下焦如权,非重不沉”的原则。三焦辨证多应用于一些急性发热性出疹性疾病的辨治,如麻疹、风痧、水痘、烂喉痧、热疮、白疕,以及一些有系统累及的重症疾病如系统性红蝴蝶疮、肌痹、药毒等。

(五) 经络辨证

依据皮肤病变部位,经络辨证可以指导确定皮肤病发生所属的经络脏腑,从而指导临床治疗用药或针灸选穴,并根据经络气血之盈亏,确定相应的调理气血的方法,同时对于选择适当的引经药等方面均具有重要意义。

(六) 病位辨证

病位辨证与三焦辨证应有所区分,三焦辨证属温病学辨证纲领,体现疾病从上而下的传变规律,主要侧重于内。而病位辨证则是通过归纳上、中、下三部的发病特点,进而提出外科病位辨证的思想,更侧重于外。

上部主要包括头面、颈项和上肢。病因多为风温、风热,上部疾病的发生一般来势迅猛,如头面部多见油风、黄水疮、粉刺、面游风、酒渣鼻、旋耳疮、口疮、唇风等,颈项多见摄领疮、发际疮等,上肢多见四弯风,肘部多见白疕等。

中部主要包括胸、腹、腰、背。病因多为气郁、火郁,如乳头风、脐疮、缠腰火丹等。

下部主要包括臀、前后阴、腿、胫、足。病因多为寒湿、湿热,病程多缠绵不愈,反复发作,或时愈时发,如肾囊风、阴癣、阴部热疮、脚湿气、瓜藤缠等。

(李　斌　杨素清)

第六节 皮肤性病学的治疗概要

皮肤性病的中医学治疗可分为内治法、外治法及其他治法。内治法保留了中医学从整体观出发的特色,重视辨证施治。外治法是与内治法相对而言的治疗法则,治疗上以药浴、溻渍、药膏涂擦为特色。无论内治、外治,均需针对疾病不同的病机、不同的发展过程,采用不同的治法和方药,或祛邪或扶正,或祛邪扶正并举。其他治法有针灸治疗、物理疗法、手术疗法。

一、内治法

皮肤性病内治法,重视辨病与辨证的统一,全身辨证和局部辨证的统一;注重对风、湿、热、虫、毒、瘀、虚的针对性治疗,同时重视邪正关系及阴阳调和。常用治法包括祛风法、清热法、祛湿法、润燥法、调理气血法、温阳法、化痰软坚法和补肾法,可针对不同病机,采用不同的治法和方药。此外,经方治疗、取类比象思维及引经药的应用也属于皮肤性病内治法,为内治法的特色。

(一) 常用治法

1. 祛风法

(1) 疏风清热

适应证: 风热证,如瘾疹、风热疮的风热证。

证候: 皮损呈淡红色斑丘疹、斑片、风团,或有鳞屑,伴有瘙痒,好发于身体上部;可伴发热、恶风、咽痛、口渴等不适;舌淡红苔薄白或薄黄,脉浮数。

常用方剂: 银翘散、消风散。

常用药: 金银花、连翘、薄荷、荆芥、防风、蝉衣、牛蒡子、柴胡。

(2) 疏风散寒

适应证: 风寒证,如瘾疹的风寒证。

证候: 皮损见风团颜色淡白或苍白,遇风冷加重,或遇风冷出现皮肤的水肿、红斑等;舌淡苔白,脉浮紧。

常用方剂: 麻黄汤、麻桂各半汤、桂枝汤。

常用药: 麻黄、桂枝、白芍、细辛、荆芥、防风、苏叶、葛根。久病者常用虫类药搜剔风邪。

(3) 祛风除湿

适应证: 风湿证,如紫白癜风的风湿热蕴证。

证候: 皮损可见淡红色风团、斑片、丘疹、丘疱疹、小水疱、轻度糜烂、结痂、鳞屑,皮损瘙痒明显;舌淡红体胖苔白或黄,脉滑。

常用方剂: 荆防败毒散、羌活胜湿汤。

常用药: 荆芥、防风、川芎、羌活、独活、忍冬藤、苍术、秦艽、威灵仙。

(4) 平肝息风

适应证: 肝风内动证,如风瘙痒的血虚肝旺证。

证候：皮损呈肥厚斑片、苔藓样变、干燥脱屑、抓痕血痂、皲裂等，多颜色淡褐，瘙痒夜间加重；伴头晕、眼花、失眠；舌淡红苔白，脉弦细。

常用方剂：天麻钩藤饮、镇肝熄风汤。

常用药：天麻、钩藤、僵蚕、白蒺藜、首乌藤、生龙骨、生牡蛎、石决明、珍珠母、白芍、玄参。

2. 清热法

(1) 清热泻火

适应证：实热证，如疔、疖、痈诸疮疡。

证候：皮损红斑水肿、丘疹糜烂，多有红肿热痒；伴恶热，口渴喜冷饮，多汗，尿赤，便干；舌红苔黄，脉数。

常用方剂：白虎汤、导赤散、清胃散。

常用药：生石膏、知母、栀子、黄连、生地黄、竹叶、白木通、六一散。

(2) 清热解毒

适应证：热毒证，如药毒的热毒入营证。

证候：焮热红肿斑片、肿块、脓疱、水疱、糜烂等，常有灼热、疼痛或瘙痒，皮损来势急骤；可伴身热，口干，口苦，尿赤，便秘；舌红苔黄，脉滑数。

常用方剂：黄连解毒汤、五味消毒饮、清瘟败毒饮。

常用药：黄芩、黄连、黄柏、金银花、连翘、野菊花、板蓝根、蒲公英、紫花地丁、大黄。

(3) 清热凉血

适应证：血热证，如白疕的血热证。

证候：鲜红或深红色斑片，或有紫癜和血疱，常伴有灼热、瘙痒或痒痛间作；可伴身热，口干，心烦，尿赤，便干；舌红绛，苔黄燥，脉数。

常用方剂：犀角地黄汤、清营汤、化斑解毒汤。

常用药：羚羊角、水牛角、生地黄、丹皮、赤芍、紫草、白茅根、生槐花、大青叶。

(4) 滋阴清热

适应证：阴虚火旺证，如慢性皮炎、红蝴蝶疮，或走黄、内陷后阴伤有热者。

证候：皮损红斑不消，或有干燥皲裂，或有萎缩；伴有口干咽燥；苔少或剥脱，舌瘦小淡红，脉沉细滑等。

常用方剂：知柏八味丸、大补阴丸。

常用药：生地黄、玄参、麦冬、龟板、知母、地骨皮。

3. 祛湿法

(1) 芳香化湿

适应证：暑湿证，如汗疱疹的暑湿热蕴证。

证候：皮损如粟米大小，或有丘疹、水疱，或有局部灼热瘙痒，夏日汗出不畅；兼胸闷呕恶，脘腹胀满，食欲不振；舌苔厚腻，脉沉细或滑数。

常用方剂：藿朴夏苓汤、藿香正气丸。

常用药：藿香、佩兰、紫苏叶、茵陈、白芷、茯苓、陈皮、厚朴。

(2) 清热燥湿

适应证：湿热证，如湿疮的湿热蕴肤证。

证候：皮损呈水肿性红斑、丘疱疹、糜烂渗液、瘙痒或疼痛者；舌红苔黄腻，脉滑数。

常用方剂：萆薢渗湿汤、五神汤、龙胆泻肝汤。

常用药：萆薢、苍术、黄柏、滑石、龙胆草、栀子、黄芩、泽泻、车前子、紫花地丁。

(3) 淡渗利湿

适应证：水湿证，如下肢丹毒的湿热下注证。

证候：下肢水肿，或皮损糜烂渗出，湿邪为患；伴口渴不欲饮，尿赤涩痛者；苔白，脉沉。

常用方剂：五苓散。

常用药：茯苓、泽泻、猪苓、桂枝、薏苡仁、通草、车前草。

(4) 健脾化湿

适应证：脾虚湿盛证，如湿疮的脾虚湿蕴证。

证候：皮损多为淡红色斑片、丘疹、水疱、渗液、结痂，常有瘙痒；伴纳呆，腹胀，便溏；舌淡胖苔白腻，脉濡细。

常用方剂：除湿胃苓汤、参苓白术散。

常用药：苍术、白术、厚朴、陈皮、猪苓、茯苓、泽泻、薏苡仁、党参、扁豆、山药、砂仁。

(5) 温阳胜湿

适应证：阳虚湿滞证，如慢性湿疮偏于阳虚者。

证候：皮损呈淡暗斑块，或丘疹、水疱，经久不消，瘙痒夜间加重；可伴有下肢浮肿，畏寒肢冷，大便溏稀，倦怠乏力等；舌体胖大淡暗、水滑，苔白或白腻，脉沉细。

常用方剂：苓桂术甘汤、实脾饮、真武汤。

常用药物：茯苓、桂枝、附子、干姜、白术、炙甘草、厚朴、木瓜。

(6) 滋阴除湿

适应证：阴虚湿恋证，如慢性湿疮偏于阴虚者。

证候：渗液日久，阴伤血耗，皮肤干燥，脱屑发痒。舌红少苔或舌淡苔剥脱，脉细滑。

常用方剂：滋阴除湿汤。

常用药：当归、生地黄、玄参、知母、丹参、茯苓、泽泻、白鲜皮、蛇床子。

4. 润燥法

(1) 养血润燥

适应证：血虚风燥证，如慢性湿疮的血虚风燥证。

证候：皮损色淡，干燥脱屑，增厚粗糙，皲裂，瘙痒夜间加重，或头发枯槁脱落，爪甲不荣；或伴头晕目眩，心悸失眠，口眼干燥；舌淡苔白，脉细无力。

常用方剂：四物汤、当归饮子、二至丸。

常用药：熟地黄、当归、川芎、白芍、女贞子、制何首乌、鸡血藤、火麻仁、白蒺藜、天麻。

(2) 凉血润燥

适应证：血热风燥证，如风瘙痒的风热血热证。

证候：鲜红色斑片、丘疹、干燥鳞屑、抓痕、血痂，瘙痒；伴口干，心烦，尿赤，便干；舌红苔薄，脉细数。

常用方剂：犀角地黄汤合增液汤。

常用药：水牛角、生地黄、玄参、丹皮、赤芍、麦冬、石斛、沙参、天花粉。

5. 调理气血法

(1) 理气活血

适应证：气滞血瘀证，如黧黑斑的气滞血瘀证。

证候：黄褐色斑片、白斑、暗红色丘疹、紫癜、苔藓样斑片，或刺痛，或瘙痒；伴胁肋胀满，情志不遂，妇女经血色暗夹块；舌质暗，脉弦涩。

常用方剂：柴胡疏肝散、逍遥散。

常用药：柴胡、枳壳、香附、当归、川芎、赤芍、丹参、鸡血藤。

(2) 活血化瘀

适应证：血瘀凝结证，如瘢痕疙瘩。

证候：暗红色斑块、结节、增生性瘢痕，疼痛或瘙痒；舌质紫暗，脉沉涩。

常用方剂：桃红四物汤、大黄䗪虫丸。

常用药：大黄、䗪虫、桃仁、红花、当归、川芎、三棱、莪术、皂角刺、水蛭。

(3) 益气活血

适应证：气虚血瘀证，如臁疮的气虚血瘀证。

证候：溃疡疮面不鲜、周围皮色暗红，或局部皮肤刺痛，夜间加重；伴气短乏力，精神疲惫；舌质淡暗苔白，脉沉细。

常用方剂：补阳还五汤。

常用药：黄芪、当归尾、地龙、赤芍、川芎、桃仁、红花。

(4) 补气养血

适应证：气血亏虚证，如慢性瘾疹。

证候：皮损淡白或苍白，消退缓慢，瘙痒夜间明显；伴有气短懒言，面色萎黄，或有心悸乏力、失眠多梦；舌淡苔少或白，脉沉细。

常用方剂：八珍汤、黄芪补血汤。

常用药物：党参、黄芪、白术、茯苓、陈皮、半夏、当归、川芎、白芍、熟地黄。

6. 温阳法

(1) 温经通络

适应证：血虚寒厥证，如瓜藤缠。

证候：四末不温、青紫，肢端麻木疼痛；或皮肤硬化发凉或硬肿、结节，关节肿痛，酸软无力，遇寒湿加重；舌质淡或淡暗苔白，脉弦细。

常用方剂：当归四逆汤、独活寄生汤。

常用药：当归、桂枝、细辛、白芍、路路通、大枣、地龙、独活、寄生、秦艽、羌活、牛膝。

(2) 温阳散寒

适应证：疮疡阴寒证。

证候：皮肤溃疡疮面灰暗，脓液清稀，腐肉不易脱落，难收难敛，不知痛痒，或皮肤硬化；伴畏寒肢冷，精神不振，小便清长；舌质淡胖苔白，脉沉细无力。

常用方剂：阳和汤。

常用药：鹿角胶、熟地黄、麻黄、肉桂、干姜、白芥子。

7. 化痰软坚法

适应证：痰核证，如瘰疬。

证候：结节、肿块、囊肿，皮色或淡黄色、淡褐色，不痛或微痛；可伴胸闷；苔腻，脉弦滑。

常用方剂：海藻玉壶汤、二陈汤。

常用药：半夏、贝母、陈皮、青皮、茯苓、海藻、昆布、夏枯草。

8. 补肾法

(1) 滋补肝肾

适应证：肝肾阴虚证，如白驳风、脱发的肝肾不足证。

证候：皮损颜色淡红，色素沉着斑，或色素脱失斑，头发脱落；伴头晕，耳鸣耳聋，口咽干燥，腰膝酸软；舌淡红苔少，脉细。

常用方剂：六味地黄丸、左归丸、二至丸、七宝美髯丹。

常用药：熟地黄、山茱萸、山药、茯苓、枸杞子、女贞子、旱莲草、牛膝、龟板胶、菟丝子、制何首乌。

(2) 温补脾肾

适应证：脾肾阳虚证，如皮痹的脾肾阳虚证。

证候：皮肤硬化、萎缩，“面具”脸，四肢肿胀、沉重无力，形寒肢冷，腰膝酸软，小便不利，或腹胀下利；舌质淡胖，脉沉弱。

常用方剂：肾气丸、右归丸、真武汤。

常用药：肉桂、附子、菟丝子、杜仲、巴戟天、淫羊藿、鹿角胶、党参、黄芪、白术、茯苓。

（二）其他内治法

1. 经方应用　经方是对汉代以前经典医方的统称。随着中医界整体对经方认识的不断深入，经方在皮肤病中的运用案例也逐步增多，运用经方时一般先以六经辨证提纲挈领，然后抓住主证，强调“方证相应”，执简驭繁，即无论专科症状如何，都从整体出发面对纷杂的体征，“有是证即用是方”。临床上通常是按照由表及里的六经层次进行排查分析，然后根据病机，变通使用经方；有时多经同时发病，临证时往往多方合用，有时还与后世温病之方合用。常用方剂有桂枝汤、小柴胡汤、大青龙汤、五苓散、真武汤等，辨证基础上加减合方应用可取良效。

2. 取类比象应用　取类比象思维属中医学特色论治，对皮肤性病的治疗有重要指导意义。如应用黑(紫)色、白色的药物治疗色素性疾病，以色治色；应用花类药物治疗皮损色红如花且多发于上部的酒渣鼻及风热疮；应用诸多特殊皮类药物，取其以皮入皮；应用藤类药物治疗经络痹阻诸证，以络通络；应用虫类药物治疗顽固性瘙痒，痒如虫行等。在取象比类思想指导下，应用花类、藤类、皮类、虫类等药物进行组方，亦成为中医皮肤性病学的特色治法之一。

3. 引经药应用　皮肤性病发病与脏腑经络密切相关，在治疗时应根据经络理论，辨别皮损位于哪一经，使用相应的引经药，使药达病所，常可达到事半功倍的效果。辨证上，头项生疮者属足太阳膀胱经，发于耳部的旋耳疮属足少阴肾经，眼睑部患牛皮癣者属足厥阴肝经，发于口唇的皮损属足太阴脾经，酒渣鼻属手太阴肺经。四肢外侧分属手足三阳经，四肢内侧分属手足三阴经，若皮损泛发，布于数经所过之处，则以最初出现的皮损部位为主，参余经共辨。治疗上，前额部位的皮损宜加用阳明经引经药白芷、葛根等，项背部的皮损可加用太阳经引经药羌活、防风等，位于头之两侧的皮损则应加用少阳经引经药如柴胡、川芎，位于人体上部的皮损应加轻清宣发之药如防风、荆芥、桑叶等，位于人体下部的皮损亦应加引药下行之药如牛膝、独活等。

（李元文）

二、外治法

中医外治法是以中医基础理论为指导，将中草药制剂、针、罐等方法，施于皮肤、孔窍、腧穴及病变局部等部位的治疗方法。皮肤病的病变部位多在皮肤或黏膜，采用各种外治法可以减轻患者的自觉症状，并使皮损迅速消退，有些皮肤病单用外治法即可达到治疗目的。因此，外治法在皮肤病的治疗中占有重要地位。

（一）外用药物常用剂型及使用原则

1. 外用药物的常用剂型

（1）溶液：系将单味中药或中药复方加水煎至一定浓度，滤去药渣所得的溶液。可用于溻渍或熏洗。具有消肿止痒、清热解毒、收湿敛疮作用，适用于急性皮肤病，渗出较多或脓性分泌物多的皮损，或浅表溃疡，或伴轻度痂皮的损害。常用的如马齿苋洗剂、黄柏洗剂、三黄洗剂等。

（2）粉剂（粗粉又称散剂）：系由单味或复方中药研成极细粉末的制剂。具有祛湿止痒的作用，适用于无明显渗液的急性或亚急性皮肤病，尤其是间擦部位，如瘾疹、亚急性湿疮等。常用的如滑石粉剂、炉甘石粉剂。

（3）洗剂（又称水粉剂）：系一定量（30%～50%）不溶于水的中药粉末与水的混合物。具有祛湿止痒、凉血消斑的作用，适应证同“粉剂”。常用的如炉甘石洗剂。

（4）酊剂：系将药物浸泡于75%乙醇（或白酒）中，密封7～30日后滤去药物而成的酒浸剂。具有收湿敛疮、杀虫止痒的作用，适用于脚湿气、鹅掌风、圆癣、阴虱、摄领疮、面游风、油风、白驳风等。常用的如百部酊、补骨脂酊等。

（5）油剂：指中药浸在植物油中煎炸去渣而成或熟蛋黄等直接煎出的油剂。具有润肤止痒、清热解毒、收湿敛疮、生肌长肉的作用。润泽为主的油剂可用于干燥、皲裂的皮损，常用的如蛋黄油；收敛作用的油剂用于糜烂、小水疱、脓疱等皮损，如亚急性湿疮、热疮、黄水疮等，如黄连油、10%樟脑油；生肌类的油剂用于不同程度的溃疡。

（6）糊剂：由一定比例的药粉（一般25%～50%）和油类基质混合而成。具有清热解毒、收湿敛疮、燥湿止痒的作用，适用于亚急性皮炎、湿疮伴轻度糜烂、渗出、结痂者。常用的有氧化锌糊剂、青黛散糊剂。

（7）软膏：系将药物研成细末，用凡士林、羊毛脂、猪脂或蜂蜜、蜂蜡等作为基质调和而成的均匀、细腻、半固体状的剂型。因其药物不同而功效不同，主要具有润燥止痒、解毒散结、祛瘀生新的作用，适用于干燥结痂、皲裂、苔藓样变等慢性皮肤病的皮损，如普连膏；用于溃疡的如生肌玉红膏等。

（8）鲜药：指用新鲜植物或新鲜动物的整体或部分组织，取其汁液经加工处理（直接用或捣碎、榨汁等）制成的外用制剂。具有清热解毒、润燥止痒、祛风除湿的作用，根据其功效不同多用于治疗感染性皮肤病、虫咬伤、物理性皮肤病和色素性皮肤病等。

（9）喷剂（又称气雾剂）：系由药液与液化气体存储于具有喷洒功能的容器内而成。具有清热解毒、祛风止痒的作用，可用于感染性、过敏性疾病及敏感性皮肤部位，如湿疡气雾剂、云南白药气雾剂等。

2. 外用药物的使用原则

（1）根据病情用药：皮肤炎症在急性阶段，若仅有红斑、丘疹、水疱而无渗液，宜用洗剂、粉剂；若有大量渗液或明显红肿，则用溶液溻渍为宜。皮肤炎症在亚急性阶段，渗出和糜烂很少，红肿减轻，有鳞屑和结痂，则用油剂、糊剂为宜。皮肤炎症在慢性阶段，有浸润肥厚、苔藓化时，则用软膏为主。

(2) 根据皮损用药：斑疹、丘疹选用洗剂、软膏；水疱选用洗剂、粉剂；结节选用软膏；风团、抓痕选用洗剂；结痂、鳞屑选用油剂、软膏；糜烂可选油剂、糊剂；渗液多用溶液湿溃，渗液少用洗剂；皲裂、苔藓样变选用软膏等。

(3) 用药强度及浓度选择：用药宜先温和后强烈，先用性质比较温和的药物，尤其是儿童或女性患者皮肤薄嫩处不宜采用刺激性强、浓度高的药物；面部、阴部等皱褶部位皮肤慎用酊剂等刺激性强的药物。

用药浓度宜先低后浓，先用低浓度制剂，根据病情需要再提高浓度。一般急性皮肤病用药宜温和，慢性顽固性皮损可用刺激性较强或浓度较高的药物。

(4) 注意事项：有感染时，应先用清热解毒之剂控制感染，然后再针对原皮损选用药物。一旦出现过敏现象，应立即停用，并给予及时处理。

外涂软膏在第二次涂药时，需用棉花蘸上植物油或石蜡油轻轻揩去上一次所涂的药膏，然后再涂药膏，不可用汽油或肥皂、热水擦洗。

（二）常用外治疗法

1. 中药溻渍疗法　系用纱布浸湿药液敷于患处的一种外治法。用6～8层纱布(可预先制成溻渍垫备用)浸入新鲜配制的药液中，浸透药液后，取出拧至不滴水为度，敷于患处，务必使其与皮损紧密接触，大小与病损相当。本法可按药液温度分为冷溻渍和热溻渍。临床操作时，冷溻渍多无须包扎，称开放性冷溻渍；热溻渍则包扎保温，称闭合性热溻渍。

功效：清热解毒，收湿敛疮，润燥止痒。

适应证：开放性冷溻渍主要用于潮红、肿胀、糜烂、渗出明显者，如急性皮炎、急性湿疮、化脓性或感染性皮肤病等；闭合性热溻渍主要用于慢性肥厚性、角化性皮损，或仍有轻度糜烂、少量渗液者，如亚急性湿疮、慢性湿疮、摄领疮等。

2. 中药药浴疗法　包括浸浴法和淋洗法。

(1) 浸浴法：身体的局部或全身浸泡在药液中，以防治疾病的一种外治方法。

功效：清热解毒，祛风止痒，养血润肤。

适应证：全身浸浴主要用于痒风、湿疮、风热疮、白疕、四弯风、皮痹、蛇皮癣等，局部浸浴主要用于面游风、白屑风、湿疮、鹅掌风、脚湿气、痒风、阴痒等。

(2) 淋洗法：系用中药液对患者的局部(患处)或全身进行反复冲洗的外治方法。可将药液装入带细孔的小喷壶内，淋洒于体表患处；或用6～8层纱布浸透药液，然后拧挤纱布使药液淋洒于体表患处；亦可用小容器盛装药液，缓缓将药液倾倒于体表患处进行淋洗。

功效：清热凉血，解毒燥湿，祛风止痒。

适应证：① 各种感染性皮肤病，如黄水疮、疥疮、白秃疮、肥疮、鹅掌风、脚湿气等。② 慢性肥厚性、角化性皮肤病，如摄领疮、松皮癣等。③ 渗出、痂皮较多的皮肤病，如湿疮、火赤疮等。

3. 中药熏蒸疗法　系用中药液的热蒸汽熏蒸局部患处或全身，以防治疾病的一种外治方法，分为全身熏蒸法和局部熏蒸法。

功效：清热解毒，养血润肤，杀虫止痒，活血化瘀，软坚散结。

适应证：① 全身泛发性皮肤病，如痒风、四弯风等。② 全身肥厚浸润性皮肤病，如皮痹、白疕等。③ 表皮感染性皮肤病，如疖、面游风、马疥、花斑癣等。

4. 中药涂擦疗法　系用适当器具(如棉签、纱布块、棉球或小毛刷等)蘸取药液(水溶液、药油、药酒等)、粉剂、软膏、糊剂或酊剂等,均匀涂在患处的治疗方法。

功效：清热解毒,凉血消斑,祛风除湿,杀虫止痒,活血化瘀,软坚散结,养血润肤等。

适应证：本法可选用多种剂型药物,故适应证广泛,如急性、亚急性或慢性皮肤病均可使用。

5. *中药封包疗法* 根据病情选择药膏、药糊等,敷于患处或一定穴位,一般大于硬币的厚度,待稍干后用纱布或保鲜薄膜封包而保持密封的一种外治方法。

功效：清热解毒,软坚散结,活血化瘀,通络止痛,杀虫止痒。

适应证：① 急性炎症性皮肤病,如疖、痈、丹毒等。② 慢性肥厚性皮肤病,如摄领疮、湿疮、紫癜风、白疕、马疥、松皮癣等。③ 角化增生性皮肤病,如胼胝、鸡眼、皲裂疮。④ 疣状增生性皮肤病,如刺瘊、皮角、老年斑等。

6. *中药热熨疗法* 系指以具有辛温燥热、辛香走窜性味的药物,经加工为细末或切碎捣如泥状,加酒或醋炒热,布包成袋装,置于患处,热熨贴敷的外治方法。

功效：温经散寒,除湿止痒,活血通络,软坚散结,行气止痛。

适应证：① 慢性顽固性皮肤病属风寒痰湿凝滞者,如瓜藤缠、猫眼疮、冻疮、慢性丹毒、白疕等疾病。② 慢性浸润性、硬化性、结节性皮肤病,如皮痹、马疥、白疕、湿疮等疾病。

7. *中药热烘疗法* 系指在病变部位涂药或外敷浸透药液的纱布块后,再加上热烘的一种外治方法,又称吹烘法。根据病情可选用不同的制剂,吹烘可选用电吹风或文火。如药已干,可再加药。

功效：活血化瘀,祛风止痒,软坚散结。

适应证：皲裂性鹅掌风、脚湿气、湿疮、摄领疮、蟹足肿、松皮癣等。

8. *中药面膜疗法* 系将中药磨成极细的粉末(＞120 目),然后用水、蛋清、蜂蜜等调成糊状覆盖于面部的一种方法。亦可使用熟石膏调水后均匀涂于面部倒模成形。

功效：清热解毒,活血理气,消肿散结,活血祛斑等。

适应证：① 面部皮炎类,如湿疮、唇风等。② 附属器疾病类,如粉刺、面游风、酒渣鼻病等。③ 色素类皮肤病,如白驳风、黧黑斑等。

9. *中药熏药疗法* 系使用熏药(多用药卷,也可用药粉、药饼、药丸等)缓慢地不完全燃烧,利用其所产生烟雾熏治皮损的方法。

功效：疏通气血,软坚散结,杀虫止痒。

适应证：摄领疮、湿疮、松皮癣、马疥、白疕、蛇皮癣等,以及其他慢性、肥厚性、瘙痒性皮肤病;久不收口的阴疮寒证,如冷脓肿、结核性溃疡等。

10. *中药贴敷疗法* 主要包括薄贴法和撒药法。

(1) 薄贴法：系用膏药外贴穴位或患部以达到治疗目的的一种外治方法,又称膏药疗法。将膏药裁剪如皮损大小,用时将膏药稍加热微融,贴于穴位或患处。

功效：软坚散结,养血润肤。

适应证：① 局限性、角化性及慢性肥厚性皮损,如鸡眼、胼胝、疣目、蟹足肿、摄领疮、松皮癣等。② 皲裂性皮损,如手足皲裂等。

(2) 撒药法：系将中药粉末扑撒于患处的外治方法。根据中药粉末接触皮损的情况,分为直接法和间接法。

功效：收湿敛疮,燥湿解毒,散热止痒。

适应证：① 直接法：急性炎症性皮肤病及溃疡、窦道腐肉未脱者,或为爽身、防护之用,如指(趾)间糜烂型鹅掌风、脚湿气、蛇串疮、湿疮、黄水疮、漆疮等。② 间接法：亚急性、慢性皮肤病,如湿疮、酒渣鼻等。

三、其他治法

(一) 针灸治疗

1. 针刺疗法　是以毫针为工具,通过针刺人体十四经脉腧穴或阿是穴等进行治疗,又称体针疗法。

功效:调理气血,调和阴阳,通经活络,扶正祛邪。

适应证:皮肤科常用于蛇串疮及其后遗神经痛、湿疮、瘾疹、摄领疮、痒风、马疥、白疕、粉刺、酒渣鼻、油风、黧黑斑、白驳风等急慢性皮肤病。

2. 三棱针疗法　是用三棱针刺破皮损局部、特定穴位,放出少量血液的一种外治方法,又称砭法、刺络法、刺血法。

功效:清热泻火,活血化瘀,软坚散结。

适应证:急、慢性皮肤病,如疖、痈、粉刺、油风、白疕、湿疮、马疥等。

3. 耳针疗法　是在耳郭穴位上用针刺或其他方法刺激,防治疾病的一种方法。根据患者证候、体征辨证选取耳穴,或在穴区内探寻阳性反应点,灵活选用不同的器具,如豆、籽、针等进行。

功效:清热解毒,祛风止痒,活血止痛,重镇安神。

适应证:刺瘊、摄领疮、蛇串疮、瘾疹、痒风、油风、黧黑斑、湿疮等常见的皮肤病。

4. 梅花针疗法　系指用梅花针叩刺病变部位或人体浅表穴位以治疗疾病的一种外治疗法。叩刺部位多为皮损处,或循经取穴。一般皮损薄、年老体弱、皮肤薄嫩部位宜轻叩;皮损肥厚、年轻体壮、皮肤紧实部位宜中、重度叩刺。

功效:清热解毒,疏经通络,活血散瘀,行气止痛。

适应证:亚急性、慢性皮肤病,如白疕、油风、摄领疮、湿疮、松皮癣、马疥等。

5. 火针疗法　是将针具尖端用火烧红迅速刺入穴位或皮损处的治疗方法。皮肤科应用特点是:针刺时,要在针尖红白之际疾入疾出,以透皮落空为度,针孔皮肤发白为宜,忌针冷而刺,以防无效且伤人。

功效:清热解毒,除湿止痒,消肿止痛,拔毒祛腐,化瘀散结,疏通经络。

适应证:蛇串疮、粉刺、疖、刺瘊、白驳风、摄领疮、湿疮、马疥、多发性跖瘊、蜘蛛痣等。

6. 挑治疗法　是在人体的腧穴、压痛点、阿是穴等,用三棱针挑破皮肤,挑断部分皮内纤维,通过刺激皮肤经络使脏腑功能得到调理的一种治疗方法。

功效:调理气血,疏通经络,活血祛瘀。

适应证:颈部多发性疖肿、肛门瘙痒、摄领疮等。

7. 艾灸疗法　是利用艾叶捣绒制作艾条等,烧灼、熏熨人体穴位,以治疗疾病的方法。

功效:温阳散寒,温通经络,活血逐痹,回阳固脱,消瘀散结,调理气血,扶正祛邪。

适应证:蛇串疮及其后遗神经痛、刺瘊、摄领疮、白疕、皮痹、油风、白驳风、湿疮、疖等。

8. 火罐疗法　又称吸筒疗法,古称角法。这是一种以杯罐作为工具,借热力排去其中的空气产生负压,使其吸着于皮肤,造成瘀血现象的一种疗法。临床上可根据不同的病情及皮损,选用不同的拔罐法,常用闪罐法、坐罐法、走罐法、刺络拔罐法。

功效:祛风散寒,消肿止痛,行气活血,疏通经络,软坚散结。

适应证:粉刺、疖、酒渣鼻、瘾疹、痒风、摄领疮、湿疮、白疕、蛇串疮及其后遗神经痛、黧黑斑、白驳风、皮痹、油风等。

9. *穴位注射疗法*　是在腧穴或压痛点、皮下阳性反应点注射药物，以治疗疾病的方法。

功效：清热解毒，消肿止痛，祛风止痒，养血润肤。

适应证：蛇串疮及其后遗神经痛、湿疮、瘾疹、痒风、白驳风、刺瘊、马疥等。

10. *穴位埋线疗法*　系指将羊肠线或其他可吸收线体埋植于穴位内，持续刺激经络穴位，以治疗疾病的外治方法。

功效：补益气血，镇静安神，健脾和胃，补益脾肾，通经活络，扶正祛邪，调和阴阳。

适应证：瘾疹、痒风、湿疮、摄领疮、油风、红蝴蝶疮、白疕、蛇串疮及其后遗神经痛等。

（二）常用物理疗法

常用物理疗法包含电灼疗法、冷冻疗法、光疗、激光治疗、光动力疗法、放射疗法等。电灼疗法用于皮肤浅表肿物的切除，包含疣、雀斑、寿斑、血瘤等。冷冻疗法适用于疣、马疥、表浅良性肿物等。光疗主要包括宽波 UVB(290～320 nm)、窄波 UVB(311～313 nm)、308 准分子激光、UVA 加补骨脂素治疗(PUVA)等，多用于治疗白疕、蕈样恶疮、白驳风、湿疮等。激光治疗多用于血管性、色素性皮肤病，以及脱毛、除皱嫩肤等，如血瘤(鲜红斑痣、婴幼儿血管瘤)、酒渣鼻、黧黑斑、雀斑、太田痣等。光动力疗法多用于囊肿型痤疮、臊疣、光线性角化病、癌疮和乳房外湿疹样癌等。放射疗法适用于各种增殖型皮肤病和皮肤肿物等。

（三）手术疗法

皮肤科常用的手术疗法有切除疗法和脓肿切开引流法。切除疗法主要针对皮肤良性肿瘤、恶性肿瘤、囊肿以及皮肤组织活检。脓肿切开引流法是切开脓肿，运用药线、导管或扩创法使脓液排出的治疗方法，适用于一切外疡，不论阳证、阴证，确已成脓者，均可使用。

（刘红霞）

第三章 中医皮肤性病的预防与护理

导学

皮肤性病发病率高，影响患者的生活质量，开展良好的预防及护理工作，可以对皮肤性病的防治产生积极影响。通过学习，要求掌握皮肤性病预防及护理的四个主要方面，熟悉常见皮肤性病预防及护理的方法，了解“治未病”思想的相关古籍论述。

第一节 皮肤性病的预防

中医学的预防原则来源于“治未病”思想，包括未病先防、既病防变、瘥后防复三个方面。《素问·四气调神大论篇》指出：“圣人不治已病治未病，不治已乱治未乱。”《难经·七十七难》曰：“所谓治未病者，见肝之病，则知肝当传之与脾。”预防皮肤性病的发生和流行符合中医学“治未病”思想。

一、普及皮肤性病预防知识

对于感染性皮肤病和性传播疾病，如疥、大麻风、淋病、杨梅疮、艾滋病等，应格外强调预防。通过普及相关皮肤性病的预防知识和方法，提高防病意识，切断传播途径，做到早发现、早诊断、早治疗，防止接触传染，以减少其发生和流行。

二、保持皮肤及环境的清洁卫生

人体的皮肤裸露于外，若不做好清洁工作，污垢堵塞毛孔，则影响皮肤代谢和功能，易致皮肤病发生。对于皮脂分泌旺盛者，清洁皮肤可有效预防粉刺、面游风等皮肤病发生。但需要注意的是，若过度清洁，则易导致皮肤屏障受损，降低皮肤的抵抗力。对于可能由环境因素导致的变态反应性皮肤病，如瘾疹、漆疮、湿疮等，要认真调查可能致病的化学、物理或生物因素，找出病因以避免反复接触诱发或加重疾病。

三、情志调摄，注重疏导情绪

中医学认为，“怒伤肝、喜伤心、悲伤肺、思伤脾、恐伤肾”，五志所伤都可导致皮肤病的发生。如久思伤脾，运化失司，水湿内停，浸淫肌肤，则生湿疮等；忧思抑郁，血弱不华，火燥结滞面部，可致黧黑斑;过恐伤肾,肾精不充,则发失其养,毛发易干枯脱落等。故调畅情志有助于预防皮肤病的发生、发展。

四、锻炼身体,增强抗病能力

《素问·经脉别论篇》云:“勇者气行则已,怯者则着而为病也。”体质强壮,经脉调和,气血充盈,即使受到邪气的侵犯,也能及时消除其不利影响,恢复机体的平衡协调。因此,锻炼身体、增强体质对抗病御邪至关重要,可通过太极拳、五禽戏、八段锦以及其他常见适宜自身的运动方式达到此目的。

第二节　皮肤性病的护理

中医学历来十分重视疾病的调摄与护理,《外科正宗》云:“凡人无病时,不善调理而至生百病,况既病之后,若不加调摄而疾岂能得愈矣。”人之生活起居、饮食结构、情志变化无不影响疾病的发生、发展与转归。

一、局部护理

对于皮损处的护理应格外注意。皮肤瘙痒处应避免搔抓,以防皮损加重或继发感染,可外用润肤剂或轻抚、拍打瘙痒部位以缓解症状;对于渗出较多的皮肤疾病,应避免用热水烫洗,并尽量减少接触洗涤用品;结痂较厚的皮损不可强行剥脱,可用沾有麻油的棉球轻拭,或用药膏软化后拭去;对于有溃疡、糜烂的患者,应注意局部的冲洗和护理,以免继发感染。

二、日常护理

《外科正宗》提到:“凡病虽在于用药调理,而又要关于杂禁之法,先要洒扫患房洁净,冬必温帏,夏宜凉帐。”皮肤病患者应按照医嘱护理,养成勤换衣物、勤理发、勤剪指甲的良好卫生习惯。对于传染性疾病应积极治疗,并做好预防和隔离工作,其感染衣物均应用消毒液浸泡后暴晒,以防止疾病的广泛传播。变态反应性皮肤病患者应避免接触致敏物,避免饲养有换毛规律的宠物。

三、饮食护理

《外科正宗》曰:“鸡、鹅、羊肉、蚌、蛤、河豚、虾、蟹海腥之属,并能动风发痒;油腻、煎、炒、烹、炙、咸、酸浓味等件,最能助火生痰,饮食太过,必致脾殃。”瘙痒性疾病患者应尽量少吃海鲜、羊肉、酒类等容易动风发痒的食物;皮脂分泌过多的患者不宜过食辛辣刺激和油腻食物;变态反应性皮肤病患者应注意避免食用或接触致敏物。

四、情绪调节

皮肤疾病大多病程较长,易反复发作,可伴不同程度瘙痒,且影响美观,对患者的生活质量产生负面影响,易出现抑郁、焦虑、急躁等不良情绪。因此医护人员在提高医疗水平的同时,还应给予患者积极乐观的情绪疏导,纠正患者消极、悲观情绪,树立其治愈疾病的信心,以更好地配合治疗。

（宋　坪）

第二节　皮肤性病的护理

各　论

第四章 病毒性皮肤病

导学

病毒性皮肤病是指由病毒感染引起的一类皮肤黏膜疾病。根据皮损特点的不同,本类疾病可分为新生物型、疱疹型和红斑发疹型,常见的有热疮、蛇串疮、水痘、疣目与跖瘊、扁瘊、鼠乳等。通过学习,要求掌握各病的临床表现、中医辨证论治,熟悉各病的诊断要点、鉴别诊断及中医外治法,了解病因病机、中成药治疗、预防及调摄。

第一节 热 疮

热疮是一种好发于皮肤黏膜交界处的急性疱疹性皮肤病,中医学又称"火燎疮"。其临床特点为皮肤黏膜交界处出现局限性簇集性小水疱,自觉灼热紧绷、痒痛相兼。本病有自限性,但易复发。男女老幼皆可发病,以成年人多见。相当于西医的单纯疱疹(herpes simplex)。

【病因病机】

本病总因风热与湿热邪毒蕴蒸肌肤所致,反复发作者多为热伤津液、虚热内扰。

1. 肺胃热盛　风热毒邪客于肺胃二经,蕴蒸肌肤发为本病,故每于口唇、鼻周等胃经循行部位出现皮损。

2. 湿热蕴结　平素饮食不节,嗜食肥甘厚味,脾胃运化功能失司,湿热内生;或情志不畅,肝气郁结,郁而化生火毒,湿热火毒之邪下注,发为热疮。

3. 阴虚内热　因热邪最易耗气伤津,气阴两伤,则导致虚热内生,病情反复发作。

【临床表现】

本病好发于皮肤黏膜交界处,如口角、唇缘、鼻孔周围等部位(图 4-1)。局部出现皮损前 3~7 日,常出现淋巴结触痛、乏力、厌食和局部疼痛、触痛及烧灼感。之后渐出现红斑,且在红斑的基础上发出针尖至粟粒大小的簇集成群的水疱,疱壁薄,疱液清亮,后期可变为脓疱(图 4-2)或溃疡。2~6 日后皮损结痂,症状缓解,可遗留轻微的暂时性色素沉着。一般病程为 1~2 周,皮疹可自愈,但易于复发。

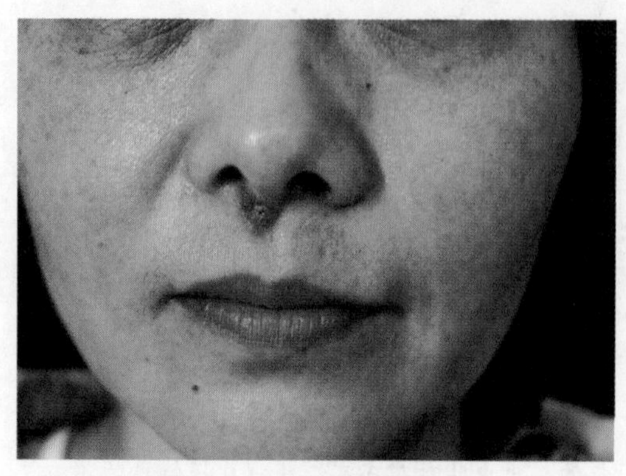

图 4-1 热疮（鼻周皮损）

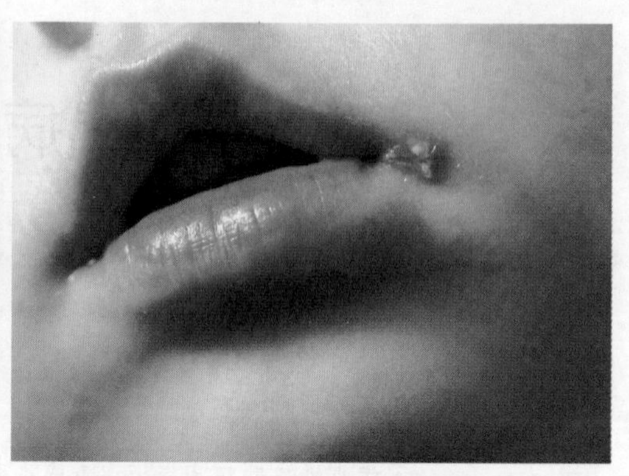

图 4-2 热疮（口角脓疱）

【辅助检查】

直接免疫荧光抗体测定为早期诊断本病最常用的实验室方法。

【诊断要点】

(1) 多见于成年人，常发生于高热过程中或发热后。

(2) 皮疹好发于皮肤黏膜交界处，尤以口唇、鼻周多见，且多在同一部位反复发作。患者自觉局部灼热、瘙痒或刺痛。

(3) 典型皮损为在红斑基础上的簇集性小水疱，各水疱群之间皮肤正常，疱壁溃破后伴糜烂渗出。病程 1～2 周。愈后可遗留暂时性色素沉着。

【鉴别诊断】

1. 黄水疮　多见于夏秋季节，好发于儿童颜面及四肢等暴露部位，皮损以脓疱、脓痂为主，散在分布，自觉瘙痒，具有传染性。

2. 蛇串疮　皮损沿身体一侧呈带状分布，不超过正中线，为绿豆大小的水疱，簇集成群，疱壁较紧张，严重者皮疹可表现为出血性或坏疽性。自觉疼痛明显，部分患者皮损消退后仍感疼痛。

【治疗】

(一) 辨证论治

1. 肺胃热盛证

主症：口角、唇缘、鼻周或颜面的其他部位出现群集性小水疱，基底潮红，灼热刺痒；伴轻度周身不适，心烦郁闷，大便干，小便黄；舌质红，苔薄黄，脉浮数。

治法：疏风清热解毒。

方药：辛夷清肺饮加减。脓疱滋水淋漓伴尿黄心烦者，加淡竹叶、金银花清热解毒、清心除烦。

2. 湿热蕴结证

主症：外阴部出现成簇小水疱，易破溃糜烂，少量渗出，痒痛兼具；伴发热，大便干结，小便黄赤；舌质红，苔黄腻，脉滑数。

治法：清热利湿解毒。

方药：龙胆泻肝汤加减。水疱周围皮肤色深红者，加大青叶、紫草、板蓝根清热解毒。

3. 阴虚内热证

主症：皮疹反复发作，迁延难愈；伴口燥咽干，午后潮热，大便干，小便短少；舌质红，苔薄黄，脉细数。

治法：养阴清热解毒。

方药：六味地黄汤合增液汤加减。咽干、午后微热者，加石斛滋阴清热。

（二）中成药治疗

知柏地黄丸　滋阴清热。适用于热疮反复发作，伴口干唇燥、潮热盗汗患者。

（三）外治法

1. 中药涂擦疗法　皮损初期，水疱未破时，可用三黄洗剂外擦；皮损干燥结痂时，可用黄连膏、青黛膏外涂。

2. 中药溻渍疗法　水疱破溃，皮损糜烂、渗出较重时，用马齿苋洗剂外洗或湿敷患处。

【预防及调摄】

(1) 饮食宜清淡，忌食肥甘厚味、辛辣炙煿之品。

(2) 保持局部皮肤清洁、干燥，防止继发感染。

(3) 反复发作者，增强自身抵抗力，去除诱发因素。

(4) 避免与发作期疱疹患者直接接触，如接吻等，以减少病毒传播。

（翟晓翔）

第二节　蛇串疮

蛇串疮是一种皮肤上出现成簇水疱，沿身体一侧呈带状分布的急性疱疹性皮肤病。因皮损分布状如蛇行，故名蛇串疮；由于大多数患者皮损缠腰而发，故又名缠腰火丹；另有医家根据本病的皮损特征称之为火带疮、蜘蛛疮、蛇丹等。本病以簇集性水疱，沿一侧周围神经呈带状分布，伴神经痛为临床特征。可发于任何年龄，但以中老年人为多。一年四季皆可发病，以春秋季较多见。常突然发生，自觉症状明显，愈后极少复发。相当于西医的带状疱疹(herpes zoster)。

【病因病机】

本病总因湿热火毒蕴蒸肌肤而成，或因情志内伤，或饮食不节，或年老体弱。

1. 肝郁气滞　忧思恼怒，肝气郁结，郁久化火，肝火外炎，熏蒸肌肤而发。

2. 脾虚湿蕴　嗜食肥甘厚味，脾失健运，水湿内停，日久化热，湿热内蕴，外犯肌肤，复感邪毒而发。

3. 气滞血瘀　经络瘀阻不通，气血运行不畅，以致疼痛剧烈，病程迁延。

【临床表现】

1. 典型表现　一般可轻度发热、倦怠、食欲不振和患部皮肤灼热感或神经痛等前驱症状，也可无前驱症状即发疹。好发部位为胸背、腰腹(图4－3)和颈部、颜面，以及四肢、阴部。患处初为不规则红斑，继而出现多数成簇的粟粒至黄豆大小丘疹，迅速变为水疱，聚集一处或数处，排列成带状，不超过正中线，疱群之间皮肤正常，疱壁紧张发亮，外周绕以红晕，经7～8日后，疱液变为混浊，或部分破溃、糜烂、渗液，最后干燥结痂，续经数日，痂皮脱落，遗留色素沉着。病程一般为2～3周，老年人可为3～4周，愈后很少复发。疼痛为本病的特征之一，可为钝痛、抽搐痛或跳痛，常伴烧灼感，多为阵发性也可为持续性。老年、体弱患者疼痛较为剧烈。部分老年体弱患者在皮损完全消失后，患部仍遗留有疼痛或瘙痒，常持续数个月或数年之久。

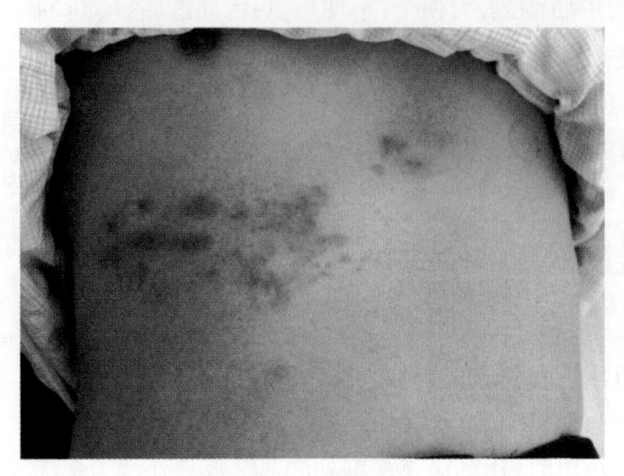

图4－3　蛇串疮

2. 特殊类型　① 眼型：表现为角膜水疱、溃疡，疼痛较为剧烈，常伴同侧头痛，愈后可因瘢痕而影响视力。② 耳型：表现为外耳道或鼓膜疱疹，可伴有患侧面瘫及轻重不等的耳鸣、耳聋、耳痛等症状，称为面瘫、耳痛及外耳道疱疹三联征。上述两种类型，严重时可出现脑炎、脑膜炎等症状，甚至死亡。③ 顿挫型：仅出现红斑、丘疹而不发生水疱。④ 无疱疹型：仅有皮区疼痛而无皮疹。⑤ 播散型：恶性肿瘤或年老体弱者，疱疹可双侧同时出现或泛发全身，并可出现血疱、大疱甚至坏死，常伴有高热、肺炎、脑炎等，病情笃重。⑥ 其他：尚有大疱性、出血性和坏疽性蛇串疮。

【辅助检查】

一般无特异性，合并感染者可有外周血白细胞总数及中性粒细胞升高。

【诊断要点】

(1) 常见于中老年人，可因过劳、情绪波动、恶性肿瘤、免疫抑制剂治疗和器官移植等诱发。

(2) 皮疹出现前常先有皮肤疼痛、麻木、瘙痒和感觉异常，可伴有低热、少食、倦怠等症状。

(3) 典型的皮损多为绿豆大小的水疱，簇集成群，疱壁较紧张，常单侧分布，排列成带状。严重者皮损可表现为出血性，或坏疽性。皮损发于头面部者，病情往往较重。

(4) 自觉疼痛明显，可见有难以忍受的疼痛，或皮损消退后仍遗有疼痛。

【鉴别诊断】

1. 变异性热疮　临床症状与蛇串疮类似，但变异性热疮皮损会在同一部位反复发作，疼痛不明显，必要时可做病原学检查。

2. 其他　蛇串疮早期无皮损仅有疼痛或顿挫型者诊断困难，应密切观察排除相关部分其他疾病的可能，与心血管科、消化科、骨科、神经科和肿瘤科等疾病相鉴别，鉴别主要依据详细追问病史、仔细检查是否合并其他体征并辅助相关实验室检测。

【治疗】

（一）辨证论治

1. 肝郁气滞证

主症：皮肤潮红，疱壁紧张，灼热刺痛；伴口苦咽干，急躁易怒，大便干，小便黄；舌质红，苔薄黄或黄腻，脉弦滑数。

治法：清肝泻火解毒。

方药：龙胆泻肝汤或逍遥散加减。发于头面者，加金银花、野菊花疏散风热；有血疱者，加丹皮、白茅根、赤芍凉血活血；疼痛剧烈者，加川楝子、元胡、三七粉活血化瘀定痛；便秘者，加生大黄、枳壳行气通便。

2. 脾虚湿蕴证

主症：皮损颜色较淡，疱壁较松弛，破后糜烂、渗出，疼痛轻；伴口不渴，纳差或食后腹胀，大便时溏；舌质淡，苔白或白腻，脉沉、缓或滑。

治法：健脾化湿解毒。

方药：除湿胃苓汤加减。渗出较多者，加薏苡仁、车前子利湿清热；发于下肢者，加川牛膝引药下行。

3. 气滞血瘀证

主症：患部皮损大部分消退，但疼痛不止；伴心烦，夜寐不宁；舌质暗紫，苔白，脉细涩。

治法：活血行气止痛。

方药：桃红四物汤加减。疼痛剧烈者，加三棱、莪术、蜈蚣、地龙破血逐瘀；心烦失眠者，加珍珠母、生牡蛎、合欢花、酸枣仁镇心安神助眠；口干、便秘者，加麦冬、火麻仁滋阴润燥。

（二）中成药治疗

1. 龙胆泻肝丸　清肝胆，利湿热。适用于肝胆实火上炎、肝胆湿热证患者。

2. 参苓白术丸　健脾，益气。适用于脾虚湿蕴证患者。

3. 血府逐瘀胶囊　活血祛瘀，行气止痛。适用于气滞血瘀证患者。

（三）外治法

1. 中药溻渍疗法　水疱、渗出较多皮损予解毒祛湿中药湿敷，如以黄柏、马齿苋等清热解毒中药煎水后湿敷患处。

2. 疱液抽取术　水疱大且未破溃时，宜在消毒情况下刺破疱壁、排出疱液，促进愈合；脓疱给予清创处理。

3. 中药贴敷疗法　红斑、水疱、糜烂皮损者，予青黛、大黄等清热解毒敛湿中药散剂外涂或中药油调敷；遗留神经痛者，选用黑色拔膏棍贴之，并加以包扎。

4. 中药涂擦疗法　干燥结痂时，选用祛湿解毒而无刺激的中药油或软膏外涂。

（四）其他治法

1. 针灸治疗

(1) 针刺疗法：取内关、足三里、曲池、合谷、三阴交。局部周围卧针平刺，留针 30 分钟。每日 1 次，5 次为 1 疗程。

(2) 刺络拔罐疗法：局部由外缘向中心，无菌梅花针叩刺后留罐 5～10 分钟。隔日 1 次，5 次为 1 疗程。

(3) 火针疗法：皮损局部阿是穴，以疱疹簇为单位呈“品”字形点刺。隔日1次，5次为1疗程。

2. 物理疗法　可酌情选用红外线照射、半导体激光、氦氖激光、红光、紫外线照射、微波和中频电疗等物理疗法。

【预防及调摄】

(1) 保持局部清洁、干燥，防止继发感染。

(2) 忌食肥甘厚味、辛辣炙煿之品，饮食宜清淡，多食蔬菜、水果；加强营养，增强体质。

(3) 注意休息，保持心情舒畅。

（李　欣）

第三节　水　痘

水痘是因感染水痘-带状疱疹病毒(varicella-zoster virus, VZV)而引起的一种病毒性皮肤病，病毒通过患者飞沫或直接接触传染，具有较强传染性，可引起流行。本病以皮肤、黏膜分批出现斑疹、丘疹、水疱、结痂，分布呈向心性，伴有发热等全身症状为临床特征。任何年龄都可发病，高发于6～9岁，多流行于冬春季节。西医病名也为水痘(varicella)。

【病因病机】

中医学认为，本病为外感时邪、湿毒内蕴、外发于肌肤所致。

1. 风热夹湿　时邪风毒由口鼻而入，蕴郁于肺卫，病邪深入，与内湿相搏，郁蒸于肌肤而发。

2. 湿热毒盛　时邪热毒由表入里，郁积于肺经和脾经，致使湿热毒盛乃生，甚者毒热化火，内陷心肝，神志昏迷。

【临床表现】

本病多发生于6～9岁的儿童，好发于冬春季，发病前2～3周有与水痘或蛇串疮患者接触史，平均潜伏期14日。起病较急，可有发热、全身倦怠等前驱症状，儿童前驱症状轻微或无。皮疹一般先见于头面部(图4-4)，然后迅速发展到躯干和四肢近端，呈向心性分布，口腔及黏膜也可累及。皮疹开始为红色斑疹，逐步发展成丘疹、丘疱疹、水疱，粟粒或绿豆大小，周围绕以红晕，水疱上常有脐凹。若细菌感染则变成脓疱，常伴有不同程度的瘙痒，病程约2周。成人水痘较儿童水痘症状为重、前驱期长，高热、全身症状显著、皮疹较多，并发症相对常见。重症患者可见大疱型、坏疽型和出血型等，水痘并发症不多见，主要是皮肤黏

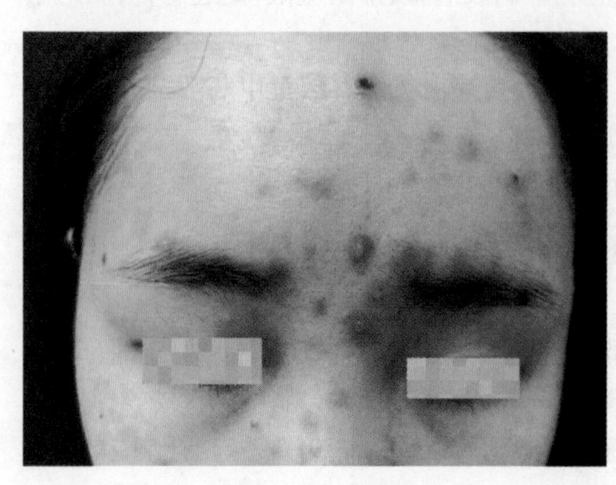

图4-4　水痘

膜的继发感染，偶可发生肺炎、脑炎、暴发性紫癜等严重并发症。

【辅助检查】

血常规检查可见白细胞总数或中性粒细胞下降，淋巴细胞可升高。疱液、疱底组织刮取物、脑脊液等 PCR 扩增检测 VZV - DNA，具有快速、方便的特点。

【诊断要点】

(1) 发病前多有与水痘或蛇串疮患者接触史。

(2) 典型皮疹表现似纺锤状丘疱疹，遗留痘疮样瘢痕，中央水疱结痂，愈后呈向心性分布，头皮、口腔黏膜均可累及。

(3) 伴有不同程度的发热、倦怠等全身症状。

(4) 儿童多见，好发于冬春季。

【鉴别诊断】

1. 黄水疮　多发生于小儿面部、四肢等暴露部位，皮疹以脓疱和蜜黄色结痂为主，半月形积脓为典型皮损，可自身接种或接触传染。

2. 虫咬伤　亦可出现水疱，多发生在水肿性红色丘疹之上，最常分布于腰腹部和四肢，黏膜、头皮不受累，瘙痒剧烈，一般无全身症状。

3. 蛇串疮　多见于成年人，皮疹沿周围神经呈带状分布，很少过正中线，表现为水肿性红斑、簇集性水疱，自觉疼痛明显。

【治疗】

(一) 辨证论治

1. 风热夹湿证

主症：发病初期，可见红色斑丘疹和水疱，呈散在向心性分布，疱液清亮；伴有发热、头痛、咽痛、咳嗽，自觉瘙痒；舌质红，苔薄黄，脉浮数，小儿指纹浮紫。

治法：疏风清热，解毒利湿。

方药：银翘散加减。咽痛者，加射干、板蓝根解毒利咽；咳嗽者，加杏仁、贝母宣肺止咳；瘙痒者，加蝉蜕、地肤子疏风止痒；素体气虚、疹稀色淡、液少皮皱者，加黄芪、薏苡仁补气利水；发热者可酌情合用小柴胡汤和解少阳。

2. 湿热毒盛证

主症：水疱多而大，基底鲜红，疱液混浊或形成脓疱、脓痂；伴发热，面赤唇红，心烦不宁，尿黄，大便干结；舌质红或红绛，苔黄糙而干或苔黄腻，脉滑数，小儿指纹紫滞。

治法：清气凉营，解毒化湿。

方药：清瘟败毒饮加减。发热不退者，加柴胡、葛根解肌退热，或酌情合用小柴胡汤；面赤者加凌霄花、金银花清疏风热；口唇干燥、津液耗伤者，加天花粉、麦冬、芦根清热生津；大便干结者，加大黄(后下)通腑泄热。

(二) 中成药治疗

1. 双黄连口服液　疏风解表，清热解毒。适用于水痘邪伤肺卫证患者。

2. 羚珠散　退热，镇静，定惊。适用于伴有发热的邪炽气营证患者。

(三) 外治法

1. 中药涂擦疗法

(1) 炉甘石洗剂：收涩止痒。适用于水疱未破者。适量外搽，每日 3～4 次。

(2) 青黛散：清热敛湿。适用于糜烂化脓者。用麻油调和后外涂，每日 2 次。

(3) 冰硼散或西瓜霜：清热解毒，消肿止痛。适用于口腔黏膜损害者。适量吹敷患处，一日数次。

2. 中药溻渍疗法　三黄(大黄、黄柏、黄芩、苦参)洗剂或马齿苋、黄柏、枯矾煎水。清热燥湿，收涩止痒。适用于水疱已破，糜烂、渗出较重者。适量湿敷，每日 2～3 次。

【预防及调摄】

(1) 水痘传染性强，发现水痘患者应立即隔离治疗。

(2) 保持室内通风，注意避风寒，防止复感外邪。

(3) 饮食宜清淡，忌食辛辣、鱼腥发物。

(4) 保持局部清洁、干燥，避免搔抓。

（王　畅）

第四节　疣目与跖疣

疣目是人类乳头瘤病毒感染皮肤或黏膜上皮所引起的病毒性皮肤病。根据其发病特点，中医文献中称“千日疮”“瘊子”“枯筋箭”“疣疮”等。本病以独立的坚实丘疹、表面呈乳头瘤状增生、无明显自觉症状为临床特征，多见于儿童及青年人。相当于西医的寻常疣(verruca vulgaris)，而发于足部的寻常疣称为跖疣(verruca plantaris)。

【病因病机】

本病多因外感风热毒邪蕴结肌肤，或肝经血燥、气滞血瘀，血不养筋，局部气血不和，壅滞于肌肤而发。

1. 风热毒蕴　素体肝肾精血亏虚，加之外感风热毒邪，风热血燥，搏于肌肤而发。

2. 肝气郁结　情志不舒，郁而化火，肝火妄动，肝经血燥，筋气不荣，气血凝滞，蕴结肌表而致。

3. 气滞血瘀　病久气血经络阻滞，赘疣乃生。

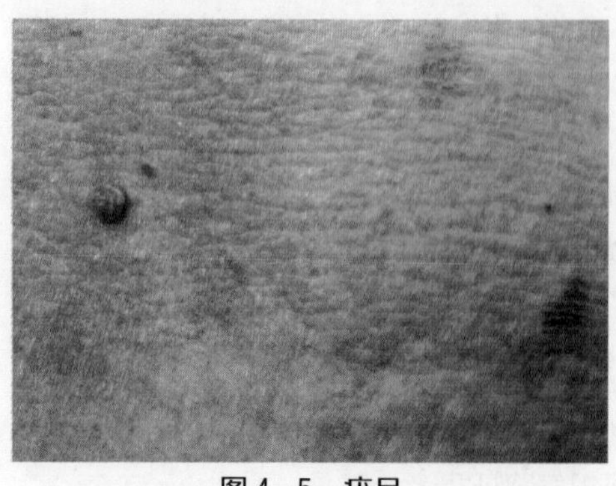

图 4-5　疣目

【临床表现】

1. 疣目　本病皮损好发于手背、手指或甲周等处，也可见于头面部。初起为针尖至绿豆大小的丘疹，呈灰褐色、污黄色或正常肤色，表面蓬松枯槁，状如花蕊，坚硬而粗糙，可发展至黄豆大小，甚至融合成更大的斑块(图 4-5)。皮损初发多为单个，此后可因自身接种而增多，有时可呈群集状，常因摩擦、碰撞、搔抓而出血。其中，疣体细长突起伴顶端角化者称为丝状疣（filiform warts），好发于眼睑、颈部、颏部。皮损呈参差不齐的指状突起者称为指状疣（digitate warts），常发生于头皮，也可见于趾间、面部。本病一般无自觉症状，偶有压痛。若发生于眼睑，可伴发结膜炎或角膜炎。皮损若向甲下蔓延，可破坏甲的生长，继发感染等。疣目病程缓慢，有自限性。

2. 跖疣　本病可发生于足底的任何部位，但以足跟、跖骨头或趾间受压处多见。皮损初起为细小发亮的角化性丘疹，此后逐渐增大，表面粗糙，境界清楚，呈灰褐或灰黄色，中央微凹，边缘绕以稍高增厚的角质环（图 4－6）。去除角质环后，其下方有疏松的角质软芯，并可见真皮乳头毛细血管破裂所形成的小黑点。其中，疣体包含多个角质软芯的称镶嵌疣（mosaic warts），可有不同程度的疼痛。本病病程慢性，可自然消退，愈后可复发。

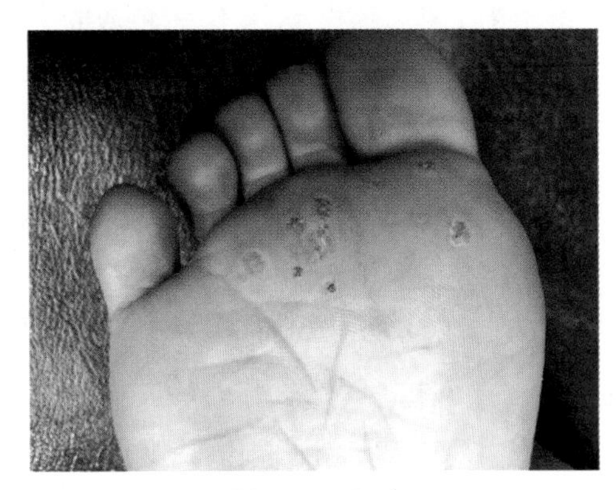

图 4－6　跖疣

【辅助检查】

不同类型疣的组织病理学表现有差异，但均具有颗粒层、棘层上部细胞空泡样变性和电镜下核内病毒颗粒等特征，伴有角化过度、角化不全、棘层肥厚和乳头瘤样增生等。

【诊断要点】

(1) 多见于儿童及青少年，外伤、摩擦、多汗常为发病的诱因。

(2) 可发生于皮肤的任何部位，以手足背、足缘或甲周缘等处多见。

(3) 典型皮损为粟米至绿豆大小的角化性丘疹，逐渐增大如豌豆大或更大，灰褐色或皮色，表面粗糙，质地坚硬。

(4) 自觉不同程度的疼痛，也可无自觉症状，可自愈，愈后不留瘢痕。

【鉴别诊断】

1. 疣状鸭啗疮　皮损为不规则的疣状斑块，容易与融合成斑块的疣目相混淆。但疣状鸭啗疮四周有红晕，边缘隆起，表面可有裂隙，压之有脓液外溢，结核菌素试验常为阳性，可与疣目鉴别。

2. 鼠乳　典型皮损为半球形丘疹，灰色或珍珠色，容易与早期表现为丘疹的疣目相混淆。但鼠乳表面不像疣目粗糙，其有蜡样光泽，中央有脐凹，用针挑破可挤出乳白色干酪样物质。

3. 鸡眼　需与跖疣相鉴别，鸡眼多发于足底及趾间受压部位，皮损为淡黄色或深黄色的圆锥形角质栓，境界清楚，表面光滑，与皮面平齐或稍隆起，压痛更明显。而跖疣边缘稍突起，中心凹陷，且常常在过度角化的皮损表面见到散在的由毛细血管血栓形成而出现的黑点。

【治疗】

(一) 辨证论治

1. 风热毒蕴证

主症：皮损初起，结节如豆，粗糙坚硬，色黄或红；舌质红，苔薄黄，脉数。

治法：疏风清热，解毒散结。

方药：银翘散加减。若皮疹色鲜红者，加板蓝根、夏枯草、紫草清热散结。

2. 肝气郁结证

主症：结节疏松，大小不一，色灰或褐；舌质暗红，苔薄，脉弦。

治法：疏肝解郁，理气散结。

方药：柴胡疏肝散合马齿苋合剂加减。疹色暗褐者，加桃仁、红花活血化瘀。

3. 气滞血瘀证

主症：病程较长，疣体质硬坚固，色暗红或灰黄；舌质暗红有瘀点或瘀斑，苔薄白，脉沉细。

治法：活血化瘀，软坚散结。

方药：桃红四物汤加减。疣体坚实质硬者，加三棱、莪术逐瘀软坚。

（二）外治法

1. 中药熏洗疗法　选用板蓝根、百部、艾叶、地肤子、金毛狗脊、木贼草各 30 g，将前几味中药清水浸泡后再用文火煎煮取药汁和药渣，趁热熏洗患处，再行浸泡和搓揉。每日 1 剂，每次 20～30 分钟。

2. 中药贴敷疗法　先用热水浸洗患处，并用刀刮去表面的角质层，然后分别选用鸦胆子仁、千金散或斑蝥膏等敷贴在疣体表面，医用胶布固定，同时注意保护周围健康皮肤。每 2 日换药 1 次。

3. 推疣法　在疣体的根部，用棉棒或刮匙与皮肤平行或呈 30°角，向前均匀用力推之。若疣体被推除，立即对创面压迫止血，并用纱布加压包扎；若仍有疣体残留，间隔 1 个月后再推 1 次。

4. 结扎法　适用于头大蒂小、明显高出皮面的疣目。采用细丝线或头发丝结扎疣体的根部，逐渐收紧，数日后疣体可自行脱落。

（三）其他治法

1. 针灸治疗

(1) 艾灸疗法：取艾条或艾炷于疣体上灸之，每日 1 次，治疗 20～30 分钟，至脱落为止。

(2) 针刺疗法：局部皮肤常规消毒后，将针尖从疣体顶部刺入基底部，再施以强刺激针刺四周，并于针刺后挤出少量血液，每周 1 次，直至疣体逐渐萎缩脱落。

(3) 火针疗法：暴露皮损部位，局部常规消毒，将针尖在酒精灯上烧红，迅速刺入疣体，随即迅速出针，连续 3～5 次，用消毒干棉球擦拭针孔。进针深度以刺到疣体基底部为限。1 周治疗 1 次，疣体未脱落者再行治疗。

2. 物理疗法　冷冻、激光、电灼法适用于数目较少且分散的疣目、跖疣，在局麻下用液氮、激光或高频电离子直接破坏疣体，致结痂脱落以达治疗目的。

3. 手术疗法　疣体较大时可酌情运用外科手术予以切除。

【预防及调摄】

(1) 培养良好的卫生习惯，勿共用浴巾，避免直接接触传染。

(2) 提高自身抵抗力，防止毒邪侵袭皮肤。

(3) 避免皮损出血、继发感染及自身接种。

（翟晓翔）

第五节 扁 瘊

扁瘊是由人类乳头瘤病毒感染皮肤所引起的表皮赘生物,以小米粒至黄豆大小的褐色或肤色扁平丘疹为临床特征,好发于颜面、手背及前臂。可见于任何年龄,多为儿童和青少年。一般无明显自觉症状,可自愈,愈后可复发。相当于西医的扁平疣(plane warts)。

【病因病机】

本病多因外感风热,毒邪蕴结肌肤,或肝经郁热、脾虚湿蕴、气滞血瘀导致局部气血不和,壅滞于肌肤而发。

1. 风热蕴结 素体腠理不密,加之风热毒邪侵袭体表,蕴结肌肤而发。
2. 肝经郁热 肝火妄动,灼伤肝血,肝经血燥,则肌肤失于濡润,赘疣乃生。
3. 脾虚湿蕴 脾失健运,水湿不化,凝聚成痰阻于肌表,发为本病。
4. 气滞血瘀 病久,气血运行不畅,聚结于局部皮肤。

【临床表现】

本病皮损好发于颜面、手背及前臂等处。初起为针尖、米粒到高粱粒大小的扁平丘疹,圆形、椭圆形或多角性,表面光滑,质硬,淡黄褐色或正常肤色(图4-7)。多骤然发生,数目较多,部分可融合成片。皮疹于搔抓后可沿抓痕排列成串珠状,即同形反应。一般无自觉症状,偶有瘙痒感。慢性病程,皮损可自然消退,但也有持续多年不愈者,愈后可复发。

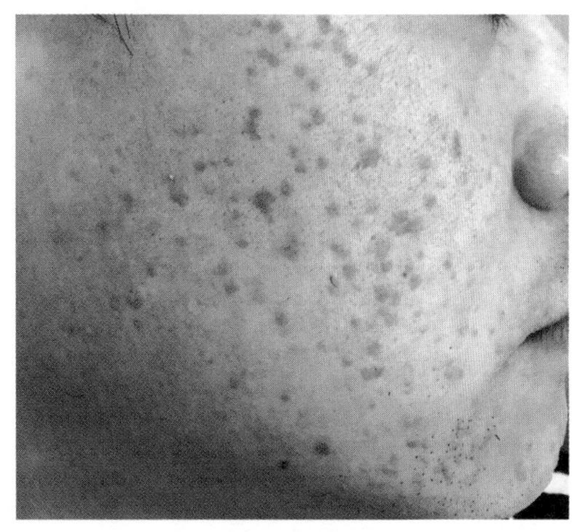

图4-7 扁瘊

【辅助检查】

组织病理表现为明显的角化过度和棘层肥厚。表皮上部可见较多空泡细胞,颗粒层均匀增厚。

皮肤CT图像显示表皮上部细胞体积较大,大小一致,有胞质折光性低的空泡形成,细胞排列成玫瑰花瓣样改变。

【诊断要点】

(1) 常见于儿童及青少年,皮疹多骤然出现。

(2) 好发于颜面、手背及前臂。

(3) 典型皮损为小米粒到黄豆粒大小的扁平丘疹,圆形、椭圆形或多角形,表面光滑,数目较多,密集分布,淡褐色或正常皮肤颜色。皮疹可沿抓痕呈串珠状排列,出现同形反应。

(4) 一般无自觉症状,偶有微痒,突然增多时皮疹可发红,瘙痒加剧。

【鉴别诊断】

1. 汗管瘤　皮损大小为针尖到小米粒大小的正常肤色丘疹,但汗管瘤的皮损密集、互相不融合,且好发于眼睑部,以及颈部、前胸和腹部及外阴等处,常对称分布。

2. 紫癜风　其虽为扁平丘疹,但皮损颜色多为红色或紫红色,且皮损表面有蜡样光泽及相互交织的白色网状细纹。常对称发生在四肢远端,手背、足跟和指(趾)甲等处,黏膜可同时受累,以口腔和外阴为主,伴瘙痒。

3. 寿斑　又称脂溢性角化病、老年疣、基底细胞乳头瘤,皮损为淡黄或茶褐色的扁平丘疹,极易与扁瘊混淆,但无同形反应,大多见于老年人,且病程缓慢,无自愈倾向。临床上不典型皮损需要用皮肤镜或皮肤 CT 相鉴别。

【治疗】

(一) 辨证论治

1. 风热蕴结证

主症:病程短,多骤然发病,皮疹淡红,数目较多,散在或密集分布,微痒或不痒;伴身热,口干欲饮,大便不畅,尿黄;舌质红,苔薄黄,脉浮数。

治法:疏风清热,解毒散结。

方药:桑菊饮加减。皮疹较多者,加板蓝根、夏枯草软坚退疣。

2. 肝经郁热证

主症:皮疹呈灰褐色,质硬,密集分布,微痒;伴口干心烦,大便干结,小便短少;舌质红,苔黄,脉弦数。

治法:疏肝解郁,清热散结。

方药:丹栀逍遥散加减。心烦易怒者,加郁金、香附疏肝解郁;皮疹色红者,加大青叶、紫草解毒凉血消斑。

3. 脾虚湿蕴证

主症:皮疹色灰黄,散在分布,部分融合成片;伴食少体倦,腹胀便溏,小便清长或微黄;舌质淡胖边有齿痕,苔薄白或腻,脉濡缓。

治法:健脾益气,利湿散结。

方药:除湿胃苓汤加减。皮疹进展自觉瘙痒者,加板蓝根、大青叶、马齿苋清热解毒。

4. 气滞血瘀证

主症:病程较长,皮疹色暗红或黄褐,苍老而坚硬,大小不一,稀疏分布;伴胸胁胀痛,女性月经不调、痛经等;舌质紫暗,舌边有瘀点、瘀斑,舌苔黄,脉弦细或涩。

治法:理气活血,化瘀散结。

方药:桃红四物汤加减。病久不愈者,加三棱、莪术活血逐瘀。

(二) 外治法

1. 中药药浴疗法　马齿苋、木贼草、大青叶、板蓝根、苦参、露蜂房各 30 g,煎汤先熏蒸再外洗患处。每日 1～2 次,每次 15～20 分钟。

2. 中药涂擦疗法　用鸦胆子油或鸦胆子肉包裹于纱布内,涂擦患处,每日 1 次;也可选用鲜鸡内金或干鸡内金用水浸泡变软后外涂。面部皮肤敏感者慎用,若出现红肿等刺激症状则停用,按刺激性接触性皮炎处理。

（三）其他治法

1. 火针疗法　皮损常规消毒后，将针尖端在酒精灯上烧红发白，迅速点刺疣体顶部。疣体小者，点刺一针即可；疣体大者，需要在其周围再行围刺，但不可过深，以不超过疣体基底部为宜。皮损结痂后可自行脱落。

2. 物理疗法　可选用液氮冷冻、二氧化碳激光烧灼等治疗。

【预防及调摄】

(1) 避免搔抓，以防自身接种导致皮疹扩散。

(2) 防止皮肤外伤，以免直接接触传染。

(3) 作息规律，保持心情愉悦。

（翟晓翔）

第六节　鼠　乳

鼠乳是一种由传染性软疣病毒感染引起的传染性皮肤病，其临床特点为皮肤出现蜡样光泽、顶端脐状凹陷的丘疹或结节，能挤出乳酪样软疣小体。儿童和青年人常见，可发生于任何部位，好发部位受感染途径和穿衣方式影响。本病俗称“水瘊子”，相当于西医的传染性软疣（molluscum contagiosum）。

【病因病机】

本病多因风热之邪蕴于肌肤，或中焦脾虚湿蕴而致肌肤气血失调，腠理不固，湿毒郁结而生。

1. 风热搏肤　气血失和，腠理不密，复感风热邪毒，搏结于肌肤而生。

2. 脾虚湿蕴　脾虚中焦失运，水湿内停，后天生化之源匮乏，导致肌肤失养，腠理不密，复感外邪，湿毒聚结肌肤而生。

【临床表现】

本病多累及儿童，也见于性活跃人群和免疫功能低下者，潜伏期多为14～50日，最长可达6个月。皮损可见于任何部位，好发于躯干、四肢、手背及面颈部，小儿亦可发于外阴；部分性传播途径感染者的皮损常见于生殖器、肛周及大腿内侧。初起皮损为米粒大小丘疹，以后逐渐增大至绿豆或豌豆大小，中心微凹如脐凹状，表面有蜡样光泽，可挤出白色乳酪样物质，即软疣小体（图4-8），自觉

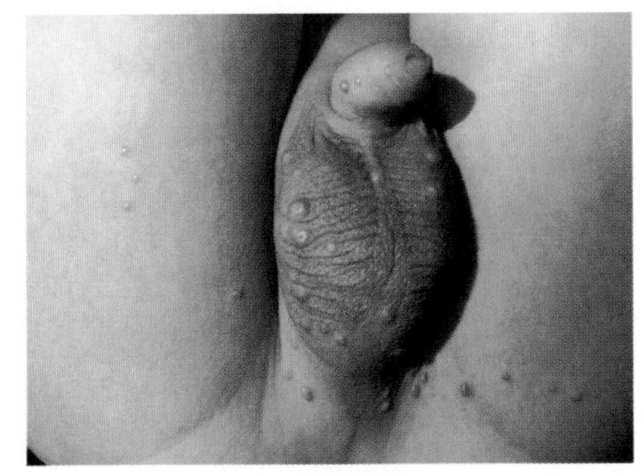

图4-8　鼠乳

微痒或无症状。皮损数目多少不等,由数个至数十个或上百个,呈散在或簇集状分布,可因搔抓或自身传染而扩散增多。少数单个皮损直径可达 10～15 mm,或由许多小的皮疹聚合形成斑块样损害。极少数患者的皮损可角化形成皮角,称角化性传染性软疣。本病一般经过 6～9 个月可自行消退,但亦有持续 4～5 年者,愈后一般不留瘢痕。

【辅助检查】

组织病理表现为表皮高度增生而伸入真皮,使真皮结缔组织受压而形成假包膜,并被分成数个梨状小叶,增生的表皮内可见到红染嗜酸性的软疣小体,至颗粒层软疣小体由嗜酸性变为嗜碱性,病变中心破裂释放的软疣小体形成火山口样外观。

【诊断要点】

(1) 好发于儿童,成人多见于性活跃人群及免疫功能低下者。

(2) 皮损顶端呈脐凹状,表面有蜡样光泽,可挤出白色乳酪样物质,即软疣小体。

(3) 皮损好发于躯干、四肢、手背及面颈部,亦可发于生殖器、肛周及大腿内侧。

(4) 组织病理表现为表皮内见特征性的嗜酸性包涵体即软疣小体。

【鉴别诊断】

1. 汗管瘤　好发于眼睑周围,为肤色或淡黄色的半球形丘疹,表面无蜡样光泽,中心不呈脐凹状,不能挤出软疣小体。

2. 癌疮　多见于老年人,好发于面部、头部等暴露部位,多为珍珠状隆起边缘的斑块或结节,表面出现角化、糜烂、溃疡、结痂,伴有毛细血管扩张。发展缓慢,无软疣小体。

3. 角化棘皮瘤　皮损为毛囊性圆顶状坚实的丘疹或结节,中央凹陷,其内充满角质栓,除去角质栓则呈火山口状,但皮损多较软疣大,表面无蜡样光泽,不可挤出软疣小体。

【治疗】

(一) 辨证论治

1. 风热搏肤证

主症: 皮疹初起,疣体数目较多;伴有潮红微痒,口干,大便偏干;舌红苔黄,脉浮数。

治法: 疏风清热,解毒消疣。

方药: 桑菊饮加减。夹湿者,加薏苡仁、土茯苓祛湿解毒;夹瘀者,加红花、赤芍活血化瘀;疣体数目多者,加牡蛎、浙贝母软坚退疣。

2. 脾虚湿蕴证

主症: 皮疹反复发作,疣体散在分布,颜色清淡或灰白;伴体虚纳呆,大便多溏;舌淡红,苔薄白,脉濡弱。

治法: 健脾化湿,散结消疣。

方药: 除湿胃苓汤加减。疣体难退者,加薏苡仁、马齿苋、牡蛎、浙贝母等祛湿解毒、软坚退疣;体虚纳呆明显者,加黄芪、鸡内金益气消食。

(二) 外治法

中药涂擦疗法　鸦胆子、骨碎补、马齿苋、大风子、乌梅、生薏米、香附、生大黄、桃仁、紫草等入 75%乙醇浸泡。使用无菌针灸针划破疣体表面后,用上述除疣酊点涂疣体表面,要求疣体半球均涂满药液。每日 1 次,连续用药 4 周左右。

(三) 其他治法

1. 针灸治疗

(1) 挑刺疗法:用消毒三棱针挑破患处,挤出白色的软疣小体,创面渗血可用棉签压迫止血,然后在创面外用络合碘消毒,疣多者可分批治疗。

(2) 火针疗法:皮损常规消毒后,将火针在酒精灯上烧红,迅速点刺疣体顶部,多采用直刺法。疣体小者只需中心点刺一针即可;疣体大者,需要多针围刺,根据皮损的深浅把握针刺的深度,以不超过疣体基底部为宜。针后 24 小时内患处禁止接触水,皮损结痂后可自行脱落。

2. 物理疗法　可采用激光或液氮冷冻等物理方法治疗。

【预防及调摄】

(1) 健康儿童避免与患者接触,防止传染。

(2) 尽量避免搔抓,防止自身接种。

(3) 勤换洗衣物,必要时高温消毒。

(王　畅)

附 1　奶　　麻

奶麻是一种常见的幼儿急性发热发疹性皮肤病,临床上以发热 3～5 日后热度突然下降而皮肤出现玫瑰红色的斑丘疹为特点,多发生于 2 岁以内的幼儿,冬春季节多见。相当于西医的幼儿急疹(exanthema subitum,ES)。

本病潜伏期为 10～15 日,多无前驱症状而突然发生高热,体温多 39℃以上。发热 3～5 日后体温突然下降,24 小时内体温降至正常。热退时出现玫瑰红色的斑丘疹,先发生于颈部及躯干,以后逐步蔓延到四肢和面部,四肢末端和掌跖部皮疹少见,呈向心性分布。需与麻疹、风痧、烂喉丹痧等疾病相鉴别。

治疗上,中医采用辨证论治,早期以清热解毒、凉血消斑为主,后期以养阴清热为主。高热期一定要注意防止惊厥,密切观察病情变化,及时对症处理,以免延误病情。

(王　畅)

附 2　麻　　疹

麻疹是由麻疹病毒引起的发疹性皮肤病,临床上以发热、上呼吸道卡他症状、口腔黏膜 Koplik

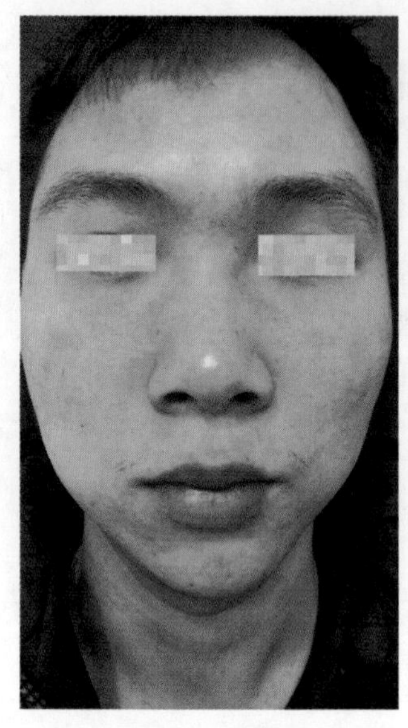

图 4-9 麻疹

斑和玫瑰色斑丘疹为特点。好发于6个月至5岁的小儿，全年都可发生，以冬春季发病率最高，具有传染性，可引起流行。相当于西医的麻疹(measles)。

本病潜伏期为9～11日，前驱期可有发热、头痛、流涕、流泪、畏光、眼结膜充血等症状。起病2～3日后，颊黏膜上出现Koplik斑，可作为麻疹早期的特征。起病后第4日后开始发疹，为一种玫瑰色斑丘疹，先出现于耳后、发际、颜面，后则迅速蔓延到颈部、上肢、躯干及下肢，2～5日内出齐，并按出疹顺序先后消退，消退后可留下脱屑和色素沉着(图4-9)。疹消热退，整个病程约2周。需与风痧、烂喉丹痧、奶麻、药毒等疾病相鉴别。

本病应重视预防，注射麻疹疫苗可使麻疹发病率降低。西医治疗以对症治疗为主。中医治疗时早期以透疹解表为主，出疹期可清热透疹，恢复期宜养阴清热。对有并发症的危重病例应采用中西医结合治疗。

（王　畅）

附3　风　痧

风痧是由风疹病毒引起的急性呼吸道传染病，以上呼吸道炎症、发热、红色斑丘疹和耳后、枕后淋巴结肿大为临床特点。好发于儿童和青年人，以冬春季发病率最高，潜伏期具有传染性，出疹后传染性下降，可引起流行。相当于西医的风疹(rubella)。

本病潜伏期为14～21日，前驱期可有发热、头痛、倦怠、咽痛等症状，儿童前驱症状无或轻微。出疹前1日或前驱期时，软腭、颊、腭垂出现暗红色斑疹或瘀斑。前驱期后的1～2日出现皮疹，为小的淡红色出血性斑疹(图4-10)，先见于面部、后颈部，再由躯干发展至四肢，掌跖部多无皮疹，自觉症状无或伴有瘙痒。发疹前5～7日即可出现耳后、枕后淋巴结肿大，出疹时最明显。孕妇感染风疹病毒后，可致流产、早产、死胎，胎儿出现先天性畸形。需与麻疹、烂喉丹痧、奶麻、药毒等疾病相鉴别。

本病应着重于预防，推荐对少年儿童进行预防接种。中医中药对本病有较好疗效，应作为治疗的首选方法。早、中期以清热凉血解毒为主，后期注意养阴清余热。

图 4-10 风痧

（王　畅）

附4　手 足 口 毒

手足口毒是一种多发生于儿童的由肠道病毒引起的传染性皮肤病，以手、足和口腔发生小水疱为临床特征，具有传染性。多见于2～10岁的儿童，5岁以下更常见，一年四季均可发病，以夏秋季节多发。相当于西医的手足口病(hand-foot-mouth disease)。

本病潜伏期为3～7日，发疹前可有不同程度的低热、头痛、纳差等前驱症状，1～3日后手、足、口部出现皮损，皮损初为红色斑疹，很快发展为2～4 mm大小的水疱，疱壁薄，内液清亮，周围绕以红晕(图4-11)，水疱溃破后可形成灰白色糜烂面或浅溃疡。皮损可同时发生于手、足和口腔(图4-12)，也可呈不全表现，部分患儿病情严重。病程1周左右，愈后极少复发。

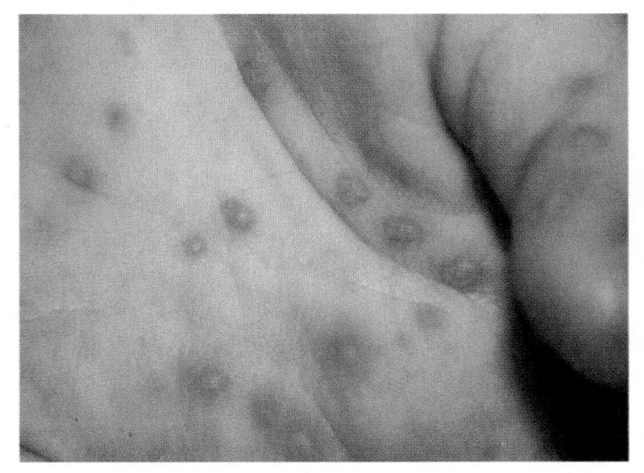

图4-11　手足口毒（手掌皮损）

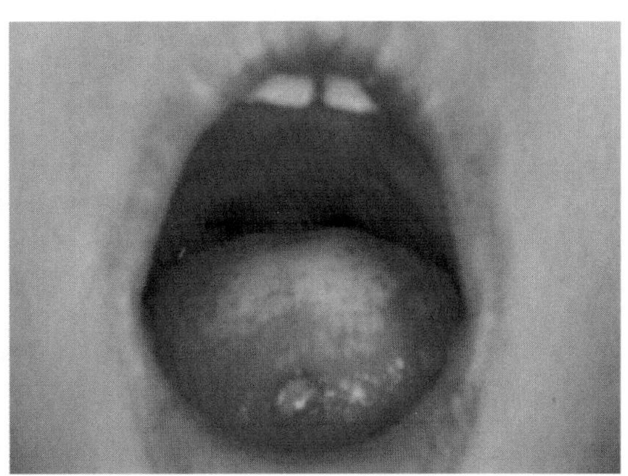

图4-12　手足口毒（口腔皮损）

中医中药对本病有较好疗效，中医学认为，本病主要是湿、热、毒三邪为患，治疗以疏风清热、利湿解毒为主，中成药抗病毒口服液、板蓝根冲剂内服亦有一定的疗效。病情严重者需注意全身症状的对症处理。

（翟晓翔）

第五章 细菌性皮肤病

导学

本章介绍常见细菌感染性皮肤病，属中医学狭义疮疡范畴。通过学习，要求掌握黄水疮、疖、痈、丹毒的病因病机、诊断要点、鉴别诊断及辨证论治，熟悉脓窠疮、发际疮、坐板疮、蝼蛄疖及代指的概念、病因病机与治疗，了解大麻风、鸭啗疮的概念和治疗。

第一节 黄水疮

黄水疮是一种常见的化脓性、传染性皮肤病，以脓疱、脓痂、自觉瘙痒为临床特征。因其脓疱破溃后滋流黄水而得名，又称“滴脓疮”“香瓣疮”。多发于夏秋季节，以儿童多见，有接触传染及自体接种特征，易造成小区域流行。相当于西医的脓疱疮(impetigo)。

【病因病机】

本病多因暑、湿两邪交蒸而致气机不畅，疏泄障碍，熏于肌肤而成。

1. 暑湿热蕴　夏秋季节，气候炎热，湿热交蒸，暑湿热邪袭于肌表，以致气机不畅、汗液疏泄障碍，湿热毒邪壅遏，熏蒸肌肤而成。

2. 脾虚湿蕴　小儿机体虚弱，肌肤娇嫩，腠理不固，汗多湿重。若调护不当，暑湿毒邪侵袭，更易发病。反复发作者，湿热邪毒久羁，可致脾虚失运。

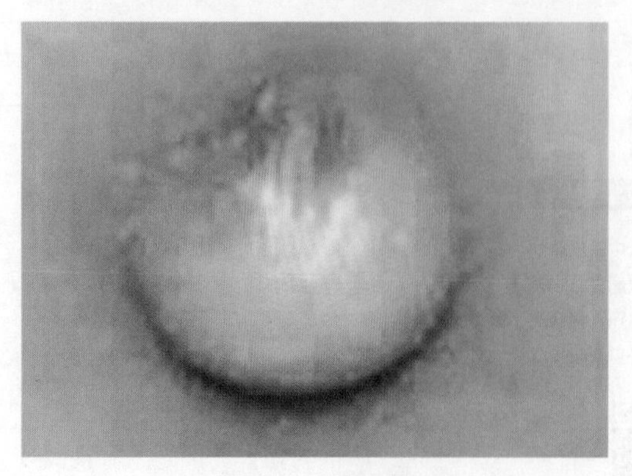

图5-1　黄水疮

【临床表现】

本病好发于头面、四肢等暴露部位，也可蔓延全身。初起为散在性红斑或丘疹，很快变为水疱，形如米粒至黄豆大小，迅速化脓混浊变为脓疱，周围绕以轻度红晕，脓疱开始丰满紧张，数小时或1～2日后脓液沉积，形成半月状积脓现象(图5-1)。此时，疱壁薄而松弛，易破裂，破后露出湿润而潮红的糜烂疮面，流出黄水，干燥后形成黄色脓痂，然后痂皮逐渐脱落而愈，愈后不留瘢痕。若脓液流溢他处，可引起新的脓疱。自觉有不同程度的瘙痒，一般无全身症状，但皮损广泛而严重者，可伴有发热、畏寒等全身不适症状。

病程长短不定，少数可延至数个月。常可引起附近淋巴结肿痛，易并发肾炎、败血症，甚至危及生命。

【辅助检查】

血常规检查可有白细胞总数和中性粒细胞升高。脓培养可有细菌生长，多为金黄色葡萄球菌或溶血性链球菌。

【诊断要点】

(1) 多见于夏秋季节，好发于儿童。

(2) 皮疹好发于颜面、口周、鼻孔周围及四肢暴露部位，易接触传染，有自身接种性的特点。

(3) 典型皮疹为米粒至黄豆大小的脓疱，周围绕以轻度红晕，有半月状积脓现象，易破溃，破后糜烂，结蜜黄色脓痂。

(4) 自觉不同程度的瘙痒，可伴有附近淋巴结肿大。

【鉴别诊断】

1. 水痘　基本皮损为向心性分布的纺锤状斑丘疹，其中央逐渐出现绿豆大小的水疱，疱体透明，化脓与结痂现象较轻。

2. 脓窝疮　常因湿疮、疥疮、虫咬皮炎等继发感染而得，脓疱壁厚，破后凹陷成窝，结成厚痂。

【治疗】

(一) 辨证论治

1. 暑湿热蕴证

主症：脓疱密集，色黄，周围绕以红晕，糜烂面鲜红；伴有口干，便干，小便黄；舌红，苔黄腻，脉濡数或滑数。

治法：清暑利湿解毒。

方药：清暑汤加减。热重烦躁者，加黄连、栀子等清热除烦；大便秘结者，加生大黄泻热导滞。

2. 脾虚湿蕴证

主症：脓疱稀疏，色淡白或淡黄，糜烂面淡红；伴有食少，面白无华，大便溏薄；舌淡，苔薄微腻，脉濡细。

治法：健脾渗湿。

方药：参苓白术散加减。食滞不化者，加槟榔、焦麦芽化气行滞。

(二) 中成药治疗

1. 龙胆泻肝丸　清肝胆，利湿热。适用于脓疱疮兼有头晕目赤、耳鸣耳聋、胁痛口苦、尿赤患者。

2. 参苓白术丸　健脾，益气。适用于脓疱疮兼有体倦乏力、食少便溏患者。

(三) 外治法

1. 中药溻渍疗法　选用马齿苋、蒲公英、野菊花、千里光等煎水湿敷或外洗，以清热解毒，用于脓液多者。

2. 中药涂擦疗法 ① 三黄洗剂加入5%九一丹混合摇匀,局部外搽,每日3～4次,用于脓液少者。② 青黛散油局部外涂,每日2次,用于局部糜烂者。③ 5%硫黄软膏局部外涂,每日2次,用于脓痂厚者。

【预防及调摄】

(1) 注意卫生,勤洗澡,勤换衣。

(2) 有痱子或瘙痒性皮肤病者,应避免搔抓,及时治疗。

(3) 婴儿室、托儿所及幼儿园如发现本病患儿应立即隔离,并对居住环境进行消毒。

(龚丽萍)

第二节 脓窠疮

脓窠疮又称脓窝疮,是一种皮损部位较深、易于接触传染的化脓性皮肤病。本病以皮损中心溃烂而形成凹窝为主要表现,愈合较慢,愈后留有瘢痕。多见于儿童,一般无全身症状。相当于西医的深脓疱疮(ecthyma)。

【病因病机】

本病多因蚊虫、跳蚤叮咬,亦或患其他瘙痒性皮肤病,搔抓破损处染湿热毒邪而发;或因素体脾虚,湿浊内停,兼外感湿热邪毒,内外合邪所致。

【临床表现】

本病好发于小腿,其次为大腿、臀部和腰部。皮疹初起为红斑的基础上出现水疱,迅即变为脓疱。疱壁较厚,不易溃破,脓疱周围绕以红晕。皮损继续向外围及深处发展,数日后结成暗褐色厚痂。痂皮脱落后,形成典型的1～2 cm直径、圆形或椭圆形脓性火山口状溃疡,绕以红色硬实边缘。一般经2～4周愈合,留有瘢痕。往往反复化脓结痂,有的可形成蛎壳样厚痂。皮疹数目不等,常为数个至数十个。

自觉灼热疼痛,也可伴有痒感,一般无全身症状,较重者可伴有发热、口渴、疲乏不适等全身症状,附近淋巴结常肿大。病程常可持续数周以上,积极治疗可缩短病程。

【辅助检查】

脓液、脓痂中可分离培养出金黄色葡萄球菌或乙型溶血性链球菌。

【诊断要点】

(1) 常见于儿童,可因蚊虫、跳蚤叮咬或患其他瘙痒性皮肤病,搔抓破损诱发。

(2) 典型的皮损表现为黄豆大的脓疱,周围发红,焮热疼痛,疱壁厚,不易破,破后凹陷成窝,上有脓液,干后结黄痂。一般无全身症状。

【鉴别诊断】

1. 黄水疮 多好发于面部、四肢等暴露部位,以面部多见。初起为散在的水疱,1～2日后水疱迅速增大,疱液由清亮变浑浊,呈半月形积脓现象为典型特征。疱壁薄而松弛,破溃后显露糜烂面,干燥后结黄色脓痂。

2. 水疥 在风团样红斑上出现丘疹或水疱,好发于四肢、躯干,成批出现,反复发生。瘙痒症状突出,且以夜间及受热加重为特点。

【治疗】

(一) 辨证论治

1. 湿热证

主症:皮疹为脓疱、脓痂及脓性溃疡,自觉灼热疼痛;可伴有发热,口干渴,大便干结,小便黄赤等;舌质红,苔黄或黄腻,脉弦数或弦滑。

治法:清热利湿解毒。

方药:五味消毒饮合龙胆泻肝汤加减。疼痛较剧者,加川芎、川楝子活血行气止痛;溃疡渗出较多者,加滑石、苍术、土茯苓加强利湿解毒作用。

2. 脾虚证

主症:皮疹容易增多、反复,形成溃疡不易收口,上覆脓痂游离而不易干燥,局部疼痛,灼热感较湿热证轻;可伴有困倦乏力,纳呆腹胀,小便清长,大便溏稀或不畅;舌淡胖或淡嫩,苔白或厚腻,脉沉滑或沉而无力。

治法:健脾除湿解毒。

方药:参苓白术散或除湿胃苓汤合五神汤或四妙勇安汤加减。溃疡久不收口者,加黄芪、白及、川芎益气敛疮。

(二) 中成药治疗

1. 黄连解毒丸 泻火,解毒,通便。适用于湿热证患者。

2. 参苓白术颗粒 补脾胃,益肺气。适用于素体脾虚患者。

(三) 外治法

局部治疗原则为解毒、收敛、燥湿。

1. 中药溻渍疗法 可选用马齿苋、蒲公英、野菊花、百部、苦参等煎水湿敷或外洗,以清热解毒,用于脓液多者。

2. 中药涂擦疗法 ① 三黄洗剂局部外搽,每日 4～5 次,适用于脓液少者。② 颠倒散洗剂局部外搽,每日 4～5 次,适用于脓液少者。③ 青黛油局部外涂,每日 3～5 次,适用于局部糜烂溃疡者。④ 5%～10%硫黄软膏局部外涂,每日 3～5 次,适用于痂皮厚者。

【预防及调摄】

(1) 皮损区禁止水洗,可用 10%黄柏溶液揩洗脓痂。

(2) 保持局部清洁、干燥,忌用刺激性强的外用药物。

(3) 病变部位避免搔抓,以免接触传染。

(4) 饮食宜清淡忌食辛辣刺激性及油炸食物，多饮水，多食富含维生素的蔬菜和水果。

(5) 幼儿园、托儿所应对儿童做定期检查，发现患儿应立即隔离，患儿接触过的衣服、物品要及时消毒。

（龚丽萍）

第三节　疖

疖是发生在皮肤浅表的形小而根浅的急性化脓性疾病。以色红，灼热，疼痛，突起根浅，肿势局限，范围在 3 cm 左右，出脓即愈为临床特征。男女老少皆可患病。相当于西医的疖(furuncle)与疖病(furunculosis)。

【病因病机】

本病多因夏秋季节，气候炎热，或因日光暴晒，感受暑毒；或因天气闷热，汗出不畅，使热不能外散，暑湿热毒蕴蒸肌肤，引起痱子，复因搔抓，染毒而发；亦有饮食膏粱厚味、辛辣之品，致肠胃积热；或患消渴、肾病致阴虚内热，染毒而发。

【临床表现】

本病好发于头面、颈及臀部，偶可发生于四肢。皮疹初起时为毛囊性炎性丘疹，渐增大后形成红色硬性结节，表面皮肤紧张，触之质硬，有压痛。数日后结节中央坏死变软，触之有波动感，顶部出现黄白色脓栓(图 5-2)，去除脓栓，排出血性脓液和坏死组织后炎症逐渐消退，结痂而愈。一般为单发，少数为多发。自觉灼痛和压痛。严重者有发热、头痛不适等全身症状，附近淋巴结肿大。

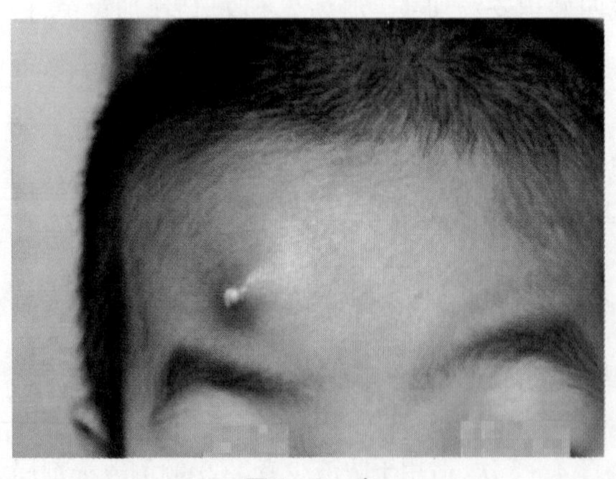

图5-2　疖

病程一般在 1～2 周，也有患者此愈彼起，经年不愈。面部疖肿，尤其位于鼻翼两旁和上唇者应避免挤压，以免走黄(走黄是疔疮火毒炽盛，早期失治或挤压碰伤，毒势未能及时控制，走散入营、内攻脏腑的一种全身性危急重症)。因为此处血管及淋巴管丰富，并直接与海绵窦相通，若过度挤压，可使细菌沿血运进入海绵窦，形成含菌血栓，引起颅内感染，危及生命。

【辅助检查】

血常规检查可见白细胞总数、中性粒细胞正常或稍有增高；脓培养一般可检测出金黄色葡萄球菌、表皮葡萄球菌生长；反复发作、经久不愈者应检测空腹及餐后血糖，以确诊是否患有消渴病。

【诊断要点】

(1) 好发于头面、颈及臀部,偶可发生于四肢。

(2) 一般为单发,少数多发。

(3) 皮疹初起时为毛囊性炎性丘疹,渐成红色硬性小结节,有压痛。数日后顶部出现黄白色脓栓。

(4) 严重者有发热、头痛不适等全身症状。

【鉴别诊断】

1. 痈　单发,肿势范围较大,局部顶高色赤,表皮紧张光亮,常伴有明显的发热恶寒等全身症状。

2. 颜面疔疮　初起有粟粒样脓头,但根脚较深,肿势散漫,出脓较晚而有脓栓,全身症状明显。

3. 有头疽　红肿范围多在 9～10 cm,有多个粟粒状脓头,溃后状如蜂窝,全身症状明显,病程较长。

4. 肺风粉刺　初起为坚实丘疹,可挤出白色粉渣样物质,反复挤压形成大小不等的结节。

【治疗】

(一) 辨证论治

1. 热毒蕴结证

主症: 常见于气实火盛的患者。轻者疖肿 1～2 个,多者可散发全身,或簇集一处,或此愈彼起;可伴发热,口渴,溲赤,便秘;舌红苔黄,脉数。

治法: 清热解毒。

方药: 仙方活命饮加减。疖肿较甚者,加夏枯草散结消肿;脓已形成者,加生黄芪托里排脓。

2. 暑湿浸淫证

主症: 发于夏秋季节,以儿童及产妇多见;可伴发热,口渴,便秘,溲赤等;苔薄腻,脉滑数。

治法: 清暑解毒利湿。

方药: 清暑汤酌加青蒿清热解暑、佩兰芳香化湿、黄连解毒燥湿。口干喜饮者,加芦根、麦冬生津止渴。

3. 体虚毒恋证

主症: 常见于体质虚弱或有某些慢性病患者,由阴虚内热染毒所致。疖肿常此愈彼起,不断发生,或散发全身各处,疖肿较大,易变成有头疽;常伴口渴唇燥;舌红,苔薄,脉细数。

治法: 益气养阴,扶正解毒。

方药: 益胃汤加减。气虚乏力较甚者,加黄芪扶正祛邪;疖肿偏红者,加金银花、连翘清热解毒等。

(二) 中成药治疗

1. 三黄片　清热解毒,泻火通便。适用于疖初起及成脓阶段的患者。

2. 牛黄解毒丸　清热解毒。适用于疖初起及成脓阶段的患者。

(三) 外治法

(1) 初起: 小者用千捶膏盖贴或三黄洗剂外搽;大者用金黄散或玉露散,以金银花露或菊花露调成糊状外敷;遍体发疮、破流脓水成片者用青黛散麻油调敷。

(2) 成脓：脓成宜切开排脓，掺九一丹、太乙膏盖贴，深者可用药线引流。若有袋脓或相互窜通成空壳者，宜十字形切开；若有出血，可用绷带缚扎以压迫止血。

(3) 溃后：改用生肌散收口，可配合垫棉法。若有死骨者，待松动时可用镊子钳出。

(四) 其他治法

1. 针刺疗法　取灵台穴，针刺放血少许；疖生面部加刺合谷，疖生背部加刺委中。隔日 1 次，5 次为 1 疗程。

2. 火罐疗法　对已破溃者，可局部消毒后，根据患处硬结大小选取略大于硬结的火罐，采取闪火法拔于患处，待脓水流尽、开始流出新鲜血液时将罐取下，然后清洁患处，肿块处外敷金黄散，包扎。若 1 日脓血未净者，可隔日再拔，直至脓尽流出新鲜血液，并注意患处恢复情况。

【预防及调摄】

(1) 注意个人卫生，保持皮肤清洁，勤洗澡，勤换衣，勤剪指(趾)甲。

(2) 预防痱子，患痱子后应积极治疗，避免搔抓。高温作业者，应做好防暑降温工作。

(3) 忌食辛辣、鱼腥发物和肥甘厚腻之品。

(4) 增强机体抵抗力，及时防治消渴病。

(5) 患本病后忌挤压。

(龚丽萍)

第四节　痈

痈是指气血被邪毒壅聚而发生于体表皮肉之间的急性化脓性疾病。有“内痈(生于脏腑)”与“外痈(发于体表)”之分，两者辨治不同，本节只叙述外痈。其临床特点是光软无头，红肿热痛，发病迅速，结块范围多在 6～9 cm，易肿、易脓、易溃、易敛。相当于西医的皮肤浅表脓肿(superficial skin abscess)、急性淋巴结炎(acute purulent lymphadenitis)等。

外痈发无定处，随处可生，病名各异，且各有特点，辨治不尽相同。而囊痈、子痈、肛痈、乳痈等在病因、证治及转归等方面与本节的外痈不同，故分别在外科的相应章节中叙述，这里仅概述一般外痈的辨证论治。

【病因病机】

本病总体病因病机可概括为诸多内、外因素导致营卫不和，气血凝滞，经络壅遏，化火成毒，而成痈肿。如《素问·生气通天论篇》载：“营气不从，逆于肉理，乃生痈肿。”根据痈的发展过程，可见火毒凝结、热胜肉腐和气血两虚三个阶段。

1. 火毒凝结　内因如《外科精义》载：“六腑积热，腾出于外……”如脏气失调，郁热内生。外因如《景岳全书》载：“热壅于外，阳毒之气……”如外感六淫，或过食膏粱厚味，或皮肤外伤染毒，实热火毒，聚于肌腠肉理，气血凝滞。

2. 热胜肉腐 实热火毒，阻滞肌腠，经络不畅，营卫失和，化腐成脓。

3. 气血两虚 素体正虚或疾病后期，气血亏虚，痈疡溃后，余毒不清，疮口难敛。

【临床表现】

本病因发病部位不同，名称繁多，如生于颈部者谓之颈痈，生于腋下者谓之腋痈，生于脐周者谓之脐痈，生于胯腹部者谓之胯腹痈，生于委中穴者谓之委中毒。虽各有特点，但又具有一般痈的共性特征。根据一般痈的发展过程，可分为初期、成脓、溃后三个阶段。

1. 初期 初起在患处皮肉之间突然肿胀，光软无头，迅速结块，皮面焮红（少数病例初起皮色不变，到酿脓时才转为红色），灼热疼痛。重者可伴恶寒发热、头痛、泛恶、口渴等全身症状，舌苔黄腻、脉弦滑或洪数等。

2. 成脓 发病后 7 日许，肿势渐突，痛势加剧，宛若鸡啄。按之中软应指（有波动感）者，为脓已成，多伴有发热不退等全身症状。

3. 溃后 脓出多稠厚、色黄白（图 5－3）；若为外伤血肿化脓，则可夹杂赤紫色血块；若疮口过小或袋脓，可致脓流不畅，影响愈合；若气血虚者，则脓水稀薄，疮面新肉难生，不易收口。

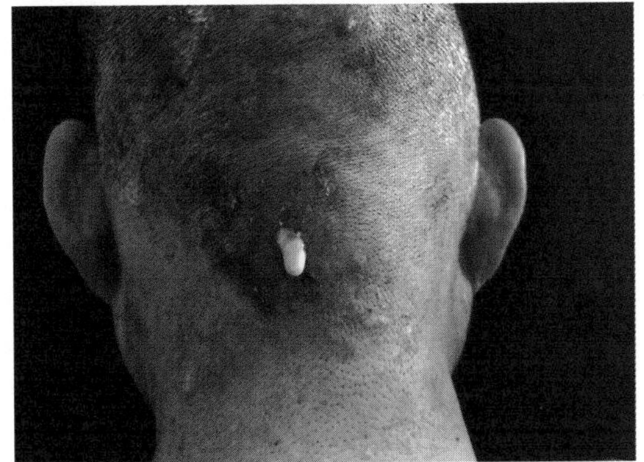

图 5－3 痈

【辅助检查】

血常规检查可见白细胞总数及中性粒细胞比例增高；脓液培养可有致病菌，一般为链球菌或金黄色葡萄球菌或表皮葡萄球菌等；感染较重者可出现血沉加快和 C 反应蛋白、降钙素原增高。

【诊断要点】

(1) 多见于成人，可发生于身体不同部位。

(2) 浅表部位的突发红肿，光软无头，迅速结块，范围在 6～9 cm，具有“易肿、易脓、易溃、易敛”的特征，常无“损筋蚀骨”“内陷”等严重并发症。

(3) 自觉灼热疼痛，可伴有发热恶寒、头痛、泛恶、口干等全身症状。

【鉴别诊断】

1. 脂瘤染毒 即表皮样囊肿或皮脂腺囊肿合并感染，患处既往即有囊肿，顶端可见粗大黑色毛孔，挤之有粉渣样物溢出，且有臭味。染毒后红肿较局限，面积通常较痈小，10 日左右化脓，脓出夹有粉渣样物，愈合较慢。

2. 有头疽 相当于西医学的痈，多发于项背部肌肉丰厚处。初起有一粟米样疮头，然后肿势逐渐扩大，形成多个脓头，红肿范围往往在 9～12 cm，溃后如蜂窝状，全身症状明显，病程较长。

3. 发证 相当于西医学的蜂窝组织炎。在皮肤疏松部位突然红肿，蔓延成片，灼热疼痛，红肿以中心明显，四周较淡，边界不清，范围较痈大，3～5 日后皮肤湿烂，随即腐溃、色黑，或中软而不溃，并伴有明显的全身症状。

4. 丹毒 即急性（网状）淋巴管炎，特点为：常继发于皮肤破损或其他感染周围，突发红斑，色如涂丹，边界清楚，焮红肿痛，扩展较快，面积较痈大，通常不破溃、不化脓。

【治疗】

痈乃气血为毒邪壅滞而成，治则当以祛除毒邪、调畅气血为主，并应根据病程的阶段、所患部位分别处理。外治按一般阳证疮疡辨治。

（一）辨证论治

1. 火毒凝结证（初期）

主症：局部突然肿胀，光软无头，迅速结块，皮肤焮红，灼热疼痛，逐渐扩大，高肿发硬；重者可伴有恶寒发热，头痛，泛恶，口渴；舌苔黄腻，脉弦滑或洪数。

治法：以消为主，清热解毒，行瘀活血。

方药：仙方活命饮加减。皮损肿痛剧烈者，加黄连、野菊花、紫花地丁以加强清热解毒等作用。

2. 热胜肉腐证（成脓）

主症：红热明显，肿势高突，疼痛剧烈，痛如鸡啄，溃后脓出则肿痛渐退；可伴壮热，口渴，便秘，溲赤等；舌红，苔黄，脉数。

治法：以托为主，和营清热，透脓托毒。

方药：仙方活命饮合五味消毒饮加减。脓出不畅者，加生黄芪、川芎托里透脓。

3. 气血两虚证（溃后）

主症：溃后脓水稀薄，疮面新肉不生，色淡红而不鲜或暗红，愈合缓慢；伴面色无华，神疲乏力，纳少；舌质淡，苔少，脉沉细无力。

治法：以补为主，益气养血，托毒生肌。

方药：托里消毒散或八珍汤加减。创面色红伴渗出较多者，加苍术、黄柏燥湿清热解毒。

（二）中成药治疗

西黄丸　清热解毒，和营消肿。适用于痈疽疔毒患者。

（三）外治法

1. 中药涂擦疗法　将金黄散以葱汁、酒、醋、麻油、蜂蜜、菊花露、金银花露、丝瓜叶榨汁调糊后涂擦皮损区，或用金黄膏直接涂擦。清热解毒，消肿散结。用于痈病初期，皮肤结块，焮红肿胀。

2. 药线引流法　先用药线蘸取八二丹插入疮口，3～5日后改用九一丹，以引脓液外流，外层可予金黄膏或玉露膏固定。提脓祛腐，用于溃后疮面。

（四）其他治法

1. 垫棉法　有袋脓者，可先用垫棉法加压包扎，如无效可扩创引流。

2. 手术疗法　成脓期宜切开排脓，以引流通畅为度。

【预防及调摄】

(1) 保持局部皮肤清洁，避免外伤。

(2) 平素少食辛辣炙煿（如麻辣、火锅、油炸、烧烤等）及肥甘厚腻之品，饮食宜清淡、易消化，以保持大便通畅。患病时忌烟酒、辛辣及鱼腥等发物。

(3) 有全身症状者宜静卧休息，并减少患部活动。

（贾　敏）

第五节　发际疮与坐板疮

发际疮与坐板疮是发生在肌肤表浅部位、范围较小的急性化脓性疾病。发际疮发于项后发际，坐板疮发于臀部所坐之处。其临床特点是肿势局限，突起根浅，大小不一，色红、灼热、疼痛，出脓即愈。相当于西医的多发性毛囊炎(multiple folliculitis)。

发　际　疮

发际疮是发于项后发际处的化脓性皮肤病，因其好发部位而得名。以项后发际处起丘疹，色红坚实，并迅速化脓为临床特征。多见于成年人。相当于西医的项后部毛囊炎。

【病因病机】

1. 外感风热毒邪　内郁湿热，外受风、毒之邪，风热上壅或风湿热相互搏结而成。

2. 久病正虚邪恋　若正虚邪实，正不胜邪，则迁延日久，瘀滞不散，此愈彼起，反复发作。

【临床表现】

本病皮损好发于项后发际处。初起可为丘疹，形如黍粟或豆粒，色红坚实，其顶有脓点，约经数日后白色脓头干涸结成黄色脓痂，或搔破流水、脓液，结痂后痂脱而愈(图5－4)。初起时为一个或多个皮损，逐渐增多，时破时敛，或此愈彼起，反复发作，日久难愈。自觉疼痒、灼热，部分可有发热不适等全身症状。

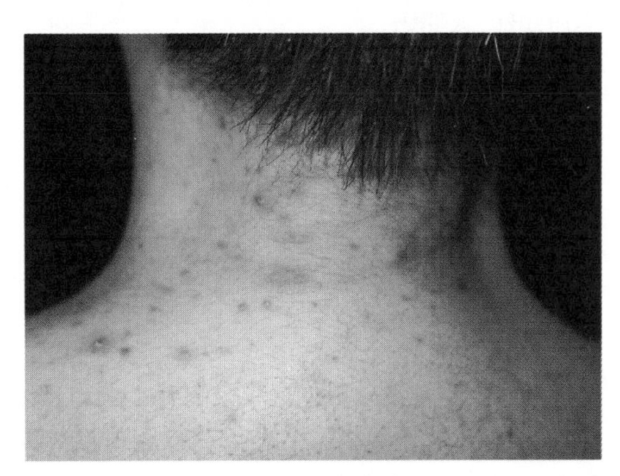

图5－4　发际疮

【辅助检查】

血常规检查一般无明显改变，严重者可有白细胞总数和中性粒细胞升高；反复发作、缠绵不愈者应检测血糖，以排除消渴等疾病。

【诊断要点】

(1) 多见于成年人，好发于项后发际处。

(2) 皮损以毛囊为中心，初起为炎性丘疹，迅速形成脓疱，疱破结痂愈合，可成批出现，此愈彼起，缠绵难愈。

(3) 自觉先痒后痛或痛痒相兼，一般无全身症状。

【鉴别诊断】

1. 有头疽　多发于项背部肌肉丰厚处。初起有一粟米样疮头,然后肿势逐渐扩大,形成多个脓头,红肿范围往往超过 9 cm,溃后如蜂窝状,全身症状明显,病程较长。

2. 痈　数目单个,肿势范围较大,局部顶高色赤,表皮紧张发亮,常伴有明显的全身症状。

【治疗】

以清热解毒为主,正气虚者必须扶正固本与清热解毒并重。对消渴等慢性病患者,必须积极治疗相关疾病。

(一) 辨证论治

1. 热毒夹风证

主症:起病骤然,颈项发际处见散在或密集焮红的粟疮,顶见黄色脓点,中央可有毛发穿过,疼痛颇剧,亦有浸淫散开、色焮红、渗流滋水;舌质红,苔黄,脉滑数。

治法:清热解毒,佐以祛风。

方药:普济消毒饮加减。疮疖肿痛明显者,加野菊花、蒲公英疏风清热解毒。

2. 正虚邪恋证

主症:疮面色淡不红,间有脓头,微感疼痛,常反复发作,经年不愈;伴面色白,心悸,夜难入寐;舌质淡红,脉细弱。

治法:益气托毒和营。

方药:托里消毒饮加减。疮肿色红者,加紫花地丁、蚤休清热解毒。

(二) 中成药治疗

1. 三黄片　清热解毒,泻火通便。适用于痈疡疔疮伴大便秘结患者。

2. 六神丸　清凉解毒,消炎止痛。适用于痈疡疔疮、无名肿毒患者。

(三) 外治法

中药涂擦疗法　将如意金黄散开水调后加入适量蜂蜜,涂擦皮损区。有脓点时,可用提脓丹点盖黄连膏,或用手法去除脓点,盖黄连膏掺拔毒生肌散。清热解毒,消肿止痛。适用于疮疡初起,色红坚实者。

【预防及调摄】

(1) 节制饮食,避免摄食辛辣厚味、过食肥甘之品。

(2) 患消渴等病应及时治疗;体虚者应积极锻炼身体,增强体质。

(3) 衣着应柔软、透气、吸汗;皮脂旺盛者,应勤洗澡,勤理发,去除油垢,并配合适当的治疗。

坐 板 疮

坐板疮是一种以臀部反复发生疖肿为特征的皮肤病,因其发生部位而得名。以红肿热痛,迅速成脓,脓出即愈,反复发生为临床特征。一年四季均可发病,多见于成年男性。相当于西医的臀部毛囊炎。

【病因病机】

1. 湿邪侵袭　多因湿热内蕴，郁久化毒，凝滞肌肉；或久居湿地，坐卧湿地，外感湿热毒邪；或皮肤破伤，外染毒邪，郁于肌肤，发于腠理。

2. 脾虚毒结　脾为生血之源，臀为至阴之所，脾经血少，以致脓毒蕴结，皮肤窜空，而缠绵难愈。经脉瘀滞，则肿块坚硬，此愈彼起。

【临床表现】

本病好发于臀部所坐之处，初起时为粟粒大毛囊性炎性丘疹，逐渐形成小脓疱，大多分批出现，互不融合，脓疱破裂或拔去毛发后可排出少量脓血。脓疱经 5～7 日可吸收结痂而愈。但多有复发倾向，常持续数周乃至数个月之久，愈后可遗留色素沉着，但逐渐消退，多不留瘢痕。自觉痒痛，重者可有发热畏寒、口干便秘等症状。

【辅助检查】

血常规检查一般在正常范围，急性感染时白细胞总数和中性粒细胞可升高。

【诊断要点】

(1) 多见于成年男性，好发生在臀部。

(2) 皮损以毛囊为中心的小结节，迅速红肿化脓，脓出即愈。

(3) 自觉痛痒不适，一般无全身症状，病情严重者有发热畏寒、口干便结等症。

【鉴别诊断】

1. 发证　初起无头，红肿蔓延成片，中央明显，四周较淡，边界不清，范围较大，灼热疼痛。3～5 日后皮肤湿烂，随即腐溃、色黑，或中软而不溃，并伴有明显的全身症状。

2. 臀痈　发生于臀部肌肉丰厚处，范围较大，病势急，病位深，成脓较快，但腐溃较难，收口亦难。

【治疗】

（一）辨证论治

1. 湿热蕴结证

主症：结块红肿，痛痒相兼，破后流脓水，愈而复起，缠绵不断；可伴胸闷纳呆，口干不渴；舌质红，苔黄腻，脉濡数。

治法：清热利湿解毒。

方药：五神汤加减。疮肿破溃脓水较多者，加败酱草、薏苡仁解毒排脓；创面暗红者，加归尾、赤芍活血祛瘀；湿偏重者，可合除湿解毒汤化裁。

2. 脾虚毒结证

主症：结节肿硬，二三相连，难以成脓，或脓成溃破，脓汁稀薄，或皮肤窜空，形成瘘管；可伴体倦乏力，不思饮食，面色不华；舌质淡，苔薄，脉细无力。

治法：健脾祛湿，解毒化瘀。

方药：健脾除湿汤合四妙散加减。疮面色红肿硬者，佐以梅花点舌丹解毒消肿。

（二）中成药治疗

1. 龙胆泻肝颗粒　清利肝胆湿热。适用于湿热蕴结伴口苦、烦躁患者。

2. 三黄片　清热解毒，泻火通便。适用于痈疡疔疮伴大便秘结患者。

(三) 外治法

1. 中药涂擦疗法　将如意金黄散开水调后加入适量蜂蜜，涂擦皮损区。有脓点时，可用提脓丹点盖黄连膏，或用手法去除脓点，盖黄连膏掺拔毒生肌散。清热解毒，消肿止痛。适用于疮疡初起，红肿热痛者。

2. 切开引流法　若皮下窜空，有脓腔形成、脓液潴留者，宜切开排脓。

3. 药捻引流法　有瘘管或窦道形成者，可用红升丹药捻插入瘘口内，外盖黄连膏，必要时选用手术扩创。

【预防及调摄】

(1) 忌食辛辣、鱼腥发物和肥甘厚腻之品。

(2) 注意防治消渴病。

(3) 注意个人卫生，适度运动，避免久坐。

(4) 尽量少用或不用油膏制剂敷贴患部。

（贾　敏）

第六节　蝼蛄疖

蝼蛄疖是一种头部患疖后处理不当，疮口过小引起脓毒潴留，或搔抓染毒，致脓毒旁窜，在头顶皮肉较薄处蔓延、窜空而成的一种化脓性疾病，又称蟮拱头、貉猫、猫猪。蝼蛄疖病名出自清代《外科大成》，曰："蝼蛄疖即蟮拱头……内有衣膜，故愈而复发。"其病名要旨，指疖生头上，未破时如蛐蟮拱头，溃后似蝼蛄窜穴，起伏不定。相当于西医的头部脓肿性、穿掘性毛囊周围炎(perifolliculitis capitis abscedens et suffodiens)，病原菌多为金黄色葡萄球菌或者表皮白色葡萄球菌，有时也可为链球菌及双球菌。

【病因病机】

1. 暑毒蕴结　夏秋季节感受暑毒，头生暑疖，而失治误治，导致疮口过小，脓液引流不畅，引起脓毒潴留，蕴结日甚所致；或外感风热，风热上扰，蕴结头部腠理不解，致毒化成脓，脓毒旁窜，流走头皮之下，如蝼蛄窜穴。

2. 体虚毒恋　体质虚弱者，由于皮毛不固，外邪容易侵袭肌肤；若伴消渴、习惯性便秘等慢性疾病阴虚内热或脾虚便溏者，更易染毒发病，并可反复发作，缠绵难愈。

总之，头部皮肉较薄是本病发生的条件，而气血亏虚、脓毒旁窜是本病发生的内在因素。

【临床表现】

本病典型的皮损好发于头项部。皮损初发时为疖，炎症向深部发展并扩大而形成半球形结节,皮损处毛发脱落,形成淡红色表面平滑紧张的不规则隆起。结节软化破溃后形成多个瘘孔,有脓汁排出,瘘孔与瘘孔之间互相沟通,因此压迫囊肿可在其他瘘孔中排出脓汁,愈后留有瘢痕。

临床常见两种类型:一种是坚硬型,疮形肿势虽小,但根脚坚硬,溃破出脓而坚硬不退,疮口愈合后还会复发,常为一处未愈,他处又生。另一种是多发型,疮大如梅李,相连三五枚,溃破脓出而不易愈合,日久头皮窜空,如蝼蛄窜穴之状(图5-5)。不论何型,局部皮厚且硬者较重,皮薄成空壳者较轻。若无适当治疗,则迁延日久,可损及颅骨,如以探针或药线探之,可触及粗糙的骨质,必待死骨脱出,方能收口。

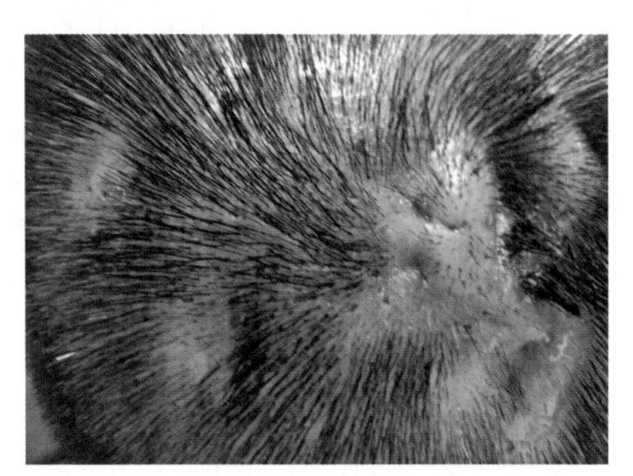

图5-5　蝼蛄疖

【辅助检查】

必要时行血常规、血糖、免疫功能等相关检查。

【诊断要点】

(1) 发病无季节性,好发于青少年头部。

(2) 成人常见于体质虚弱者,伴消渴、习惯性便秘等证属阴虚内热或脾虚便溏者。

(3) 皮损初为疖,可发展形成结节,结节破溃出脓,愈后易复发。日久头皮窜空,如蝼蛄窜穴之状,伴局部秃发,愈后可留瘢痕。

【鉴别诊断】

囊肿型痤疮　好发于面颊部和背部,初为坚实丘疹,逐渐增大形成囊肿,挤之有白色粉样物质,反复挤压形成大小不等的结节,病程较长,30岁以后发病减少。

【治疗】

(一) 辨证论治

1. 暑毒蕴结或风热上扰证

主症:常见于气实火盛患者,好发于项后发际。轻者疖肿只有一两个,疖肿如梅李,溃脓不畅,疮口难收,或此愈彼起,脓窦窜通;伴食少纳呆,口渴,溲赤,便秘;舌红苔黄,脉数。

治法:清热解毒,祛暑燥湿。

方药:五味消毒饮或黄连解毒汤加白豆蔻、佩兰等芳香化湿类中药化裁。口干、舌燥、咽喉肿痛,多为兼有风热者,加连翘、薄荷、羌活、白芷等解毒排脓。

2. 体虚毒恋,阴虚内热证

主症:疖肿常此愈彼起,不断发生;或散发全身各处,或固定一处,疖肿较大,易转变成有头疽;常伴口干唇燥;舌质红苔薄,脉细数。

治法:养阴清热解毒。

方药:仙方活命饮合增液汤加减。久溃难愈者,加生黄芪、白术益气健脾托毒。

3. 体虚毒恋,脾胃虚弱证

主症:疖肿泛发全身各处,成脓、收口时间均较长,脓水稀薄;常伴面色萎黄,神疲乏力,纳少便溏;舌质淡或边有齿痕,苔薄,脉濡。

治法:健脾和胃,清化湿热。

方药:五神汤合参苓白术散加减。疮面色红伴湿蕴化热者,加苍术、黄柏燥湿清热。

(二)中成药治疗

1. 八宝五胆药墨　消炎解毒,活血止痛,凉血止血,消肿软坚,防腐收敛。适用于蝼蛄疖患者。也可外用取适量,加水磨浓汁涂患处。

2. 六神丸　清凉解毒,消炎止痛。适用于蝼蛄疖患者。

(三)外治法

1. 初起小者　用千捶膏盖贴或三黄洗剂外搽;大者用金黄散或玉露散,以金银花露或菊花露调成糊状敷于患处,或紫金锭水调外敷;也可用鲜野菊花叶、蒲公英、芙蓉叶、龙葵、败酱草、丝瓜叶取其一种,洗净捣烂敷于患处,每日1~2次,或煎后每日外洗2次。

2. 脓成者　宜切开排脓,掺九一丹、太乙膏盖贴;深者可用药线引流。脓尽用生肌散掺白玉膏收口。脓口宜做十字形剪开,如遇出血,可用棉垫加多头带缚扎以压迫止血;若有死骨,待松动时用镊子钳出。可配合垫棉法,使皮肉粘连而愈合。

【预防及调摄】

(1) 注意头部卫生,勤洗头,勤理发。如头皮生疖肿,勿挤压。

(2) 少食辛辣炙煿助火之物和肥甘厚腻之品,保持大便通畅。

(3) 患消渴等病应及时治疗。体虚者应积极锻炼身体,增强体质。

（贾　敏）

第七节　代　指

代指是甲沟及周围组织的化脓性感染,《证治准绳·疡科》曰:"代指者,先肿焮热痛,色不暗,缘爪甲边结脓,剧者爪皆脱落。"该病又名蛇眼疔(《医宗金鉴·外科心法要诀》)、脱甲疳(赵炳南),多见于偏胖人群。相当于西医的甲沟炎(paronychia)。

【病因病机】

本病多由脏腑蕴热,湿热火毒结聚而成。爪甲为筋之余,湿热毒邪阻于皮肉之间,循经流注,气机阻滞不通,而化火酿脓;或竹、木等刺伤,或体胖负重、修甲不当,感受外来毒邪,留滞于皮肉经脉,从而致病。

【临床表现】

《诸病源候论》曰:"代指者,其指先肿,肿胀热痛,其色不暗,然后方爪甲边缘结脓,极者爪甲脱也。"本病临床一般分为以下3期。

1. 初期 甲旁一侧轻微红肿疼痛，继之皮肉焮肿，疼痛剧烈，疼痛呈热痛、胀痛、跳痛，触痛明显。

2. 成脓期 2～3日后甲旁积脓肿胀，形如蛇眼，疼痛剧烈，久之可沿甲沟蔓延至甲根部或甲床下，甚至累及对侧甲沟，甲沟、甲下可见黄色或灰白色的脓液积聚阴影。

3. 溃后 脓液排出，肿痛渐减，趋于痊愈。极少数患者溃后脓水臭秽，余肿不消，或胬肉突出，缠绵难愈，致指、趾甲脱落，甚或损筋伤骨(图5-6)。部分患者可伴有发热、口渴、大便干结等全身症状。

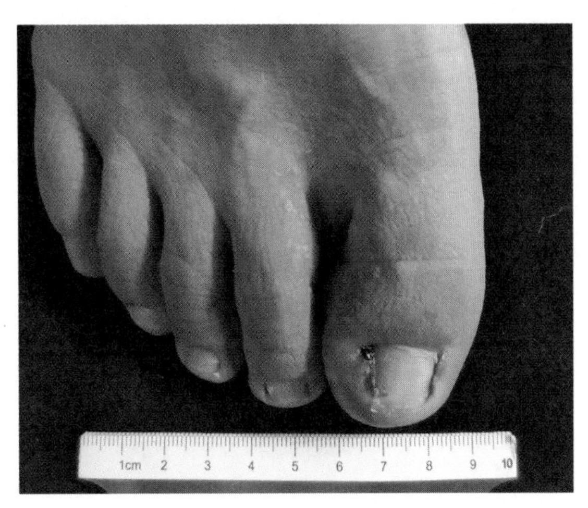

图5-6 代指

【辅助检查】

血常规检查可见白细胞计数、中性粒细胞百分比、中性粒细胞绝对值升高。

【诊断要点】

(1) 发病前常有不恰当修剪指(趾)甲，竹、木刺伤；或体胖人群，鞋靴狭窄挤压，久站久行等。部分患者可合并灰指甲。

(2) 典型表现为甲旁皮肤红肿，疼痛明显，积脓肿胀，形如蛇眼，可沿甲沟蔓延至甲根部或甲床下，甚至累及对侧甲沟，可致指(趾)甲脱落。

【鉴别诊断】

1. 甲疽 又称嵌甲，为趾甲的边缘嵌入甲皱襞，甲皱襞处红肿疼痛，甚至化脓。久之可致局部肉芽肿形成，以踇趾最常见。

2. 鸡眼 多发于足趾或足缘受压迫部位，皮损为圆锥形的角质增生，表面为黄褐色鸡眼样硬结嵌入皮肉，压痛剧烈。

【治疗】

早期治疗，防止脓毒蚀骨至关重要。若见肿胀脓不得泄，须及时绝脓，多预后良好。

(一) 辨证论治

1. 火热蕴结证

主症：初起甲旁焮红赤肿，灼热疼痛；伴发热，大便干，小便黄；舌质红，舌苔薄黄，脉滑数。

治法：清热解毒。

方药：五味消毒饮加减。疼痛明显者，加川楝子、三七粉活血定痛。

2. 热毒炽盛证

主症：甲下或甲旁积脓，疼痛剧烈，呈胀痛、跳痛，痛不可触；伴发热，口渴，汗出，大便秘结，小便短赤；舌质红，舌苔黄，脉洪数。

治法：清热解毒，透脓托毒。

方药：五味消毒饮合透脓散加减。脓出较多者，加夏枯草、败酱草解毒排脓。

3. 湿热下注证

主症：甲旁红肿热痛，脓水淋漓；伴发热，纳呆，胸闷呕恶；舌质红，舌苔黄腻，脉滑数。

治法：清热解毒利湿。

方药：五神汤合萆薢渗湿汤加减。红肿较甚者，以野菊花、蒲公英加强清热解毒作用。

（二）外治法

1. 红肿初起者　可予金黄散清茶或醋调敷，每日2次；或玉露膏外用，每日2次。

2. 脓肿已成，不能自破者　可选火针烫烙病变部位；或咬头膏取绿豆大1粒，放于患处，用膏药掩之，溃即揭下，以排脓外出。

3. 脓肿已溃，创面不收者　可予生肌玉红膏等外用。

（三）其他治法

1. 针灸治疗

（1）针刺疗法：手部取灵台配合谷，足部取行间配太冲、三阴交。施泻法，不留针，每日1次。脓成未溃者可予点刺放脓。

（2）艾灸疗法：取阿是穴，先消毒、清洁创面，艾条灸病灶处20分钟，每日1次。多用于溃疡后期。

（3）刺络放血疗法：取阿是穴，常规消毒后，用小号三棱针局部点刺，挤出数滴血液，然后艾条灸10～15分钟。

2. 手术疗法

（1）切开排脓：甲旁脓肿可沿甲旁0.2 cm处挑开引流，甲下脓肿可将脓腔上的指(趾)甲剪除，排脓外出。

（2）拔甲法：甲下积脓时，常规消毒后局部麻醉，在两侧甲沟各做纵向切口，将指(趾)甲拔去，拔甲后敷以红油膏纱布包扎。

【预防及调摄】

（1）养成良好的卫生习惯。不要随意拔除倒刺，一旦出现倒刺要用剪刀剪去，切忌硬性拔除。

（2）修剪指(趾)甲时不可过短，避免甲床受到损伤，从而引发感染。

（3）避免穿不合脚的鞋子，防止鞋子过紧而引发或加重病情。

（4）并发真菌感染者需加用抗真菌药物内服或外用。

（5）忌食辛辣、肥甘油腻食物。

（贾　敏）

第八节　丹　毒

丹毒是患部皮肤突然发红成片、色如涂丹的急性感染性疾病。根据发病部位不同而命名不同，发于头面者，称“抱头火丹”“大头瘟”；发于躯干者，称为“内发火丹”；发于下肢者，称为“流火”；发于小儿者，称为“赤游风”。以起病突然，恶寒发热，局部皮肤突然变红，色如涂丹，焮红肿胀，并迅速扩大为临床特征。一般不化脓，伴灼热疼痛，可复发。全年均可发病，但常见于春秋两季。本病西医也称丹毒(erysipelas)。

【病因病机】

本病由血热火毒为患，毒邪多经皮肤黏膜破损乘虚侵入而成。发于头面部者，多夹风热；发于胸腹腰胯部者，多夹肝火；发于下肢者，多夹湿热；发于新生儿者，多为胎热火毒所致。

1. 热毒搏结　血分有热，血热内蕴，外受火毒，热毒搏结，郁于肌肤而发。

2. 湿邪郁蒸　湿邪郁蒸血分而反复发作，缠绵难愈。

【临床表现】

本病潜伏期2～5日。起病急剧，发病初起先有周身不适、恶寒发热、头痛、恶心等前驱症状。皮损为境界清楚的鲜红色水肿性斑片，表面紧张发亮，压之褪色，放手后立即恢复，局部皮温升高，压痛明显，自觉灼热疼痛；红斑迅速向四周蔓延，成为大片鲜红或紫红色斑片，称为红斑性丹毒。严重者，皮损中心可有大疱或血疱，称为大疱性丹毒。出现脓疱者，称为脓疱型丹毒。极度严重者，患部皮肤迅速变紫黑而发生坏疽，称为坏疽性丹毒。发于新生儿，多见于臀部，患部红肿灼热。在原发部位反复发生的，称为复发性丹毒。有时皮损一边消退，一边发展，在红斑向四周扩散的同时，中央处可由鲜红转暗红或棕黄色(图5-7)。

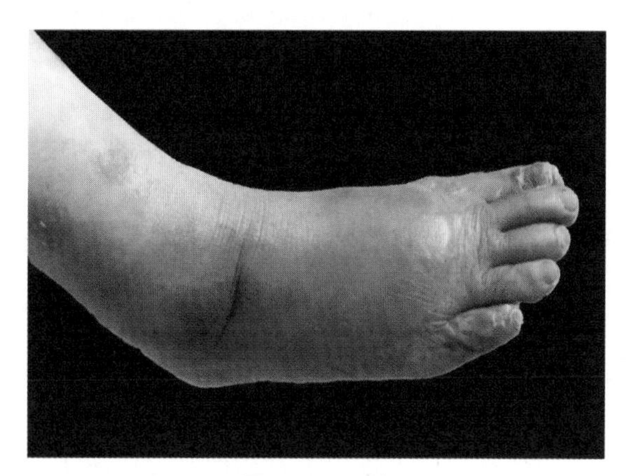

图5-7　丹毒

本病可发于任何部位，以颜面和小腿多见。发于颜面者，若为鼻部和耳部破损引起者，可先由一侧鼻部或耳部附近开始向面颊部蔓延，并可迅速波及另一侧，若扩展至头部及下颌，则整个面部及头皮呈高度红肿，严重者可并发海绵窦炎和栓塞。长期反复发作，可引起淋巴管闭塞而形成慢性淋巴水肿，发生于小腿的称象皮腿。病情轻者，预后良好，数日后发生脱屑，逐渐痊愈；重者或婴儿及老年体弱者可继发皮下脓肿、肾炎或脓毒血症。

本病多呈急性经过，病情一般4～5日可到高峰，病程一般1～2周。

【辅助检查】

血常规检查可见白细胞总数升高，以中性粒细胞为主，可出现核左移和中毒颗粒。C反应蛋白升高。

【诊断要点】

(1) 好发于颜面或小腿，有皮肤、黏膜破损或足癣等病史。

(2) 起病急剧，发病初起先有周身不适、恶寒发热、头痛、恶心等前驱症状。

(3) 典型皮损为略高出皮面、境界清楚的水肿性红斑，表面紧张发亮，压之褪色，放手后立即恢复，有时可见水疱、大疱、血疱甚至皮肤坏死。

(4) 自觉灼热疼痛，触痛明显，附近淋巴结肿痛。

【鉴别诊断】

1. 膏药风、漆疮　有原发性刺激物或致敏物接触史，皮疹密集且多局限在接触部位，痒而不痛，多无发热恶寒等全身症状。

2. 类丹毒　常发生于手部，与职业有关。范围小，来势慢，无明显全身症状。

3. 痈　炎症浸润较深，皮色紫红，中央隆起红肿显著而边缘炎症较轻，境界不清，可软化破溃，愈后有瘢痕。

【治疗】

（一）辨证论治

1. 风热毒蕴证

主症：发于头面部，皮肤焮红灼热、肿胀疼痛，甚至发生水疱，眼睑受累则睁眼受限；伴恶寒，发热，头痛；舌质红，苔薄黄，脉浮数。

治法：疏风清热解毒。

方药：普济消毒饮加减。大便干结者，加生大黄、芒硝泻下通便、导热下行。

2. 肝脾湿火证

主症：发于胸腹腰胯部，皮肤红肿蔓延，触之灼手，肿胀疼痛；伴口干口苦；舌红，苔黄腻，脉弦滑数。

治法：清肝泻火利湿。

方药：柴胡清肝汤、龙胆泻肝汤或化斑解毒汤加减。皮疹暗红者，加桃仁、红花活血化瘀。

3. 湿热毒蕴证

主症：发于下肢，局部红赤肿胀、灼热疼痛，或见水疱、紫斑，甚至化脓或皮肤坏死；伴恶寒发热，胃纳不香；舌红苔黄腻，脉滑数。反复发作者，可形成大脚风。

治法：清热利湿解毒。

方药：五神汤合萆薢渗湿汤加减。肿胀甚或形成大脚风者，加防己、赤小豆、丝瓜络、鸡血藤等祛湿通络。

4. 邪毒内攻证

主症：红斑迅速发展蔓延，如燎原之势扩散；伴壮热神昏，烦躁谵语，呼吸急促，头痛剧烈，恶心呕吐，便结溲赤；舌红绛，苔黄，脉洪数。

治法：凉血解毒，清营开窍。

方药：清瘟败毒饮或清营汤加减。灼热肿痛明显者，加板蓝根、大青叶、紫草清热解毒凉血；神昏窍闭者，加安宫牛黄丸或紫雪丹清热开窍。

（二）中成药治疗

1. 板蓝根冲剂　清热解毒，凉血消斑。适用于抱头火丹初起、轻症患者。

2. 龙胆泻肝丸　清肝胆湿火。适用于内发丹毒患者。

3. 二妙丸　清热利湿解毒。适用于下肢丹毒急性期后，或反复发作、全身症状不明显患者。

4. 小金丸　散结消肿，化瘀止痛。适用于反复发作的下肢丹毒及伴发大脚风（象皮腿）患者。

5. 安宫牛黄丸、至宝丹、紫雪丹、牛黄清心丸　凉血解毒，清营开窍。可任选一种配合汤药口服，适用于邪毒内攻，症见神昏谵语患者。

（三）外治法

1. *初期红肿甚者* 用玉露散，以金银花露或鲜丝瓜汁调敷；或用鲜荷叶、鲜蒲公英、鲜紫花地丁全草、鲜马齿苋、鲜冬青树叶等捣烂外敷，干后调换，或以冷开水时时湿润。

2. *若流火结毒成脓者* 可在坏死部位做小切口引流，掺九一丹，外敷红油膏。

3. *红肿减退，或起水疱，或肿胀日久不退者* 可用金黄散或冲和散调敷，或金黄膏、冲和膏外敷。

（四）其他治法

1. *砭镰疗法*：患处消毒后，用三棱针挑刺或七星针叩刺患部皮肤，放血泄毒；也可配合火罐疗法。本法只适用于下肢复发性丹毒，禁用于头面部、新生儿丹毒患者。

2. *物理疗法* 紫外线照射、半导体激光、音频电疗、超短波、红外线等可辅助治疗。

【预防及调摄】

(1) 若有皮肤黏膜破损，应及时治疗，以免感染。

(2) 卧床休息，多饮水，床边隔离。若发于下肢者，应抬高患肢 30°～40°；如发于面部者，应寻找鼻腔、口腔、耳部等处有无病灶，并给予相应处理；患有脚湿气者，应积极彻底治愈，以防形成复发性丹毒。

(3) 多食蔬菜、水果，忌食辛辣、油腻、助火生热之品。

（龚丽萍）

附1 大麻风

大麻风是由麻风分枝杆菌引起的慢性传染性皮肤病，主要侵犯人体的皮肤和周围神经。我国麻风主要分布在东南沿海和长江流域。相当于西医的麻风(leprosy)。

中医学认为，本病总由平素体虚，不慎感染山岚瘴疠之风邪，或因接触麻风患者及其污染的厕所、床、被、衣服、用具、食物、水等，从而感染疠气，侵入血脉，客于经络，留而不去，与血气相干，致营卫不和、淫邪散逸而发。病程长，症状变化多，临床主要分为五类：结核样型、界限类偏结核样型、中间界限类、界限类偏瘤型、瘤型(图5-8)。除主要累及皮肤与周围神经外，瘤型麻风可累及深部组织和内脏器官。需与圆癣、紫白癜风相鉴别。

治疗以早期、及时、足量、规则为原则，以系统联合化疗抗麻风为主，破溃形成溃疡则视情况选用祛腐、生肌药物外治。中医治以扶正祛邪为原则。

（龚丽萍）

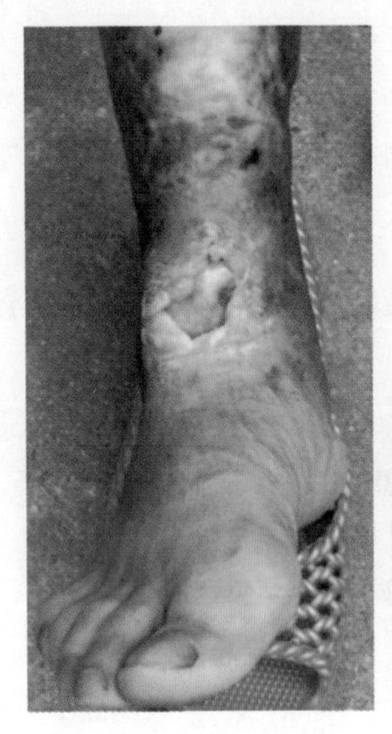
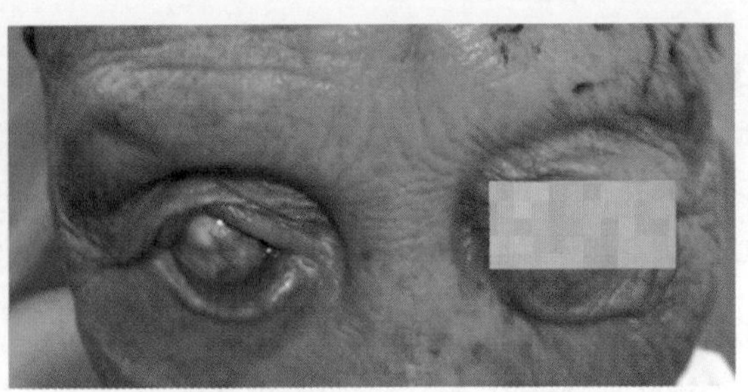

图5-8 大麻风

附2 鸭啗疮

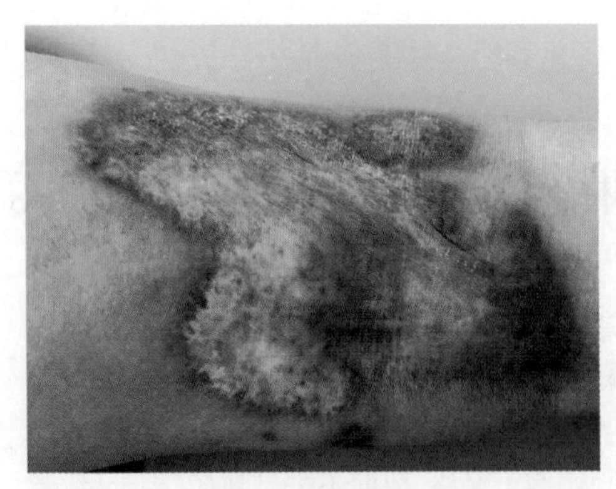

图5-9 鸭啗疮

鸭啗疮是由结核杆菌引起的皮肤黏膜感染，多见于儿童和青年。全球估计有20%～30%的人口感染结核杆菌，但仅5%～10%会发病。相当于西医的寻常狼疮(lupus vulgaris)。

本病多为素体虚弱，气血不足，外感毒邪，湿痰凝滞血脉而成。临床表现为苹果酱色的小结节，质柔软，深红褐色(图5-9)，玻片压检呈苹果酱色，此为狼疮结节(即结核结节)。皮损可融合成片，可自行吸收或溃烂，愈后形成萎缩性瘢痕，在瘢痕上又出现新结节，病程缓慢。

治疗上中医根据病因辨证论治，西医以抗结核治疗为主。

（贾　敏）

第六章 真菌性皮肤病

导学

真菌性皮肤病亦称为皮肤真菌病，是指由病原真菌引起的人类皮肤、黏膜、毛发及甲等部位病变的浅部真菌感染性疾病，为皮肤科最常见的感染性疾病。真菌是一类亲角质蛋白的致病菌，感染人类的真菌通常来自外界环境，主要包括皮肤癣菌、酵母菌和霉菌。避免接触、切断传染源是减少本病发生的最佳途径。目前，皮肤真菌病主要按发病部位命名，本章涵盖了临床常见的皮肤真菌病。通过学习，要求掌握各种真菌性皮肤病的基本知识，如概念、病因病机、临床表现、诊断要点、鉴别诊断、治疗等，熟悉各真菌性皮肤病的辅助检查，了解中医特色疗法和预防及调摄。

第一节 鹅掌风与脚湿气

鹅掌风与脚湿气是指皮肤癣菌侵犯掌跖、指(趾)间表皮，引起的浅部真菌感染性疾病。本病常于夏季起病或加重，以初起常为一侧、日久则侵及对侧、缠绵难愈为临床特征，成人比儿童多见。鹅掌风相当于西医的手癣(tinea manus)，脚湿气相当于西医的足癣(tinea pedis)。

【病因病机】

1. 鹅掌风　多因外感湿热毒邪，蕴积皮肤而成；或由患者相互接触感染；或由脚湿气传染而得。病久湿热化燥伤血，气血不能濡养皮肤，以致皮肤干燥皲裂，形如鹅掌。

2. 脚湿气　多因风湿热下注足部；或因久居湿地、水中作业，水湿浸渍；或穿胶鞋、球鞋、塑料鞋闷热潮湿而易感湿热邪毒；或因使用公共足浴盆、拖鞋等传染而致。

【临床表现】

1. 水疱型　表现为指(趾)或掌跖及足缘发生的深在性皮下水疱(图6-1)，疱壁厚，疱液清，不易破裂，数日后干燥脱屑或融合成多房性水疱，撕去疱壁可见蜂窝状基底及鲜红的糜烂面，自觉瘙痒。处理不当易致脓疱、蜂窝织炎、丹毒等继发感染。

2. 糜烂型　表现为指(趾)间潮湿、浸渍发白、糜烂、渗出(图6-2)，将白皮去除后基底呈鲜红色，有异臭，瘙痒难忍，常因搔抓、摩擦而继发细菌感染。

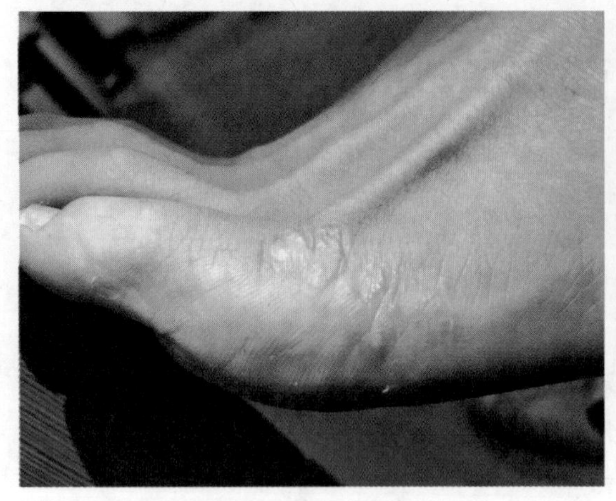

图 6-1　脚湿气(水疱型)

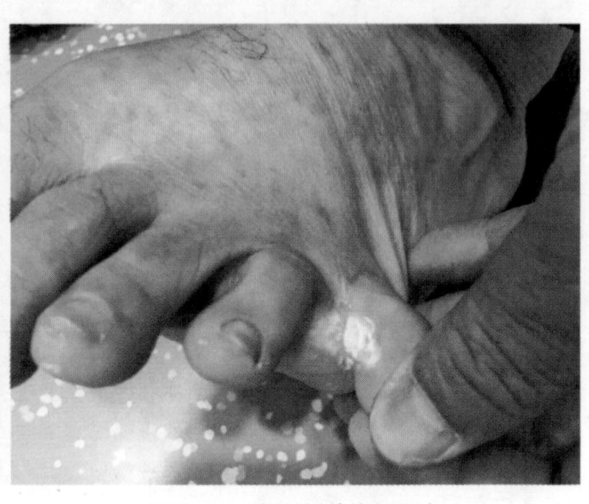

图 6-2　脚湿气(糜烂型)

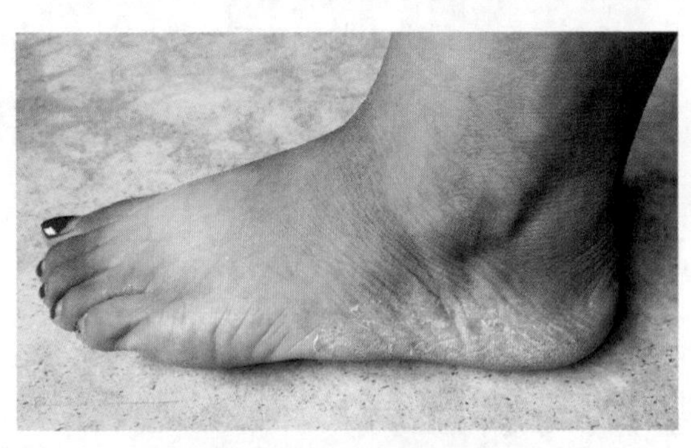

图 6-3　脚湿气(鳞屑角化型)

3. 鳞屑角化型　常由水疱型发展而来,老年患者居多。好发于掌跖、足跟及侧缘,表现为角化过度、干燥、粗糙、脱屑、皲裂,易累及甲(图 6-3)。

【辅助检查】

皮损真菌镜检或培养阳性。

【诊断要点】

(1) 有居住环境湿热,长期水湿浸渍,使用公共拖鞋、毛巾等病史。

(2) 单侧先发渐传染至对侧,或手足互相传染。典型的临床表现有深在性的小水疱、浸渍、糜烂、干燥、脱屑等,但常以 1～2 种皮损为主,伴不同程度的瘙痒。

(3) 皮损真菌镜检或培养阳性。

【鉴别诊断】

1. 汗疱疮　对称性深在性水疱,多见于夏季。精神紧张、抑郁可诱发加重本病,常伴有手足多汗等。真菌镜检阴性。

2. 湿疮　一般双侧同时起病,发展较快,时好时坏,手掌可有多处皮损且互不相连,边缘也常不明显,发作与季节关系不大。真菌镜检阴性。

【治疗】

(一) 辨证论治

临床系统内服中药情况较少,但反复顽固不愈者可辨证分型论治。

1. 湿热蕴肤证

主症:掌跖、指(趾)间皮肤潮红,有深在性小水疱,浸渍、糜烂,渐次扩大,可有臭味;伴瘙痒;舌红,苔白或腻,脉滑。

治法：清热燥湿，杀虫止痒。

方药：萆薢渗湿汤加减。湿重者，加苍术燥湿清热；热重者，加苦参、地榆清热；痒甚者，加白鲜皮祛风止痒。

2. 血虚风燥证

主症：手掌及足跖皮肤肥厚、干燥、粗糙、皲裂，或水疱已干涸，出现脱屑；伴瘙痒；舌淡红，苔薄，脉细。

治法：养血润燥，杀虫止痒。

方药：当归饮子加减。痒甚者，加地肤子、蛇床子、百部杀虫止痒。

（二）中成药治疗

1. 百癣夏塔热胶囊　清除异常黏液质、胆液质及败血，消肿止痒。适用于治疗鹅掌风、脚湿气、紫白癜风、白疕、蛇串疮、粉刺等患者。

2. 润燥止痒胶囊　养血润燥，祛风止痒。适用于血虚风燥所致的风瘙痒，症见皮肤干燥、脱屑、瘙痒，伴有抓痕、血痂、色素沉着和皮肤瘙痒患者。

（三）外治法

1. 中药药浴疗法

(1) 苍肤洗剂：清热燥湿，杀虫止痒(皮损以红斑、水疱、浸渍糜烂为主者)。苍耳子、地肤子、蛇床子、土槿皮、百部、苦参各 15 g，枯矾(兑入)6 g。加 3 000 ml 水煮沸 20 分钟，滤出药渣，以药液浸泡或湿敷患处，每日 1 次，每次 20 分钟。

(2) 醒皮汤：祛风解毒，杀虫止痒(皮损以干燥、鳞屑、皲裂为主者)。防风 15 g，荆芥 15 g，金银花 10 g，皂角刺 20 g，蛇床子 20 g，贯众 20 g，芫花 15 g，白鲜皮 20 g，鹤虱 15 g，苦参 20 g。水煎成 1 500 ml，每日 1 剂，分两次温洗患处，每次 20 分钟。

2. 中药涂擦疗法　冰黄肤乐软膏，外用，每日 2 次。

【预防及调摄】

(1) 应注意个人卫生，避免共穿鞋袜、共用脚盆、毛巾等。

(2) 积极治疗，避免接触性传染。

（李芳梅）

第二节　阴　癣

阴癣是发生于腹股沟、会阴、肛周和臀部的皮肤癣菌感染，为圆癣的特殊类型。皮损表现以好发部位单侧或双侧片状红斑、中心向愈、边缘隆起为特征，自觉瘙痒明显。本病好发于青壮年，男性多于女性。夏季发病或加重，冬季多能自愈。相当于西医的股癣(tinea cruris)。

【病因病机】

本病总因阴股潮湿，环境不洁，以致湿热郁积、毒蕴虫淫所致。如夏日炎热，股内多汗潮湿，湿热蕴久，酿成虫毒，侵袭肌肤而成；或内裤污染，洗浴不勤，湿毒浸染阴股所致；或因原患鹅掌风、脚湿气等癣疾，搔抓不洁，上下互相传染而成。

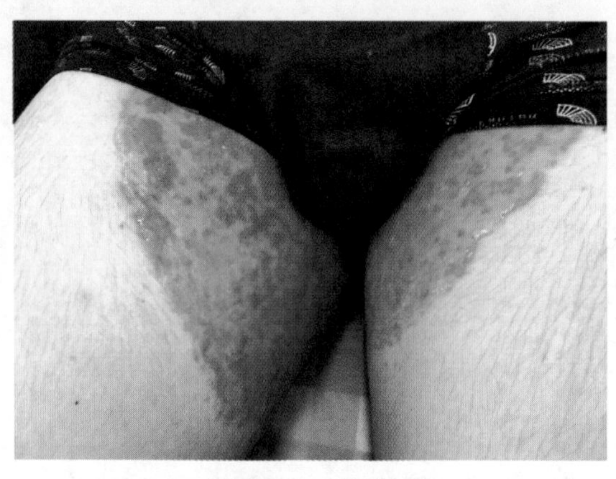

图6-4 阴癣

【临床表现】

本病夏季发作或加重，冬季缓解或减轻。皮损好发于腹股沟、会阴、肛周和臀部，初起可见红色丘疹、丘疱疹或小水疱，继而形成红斑，上有鳞屑，境界清楚，边缘隆起，不断向外扩展，中央趋于消退，形成境界清楚的环状或多环状皮损，且边缘常有丘疹、丘疱疹和水疱，中央可有色素沉着，自觉瘙痒剧烈，反复搔抓使皮肤呈苔藓样变(图6-4)。因皱褶部位潮湿、摩擦，皮损可表现为红斑、糜烂、渗液。由于奇痒而不断搔抓，可致炎症反应加重。

【辅助检查】

活动性皮损处刮除鳞屑直接镜检可找到真菌菌丝、孢子或真菌培养出真菌菌落。

【诊断要点】

(1) 居住或工作环境湿热、内衣不洁，有鹅掌风或脚湿气等病史。

(2) 临床表现为丘疹、丘疱疹，继而形成红斑，上有鳞屑，境界清楚，边缘隆起伴有丘疹，中心向愈，伴色素沉着；皱褶部位皮损可表现为红斑、糜烂、渗液。

(3) 皮损真菌镜检或培养阳性。

【鉴别诊断】

1. 汗淅疮　肥人汗多者易发，以皮肤潮红肿胀、糜烂湿润、流滋、干燥开裂、局部灼热疼痛、境界清楚为临床特征，除阴股皮肤外，颈、腋窝、乳房等皮肤皱襞处均可发生。

2. 肾囊风　急性期表现为阴囊潮湿、流滋、肿胀、发亮、结黄痂，日久不愈，转为慢性，阴囊干燥肥厚，皮纹增宽、皮沟加深，状似桃核，有薄痂或鳞屑，色素沉着。

【治疗】

(一) 辨证论治

本病以外治为主，局部症状明显，证属湿热虫淫，予内服药。

主症：阴股潮湿、多汗，局部出现糜烂乃至脂水溢渗，自觉痒痛相兼；伴口苦、口干，小便短黄；舌红，苔黄，脉弦数。

治法：清热燥湿，杀虫止痒。

方药：龙胆泻肝汤加减。瘙痒较剧者，加地肤子、苦参、白芷杀虫止痒。

(二) 外治法

1. 中药溻渍疗法　用苍肤洗剂清热燥湿、杀虫止痒。苍耳子、地肤子、蛇床子、土槿皮、百部、苦参各15 g,枯矾(兑入)6 g。加3 000 ml水煮沸20分钟,滤出药渣,以药液湿敷患处,每日1次,每次20分钟。

2. 中药涂擦疗法

(1) 川百止痒洗剂:兑水外洗患处,每日1～2次。

(2) 洁尔阴洗液:适于湿热虫淫证阴癣,外洗外阴部位,每日1～2次。

【预防及调摄】

(1) 积极彻底治疗鹅掌风、脚湿气、灰指甲、圆癣等癣疾,以防沾染本病。

(2) 注意卫生消毒,勤洗浴,勤换内衣内裤,保持阴股部清洁、干燥。

(3) 避免使用刺激性强的洗涤用品洗患处。

(李芳梅)

第三节　灰指(趾)甲

灰指(趾)甲是指发生于指(趾)甲的癣,以甲板混浊、肥厚、变脆、表面凹凸不平为临床特征。一般多见于成人,常为一侧1～2个指(趾)甲起病,日后蔓延至多个指(趾)甲,多不对称,一般无自觉症状。相当于西医的甲真菌病(onychomycosis)。

【病因病机】

中医学认为,本病是外因虫淫,内因肝虚,邪乘虚而患。原患鹅掌风、脚湿气者,亦可因虫毒侵袭,湿热内蕴,以致血不营爪而发。

【临床表现】

本病患者甲板常呈混浊、肥厚、变脆易碎,或甲板萎缩、翘起、分离、表面凹凸不平、钩甲等。一般无明显自觉症状。继发甲沟炎时可有红肿热痛,甚至有溢液、化脓,而影响生活质量;非皮肤癣菌感染时,压迫甲板或移动甲板可有疼痛。本病病程慢性,如不治疗可终身不愈。根据临床症状表现,其分型如下。

1. 远端侧位甲下型　本型最为常见,常由皮肤癣菌引起。开始表现为甲游离缘上抬,甲板与甲床分离,随之出现甲前缘和侧缘甲下混浊肥厚,表面凹凸不平(图6-5)。

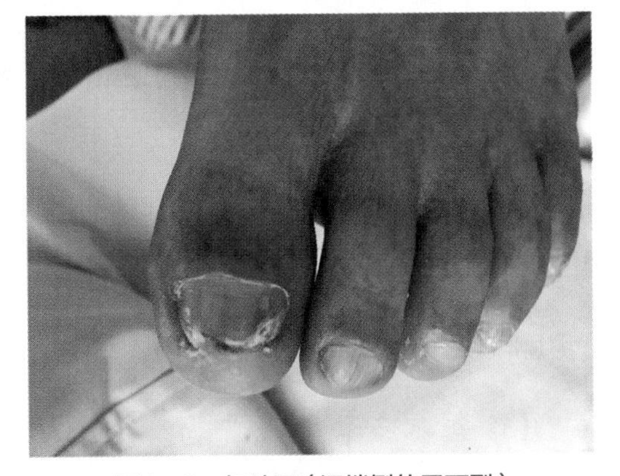

图6-5　灰趾甲(远端侧位甲下型)

2. 白色浅表型　常见于趾甲。表现为白色不透明、边缘清楚的斑,质地松软易碎,逐步扩大或融合,日久可变成淡黄色(图6-6)。

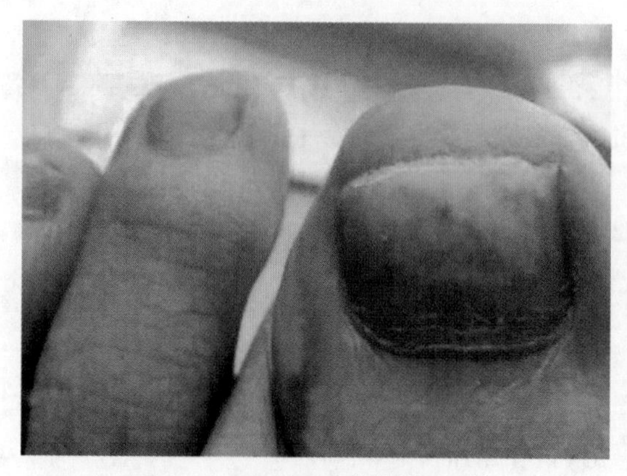

图6-6 灰趾甲（白色浅表型）

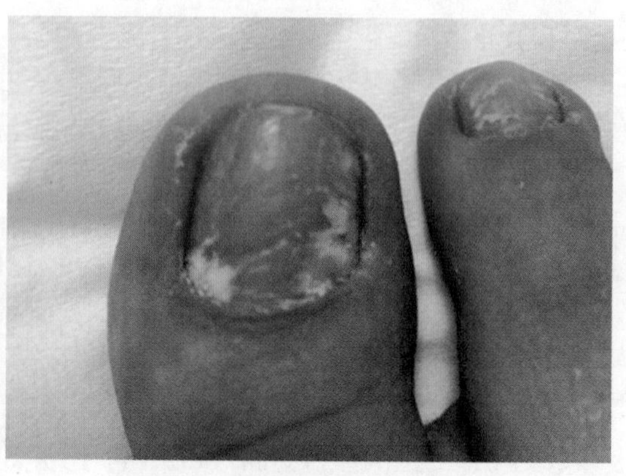

图6-7 灰趾甲（近端甲下型）

3. 近端甲下型 本型较少见，常由念珠菌属引起。病菌从甲沟部入侵，然后延及甲下，开始表现为甲根半月部白斑、松脆，可随甲根生长逐渐外移，同时亦可自行扩大，常伴甲沟炎(图6-7)。

4. 全甲损毁型 以上各型皆可发展成本型，可见整个甲板破坏，甲板脱落，甲床表面残留粗糙角化物(图6-8)。

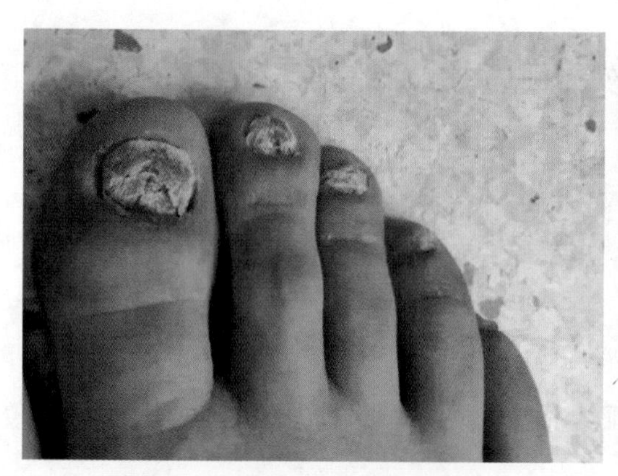

图6-8 灰趾甲（全甲损毁型）

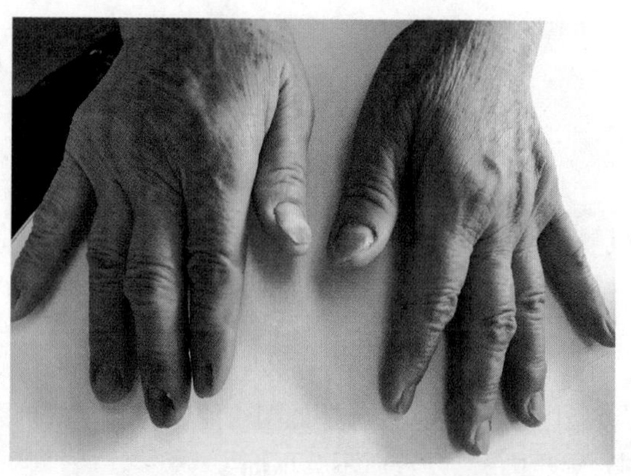

图6-9 灰指甲（念珠菌性甲真菌病）

5. 念珠菌性甲真菌病 指念珠菌感染指(趾)甲引起，可分为3型(图6-9)。① 念珠菌性甲沟炎：主要侵犯甲沟的近端侧位，有水肿、潮红，也可化脓，多见于家庭妇女及双手足常处于潮湿状态的职业者。② 念珠菌性甲病伴剥离。③ 慢性黏膜皮肤念珠菌病：主要见于免疫缺陷和艾滋病患者，一般可为全甲受累，常累及20个甲，甲板增厚，且呈念珠菌性肉芽肿样改变，并伴有鹅口疮和皮肤损害。

【辅助检查】

1. 真菌镜检 将取得的病变部鳞屑用氢氧化钾涂片镜检，确定菌丝和孢子有无，阳性表示真菌存在，一次阴性不能完全否定。

2. 真菌培养 将取得的病变部甲屑或分泌物做鉴定菌种的培养，培养阳性后可转种到特殊培养基进行菌种鉴定。

【诊断要点】

(1) 多见于成人，可因自身患鹅掌风、脚湿气等传染而来，或体虚、甲营养不良、外感虫毒而诱发。

(2) 指(趾)甲变形变色,肥厚混浊,破坏。
(3) 真菌镜检和培养阳性。

【鉴别诊断】

1. 白疕　可有点状凹陷(顶针甲)、甲下角质增生、甲增厚、甲分离、甲沟纹等,头皮、躯干等部位可见白疕典型皮损。真菌镜检及培养阴性。

2. 紫癜风　10%的患者有甲损害、甲纵嵴、点状凹陷、脆甲、甲胬肉、无甲症等,单纯甲部紫癜风部分需要依据病理结果鉴别。真菌镜检及培养阴性。

3. 湿疮　有甲横纹、甲肥厚、甲板污黄等,但多双侧对称同患。真菌镜检及培养阴性。

【治疗】

(一) 辨证论治

本病一般以局部治疗和口服抗真菌药治疗为主。中医学认为,爪甲秉肝之余气所生,赖肝之阴血濡养,肝血亏虚可致爪甲失去濡养而发本病,因此对于肝血亏虚者,可选补肝汤加减以增强疗效。

(二) 外治法

1. 中药涂擦疗法　对比较表浅或较轻型的甲真菌病,用小刀尽量刮去病变甲屑,再涂药,每日2~3次,直至正常甲长出。外用中药可选灰指甲药水1号、2号,或黑色拔膏棍。

2. 中药药浴疗法　醋泡方、灰指甲浸泡剂、鹅掌风浸泡剂,任选一种,每次浸泡30分钟,待甲壳软化,用刮刀刮去污物,每日1次。

(三) 其他治法

1. 物理疗法　国外研究表明,Nd: YAG激光治疗甲真菌病有一定的疗效;国内有机构开展激光配合外用抗真菌药物治疗有效。

2. 拔除病甲　适用于远端甲板受累、黄斑条纹甲、嵌甲、甲板厚度>2 mm等。

【预防及调摄】

(1) 积极预防常见的癣病,穿舒适鞋袜,勤洗脚,保持足部通风干燥。
(2) 修剪病甲的工具要单独应用。
(3) 应去除易感因素,治愈鹅掌风及脚湿气,防止传染。
(4) 可每月预防性外用抗真菌药物以免再次感染。

(曹　毅)

第四节　白秃风与肥疮

白秃疮与肥疮属头癣范畴,头癣是指发生于头皮及头发的浅部真菌病,一般可分为黄癣、白癣、黑点癣、脓癣。白秃风与肥疮多见于儿童,病程慢性,传染性强,常通过理发用具、帽子、枕巾、接触已感染动物等传染。白秃疮相当于西医的白癣(white ringworm),肥疮相当于西医的黄癣(tinea favosa)。

【病因病机】

本病多因剃发等因素致腠理开而外风袭入,结聚不散,致气血不和,皮肉干枯,发为白秃,久则发落,根无荣养,形成秃斑;或因胃经积热,热则生风,风盛则起白屑,热盛则发焦脱落而成秃疮,久则伤及毛孔,故不生也。

【临床表现】

1. 白秃风　多见于学龄儿童,男性多于女性。以脱白屑,久则毛发折断为临床特征。皮损多在头顶,呈圆形,白色鳞屑斑如硬币或豆大,境界清楚(图 6-10)。病灶中毛发无光泽,多在离头皮 2～5 mm 处折断(高位断发),自觉瘙痒。青春期可自愈,秃发区毛发可再生,不留瘢痕。

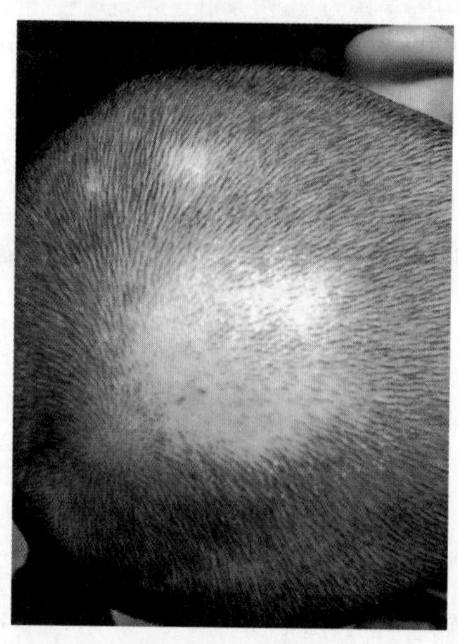

图 6-10　白秃风

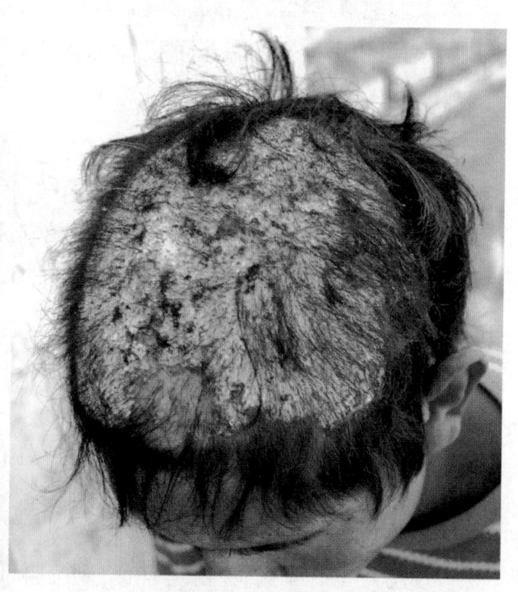

图 6-11　肥疮

2. 肥疮　现在较罕见,好发于儿童。以头皮结黄痂,毛发脱落,伴鼠尿臭味为临床特征。具体表现为头皮见碟形污黄厚痂,中心粘着且有毛发穿过,发枯黄弯曲,易拔出但无折断(图 6-11)。初为钱币大小,久可泛及广大头皮,最后形成萎缩性瘢痕,致永久性脱发,严重者仅沿发际边缘有 1 cm 左右的一圈毛发残留。自觉瘙痒,常继发感染,可形成脓肿。本病多由儿童期染病,延至成年始趋向愈,也有甚至终身不愈者。

【辅助检查】

1. 真菌镜检　白秃风镜检可见发外围绕毛发紧密排列的小孢子;肥疮镜检可见发内沿毛发长轴排列的竹节状菌丝、孢子,痂内可见鹿角状菌丝和气泡。

2. 真菌培养　白秃风可见小孢子菌属、毛发癣菌属等致病菌;肥疮真菌培养可见致病菌为许兰黄癣菌。

3. 伍德灯检查　白秃风者发可见亮绿色荧光;肥疮者发呈暗绿色荧光。

【诊断要点】

(1) 好发于学龄儿童,男多于女,常在集体单位流行,有明确接触史。

(2) 白秃风初为白色鳞屑斑,周围可伴发小的卫星样损害,高位断发可见菌鞘。肥疮初为丘疹或小脓疱,继之结黄痂,形成萎缩性瘢痕,头发干枯、细黄、弯曲、参差不齐,伴鼠尿臭味。

(3) 白秃风一般青春期可自愈;肥疮病程长,甚至终身不愈。

(4) 真菌直接镜检可见菌丝和(或)孢子;伍德灯检查可分别呈亮绿色或暗绿色荧光。

【鉴别诊断】

1. 白屑风　头皮鳞屑干燥,伴头发散在性脱落,无断发和菌鞘,瘙痒明显,多见于成人。真菌镜检阴性。

2. 白疕　皮损为红斑上覆以较厚的银白色鳞屑,头发呈束状发,刮去鳞屑可见薄膜现象及点状出血,即奥氏征阳性,无断发现象。

3. 头部湿疮　有丘疱疹、糜烂、流滋、结痂等多形性损害,伴瘙痒,一般不脱发。

【治疗】

(一) 辨证论治

1. 风湿毒聚证

主症: 多见于肥疮,皮疹泛发,大部分头皮、头发受累,头发枯焦,发落不长,脓包、糜烂,蔓延浸淫,黄痂堆积,散发鼠尿臭气;舌红,苔薄白,脉濡。

治法: 祛风除湿,杀虫止痒。

方药: 消风散加减。创面脓水较多者,加革薢、黄柏清热除湿。

2. 湿热毒聚证

主症: 皮损呈红斑肿胀、丘疹、脓疱、黄痂;多有发热身痛,可有臖核肿大;舌红,苔黄腻,脉滑数。

治法: 清热化湿,解毒散结。

方药: 苦参汤加减。瘙痒者,加白鲜皮祛风止痒。

3. 血虚风燥证

主症: 多见于白秃风,皮损呈灰白色鳞屑性斑片,头发干枯、易断;伴瘙痒,易反复发作;舌淡,苔薄腻,脉濡细。

治法: 疏风止痒,养血润肤。

方药: 四物消风饮或当归饮子加减。脱屑较多伴痒者,加白鲜皮、白芷祛风止痒。

(二) 外治法

1. 拔发法　尽量剃除白秃风的病发,每日以 0.5%明矾水或热肥皂水洗头,然后在病灶处厚抹5%硫黄软膏或雄黄膏,用薄膜封包或浴帽固定,每日换药 1 次。敷药 1 周、病发比较松动时,用镊子将病发连根拔除。拔发后薄涂原用药膏,每日 2 次,连续 2～3 周。

2. 中药药浴疗法　剪发后,用 20%紫草或 10%明矾、15%白鲜皮水煎剂,选一种洗头,然后以5%硫黄软膏外用。每日 1 次,疗程视病情而定。

3. 中药涂擦疗法　选用 10%硫黄软膏、50%苦楝子糊膏、30%大蒜油等涂抹患处。每日 2 次,疗程视病情而定。

【预防及调摄】

(1) 早发现、早诊断、早治疗,并追溯传染源,以防再次感染。

(2) 加强个人卫生、勤换洗衣物。

(3) 对宠物应定期检查,如有癣病要及时处理。

(4) 对幼儿园、小学、理发店要加强卫生宣传,并定期对儿童做体格检查。

(曹 毅)

第五节 鹅口疮

鹅口疮是由白念珠菌引起的口腔黏膜炎症,其症状主要为口腔、舌上满布白色糜点,形如鹅口。本病是婴幼儿的常见口腔炎,尤其在新生儿期较为常见,也可发生于免疫力低下或长期使用抗生素的患者,相当于西医的口腔念珠菌病(oral candidosis)。

【病因病机】

本病以胎热内蕴、口腔不洁、感染秽毒之邪为主要病因。孕妇体内蓄积热毒遗于胎儿或生后护理不当,口腔不洁,柔嫩黏膜易于破损,秽毒之邪乘虚而入,发为本病。或因疾病用药不当,正气受损,体内阴阳平衡失调,阴液暗耗,虚火内生,上熏口舌,而致胃阴不足,绵延反复。其病变部位在心、脾,病久可影响到肾。脾开窍于口,脾络布于舌下;心开窍于舌,心脉布于舌上。心脾积热,循经上炎,熏灼口舌,秽毒外侵,致使口腔、舌上产生白屑。

【临床表现】

本病2岁以内的婴幼儿最多见,好发于颊、舌、软腭及口唇部的黏膜,其上覆盖一层奶油白到灰色膜,可分散、融合或成片,揭去后可留下红色糜烂基底(图6-12)。症状轻微时,白斑不易发现,无明显痛感,或仅在进食时有痛苦表情。严重时,黏膜溃疡及坏死更广泛,可波及气管、食管及口角;也可因组织肿胀而影响吞咽或呼吸,婴幼儿会因疼痛而烦躁不安、胃口不佳、啼哭、哺乳困难,有时伴有轻度发热。

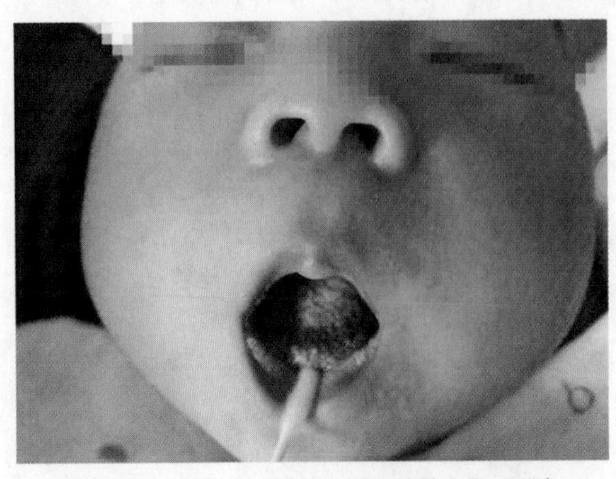

图6-12 鹅口疮(婴幼儿舌背面乳白色斑膜)

成人鹅口疮临床表现与婴儿鹅口疮相似,好发于免疫力低下患者。念珠菌性唇炎可呈散在糜烂,常分离出大量念珠菌(图6-13)。有时也可致舌乳头过度增生而呈“黑毛舌”或舌炎。

【辅助检查】

真菌检查阳性。

【诊断要点】

(1) 好发于初生儿、久病体弱者或长期使用抗生素、糖皮质激素的患者。

(2) 颊、舌、软腭及口唇部黏膜出现乳白色斑膜,且不易擦去。强行剥落后,其下黏膜潮红、粗糙,甚至渗血;白膜迅速又复生。

(3) 取白膜少许行真菌镜检可确诊。新生儿鹅口疮的伪膜样损害具有特征性,但仍需两次及以上直接涂片找到念珠菌方可确诊。

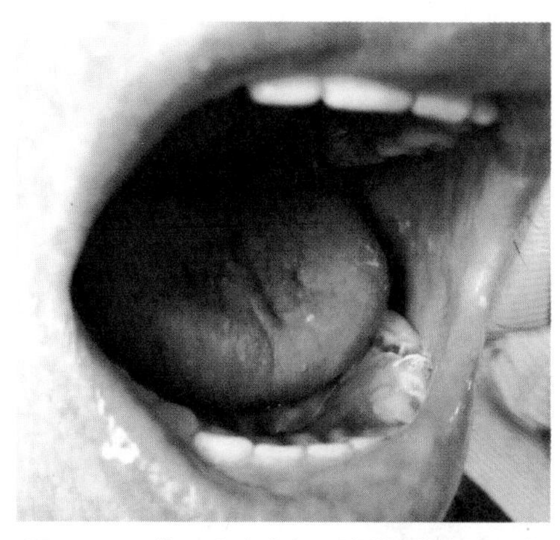

图 6-13　鹅口疮(成人口腔黏膜散在白屑)

【鉴别诊断】

1. 紫癜风　以成年人发病为主,累及口腔黏膜部位时,表现为双颊黏膜为主的白色网状细纹,也可出现糜烂、溃疡、大疱,伴有烧灼感。真菌镜检阴性。

2. 杨梅疮　三期梅毒树胶样肿常侵犯口腔黏膜及鼻黏膜,可破坏悬雍垂和扁桃体,引起硬腭、鼻中隔穿孔;也可破坏鼻骨使鼻梁塌陷,形成鞍鼻;舌部树胶样肿破溃后,瘢痕挛缩变硬,发音不清。

【治疗】

(一) 辨证论治

1. 心脾积热证

主症:口舌满布白屑,周围红赤,面赤舌红,口干喜饮,大便干,小便黄;舌质红,苔黄白厚腻,脉数。

治法:清心健脾。

方药:清心导赤散加减。口渴喜饮者,加芦根、玄参、麦冬清热生津。

2. 胃阴不足证

主症:口舌白斑,表面灰白,周围颜色淡红;舌红少津,少苔或无苔,脉细数。

治法:益气养阴。

方药:益胃汤加减。黏膜潮红兼有热毒者,加金银花、野菊花清热解毒。

(二) 外治法

中药涂擦疗法　① 冰硼散、西瓜霜喷剂,任选一种搽口腔患处。② 金银花 10 g,黄连 2 g,生甘草5 g,煎汤。每日拭口 3～5 次,用于心脾积热证患者。③ 1%～2%甲紫溶液或制霉菌素制剂局部涂擦。

【预防及调摄】

(1) 注意保持口腔清洁,防止黏膜损伤,可选 2%～5%碳酸氢钠溶液清洁口腔。

(2) 注意饮食卫生,加强营养,增强体质。

(3) 避免不合理应用抗生素、糖皮质激素药物和免疫抑制剂。

(曹　毅)

附1 圆 癣

圆癣是指发生于除头皮、毛发、掌跖、甲、臀部、外阴及腹股沟以外的皮肤癣菌感染。以颜面、躯干、四肢皮肤片状红斑,中心向愈,边缘隆起为临床特征。多在夏季起病或加重,冬季好转或自愈。相当于西医的体癣(Tinea corporis)。

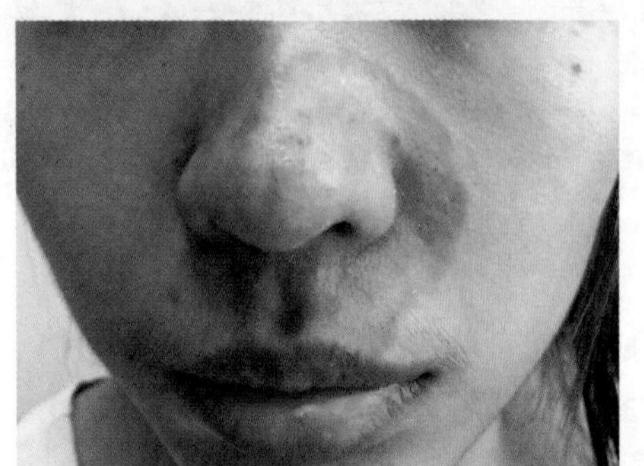

图6-14 圆癣

本病多因接触患癣者的衣物或患癣的猫、犬等动物而发病,病期缠绵,患者很少自愈。中医学认为,由风湿热虫之邪蕴结肌肤而致。临床表现为有鳞屑的红色斑片,境界清楚,边缘不断向外扩展,中央趋于消退,形成境界清楚的环状或多环状皮损,且边缘常有丘疹、丘疱疹和水疱,中央可有色素沉着,伴有瘙痒(图6-14)。亲动物性皮肤癣菌引起的皮损炎症反应明显,可因长期搔抓刺激引起局部湿疹样或苔藓样改变,泛发者多见于长期或大剂量使用糖皮质激素、免疫抑制剂的患者。需与慢性湿疮、牛皮癣、风热疮相鉴别。

治疗上,采用中医辨证论治,外治多选用清热解毒、杀虫止痒类中药。

(李芳梅)

附2 紫白癜风

紫白癜风俗称汗斑,是由马拉色菌感染表皮角质层引起的浅表真菌病,因皮损为局部色素减退或色素沉着斑,上覆糠秕状脱屑故名。可发生于任何年龄,多见于多汗体质青年,常夏发冬愈。另外,长期服用类固醇皮质激素、身体虚弱、营养不良、糖尿病和妊娠者易患本病。相当于西医的花斑癣(pityriasis versicolor)。

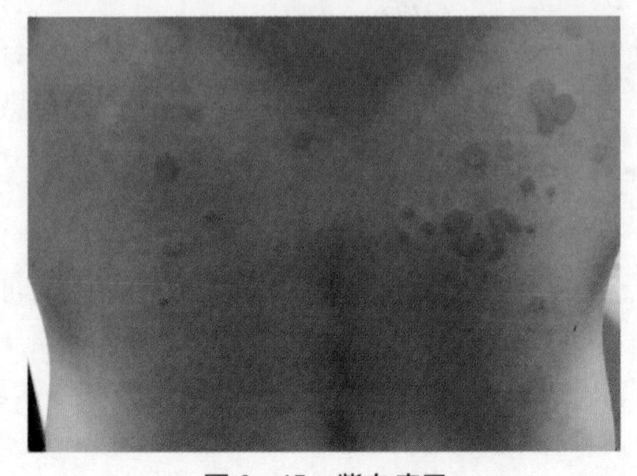

图6-15 紫白癜风

中医学认为,本病多由于素体热盛,风湿相侵,留于腠理而成;亦有因汗衣湿溻,淹渍肌肤,复受暴晒,暑湿浸滞毛窍所致。皮损好发于胸背部、上臂、腋下,有时也波及面部。多表现为圆形或不规则形的斑疹,可呈淡白、粉红色或棕黄色,甚至灰黑色,表面覆盖薄薄的糠状鳞屑,反光性强(图6-15)。一般新皮损色深，旧皮损色浅，新旧皮损并存时呈花斑状。可伴有轻度炎症，通常无自觉症状，或偶有轻微痒感。病程慢性易反复，预后尚可。真菌镜检、真菌培养、伍德灯检查有助于诊断。需与白驳风、风热疮、面油风相鉴别。

治疗上，多采用杀虫止痒类中药或抗真菌药外用。

（曹　毅）

附3　脚气疮

脚气疮是由人体对自身活动性癣病的过敏反应而发生的皮肤病。多基于水疱、糜烂型手足癣，为原发病灶过度治疗或由其他原因刺激而引起的急性炎症性反应，好发于手足部，偶发于小腿、胸背部，成年人多见。相当于西医的癣菌疹(dermatophytid)。

中医学认为，本病多为禀赋不耐，湿毒外袭，阻于肌肤所致。临床常表现为疱疹型和湿疹样型。① 疱疹型(图6－16)：最多见，多对称性发生于掌心、指侧、手背、足底、足背等部位。皮损表现为米粒大小的丘疱疹、水疱，疱液清，壁厚，周围无红晕，严重时可出现大疱。自觉瘙痒和灼热。原发感染灶消退后，水疱可干涸、脱屑而消退，也可反复发作。② 湿疹样型(图6－17)：对称分布于足背、小腿或四肢。皮损为丘疹、红斑、渗出、糜烂。真菌检查时原发者为阳性，继发者为阴性。需与汗疱疮、湿疮相鉴别。

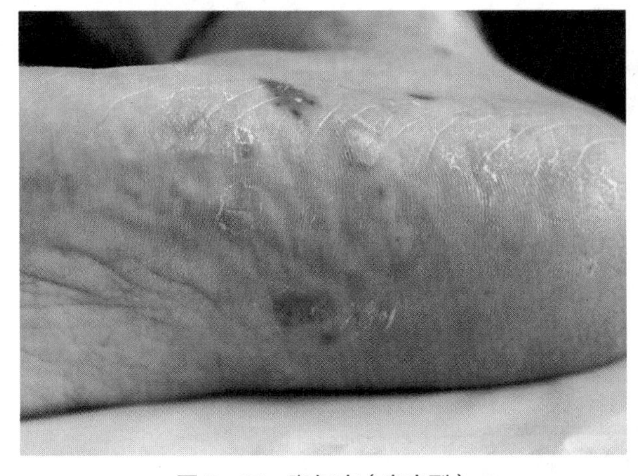

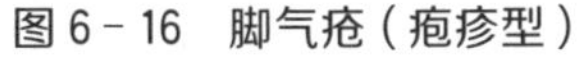
图6－16　脚气疮（疱疹型）

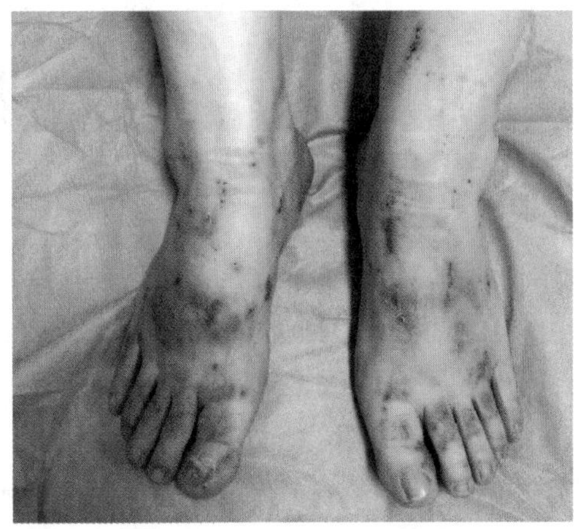

图6－17　脚气疮（湿疹样型）

治疗上，应积极治疗原发于皮肤的活动性真菌感染病灶，内服采用中医辨证论治，外治多选用清热解毒、燥湿止痒类中药。

（李芳梅）

附 4 马拉色菌毛囊炎

马拉色菌毛囊炎(malassezia folliculitis)又称糠秕孢子菌毛囊炎，是由马拉色菌引起的毛囊损害。临床以单个多发圆形红色丘疹，密集分布，互不融合，胸背部多发为特征。多见于中青年，男性多于女性，尤其系统应用糖皮质激素及卧床病患多见。

中医学认为，本病多因饮食不节，过食肥甘厚味，肺胃蕴湿生热，或因大病、术后、产后体虚，复感湿热毒邪而发。临床表现为数十个至数百个，较密集但不融合的炎性毛囊性丘疹、丘疱疹或小脓疱，半球型，直径 2～4 mm，周边有红晕，可挤出粉脂状物质(图 6－18)，伴有不同程度的瘙痒。患者常存在多汗、油脂溢出，可并发紫白癜风和面油风。真菌镜检可找到出芽的孢子。需与粉刺、发际疮相鉴别。

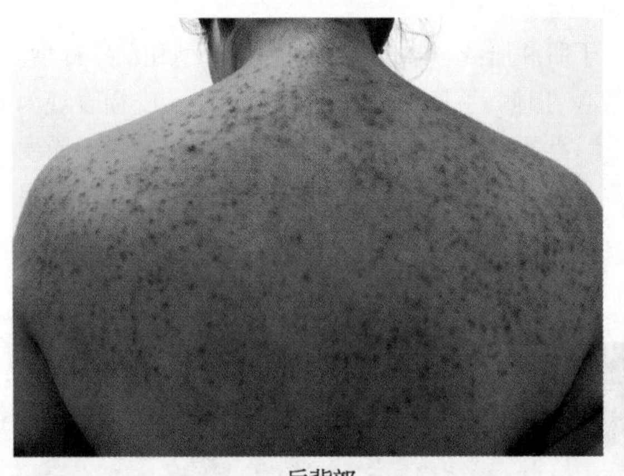

后背部

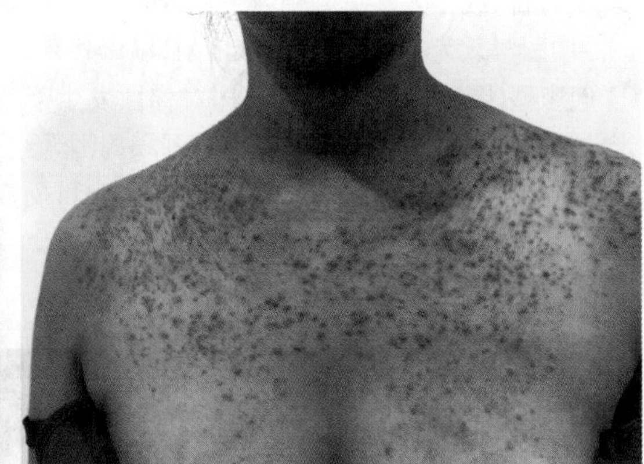

胸前区

图 6－18 马拉色菌毛囊炎

治疗上，内服采用中医辨证论治，外治多选用清热解毒、杀虫止痒类中药，或可选火针疗法。应注意去除诱因，保持皮肤清洁干燥，勤洗澡、勤换衣物，清淡饮食。

(李芳梅)

第七章 动物源性皮肤病

导学

动物源性皮肤病是指疥虫、隐翅虫、跳蚤、虱子、蜱、螨虫、松毛虫、蜂、蝎等虫类叮咬人体或其分泌物与人体接触而引发的一类炎症性皮肤病。该类疾病在夏、秋季虫类比较活跃的季节多发，部分疾病还有一定的传染性。本章介绍数种临床较为常见的动物源性皮肤病，通过学习，要求掌握疾病的概念、临床表现、诊断要点和治疗，熟悉病因病机、鉴别诊断，了解辅助检查、预防及调摄。

第一节 疥 疮

疥疮是一种由人型疥螨(疥虫)寄生在人体皮肤所引起的接触传染性皮肤病，俗称“虫疥”“癞疥”“干疤疥”等。皮损主要为指缝及身体屈侧皮肤薄嫩部位出现丘疱疹、隧道，瘙痒剧烈，遇热及入夜尤甚，皮损处可找到疥螨，易在集体和家庭中流行。好发于青年、儿童。西医也称本病为疥疮(scabies)。

【病因病机】

本病总因起居不慎，感染疥螨，虫毒湿热互搏，结聚肌肤所致。

【临床表现】

本病传染性强，冬春季节相对多见。常为集体感染或家庭当中数人同病。

1. 一般表现　皮损好发于人体皮肤薄嫩和皱褶部位，如手指缝、腕部屈侧、前臂、肘窝、腋窝、女性乳房下缘、少腹、脐周、外阴、腹股沟、大腿内侧等。免疫功能低下及婴幼儿皮损可累及颜面、头皮、掌跖部，甚至遍及全身。患者自觉瘙痒剧烈，遇热或夜间尤为明显，常常影响睡眠。皮损常对称发生，主要表现为红色小丘疹、丘疱疹、小水疱、隧道、结节和结痂(图 7-1、图 7-2)。隧道为疥疮特异性皮损表现，常见于指缝当中，长约 0.5 cm，轻度隆起，呈淡灰色或皮色，弯曲，末端有小丘疹或水疱，常为疥螨隐藏之处。疥疮结节多呈暗红色或皮色，常见于阴囊、阴茎等处，可在疥疮治愈后仍持续存在数周或数个月。

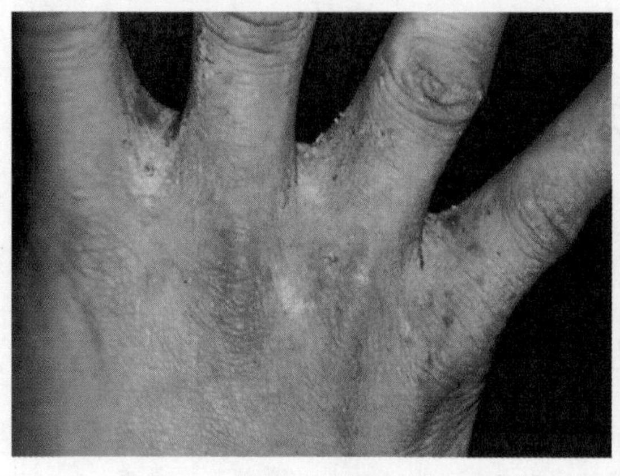

图7-1 疥疮

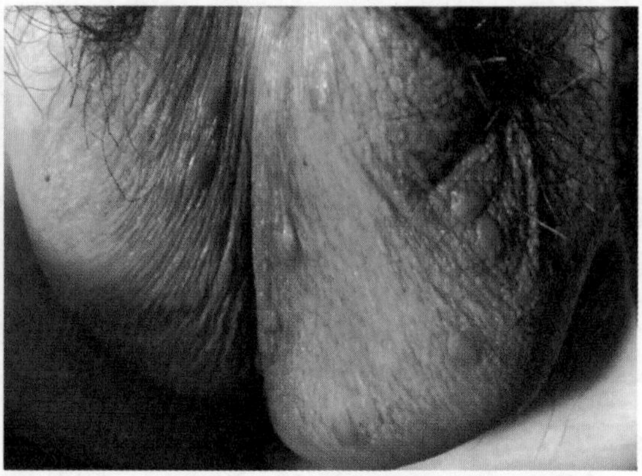

图7-2 疥疮结节

2. 特殊表现 对于部分长期卧床、营养不良、身体虚弱、有精神障碍或免疫抑制等特殊人群，可发生一种严重的疥疮，皮损常遍及全身，传染性极强。患处可出现明显的结痂和脱屑，可累及颜面和头皮，毛发干枯脱落，指(趾)甲增厚变形，痂皮中有大量疥螨，并伴有特殊的臭味，称之为结痂性疥疮，又称挪威疥。

【辅助检查】

用针尖挑破隧道达盲端，挑取针头大小灰白色小点或刮取皮损部位痂皮，置于低倍显微镜下观察，可发现疥螨或椭圆形、淡黄色的薄壳虫卵。

【诊断要点】

(1) 常有明确接触传染史，集体或家庭生活的环境中有类似患者。

(2) 皮肤薄嫩部位，尤其指缝、前臂、腹部、脐周、外阴等出现特征性皮损，瘙痒剧烈，遇热及入夜尤甚。典型皮损可于隧道中找出疥螨或虫卵。

【鉴别诊断】

1. 水疥(丘疹性荨麻疹) 好发于躯干和四肢部位，皮损主要表现为纺锤形红斑或风团，顶部有小丘疹或小水疱，部分可见叮咬痕迹。

2. 虱病 主要表现为头皮、躯干或会阴部位皮肤瘙痒及血痂，指缝无皮疹，在发病部位可找到虱虫或虫卵。

【治疗】

本病常以外治为主，皮疹明显证属湿热蕴结者，可辨证治疗。

(一) 辨证论治

主症：皮疹泛发，以水疱或丘疱疹为主，疱壁破碎渗液，浸渍糜烂，或出现脓疱，或起红丝，臀核肿痛；舌质红，苔黄腻，脉滑数。

治法：清热化湿，解毒杀虫。

方药：黄连解毒汤合四妙丸加减。瘙痒剧烈者，加地肤子、白鲜皮、百部、苦参等杀虫止痒。

（二）外治法

1. 中药涂擦疗法　首选硫黄软膏外用，临床上通用浓度为5%～20%，儿童可用5%～10%，成人可用10%～20%。合理的涂药方法是先用温水和肥皂沐浴全身后，开始涂抹药物。先涂好发部位，再涂全身。每日早、晚各1次，连续3日，第4日洗澡更衣，开水烫洗及晾晒席被，此为1疗程。一般治疗1～2个疗程，停药后观察1周左右，如无新发皮损出现，即为痊愈。

2. 中药药浴疗法　艾叶、川椒、千里光、地肤子、明矾、苦参、大黄、藿香各30 g，每日1剂，煎水待温。沐浴后，用煎煮的中药温水反复外洗全身，重点部位多洗，连续4日为1疗程，每日及时消毒衣物。观察1周，未愈者可行第2个疗程治疗。

（三）其他治法

瘙痒剧烈、难以入睡者，可酌情口服抗组胺药对症止痒；继发感染者可系统应用抗生素。疥疮结节可给予局部外用或皮损内注射糖皮质激素，必要时可冷冻或手术切除。挪威疥的患者可予角质剥脱剂(40%尿素霜)去除痂皮后应用三氯苯醚菊酯霜、硫黄软膏或克罗米通霜外涂治疗。

【预防及调摄】

(1) 注意个人卫生，勤洗澡，勤换衣服，常洗晒被褥。

(2) 发现患者应及时隔离治疗。患者衣物、被褥需煮沸消毒或在阳光下充分暴晒，以杀灭疥螨及虫卵。

(3) 加强卫生宣传，对公共浴池、旅馆、车船上的公用衣被应定期清洗消毒。

（李咏梅）

第二节　虫咬伤

虫咬伤是指被螨虫、蚊、蠓、臭虫等叮咬或蜂蜇伤造成的物理损伤，或者其分泌液引起皮肤炎症或变态反应。叮咬处出现丘疹、风团、水肿性红斑、水疱、丘疱疹等，中间可见针头大叮咬痕迹，散在分布或数个成群，可发生于身体各部位，并伴有不同程度的瘙痒、刺痛感。在某些情况下，毒液的释放会导致严重的全身反应，包括自主神经不稳定、神经毒性和器官衰竭。急性过敏反应的发展可迅速致命，最常见的原因是血管水肿或循环衰竭。本病多见于夏秋温热潮湿季节，皮损多发生于暴露部位，婴幼儿及青少年多见。相当于西医的虫咬皮炎(insect bite dermatitis)。

【病因病机】

本病多因禀赋不耐，起居不慎，毒虫叮咬，虫毒蕴于肌肤而化热，热毒蕴结而发病，如正邪交争，毒邪入营血，或侵蚀筋脉，或累及脏腑。

【临床表现】

因虫类不同,其症状表现亦有差异。

1. 螨虫叮咬　水肿性风团样丘疹、丘疱疹或瘀斑,其中央有小水疱或瘀点。重者皮疹泛发全身,可出现头痛、发热、乏力、恶心等全身症状,个别可出现哮喘、蛋白尿、血中嗜酸性粒细胞增高。

2. 蚊虫叮咬　皮损反应因人而异,可毫无反应,或在皮肤上出现丘疹、红斑、风团,皮损中央可有瘀点;瘙痒明显。婴幼儿可在叮咬处出现血管性水肿。病程短,一般2～3日可消退。

3. 蠓叮咬　皮损多见于下肢、小腿、足背等暴露部位;叮咬后局部起瘀点或水肿性红斑,继而可演变为风团,间可见水疱。奇痒难忍。

4. 臭虫叮咬　皮损多见于腰、臀、肩、踝等受压部位;叮咬后可出现丘疹、红斑、风团、水疱或瘀斑,一只臭虫可连续叮咬多处,皮疹排列可呈线状。瘙痒剧烈。

5. 蜂蜇伤　蜇伤处即有明显的烧灼、疼痛、瘙痒感,随后出现潮红肿胀,中心有瘀点,可见毒刺,甚者水疱、大疱,偶可坏死。若群蜂蜇伤,可发生大面积的皮肤肿胀,伴头晕、发热、恶心、呕吐等,严重者可晕厥。

【辅助检查】

对疑似蜂蜇伤患者,可用皮肤镜直接检查,或以透明胶纸粘贴皮疹后用低倍显微镜检查,找到毒刺可确诊。部分患者血常规检查出现淋巴细胞增多,C反应蛋白升高等。

【诊断要点】

昆虫叮咬与季节、个人生活环境密切相关。根据皮损特点,结合昆虫接触史等即可诊断。

【鉴别诊断】

1. 虱疮　主要表现为头皮、躯干或会阴部位皮肤瘙痒及血痂,指缝无皮疹,在发病部位可找到虱虫或虫卵。

2. 疥疮　主要表现为指缝及身体屈侧皮肤薄嫩部位出现丘疱疹、隧道,瘙痒剧烈,遇热及入夜尤甚,皮损处可找到疥螨。

【治疗】

本病以预防为主,发病后以外治为主,热毒蕴结证重者内外合治。

(一)辨证论治

主症:皮疹泛发,红肿成片,水疱较大,严重者溃疡,瘙痒剧烈或痒痛相兼,局部臖核肿痛;伴畏寒,发热,头痛,恶心,胸闷;舌质红,苔黄,脉数。

治法:清热解毒,消肿止痛。

方药:五味消毒饮合黄连解毒汤加减。发于下肢者,加忍冬藤、紫草根、茜草根凉血解毒;瘙痒剧烈者,加地肤子、苦参、乌梢蛇等祛风燥湿止痒;水疱甚者,加茯苓皮、冬瓜皮、白术等健脾利水;大便秘结者,加槟榔、芒硝、大黄通腑泄热。

(二)外治法

中药溻渍疗法　初起红斑、丘疹、风团等皮损,可选用三黄洗剂敷洗患处;红肿痒痛剧烈者,可用季德胜蛇药片或片仔癀研末，水调敷于患处；水疱破溃红肿糜烂，可用马齿苋煎剂湿敷，再用青黛散油剂涂抹。

蜂蜇伤者应先拔去毒刺，火罐吸出毒汁，消毒后外涂紫金锭。

（三）其他治法

各类虫咬皮炎症状轻者，可外涂炉甘石洗剂、5%樟脑乙醇、绿药膏等，或外涂糖皮质激素类药膏；形成结节者，可皮损内注射糖皮质激素；蜂蜇伤者，拔出毒刺，排出毒汁，局部涂3%～10%氨水或5%～10%碳酸氢钠溶液，疼痛剧烈者可在患处皮下注射1%盐酸吐根碱溶液，或在蜇伤近端或周围皮下注射1%～2%普鲁卡因；瘙痒剧烈者，可口服抗组胺药物；皮疹泛发、过敏反应严重者可短期口服或注射糖皮质激素；过敏性休克者，应立即抢救。

【预防及调摄】

(1) 注意个人防护及职业防护，少接触宠物、家禽，保持环境卫生，避免昆虫叮咬。

(2) 昆虫叮咬时，应将其掸落，勿拍打虫体；高敏人群应随身携带急救药盒。

(3) 儿童户外活动应涂防蚊虫叮咬药物或护肤品。

（黄　宁）

第三节　虱　病

虱病(pediculosis)是一种由于虱虫寄生于人体后叮咬皮肤所引起的瘙痒性传染性皮肤病。皮损以丘疹、抓痕、血痂为主要表现，常在毛发根处发现虱虫，并伴有明显的瘙痒。根据虱虫寄生部位的不同，临床上又有头虱、体虱和阴虱之分。多在家庭及性伴之间传播，归属于中医学“虱疮”“阴虱疮”等范畴。

【病因病机】

本病总因起居不慎，感染虱虫，虫毒湿浊之气郁滞于毛发、肌肤所致。

【临床表现】

根据虱虫寄生部位和好发人群的不同，可有各自不同的临床表现。

1. 头虱病　多见于妇女和儿童，虱虫及虫卵常黏附于头皮毛发根处，尤以枕后及耳后多发。皮损多为红斑、丘疹，瘙痒剧烈，搔抓破皮后可出现渗液、结痂，甚至化脓，头发可粘结成束状，散发恶臭，继发感染时可引起附近淋巴结肿痛。

2. 体虱病　皮损多见于躯干部，虱虫及虫卵常藏匿于内衣及被褥的褶皱当中。身体多毛者，也可在体毛上发现。皮损多为红斑、丘疹、风团，中央常有一叮咬后的出血点，由于瘙痒明显，常伴有抓痕及血痂。病情日久，皮肤可发生苔藓样变及色素沉着。

3. 阴虱病　多见于成人，与性接触有关，性伴常同患此病。主要发生于外阴部位，虱虫可黏附

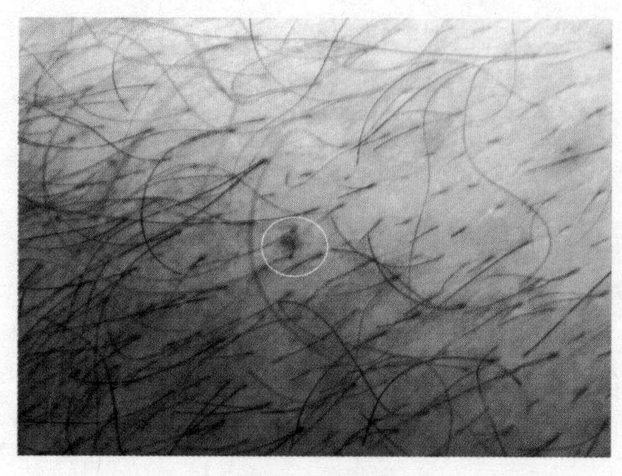
图7-3 虱病

于阴毛根部(图7-3),偶可侵犯腋毛、睫毛、眉毛。皮损多为丘疹、抓痕、血痂,或有糜烂、渗液,自觉瘙痒难忍。过度搔抓继发感染时,可引起毛囊炎、疖及臀核肿痛。

【辅助检查】

夹取毛发根部棕褐色附着物置于载玻片上,滴加10%的氢氧化钾溶液,略加热后可在显微镜下发现虱虫及虫卵。

【诊断要点】

(1) 患者常有一定的接触或传染史。

(2) 好发部位出现特征性皮损并伴有局限性瘙痒症状。肉眼或显微镜下发现虱虫或虫卵,即可确诊。

【鉴别诊断】

1. 头癣 为皮肤癣菌侵犯头皮、毛发引起的慢性传染性皮肤病。头皮鳞屑通常较厚,可引起脱发。真菌镜检有助于诊断。

2. 风瘙痒 主要症状为瘙痒,无明显原发性皮肤损害。可见由于搔抓造成的抓痕、血痂等,无传染性及好发部位。

【治疗】

本病一般不需内治,以外治为主。

治疗前通常将受感染部位的毛发剃除,选用10%~20%硫黄软膏或25%~50%的百部酊外涂患处,每日2次,连续3日。3日后用大量热水、肥皂沐浴,换洗的衣物、被褥开水煮沸、暴晒,以杀灭虫卵。未愈者,可再治疗1个疗程。

【预防及调摄】

(1) 加强卫生宣传,对公共浴池、旅馆、车船上的公用衣被应定期清洗消毒。

(2) 注意个人卫生,在浴池、宾馆等场所自备毛巾、浴巾。

(3) 发现患者应及时治疗隔离,阴虱患者应与性伴同治。

(4) 虱病患者使用过的日常用品宜用开水烫洗、暴晒,以彻底杀灭虫卵。

(李咏梅)

第四节 蠼螋疮

蠼螋疮是人体皮肤接触隐翅虫体内毒液引起的急性皮肤病。隐翅虫属甲虫类,为蚁状小飞虫,夜晚活动,叮咬人体时可分泌强酸毒液而损伤皮肤。皮损特点为接触部位出现条索状、点片状水肿型红斑,其上有密集排列的丘疹、水疱和脓疱,数目不定,自觉瘙痒、灼热,自身接种的皮损常呈抓痕状,可有糜烂及渗出,疱液沾染到其他部位正常皮肤可引起新皮损。本病多见于夏秋季节雨后闷热天气,各个年龄人群皆可患病。相当于西医的隐翅虫皮炎(paederus dermatitis)。

【病因病机】

本病总因起居不慎,外感蠼螋虫毒,虫毒湿热互搏,蕴郁肌肤所致。

【临床表现】

皮损好发面部、颈部、四肢及躯干等暴露部位。主要表现为接触虫毒数小时至1~2日后,接触部位出现条索状、点片状水肿型红斑,其上有密集排列的丘疹、水疱和脓疱(图7-4),部分损害中心脓疱融合成片,可继发糜烂、渗出、结痂及表皮坏死,疱液沾染到其他正常皮肤可引起新皮损,若发生于眼睑及外阴部位则肿胀明显。自觉瘙痒、灼痛感。严重者可伴发热、头晕,局部臖核肿痛。病程约1周。愈后留有暂时性色素沉着。

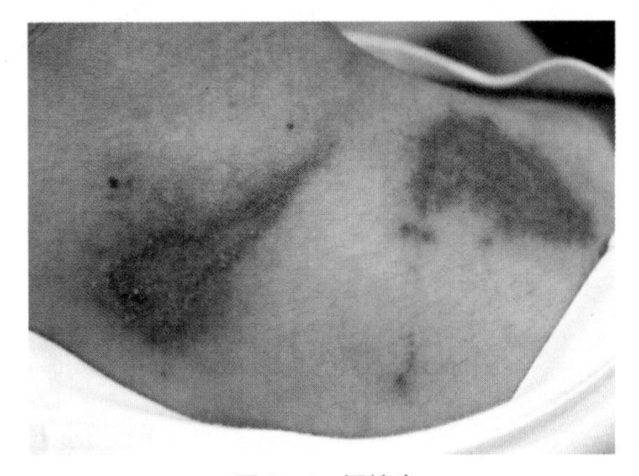

图7-4　蠼螋疮

【诊断要点】

(1) 夏秋季节暴雨后,有隐翅虫接触史。

(2) 皮肤暴露部位出现点簇状、线状或片状红斑,略水肿,上有密集丘疹、水疱或脓疱,并伴有瘙痒或灼热、疼痛症状。

【鉴别诊断】

急性湿疮　无明显的隐翅虫接触史,皮损多对称分布,呈多形性,以红斑、丘疱疹为主,糜烂、渗液甚,无明显的点簇状或线状表现。

【治疗】

本病常以外治为主,一般不需内治。若症状严重证属热毒蕴肤证者,可辨证治疗。

(一) 辨证论治

主症: 面部、颈部、四肢及躯干等散在红斑,呈点簇状、线状或片状,上有密集丘疹、水疱或脓疱,瘙痒或灼热疼痛,严重者皮损红肿明显,疼痛剧烈;伴发热,头晕,局部臖核肿痛;舌质红,苔黄腻,脉滑数。

治法: 清热利湿,凉血解毒。

方药: 黄连解毒汤加减。皮损红肿明显者,加生地黄、丹皮、赤芍等清热凉血消肿;瘙痒剧烈者,加地肤子、白鲜皮、苦参等燥湿止痒;水疱甚者,加茯苓皮、冬瓜皮、白术等健脾利水;伴发热者,加生石膏、炒知母、柴胡等解肌退热。

(二) 外治法

1. 中药溻渍疗法　皮损以水疱为主,渗液明显,可用大黄、黄柏、黄芩、苦参各等份,水煎取汁湿敷患处,每日3次。

2. *中药涂擦疗法* 皮损以红斑为主,灼热疼痛明显,可拟紫草、忍冬藤、白芷、香油等调配复方紫草油,适量外涂患处,每日3次。

(三) 其他治法

局部治疗用清水冲洗后湿敷,可选择1∶5 000～1∶8 000高锰酸钾溶液、生理盐水、0.1%依沙吖啶溶液、5%碳酸氢钠溶液等;红斑损害可选用炉甘石洗剂或糖皮质激素软膏;并发感染者可选用夫西地酸软膏、莫匹罗星软膏等;眼睑、外阴受累者可选用醋酸可的松滴眼液;症状严重者可口服抗组胺药物或短期服用糖皮质激素。

【预防及调摄】

(1) 夏季夜间尤其潮湿气候时,应及时关闭门窗,避免隐翅虫接触。

(2) 隐翅虫全虫成分有明显的毒性,不慎接触,不得拍打,须软性驱赶,避免二次伤害。

(黄 宁)

第八章 物理性皮肤病

导学

外界环境中很多物理因素(如光线、压迫、摩擦、温度等)可直接或间接引起皮肤损害,这些皮肤病变称为物理性皮肤病,常见的有冻疮、日晒疮、暑热疮等,通过学习,要求掌握各病的临床表现、中医辨证论治原则,熟悉各病的病因病机、诊断要点、鉴别诊断,了解外治方法、预防及调摄。

第一节 冻 疮

冻疮是人体遭受寒邪侵袭引起的末梢部位局限性、瘀血性、炎症性皮肤病,其病名始见于《诸病源候论·冻烂肿疮候》。临床上以暴露部位的局部性冻疮为最常见,特点是局部肿胀发凉、瘙痒、疼痛、皮肤紫斑,或起水疱、溃烂,气候转暖后自愈,易复发。各年龄组均可发生,但多见于儿童、妇女和末梢血液循环不良者。西医亦称本病为冻疮(pernio)。

【病因病机】

本病多因寒邪外袭,阳气不达四末,寒凝肌肤,经脉阻隔,致气血瘀滞而发。

1. 寒凝血瘀　严寒侵袭,阴寒凝滞,导致气滞血瘀,血脉运行不畅,不能荣养肌肤,肌肤失于温煦而发为冻疮。

2. 气虚血瘀　素体阳气虚弱,气血运行无力,又受寒冷条件影响,寒性收引,愈发阻滞正常气血运行,导致气滞血瘀而发冻疮。

3. 寒盛阳衰　极度严寒气候,阴寒太甚,内侵脏腑,直中少阴,则可见畏寒蜷卧、四肢厥冷、神志不清、脉微欲绝等阳气衰微的危重证候。

4. 瘀滞化热　寒邪入侵,气血瘀滞不通,日久郁而化热,热盛则肉腐而致疮面溃烂。

【临床表现】

本病好发于初冬、早春季节,寒冷潮湿环境。皮损好发于四肢末端、面部和耳郭等暴露部位。皮损特点为局限性水肿性紫红斑疹或斑块,边界清楚(图 8-1),触之局部温度变低,按之褪色,压力去除后红色逐渐恢复。如受冻时间长,可出现水疱、糜烂、溃疡,愈后留有色素沉着、色素脱失和

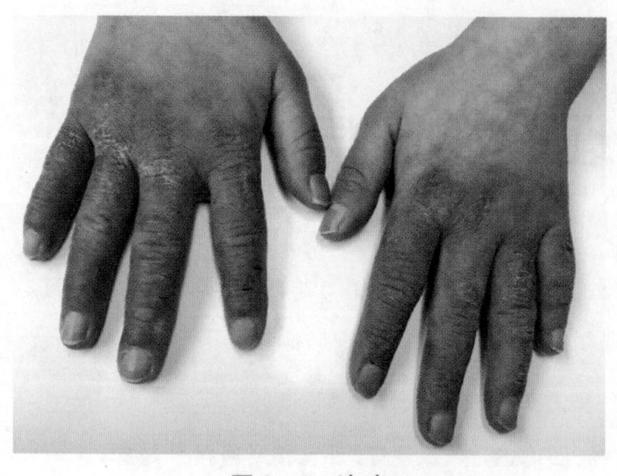

图 8-1 冻疮

萎缩性瘢痕。自觉痛痒,受热后加重。病程慢性,气候转暖可自愈,容易来年复发。

【辅助检查】

一般无特异性,部分患者需要排除冷球蛋白血症及结缔组织疾病。

【诊断要点】

(1) 好发于初冬、早春季节,寒冷潮湿环境。

(2) 皮损常见于四肢末端及面部、耳郭等暴露部位。

(3) 典型皮损为局限性水肿性紫红斑疹或斑块,边界清楚,触之局部温度变低,按之褪色,压力去除后红色逐渐恢复。

(4) 皮损严重者可出现溃疡坏死和结痂。

【鉴别诊断】

1. 猫眼疮　多发生于春秋两季,以手、足、面、颈部多见,皮损为多形性,有特殊的“虹膜状”皮损可资鉴别。

2. 雷诺现象　多由寒冷、情绪激动等诱发,好发于秋冬季节,多为 20～40 岁的女性。受寒冷等刺激后,手指皮肤变苍白,继而变紫变红,最后恢复正常肤色,伴局部发冷、感觉异常、疼痛等症状,但持续时间短暂,与冻疮红斑持续存在、短期难以消除不同,可资鉴别。

【治疗】

(一) 辨证论治

1. 寒凝血瘀证

主症:局部麻木冷痛,肤色青紫或暗红,肿胀结块;或有水疱,发痒,手足清冷;舌淡苔白,脉沉或沉细。

治法:温经散寒,养血通络。

方药:当归四逆汤加减。局部漫肿水疱者,加茯苓、车前子利水消肿。

2. 气虚血瘀证

主症:神疲体倦,气短懒言,面色少华,疮面不敛,疮周暗红漫肿,麻木;舌淡,苔白,脉细弱。

治法:益气养血,祛瘀通脉。

方药:人参养荣汤加减。疮周漫肿暗红者,加桃仁、红花活血化瘀。

3. 寒盛阳衰证

主症:时时寒战,四肢厥冷,感觉麻木,幻觉幻视,意识模糊,倦卧嗜睡,呼吸微弱,甚则神志不清;舌淡苔白,脉微欲绝。

治法:回阳救脱,散寒通脉。

方药:四逆加人参汤或参附汤,加桂枝温经通脉。气虚者,加黄芪补气。

4. 瘀滞化热证

主症:局部坏死,疮面溃烂流脓,四周红肿色暗,疼痛加重;伴发热口干;舌红苔黄,脉数。

治法：清热解毒，活血止痛。

方药：四妙勇安汤加减。热盛者，加蒲公英、紫花地丁清热解毒；气虚者，加黄芪、党参补气健运；痛甚者，加延胡索、制乳香、制没药行气化瘀止痛。

（二）中成药治疗

1. 附子理中丸　温中健脾。适用于冻疮寒凝血瘀证。

2. 人参养荣丸　温补气血。适用于冻疮气虚血瘀证。

（三）外治法

1. 中药涂擦疗法

(1) 红灵酒：活血消肿止痛。适用于皮损未破溃者。用棉签蘸药酒在患处揉擦，每日 2 次。

(2) 生姜辣椒酊：温经散寒，活血解毒。适用于皮损未破溃者。用棉签蘸药酒在患处揉擦，每日 2～3 次。

2. 疱液抽取术　皮损处有水疱者，局部消毒后用无菌注射器抽出疱液，然后外涂生肌白玉膏或红油膏等。

（四）其他治法

1. 针刺疗法　治宜温经散寒、活血止痛，可针三阴交、足三里、关元等穴及阿是穴。

2. 物理疗法　可选用红外线、氦氖激光、半导体激光等照射，以改善局部微循环。

【预防及调摄】

(1) 本病重在预防，应注意防寒保暖；坚持体育锻炼，促进血液循环，提高机体对寒冷的耐受性。

(2) 在寒冷环境下生活及工作的人员要注意局部和全身干燥及保暖，尤其是对手足、耳鼻等暴露及末梢部位要加强保护，可涂防冻霜剂，手套、鞋袜不宜过紧。

(3) 受冻部位不宜立即火烤和热水烫洗，防止溃烂生疮；冻疮未溃发痒时切忌用力搔抓，防止皮肤破溃感染。

(4) 加强营养，多吃豆类、肉类及蛋类等食品，有利于提高耐寒能力。积极治疗贫血等慢性消耗性疾病。

（陈明岭）

第二节　日晒疮

日晒疮是一种因日光照射而引起的皮肤病。急性期以曝光部位出现红斑、水疱或多形性皮损，自觉灼热、瘙痒，有明显季节性为临床特征，好发于春夏季节，以青年男女、儿童多见。慢性迁延患者，皮损表现为浸润性斑块、苔藓样变、结节，瘙痒剧烈，老年男性多见。前者相当于西医的日光性皮炎(solar dermatitis)、多形性日光疹(polymorphous light eruption)，后者相当于西医的慢性光化性皮炎(chronic actinic dermatitis)。

【病因病机】

本病总因禀赋不耐，腠理不密，日光暴晒所致。由于禀赋不耐，腠理不能耐受阳光照射，毒热之邪侵袭于肌肤而发病；或湿热内蕴，复感阳毒，毒热夹湿，蕴蒸肌肤而致；或毒邪日久蕴肤，耗伤阴血，血虚风燥，肌肤失养所致。

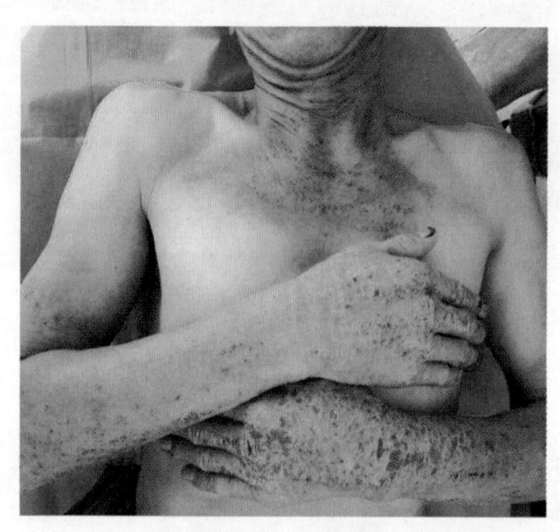

图8-2 日晒疮

【临床表现】

本病常发生于春、夏季。皮损好发于曝光部位，如头面颈(尤其额、双颧、双耳、颈部)、颈前三角区、双手背、前臂等部位(图8-2)。若曝光时身体其他部位裸露，亦可发生于相应部位，严重者，躯干等被遮盖部位亦可累及。皮损表现为红斑、肿胀、丘疹、丘疱疹、水疱，甚至大疱，部分皮疹干涸后脱屑，愈后留不同程度的色素沉着。部分慢性迁延患者，皮损表现浸润性斑块、苔藓样变、结节，可有抓痕、血痂，重者可化脓、坏死，愈后留浅表性瘢痕。自觉皮肤灼热、瘙痒、刺痛，部分患者可伴有发热、头痛、恶心呕吐等全身症状。本病急性发作者病程为2～3周，慢性迁延者可达数年。

【辅助检查】

1. 紫外线红斑反应试验　呈异常反应，主要表现为：① 反应高峰时间晚(正常人12～24小时，患者常为48小时以后)。② 红斑反应强度高。③ 红斑反应持续时间长(正常人3～5日，患者可持续8日以上)。④ 红斑反应消退后无明显色素沉着。⑤ 红斑反应开始消退时，红斑表面会出现丘疹。

2. 光激发试验　本试验能确定疾病的作用光谱，对诊断多形性日光疹有重要价值。尤其是对于就诊时无皮损的患者，进行光激发试验很有必要。

3. 光斑贴试验　对怀疑有光致敏原的患者可行光斑贴试验证明其致敏物，本试验可能对遮光剂、芳香剂等多种变应原显示阳性。

【诊断要点】

(1) 常有明显的光暴露病史。

(2) 皮损好发于头面颈(尤其额、双颧、双耳、颈部)、颈前三角区、双手背、前臂光暴露部位。

(3) 急性发作皮损表现为红斑、肿胀、丘疹、丘疱疹、水疱，甚至大疱；慢性迁延患者，皮损表现浸润性斑块、苔藓样变、结节等。

(4) 自觉瘙痒或刺痛感。

【鉴别诊断】

1. 猫眼疮　皮疹好发于手足及面颊，多发于春秋季节，与日晒无关。皮损为多形性，红斑中央可见虹膜样损害。

2. 漆疮、膏药风 发病突然，皮损发于接触部位，与接触物形态基本一致，以红斑、丘疹、水疱为临床特点。脱离接触致敏物后可缓解。

3. 药毒 发病前有明确用药史，常于用药后突然发生，与季节、日晒无关。

【治疗】

（一）辨证论治

1. 热毒侵袭证

主症：受日光暴晒后皮肤出现潮红、肿胀、红斑、丘疹，自觉刺痛、灼热、瘙痒；伴口干欲饮，大便干结，小便短黄；舌红，苔薄黄，脉数。

治法：清热解毒，凉血退斑。

方药：凉血地黄汤合黄连解毒汤加减。伴有口干欲饮者，可加生石膏清热止渴；大便干结者，可加大黄、枳实泻下通便；小便短黄者，可加白茅根、竹叶、滑石清热利尿。

2. 湿热蕴肤证

主症：受日光暴晒后皮肤出现潮红、红斑、丘疹、水疱、糜烂、渗液、结痂等多形性损害，自觉瘙痒、刺痛；伴身热，神疲乏力，食欲不振；舌红，苔黄腻，脉濡或滑数。

治法：清热除湿，凉血解毒。

方药：清热除湿汤加减。皮肤灼痛者，加紫背天葵清热解毒；瘙痒者，加苦参、白鲜皮疏风散热、燥湿止痒。

3. 血虚夹毒证

主症：病程迁延日久，曝光部位尤其面部、双手、颈部皮肤出现浸润性斑块、粗糙肥厚、苔藓样变、结节、脱屑等症，瘙痒剧烈、受热更甚；伴有口干不欲饮，爪甲失荣；舌淡，苔白，脉细。

治法：养血润燥，清热解毒。

方药：温清饮加减。瘙痒者，加白鲜皮祛风止痒。

（二）中成药治疗

1. 六神丸 清凉解毒，凉血止痛。适用于皮损鲜红，局部红肿疼痛患者。

2. 龙胆泻肝丸 清热利湿解毒。适用于红斑、水疱较重，瘙痒疼痛患者。

3. 润燥止痒胶囊 养血润燥止痒。适用于慢性迁延，皮损肥厚、粗糙、苔藓样变等慢性皮损患者。

（三）外治法

1. 中药溻渍疗法 选黄连、黄芩、马齿苋、地榆等清热燥湿、凉血解毒中药水煎液湿敷，每日1～2次，适用于红斑、水疱、糜烂皮损患者。

2. 中药涂擦疗法 干燥结痂脱屑者则选用甘草油、紫草油外涂，每日2次，润燥止痒；皮损干燥肥厚、苔藓样变、结节斑块等慢性皮疹者选用蛋黄油、除湿止痒软膏等油剂或软膏外涂，每日2次。

3. 中药熏药治疗 可选上述溻渍药物用中药熏药冷喷机喷于患处。

（四）其他治法

1. 针刺疗法 面部发病者选印堂、四白、合谷，上肢发病者取内关、曲池，下肢发病者取三阴交、血海。留针30分钟，每日1次，7次为1疗程。

2. *放血拔罐疗法* 慢性迁延肥厚性皮损,皮损局部由外缘向中心,用无菌梅花针叩刺后留罐5～10分钟,隔日1次,5次为1疗程。面部慎用。

3. *火针疗法* 慢性迁延肥厚性皮损者,皮损处用火针疗法点刺,每周1次,3次为1疗程。

【预防及调摄】

(1) 避免日光暴晒,外出应戴宽边遮阳帽、打遮阳伞、穿长袖衣裤等。

(2) 有本病发作史者,皮肤暴露部位可外擦防晒霜。

(3) 忌食辛辣、鱼腥发物,饮食宜清淡,避免搔抓,防止继发感染。

(4) 避免进食莴苣、泥螺等光敏性食物,尽量避免应用磺胺类、四环素等光敏性药物及具有光敏性的化妆品。

（李　凯）

第三节 暑热疮

暑热疮是因暑夏炎热而引发曝光部位皮肤损害的一种季节性皮肤病,常在每年6～8月发病。以每年夏季高温时皮肤发生的细小红色丘疹,灼热,奇痒难忍,天气转凉后自愈为临床特征。成年人多见。相当于西医的夏季皮炎(dermatitis aestivalis)。

【病因病机】

本病多因暑热炽盛所致。禀赋不耐,暑热毒邪侵袭,暑多夹湿,暑湿之邪搏结于肌肤而发病。暑为阳邪,其性升散,故皮疹颜色常偏于鲜红,易于泛发躯干、四肢。

【临床表现】

本病常见于盛夏。皮损好发躯干、四肢伸侧,呈对称分布,严重者可累及其他部位。皮损表现先为潮红,继而出现成片针头至粟米大小丘疹、丘疱疹(图8-3),搔抓后可出现抓痕、血痂,自觉皮肤灼热、瘙痒,可伴有心烦、胸满、食少纳呆、渴喜冷饮、小便短赤、大便不调。病程长短不定,脱离炎热环境,处理得当可数日内自愈。

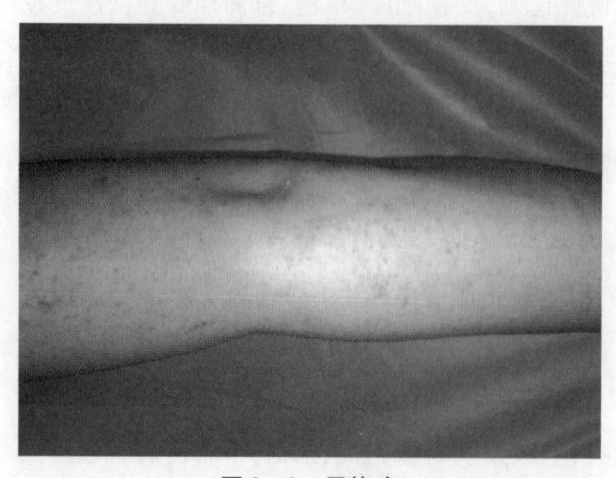

图8-3 暑热疮

【辅助检查】

一般无异常改变。

【诊断要点】

(1) 发于夏季,成年人多见,至秋凉后自行消退。

(2) 皮损好发躯干、四肢伸侧,呈对称分布,严重者可累及其他部位。

(3) 皮损多为潮红,成片针头至粟米大小丘疹、丘疱疹,搔抓后可出现抓痕、血痂。自觉灼热、瘙痒。

【鉴别诊断】

1. 湿疮　皮疹呈多形性,除红斑、丘疹外,大多伴有水疱、糜烂及渗液,至秋凉后不会自愈,且可转为慢性。

2. 汗淅疮　即间擦疹,儿童多见,多发于头面、躯干和褶皱部位,皮损为密集针头大小的丘疹或丘疱疹。

【治疗】

(一) 辨证论治

1. 暑热侵袭证

主症:皮肤鲜红作痒,成片细小红色丘疹,灼热难忍;伴胸满心烦,食少纳呆,面赤多汗,渴喜冷饮,小便短赤;舌红,苔腻,脉洪大。

治法:清暑解毒,凉血清热。

方药:清暑汤加减。食少纳呆者,可加神曲、焦山楂、炒麦芽等消食化积;面赤多汗者,可加龙骨、牡蛎潜阳固涩;小便短赤者,可加竹叶、白茅根等清热利尿。

2. 暑湿蕴肤证

主症:皮疹发红,迭起粟疹或水疱,隐隐作痒;伴胸闷脘胀,食少纳呆,小便黄赤,大便不调;舌红,苔黄腻,脉滑数。

治法:清暑解毒,利湿化浊。

方药:藿香正气散加减。湿蕴化热症见水疱渗出较多者,加苍术、黄柏燥湿清热;瘙痒甚者,加白鲜皮、苦参祛风燥湿止痒。

(二) 中成药治疗

1. 藿香正气液　清暑解毒,化浊利湿。适用于皮损鲜红有水疱,伴有食少纳呆、大便稀溏患者。

2. 银花露、菊花露、一清胶囊　清暑解毒,凉血清热。适用于皮损鲜红,丘疹、红斑为主要皮疹表现患者。

(三) 外治法

1. 中药涂擦疗法　① 黄柏、马齿苋、黄芩等清热解毒中药煎水后湿敷患处或者药浴,每日 1 次,湿敷适用于局部红斑水疱皮损,药浴适用于全身面积较为广泛者。② 外用六一散、青黛散扑于患处,每日 2 次,适用于局部潮湿、水疱或有渗出者。

2. 中药熏药疗法　选用黄连、黄芩、黄柏、地榆等清热燥湿、凉血解毒中药溶液湿敷患处后,用中药熏药冷喷机喷于患处。

3. 中药药浴疗法　选用薄荷、马齿苋、黄连、金银花等清热止痒中药煎成药液药浴,每晚 1 次。

【预防及调摄】

(1) 防暑降温,保持室内通风,勤洗澡,保持皮肤清洁干燥。

(2) 忌食辛辣、鱼腥发物，饮食宜清淡；避免搔抓，防止继发感染。

(3) 皱褶部位保持局部干燥，可外用爽身粉或氧化锌粉。

（李　凯）

附 1　压　疮

压疮是由于患者身体局部长期受压，影响血液循环，导致皮肤和皮下组织营养缺乏而引起的以组织坏死为特点的疾病。多见于长期卧床患者，又称褥疮、压力溃疡(Pressur ulcers)。

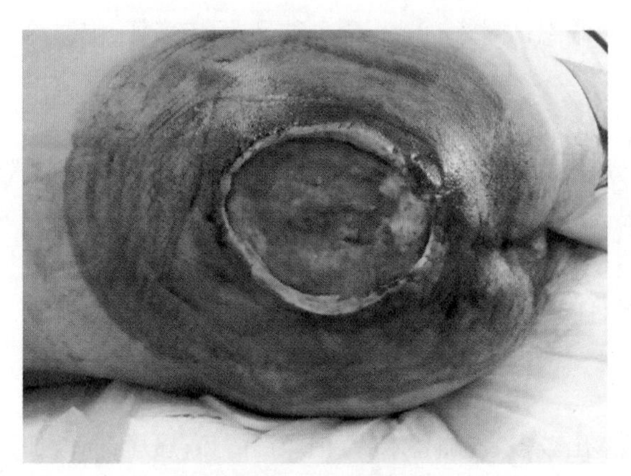

图 8-4　压疮

本病多因长期卧床且体位固定不变，以致身体局部长期受压所致。常见于昏迷、瘫痪等患者，还见于使用石膏、夹板或绷带时，衬垫不当，松紧不适，使局部组织长期受压患者。中医学认为，本病因四肢不用，躯体受压，致气血不畅，经络闭阻，兼之患者多久病卧床，气血亏虚，故而肌肉难生。其好发于受压骨突部位，如骶尾骨、坐骨结节、股骨粗隆、足外踝及足跟等，局部皮肤苍白、灰白，轻度水肿，境界清楚，若病情加重可出现水疱，破溃后形成溃疡，浅者达皮下组织，深者可达肌肉、骨或关节，甚至坏疽(图 8-4)。需与坏疽性脓皮病等相鉴别。

治疗上，多采用中医传统换药方法，可选黄连膏、冰石散、拔毒生肌散、九一丹等根据皮损情况换药，配合辨证论治服用健脾益气、补血生肌中药。

（李　凯）

附 2　鸡眼与胼胝

鸡眼(clavus)与胼胝(callus)均系长期压迫和摩擦受压诱发的角质增生性损害，好发于成人。

本病病因多由于穿尖鞋或足骨畸形，经长久站立或行走，使局部挤压、摩擦，致气血运行受阻、肌肤失养而成。鸡眼皮损为境界清楚、表面光滑的淡黄色或深黄色的倒圆锥状的角质栓(图 8-5)，由于尖端压迫神经末梢，故行走时疼痛、压痛明显。胼胝表现为境界不清楚的黄色或蜡黄色半透明增厚的角质性斑块，扁平或稍隆起，表面光滑，质地坚实，严重者可有压痛。需与跖疣、

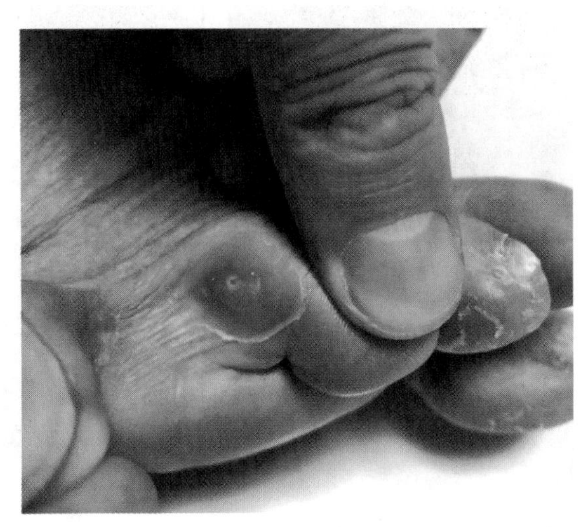

图 8-5　鸡眼

点状掌跖角皮症等疾病相鉴别。

治疗上，首先要去除诱因，尽量避免摩擦和挤压。一般采用外治法，不需内服药物治疗。各种疗法去除角质增生后，可配合中药局部治疗以使足部气血畅行，进一步软化角质并减少复发。病情较轻，愈后良好。

（陈明岭）

附 3　痱

痱为夏季或炎热潮湿环境下常见的一种表浅性、炎症性皮肤病，多见于婴幼儿及肥胖者。相当于西医的痱子(miliaria)。

本病病因多由于盛夏酷暑，暑热熏蒸，炎热之气侵袭肌表，闭阻毛窍，汗溢不畅，郁积腠理所致；或体热汗出，腠理张开，突遇冷水淋激，玄府骤闭，汗不得泄，热毒内郁而致。若经搔抓染毒，毒邪侵肤，则化为脓痱。临床表现根据汗管堵塞和汗液溢出部位的不同，可分为白痱、红痱、脓痱、深痱 4 种类型。白痱又称晶形粟粒疹，好发于躯干和间擦部位，皮损为针尖至针头大浅表性小水疱(图 8-6)，疱壁薄而易破，疱液清，疱周无红晕，1～2 日内吸收，干涸后留有细小鳞屑。红痱又称红色粟粒疹，最常见，好发于肘窝、胸窝、额、颈、躯干、妇女乳房下及小儿头面部等处，皮损为密集排列针尖大小丘疹、丘疱疹，周围绕以红晕，皮损消退后可见轻度脱屑(图 8-7)，自觉轻度烧灼及刺痒感。脓痱又称脓疱性粟粒疹，多由红痱发展而来，好发于四肢屈侧、会阴等皮肤皱褶处及小儿头颈部，皮损为密集的丘疹，顶端有针尖大小的浅在脓疱，细菌培养常为阴性。深痱又称深部粟粒疹，好发于颈部、躯干，常见于反复发作严重的红痱者，皮损表现为密集的、与汗孔一致的非炎性丘疱疹，出汗刺激后皮损加剧。需与夏季皮炎、急性湿疹相鉴别。

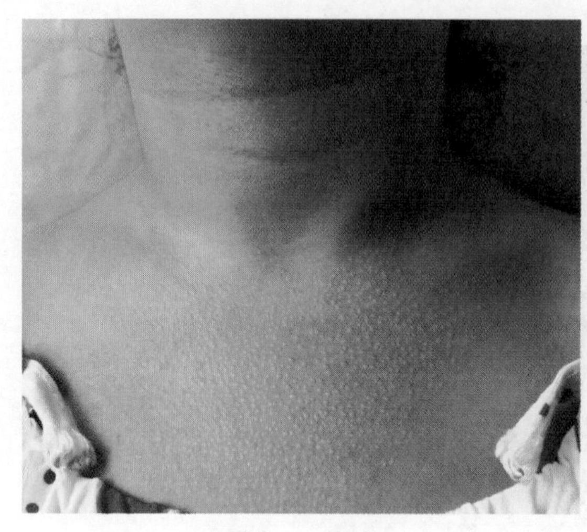

图8-6 白痱

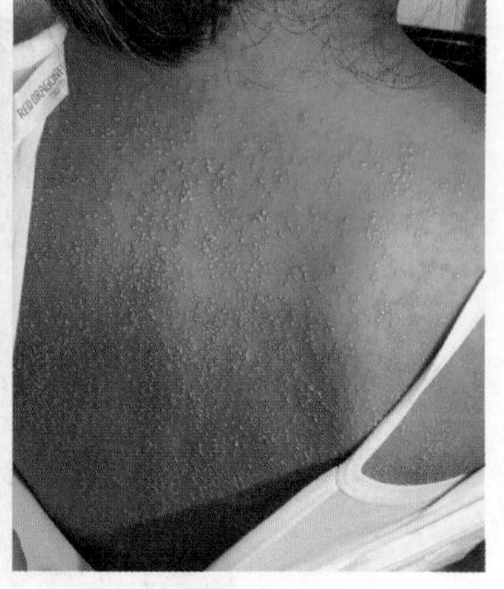

图8-7 红痱

治疗上，多采用清凉解毒止痒类中药的溶液或洗剂外用。病情较轻，愈后良好。

（陈明岭）

附4 砂 疥

砂疥是以出现在手背、手腕等处暂时性丘疹、苔藓样损害为特征的皮肤病。主要发生于小儿，夏秋季节多发。相当于西医的摩擦性苔藓样疹(frictional lichenoid eruption)，又称儿童性丘疹性皮炎。

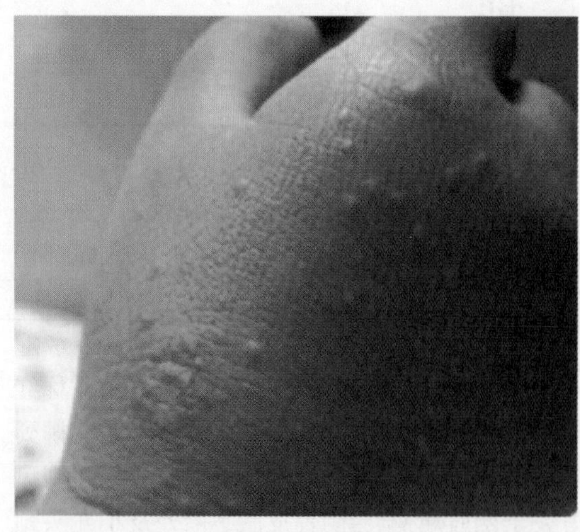

图8-8 砂疥

本病病因多与玩沙土及暴露日晒有关。中医学认为，禀赋不耐，湿邪内生，复受风邪侵扰，内外合邪而致。临床表现为手背、手腕、前臂等暴露部位的灰白色或淡红色针头至小米粒大小的扁平或半球形丘疹(图8-8)，多对称且散在分布，可群集成片，并呈轻度苔藓样变，个别伴有轻度瘙痒。需与儿童丘疹性肢端皮炎、湿疹相鉴别。

治疗上，多采用疏风止痒类中药或糖皮质激素外用。病情较轻，预后良好。

（肖月园）

第九章　变态反应及相关性皮肤病

导学

变态反应及相关性皮肤病是指由变应原引起的一组炎症性皮肤病。其发病机制复杂，主要以血清IgE介导的Ⅰ型变态反应为主。诱发因素不易确定，临床特点是迁延不愈、易反复发作，故防治难度较高，给患者带来了极大的痛苦。本章主要介绍临床常见的变态反应及相关性皮肤病，如接触性皮炎、湿疮、瘾疹、四弯风、唇风、药毒。通过学习，要求掌握各个疾病的基本概念、临床表现、诊断要点和治疗，熟悉病因病机和鉴别诊断，了解辅助检查和预防及调摄。

第一节　接触性皮炎

接触性皮炎(contact dermatitis)是指人体接触某些外源性物质后，在皮肤黏膜接触部位发生的急性或慢性炎症反应，急性期皮损表现为红斑、水疱、大疱、渗出、糜烂等，慢性期皮损表现为皮肤肥厚、苔藓样变等，如接触生漆或闻漆气味而发生的称“漆疮”，俗称“漆毒”“漆痱子”；因敷贴膏药或橡皮膏而发生的皮肤炎症称膏药风等。临床上多为急性经过，但长期反复接触某种致敏物质，也可呈慢性经过。男女老幼均可发病，尤以禀赋不耐者多见。

【病因病机】

本病因先天禀赋不耐，肌肤腠理不密，而后感受毒邪，侵入皮肤，郁而化热，邪热与气血相搏，风热或湿热之毒蕴于肌肤而发病。《诸病源候论·漆疮候》描述：“漆有毒，人有秉性畏漆，但见漆便中其毒。”

【临床表现】

根据病程分为急性、亚急性和慢性，也根据接触物不同而表现不一。

1. 临床分期

(1) 急性接触性皮炎：起病较急，皮损多局限于接触部位。典型皮损为境界清楚的红斑，皮损形态与接触物有关，其上有丘疹和丘疱疹，严重时出现水疱和大疱(图9-1)，疱壁紧张，疱液清亮，破溃后呈糜烂面。常自觉瘙痒或灼痛。去除接触物后经积极处理，一般1～2周内痊愈，遗留暂时色素沉着。若交叉过敏、多种接触物过敏或治疗不当，易导致反复发作、迁延不愈而转化为亚急性和慢性。

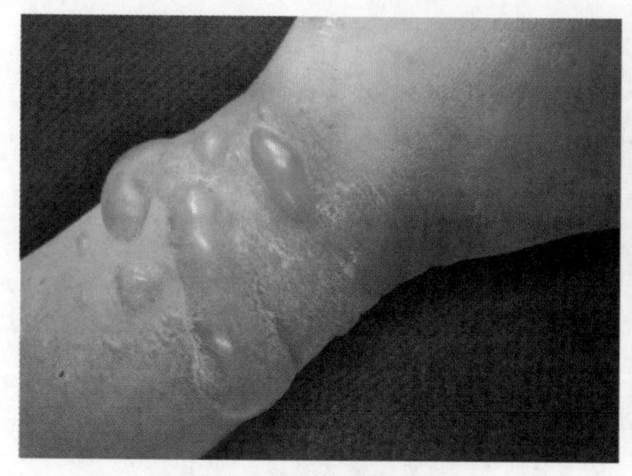

图 9-1 急性接触性皮炎

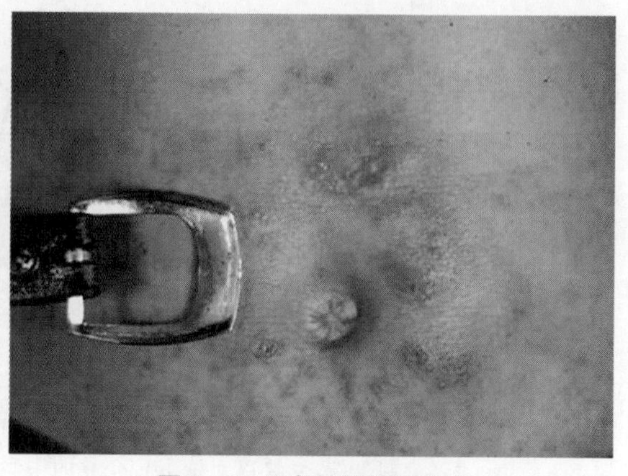

图 9-2 亚急性接触性皮炎

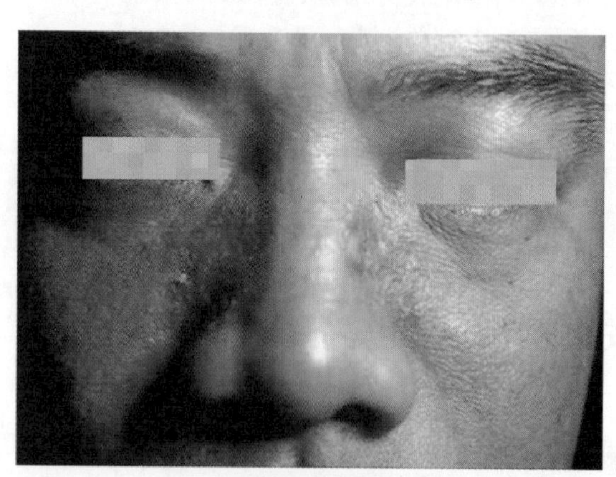

图 9-3 慢性接触性皮炎

(2) 亚急性和慢性接触性皮炎：如接触物的刺激性较弱或浓度较低，皮损开始呈亚急性，表现为轻度红斑、丘疹，境界欠清楚(图 9-2、图 9-3)。长期反复接触可导致局部皮损慢性化，表现为皮损轻度增生及苔藓样变。

2. 常见接触性皮炎

(1) 漆疮：发病前曾接触漆树、漆液或漆器，有的仅嗅及漆气亦能发病，多累及暴露部位。在接触的皮肤上突然发生潮红肿胀、焮热作痒(图 9-4)，甚则伴发丘疹、水疱，搔破则成糜烂，流滋色黄。发于颜面则浮肿较剧，睁眼受限。患者自觉痛痒，严重者伴有恶寒发热、食欲不振等全身症状。

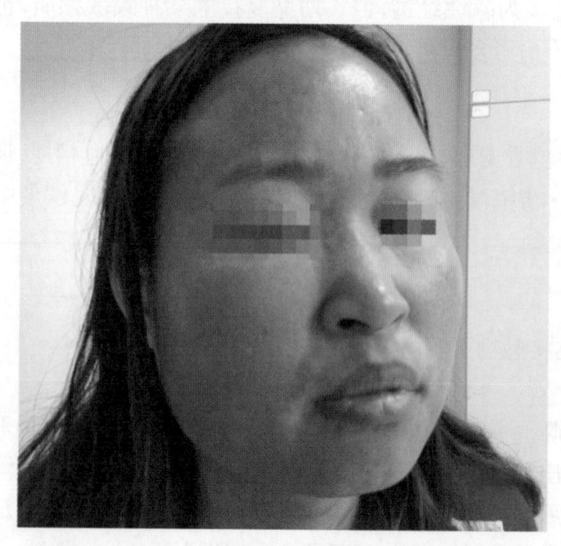

图 9-4 漆疮

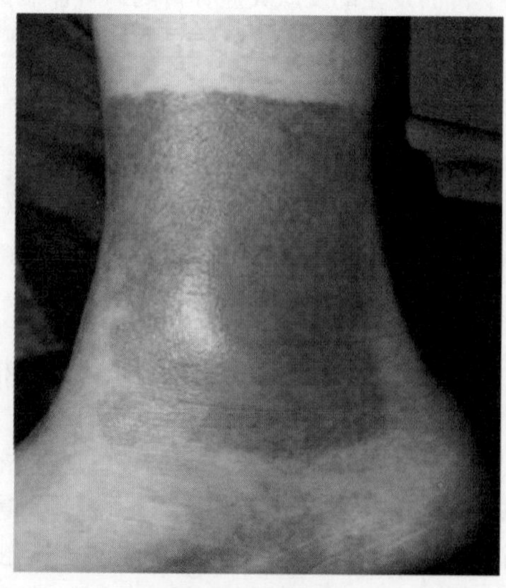

图 9-5 膏药风

(2) 膏药风：主要损害发生在接触刺激的部位。皮肤潮红肿胀，甚则出现水疱、糜烂、流滋。边界清楚，与膏药的形状一致(图 9-5)，是本病的特征。自觉瘙痒、灼热、肿痛等，一般无全身不适。

(3) 化妆品皮炎：由接触化妆品后所致的急性、亚急性或慢性皮炎。病情轻重程度不等，轻者为接触部位出现潮红、丘疹、丘疱疹，重者可在红斑基础上出现水疱，甚至泛发全身。

(4) 尿布皮炎：由于尿布更换不勤，产氨细菌分解尿液后产生氨刺激皮肤而导致；或因尿布材质，婴儿皮肤不耐受直接导致。多累及婴儿的会阴部，有时可蔓延至腹股沟及下腹部。皮损呈大片潮红(图 9-6)，亦可出现斑丘疹和丘疹，边界清楚，皮损形态与尿布接触范围一致。

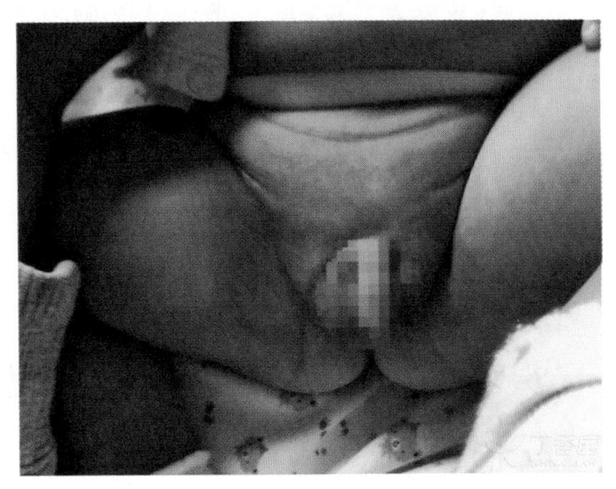

图 9-6　尿布皮炎

【辅助检查】

当病因不明或有数种接触物致病，需要积极寻找病因，可针对可疑致敏物做斑贴试验。

【诊断要点】

(1) 发病前有明确的接触史。

(2) 发生于接触部位，急性期皮损表现为红斑、水疱、大疱、渗出、糜烂等，慢性期皮损表现为皮肤肥厚、苔藓样变等。

(3) 去除病因后经适当处理，皮损可很快消退，再次接触致敏物可复发。

(4) 可用接触物做斑贴试验，如阳性，对确定诊断和致敏原有价值。

【鉴别诊断】

1. 大头瘟　需与漆疮鉴别。大头瘟无明确接触史，全身症状较重，多先有发热恶寒、恶心呕吐、头痛等症，继之面部皮肤焮红水肿，自觉疼痛，血常规中白细胞总数及中性粒细胞均增高。而漆疮有明确的接触史，皮损好发于暴露部位，但不局限于面部，自觉痛痒。

2. 急性湿疮　需与急性接触性皮炎鉴别。急性湿疮病因不明，无接触致敏物病史，皮损呈多形性，境界不清，有趋于慢性或复发的倾向。而急性接触性皮炎有明确的接触史，皮损局限于接触部位，边界清楚，皮损多单一形态，病程短，去除病因后可较快治愈。

【治疗】

(一) 辨证论治

1. 风热蕴盛证

主症：接触部位皮肤焮红肿胀，丘疹、风团、浮肿；伴剧烈瘙痒，搔之更甚；舌红，苔薄黄，脉浮数。

治法：疏风清热止痒。

方药：消风散加减。发于面部者，加金银花、野菊花、黄芩疏风清热解毒。

2. 湿热毒蕴证

主症：皮肤突然焮红成片，肿胀，灼热刺痒，继而可见丘疹、丘疱疹、水疱，甚或出现大疱、血疱，搔破则滋水淋漓、糜烂、渗液，乃至浅表溃疡；伴发热畏寒，恶心呕吐，头痛；舌质红，苔黄，脉滑数。

治法：清热解毒，化湿消肿。

方药：化斑解毒汤加减。渗出较多者，加萆薢、苍术、黄柏清热燥湿。

3. 血虚风燥证

主症：多见于疾病后期，长期反复发病后皮损粗糙肥厚，有鳞屑或呈苔藓样变，瘙痒剧烈；伴抓痕或结痂；舌质淡红，苔薄，脉弦细。

治法：养血润燥，祛风止痒。

方药：当归饮子加减。瘙痒明显者，加蝉蜕、僵蚕、白鲜皮祛风止痒。

（二）外治法

1. 中药涂擦疗法

（1）糊剂或油剂：对于亚急性皮损表现为轻度糜烂者，可选用紫草油、青黛散糊剂、黄连油等外涂，每日2次。

（2）膏剂：慢性期皮损干燥粗糙、鳞屑者，可选用中药软膏类如青黛软膏、普连膏等外涂，每日2次。

2. 中药溻渍疗法　对于急性期皮损以红斑、丘疹、丘疱疹为主，无明显渗出者，选用清热止痒的马齿苋、苦参、黄柏、生地榆、地肤子等中药煎汤，或10%黄柏溶液、三黄洗剂外洗；若水疱糜烂、渗出明显时，可用前药冷湿敷，每日2～3次至皮损收干、颜色变淡。

（三）其他治法

1. 针刺疗法　取尺泽、曲池、合谷、曲泽等穴，毫针刺，均采用单侧交替，用泻法，每日1次，留针20分钟。可用于急性接触性皮炎。

2. 刺络放血疗法　取耳尖、大椎、委中等穴，用三棱针或毫针等刺破穴位，放出适量血液以泄热消肿。可用于急性接触性皮炎。

【预防及调摄】

（1）明确病因，避免继续接触过敏物。

（2）不宜用热水或肥皂水外洗患部，避免摩擦、搔抓，禁用刺激性强的外用药物。

（3）忌食辛辣、油腻、鱼腥等食物。

（4）因职业接触者应加强防护，如穿防护衣袜和戴手套。

（刁庆春）

第二节　湿　疮

湿疮是一种由多种内、外因素引起的具有明显渗出倾向的皮肤炎症性疾病。因皮损有渗出倾向,故名湿疮。又因皮损“瘙痒无时,蔓延不止,抓津黄水,浸淫成片”,故名浸淫疮。另有医家根据其皮损的发病部位和特点而命名为“病疮”“脐疮”“纽扣风”“乳头风”“肾囊风”等。本病发病率高,以多形性皮损、对称分布、易于渗出、自觉瘙痒、反复发作、易成慢性为临床特征。可发生于任何年龄,无明显季节性,但冬季常常反复,以先天禀赋不耐者为多。一般分为急性、亚急性、慢性 3 期,病程不规则,常反复发作,瘙痒剧烈。相当于西医的湿疹(eczema)。

【病因病机】

本病总由禀赋不耐,风、湿、热邪客于肌肤而发。多在禀赋不耐的基础上,因饮食不节,过食辛辣鱼腥动风之品,或嗜酒伤及脾胃,脾失健运,致湿热内生,复外感风湿热邪,内外合邪,两相搏结,浸淫肌肤;或因素体虚弱,脾为湿困,肌肤失养;或因湿热蕴久,耗伤阴血,日久益甚而致血虚风燥,肌肤甲错。

【临床表现】

根据病程和皮损特点,一般分为急性、亚急性、慢性 3 期,也根据部位不同而表现不一。

1. 临床分期

(1) 急性湿疮:起病快,常对称分布,好发于面、耳、四肢等外露部位,腋窝、阴部等皱褶处也常发生。皮损多形性,可见红斑、丘疹、丘疱疹、水疱和糜烂、渗出。皮损常融合成片,境界不清(图 9-7)。自觉瘙痒剧烈,伴灼热感。如染毒可出现脓疱、脓液和脓痂。皮损泛发而严重者,可伴全身不适、低热和烦躁。病若反复发作,可转为慢性。

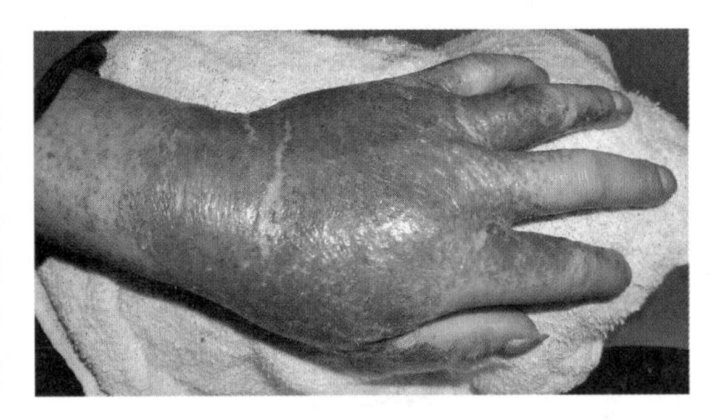

图 9-7　急性湿疮

(2) 亚急性湿疮:局部红肿减轻,皮损呈暗红色,水疱和糜烂逐渐愈合,渗出减少,可有丘疹、少量丘疱疹和鳞屑(图 9-8)。自觉瘙痒,程度轻重不一。病情逐渐好转,遇诱因可再次急性发作,或时轻时重、经久不愈而发展为慢性湿疮。

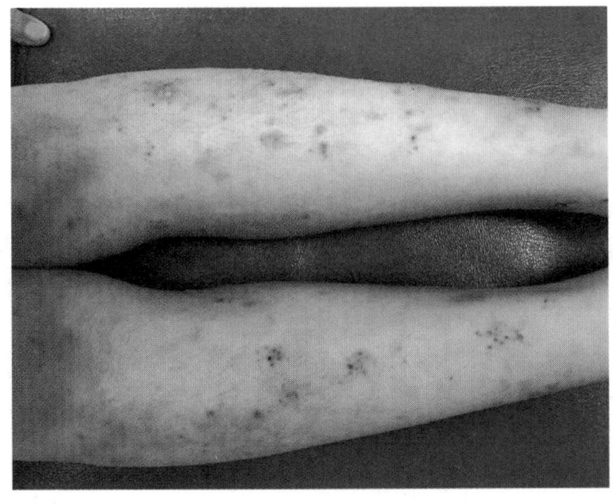

图 9-8　亚急性湿疮

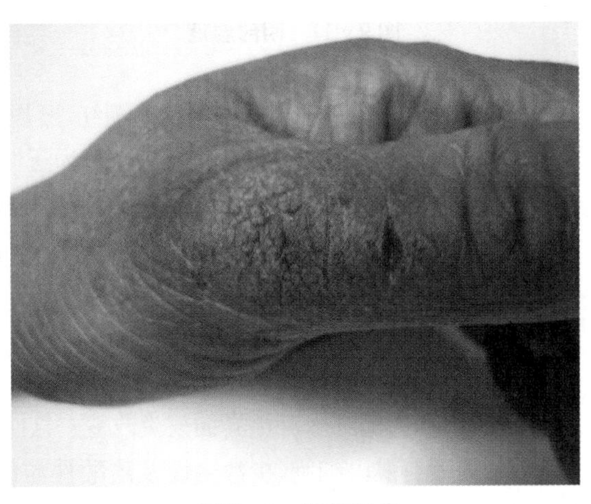

图 9-9　慢性湿疮

(3) 慢性湿疮：好发于手、足、小腿、肘窝、股部、乳房、外阴及肛门等部位，以四肢多见。常由急性及亚急性湿疮迁延而成，或发病即为慢性湿疮。皮损肥厚、粗糙、苔藓样变，可呈角化、皲裂等(图 9-9)。瘙痒程度轻重不一。病情时轻时重，迁延数个月或更久。受某些内、外因素的刺激，可再次急性发作。

2. 常见湿疮

(1) 耳部湿疮：多发生在耳后皱襞处，中医称为"旋耳疮"。皮损表现为红斑、渗液、皲裂及结痂，常对称分布。

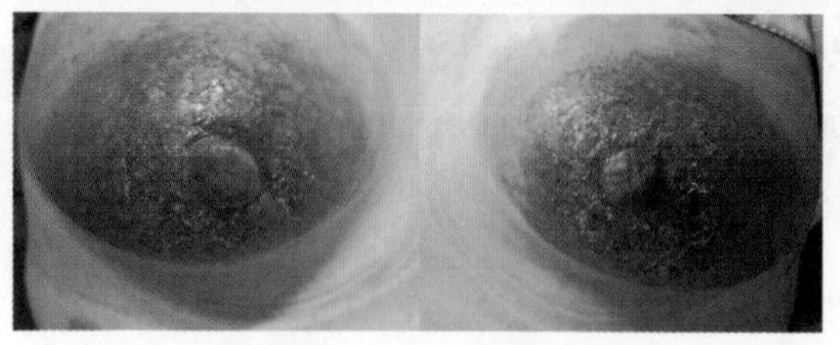

图 9-10 乳房湿疮

(2) 乳房湿疮：主要发生于女性乳房，大多只发生在乳头，有的也可累及乳晕、乳房，中医称为"乳头风"。常表现为边界清楚的皮肤潮红、糜烂、流滋，上覆以鳞屑，或结黄色痂皮(图 9-10)。自觉瘙痒，或因皲裂而引起疼痛。日久色素沉着，常经久不愈。

(3) 阴部湿疮：好发于前后二阴，男女皆可患病。发于男性阴囊部位者中医称为"肾囊风""绣球风"。皮损为淡红色斑片，表面糜烂、渗出、结痂，日久皮肤粗糙肥厚甚至皲裂(图 9-11)。瘙痒剧烈，夜间更甚。若发生肛门周围者，往往有辐射状皲裂，痒痛不适。

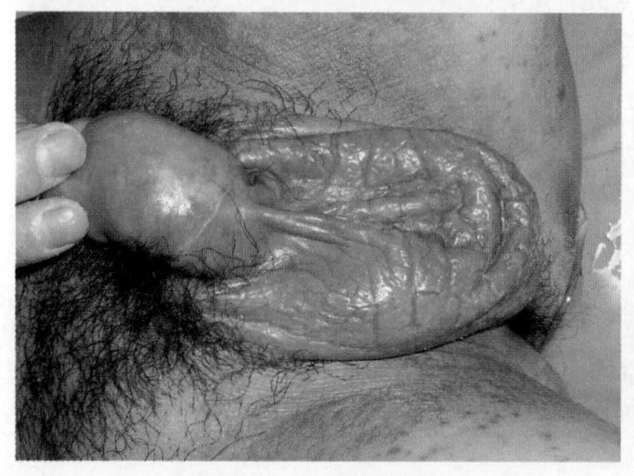

图 9-11 阴部湿疮

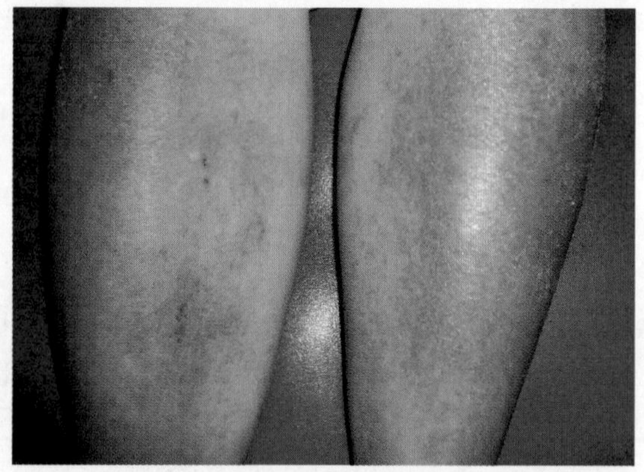

图 9-12 小腿湿疮

(4) 手足湿疮：皮损形态多样，为潮红、糜烂、流滋、结痂，反复发作，可致皮肤肥厚粗糙。自觉瘙痒，冬季常因干燥而皲裂、疼痛。病程极为缓慢。

(5) 小腿湿疮：皮肤表面潮湿、糜烂、流滋，或干燥、结痂、脱屑，干燥者常见于中老年人的"乏脂性湿疹"(图 9-12)。皮损呈局限性或弥漫性分布，伴有臁疮或淤积性皮炎，病程迁延、反复发作，可出现皮肤肥厚粗糙，色素沉着或减退。

【辅助检查】

组织病理为海绵水肿性界面皮炎改变：急性者表皮内可有海绵水肿和水疱，真皮浅层毛细血管扩张，周围有淋巴细胞、少数中性及嗜酸性粒细胞；慢性者有表皮角化过度及角化不全，棘层肥厚，真皮浅层毛细血管壁增厚，胶原纤维可轻度变粗。

【诊断要点】

湿疹的临床特征是对称分布、皮损多形性、渗出倾向、自觉瘙痒、反复发作。

1. 对称分布　好发于面、耳、手、足、前臂、小腿等部位，严重时可泛发全身。

2. 多形性　急性期可见红斑、丘疹、丘疱疹及水疱，可融合成片，严重时糜烂、渗液，如染毒可见脓痂；亚急性期皮损以丘疹、脱屑、痂皮为主，可见少许渗出或色素沉着；慢性期皮损以红斑、斑块、鳞屑、苔藓样变、皲裂为主。

【鉴别诊断】

1. 漆疮、膏药风　需与急性湿疮鉴别。漆疮和膏药风发病前有明确接触史，皮损发于接触或暴露部位，形态单一，境界清楚，去除致敏物后较快治愈。而急性湿疹病因不明，无接触致敏物病史，皮损多形性，境界不清，有趋于慢性或复发的倾向。

2. 摄领疮　需与慢性湿疮鉴别。牛皮癣好发于颈项、四肢伸侧、骶尾部，初为多角形扁平丘疹，后融合成片。典型损害为苔藓样变，皮损边界清楚，无糜烂渗出。而慢性湿疹好发手足、小腿、外阴、乳房等部位，常由急性及亚急性湿疮迁延而成，皮损肥厚、粗糙，局部不当刺激可急性发作。

【治疗】

（一）辨证论治

1. 湿热浸淫证

主症：发病迅速，皮损潮红灼热，瘙痒无度，滋水淋漓；伴身热，心烦，口渴，大便干结，小便短赤；舌红，苔薄白或黄腻，脉滑或数。

治法：清热利湿止痒。

方药：龙胆泻肝汤合萆薢渗湿汤加减。如瘙痒剧烈者，加白鲜皮、地肤子清热燥湿止痒。

2. 脾虚湿蕴证

主症：发病较缓，皮损潮红、瘙痒，抓后糜烂渗出，可见鳞屑；伴有神疲，腹胀便溏；舌淡，苔白或腻，脉弦缓。

治法：健脾利湿止痒。

方药：除湿胃苓汤加减。胸闷腹胀者，加豆蔻、厚朴化湿行气温中；倦怠乏力者，加党参健脾益气。

3. 血虚风燥证

主症：病程日久，皮损色暗红或色素沉着，剧痒，或皮损粗糙肥厚；伴口干不欲饮，纳差腹胀；舌淡，苔白，脉细弦。

治法：养血润肤止痒。

方药：当归饮子或四物消风散加减。瘙痒眠差者，加煅龙骨、珍珠母镇静安神。

（二）中成药治疗

1. 龙胆泻肝丸　清肝胆，利湿热。适用于湿热浸淫证患者。

2. 金蝉止痒胶囊　清热解毒，燥湿止痒。适用于湿热浸淫证患者。

3. 参苓白术丸　健脾益气。适用于脾虚湿蕴证患者。

4. 润燥止痒胶囊　养血滋阴，祛风止痒。适用于血虚风燥证患者。

5. 湿毒清胶囊　养血润燥，化湿解毒，祛风止痒。适用于血虚风燥证患者。

（三）外治法

1. 急性湿疮　皮肤潮红、红斑、丘疹、水疱伴明显渗出者，外治宜清热除湿，给予马齿苋、苦参、黄柏、地肤子、生地榆、野菊花等煎汤，或10%黄柏溶液、三黄洗剂冷湿敷；若渗出不多，可用前药淋洗，每日2次。

2. 亚急性湿疮　丘疹、丘疱疹伴轻度糜烂，给予油剂或糊剂，如青黛散油剂、紫草油等外用；若皮损表现为丘疹、脱屑而无渗出者，可选用中药软膏如青黛软膏、普连膏等外用，每日2次。

3. 慢性湿疮　选用中药软膏，如青黛软膏、普连膏等外涂，每日2次。肥厚明显、苔藓样变者，可给予前药封包外敷，每晚1次。

（四）其他治法

1. 针刺疗法　取大椎、曲池、足三里，配血海、三阴交、合谷。急性期用泻法，慢性期用补法。留针30分钟，每日1次。

2. 火针疗法　慢性湿疹皮损肥厚、苔藓样变者，可用火针直接针刺治疗。每周1～2次。

3. 梅花针放血拔罐疗法　慢性湿疹皮损肥厚、苔藓样变者，用梅花针叩刺皮损处，以潮红不出血为度，然后皮损处行拔罐放血，留罐10分钟，以出血量适中为宜。

【预防及调摄】

(1) 调节情志，起居规律，避免焦躁和过度劳累。

(2) 保湿润肤，避免烫洗、搔抓、日晒和过度清洁。

(3) 清淡饮食，忌食辛辣刺激食物，少食生冷滋腻。

（刁庆春）

第三节　瘾　疹

瘾疹是一种以皮肤突然出现红斑、风团伴瘙痒为特征的皮肤疾病，其名最早见于《素问·四时刺逆从论篇》，曰："少阴有余，病皮痹，隐轸"（"轸"通"疹"），也有中医文献中称"赤白游风"，俗称"风疙瘩"。本病以皮肤风团突然发生，发无定处，时起时消，且消退后不留痕迹，常伴瘙痒为临床特征。可发于任何年龄，四季均可发病，一般女性患者略多于男性。相当于西医的荨麻疹(urticaria)。

【病因病机】

本病总由禀赋不耐，卫外不固，受外界邪毒而诱发。或风寒、风热外袭肌表，营卫不和；或饮食不节致肠胃湿热蕴结，内不得疏泄，外不得透达，郁于皮肤腠理之间而发；或外染毒热，病势急进，热毒炽盛，泛溢肌肤而发为重症；或因平素体弱，病久耗伤气血、卫气失固而发病，常致病情反复，迁延难愈。

【临床表现】

根据病因、病程等特征，可将本病分为急性荨麻疹、慢性荨麻疹、物理性荨麻疹、其他特殊类型荨麻疹。

1. 急性荨麻疹　起病急，常突然自觉皮肤瘙痒，且瘙痒部位出现大小不一的水肿性红斑、风团，形态不规则，搔抓后可融合成片，有时风团呈苍白色(图 9－13)。数分钟至数小时瘙痒减轻，皮损消退，且不留痕迹，一般不超过 24 小时，但风团可反复发作，此起彼伏。本病亦可发生在呼吸道、消化道黏膜而引起胸闷、呼吸困难、喉头水肿、腹痛、腹泻等不适，严重时引起窒息，甚至危及生命。病程不超过 6 周，一般 1～2 周内经治疗痊愈，部分患者可未经治疗自愈。

2. 慢性荨麻疹　皮损反复发作达每周至少 2 次并连续 6 周以上者，称为慢性瘾疹。患者一般全身症状较轻，风团时多时少，反复发作数个月至数年不等，部分患者与感染或系统疾病背景相关，如系统性红蝴蝶疮、甲状腺疾病等。

图 9－13　急性荨麻疹

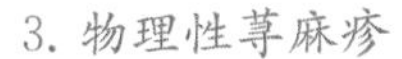
3. 物理性荨麻疹

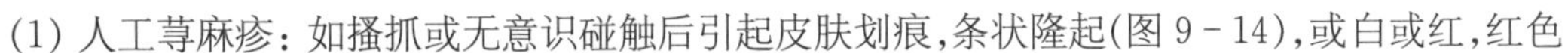
(1) 人工荨麻疹：如搔抓或无意识碰触后引起皮肤划痕，条状隆起(图 9－14)，或白或红，红色为多，瘙痒或有或无，不痒亦可影响生活。病情可数个月、数年不愈。

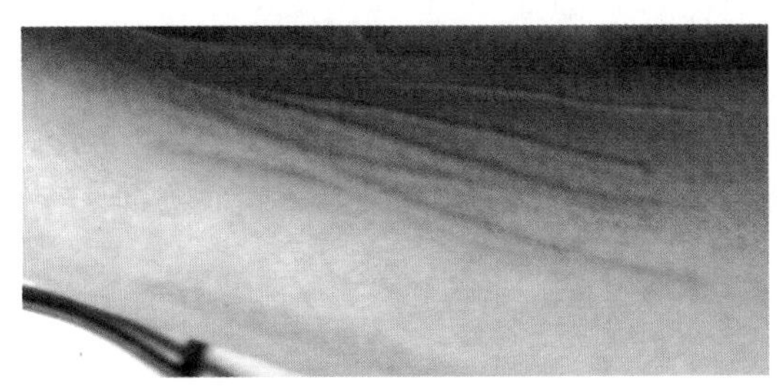

图 9－14　人工荨麻疹

(2) 寒冷性荨麻疹：分家族性和获得性，前者可幼儿发病，持续终身；后者表现为接触冷风、冷水或冷的物品后局部发作红斑、风团，严重者出现口唇麻木、手麻、胸闷、心悸、腹痛、腹泻，甚至晕厥、休克。本型可为冷球蛋白血症等疾病的临床表现之一。

(3) 日光性荨麻疹：皮肤暴露于日光数分钟后，局部迅速出现瘙痒性红斑、风团，数小时后消失。严重者非暴露部位亦可发生，自觉刺痒或刺痛感，本型难治。

(4) 压力性荨麻疹：压力刺激后出现局部瘙痒性红斑、风团，伴灼热感，可持续数小时不退，久坐、久卧于硬物上或穿紧身衣等导致病情发作，或其他紧束部位多发，如腰带处、女性文胸处等。

(5) 热性荨麻疹：亦分为先天性和获得性两种，皮肤受热后数分钟内可出现发红、肿胀，伴刺痛、灼热感。

4. 特殊类型荨麻疹

(1) 胆碱能性荨麻疹：运动、受热、日晒、摄入热性食物或情绪紧张等引发皮疹。一般为直径 1～3 mm 的小风团(图 9－15)，周围有明显红晕，有时可见卫星状风团，也可只有剧烈瘙痒而无皮疹，部分患者汗出后或置身阴凉处则瘙痒迅速缓解。多发于青年，男性多于女性。

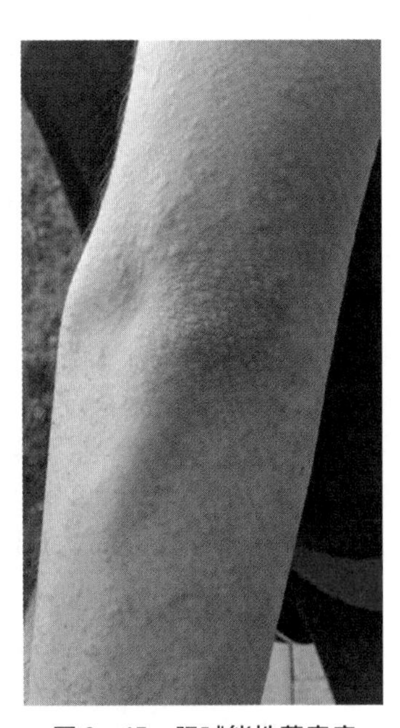

图 9－15　胆碱能性荨麻疹

(2) 接触性荨麻疹：皮肤接触某些变应原后发生风团或者红斑，如某些化学物质、昆虫毒液、有毒植物等。

(3) 水源性荨麻疹：皮肤接触水后即刻或数分钟后出现红斑、风团，多发于面颈部、上肢，伴瘙痒，多于1小时内可消退。

【辅助检查】

急性发作者可检查血常规，若感染导致者可见中性粒细胞升高，过敏引起者部分可见嗜酸性粒细胞升高。反复发作不愈者，可做自体血清皮肤试验（ASST）、过敏原筛查、血清总IgE、甲状腺功能等来寻找病因。

【诊断要点】

本病皮损表现为红斑、风团，发无定处，时起时消，消退后不留痕迹，伴剧烈瘙痒，严重时可出现胸闷、喉梗、腹痛、腹泻等全身症状。

【鉴别诊断】

1. 水疥（丘疹性荨麻疹） 需与急性荨麻疹鉴别。丘疹性荨麻疹好发春秋季节，儿童多见，多与昆虫叮咬有关，皮损表现为绿豆至花生大小纺锤形水肿性红斑，有的顶端见水疱，伴剧烈瘙痒。常数日后消退，消退后可见色素沉着。一般无全身症状。而急性荨麻疹皮损为红斑、风团，可于24小时内自行消退，不留痕迹，但皮损可反复发作，严重时伴胸闷、喉梗、腹痛、腹泻等全身症状。

2. 荨麻疹性血管炎 需与慢性荨麻疹鉴别。荨麻疹性血管炎好发于中年，风团持续时间多>24小时，消退后留有色素沉着，伴有疼痛或烧灼感，以及关节疼痛等症状，组织病理学检查示白细胞碎裂性血管炎。而慢性荨麻疹皮损为红斑、风团，可于24小时内自行消退，不留痕迹，但皮损可反复发作。

【治疗】

（一）辨证论治

1. 风热证

主症：风团色鲜红，皮温稍高，自觉瘙痒，遇热则剧，得冷则缓；或伴发热恶风，心烦，口渴，咽干；舌质红，苔薄黄，脉浮数。

治法：疏风清热止痒。

方药：银翘散或消风散加减。口渴者，加玄参、麦冬、芦根清热生津。

2. 风寒证

主症：风团色淡红或苍白，伴瘙痒，遇冷加重，得暖缓解；或伴恶风畏寒，口不渴；舌质淡红，苔薄白，脉浮紧。

治法：疏风散寒，调和营卫。

方药：麻黄桂枝各半汤或桂枝汤加减。瘙痒者，加荆芥、防风疏散外风以止痒。

3. 肠胃湿热证

主症：风团色泽鲜红，风团出现与饮食不节有关；多伴腹痛腹泻或呕吐胸闷，大便黏或便秘；舌红苔黄腻，脉数或濡数。

治法：清热利湿，祛风止痒。

方药：防风通圣散或除湿胃苓汤加减。腹泻里急后重者，加葛根、木香升阳理气；胸闷者，加瓜蒌、大腹皮行气宽中；呕吐者，加半夏降逆止呕；食滞者，加山楂消食。

4. 毒热炽盛证

主症：发病突然，风团鲜红灼热，融合成片，甚则弥漫全身，瘙痒剧烈；或伴壮热恶寒，口渴喜冷饮；或面红目赤，心烦不安，大便秘结，小便短赤；舌质红，苔黄或黄干燥，脉洪数。

治法：清营凉血，解毒止痒。

方药：犀角地黄汤合黄连解毒汤加减。皮损部灼热者，加金银花、野菊花疏风清热解毒；皮损部肿胀者，加泽泻、猪苓利尿渗湿。

5. 气血亏虚证

主症：风团色泽淡红，或与肤色相同，反复发作，迁延数个月乃至数年不愈，或劳累后加重；伴头晕心慌，神疲乏力，唇色白，失眠；舌质淡，苔薄白，脉细。

治法：益气养血固表。

方药：当归饮子或八珍汤加减。心烦失眠者，加首乌藤、合欢花、酸枣仁安神；瘙痒甚者，加蝉蜕、僵蚕祛风止痒。

（二）中成药治疗

1. 玉屏风颗粒　益气固表。适用于气血亏虚证，皮疹色淡，遇寒加重，畏风怕冷患者。

2. 防风通圣颗粒　解表通里，清热解毒。用于急慢性荨麻疹属肠胃湿热证患者。

（三）外治法

1. 中药敷脐疗法　蝉蜕、细辛、防风等份，研末敷脐，每日1次；或银柴胡、胡黄连、防风、浮萍、乌梅、甘草等份共研细粉，蜂蜜调敷脐部，每日1次。

2. 中药药浴疗法　白鲜皮、紫背浮萍、淡竹叶各30 g，艾叶、防风、荆芥、冰片各10 g，煎汤洗浴，每日1次。

（四）其他治法

1. 针刺疗法　常取双侧曲池、风池、内关、三阴交、血海、合谷等。留针30分钟，每日1次，10次为1疗程。

2. 耳针疗法　取肺、肾上腺、神门、内分泌等，王不留行籽贴胶布于穴位，每日自行按压数次，以轻度胀痛为度，两耳交替，每3～5日1次。

3. 穴位埋线疗法　取双侧肺俞、曲池、血海、足三里、三阴交，便秘者加天枢、大横，每月1次。

4. 刺络放血疗法　一般用于急性荨麻疹，可于耳尖、大椎、肺俞、血海、曲池、风市等穴，每日选1～2个穴位放血，可连续放3～5日。

5. 自血疗法　适用于自体血清试验(ASST)阳性者，抽取自身全血2～4毫升，注入双侧足三里或环跳穴，每周1次，4次为1疗程。

【预防及调摄】

(1) 禁食诱发荨麻疹的药物或食物，避免接触致敏物品。

(2) 忌食鱼腥、海鲜等，忌饮酒，宜清淡饮食。

(3) 锻炼体质，保持心情舒畅。

（刁庆春）

第四节　四弯风

四弯风是一种与遗传过敏体质相关的慢性炎症性皮肤病。好发于四肢屈侧,以反复发作的湿疹样皮疹和皮肤干燥、瘙痒为临床特点,严重影响患者生活质量。多见于儿童,大多数婴儿期发病,常伴哮喘、过敏性鼻炎等过敏性个人史或家族史。根据不同年龄段的表现可分为婴儿期、儿童期和青少年及成人期3个阶段。中医医籍中记载的"奶癣""胎癥疮"等也属于本病的范畴,相当于西医的特应性皮炎(atopic dermatitis,AD)

【病因病机】

中医学认为,本病发病的根本原因在于素体禀赋不耐、脾胃虚弱,加之饮食失调、七情内伤、外感淫邪等因素,致胎毒遗热,火郁肌肤发为疮疡;或风火湿毒,蕴结肌肤,致疮疹瘙痒不休;病程日久,阴血耗伤,致虚致瘀,则肌肤更加失去濡养。

1. 心脾积热,火郁肌肤　《外科正宗》曰:"奶癣,儿在胎中,母食五辛,父餐炙爆,遗热与儿,生后头面遍身发为奶癣,流脂成片,睡卧不安,搔痒不绝。"由于母体孕育时期过食肥甘厚腻之品,或母体七情内伤,五志化火,遗热于胎儿,导致胎儿先天禀赋不耐,素体心脾积热,加之感受外界风邪,火郁肌肤而发病。

2. 心火脾虚,湿热互结　《疡科心得集》记载:"诸痛痒疮,皆属于心;诸湿肿满,皆属于脾。心主血,脾主肉,血热而肉湿,湿热相合,浸淫不休,溃败肌肤,而诸疮生矣。"《脾胃论》曰:"脾胃气衰,元气不足,则心火独亢……火与元气不两立,一胜则一负。"心火与脾虚交织互见,脾虚则水湿不运,湿邪内生,心火偏胜,热扰神明则烦躁不安,心火与湿邪博结,浸淫肌肤,则疮疹发作,瘙痒不休。

3. 脾虚湿蕴,缠绵反复　中医学认为,脾胃为"后天之本""气血生化之源"。由于患儿素体脾胃虚弱,加之后天喂养不当,饮食失节,过食生冷、暴饮暴食、嗜食辛辣油腻肥甘的食物等,而致脾失健运,湿从内生,蕴结肌肤,湿性黏滞致病情缠绵反复。

4. 脾虚血燥,肌肤失养　"久病必虚""久病必瘀",由于患者脾胃虚损,气血生化乏源,加之病程日久,风火湿毒久稽,耗血伤阴,致虚致瘀,化燥生风,使肌肤失去濡润,皮肤干燥粗糙、瘙痒不休。

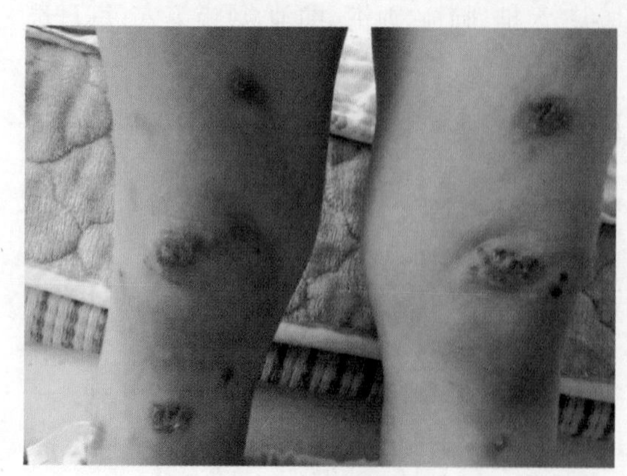

图9-16　四弯风

【临床表现】

本病患者常经历婴儿期、儿童期和青少年及成人期的逐渐演变,也可在不同时期分别发病,不同阶段临床表现不同。

1. 婴儿期(0～2岁)　约60%患儿于1岁以内发病,以出生2个月以后为多。初发皮损为面颊部的瘙痒性红斑,继而在红斑基础上出现针头大小的丘疹、丘疱疹,密集成片,皮损呈多形性,境界不清，搔抓、摩擦后很快形成糜烂、渗出和结痂等；皮损可迅速扩展至其他部位（如头皮、额、颈、腕、四肢屈侧等）。病情时重时轻，某些食品或环境等因素能使病情加剧，可出现继发感染。一般在2岁以内逐渐好转、痊愈，部分患者病情迁延并发展为儿童期四弯风。

2. 儿童期（2～12岁）　多在婴儿期四弯风缓解1～2年后发生并逐渐加重，少数自婴儿期延续发生。皮损累及四肢屈侧或伸侧，常限于肘窝、腘窝等处，其次为眼睑、颜面部。皮损暗红色，渗出较婴儿期为轻，常伴抓痕等继发皮损，久之形成苔藓样变。此期瘙痒仍剧烈，易形成“瘙痒—搔抓—瘙痒”的恶性循环。

3. 青少年及成人期（≥12岁）　可从儿童期发展而来或直接发生，好发于肘窝、腘窝、四肢、躯干。皮损常表现为局限性苔藓样变，有时可呈急性、亚急性湿疹样改变（图9-16）。部分患者皮损表现为泛发性干燥丘疹，瘙痒剧烈，搔抓后出现血痂、鳞屑和色素沉着等继发皮损。

【辅助检查】

可伴有外周血液中嗜酸性粒细胞增多、血清IgE水平升高等。此外，皮肤点刺试验、特应性斑贴试验有助于寻找过敏原。

【诊断要点】

本病的诊断主要根据临床表现和病史，患者往往有剧烈的皮肤瘙痒症状，大多伴有皮肤干燥。此外，婴儿期皮疹主要发于面颊、额头和头皮，随后可发展至躯干或四肢伸侧；儿童期皮损累及四肢屈侧或伸侧，常限于肘窝、腘窝等处，其次为眼睑、颜面部；成人期好发于肘窝、腘窝、四肢和躯干，主要表现为干燥肥厚性皮损，部分表现为痒疹性皮疹。

目前诊断主要参照国际标准，包括Hanifin & Rajka诊断标准、Williams诊断标准，前者诊断标准的条目相对较多，临床应用较为繁琐；后者简单且敏感性、特异性与前者相似，适用于我国医院人群的临床诊断和流行病学调查。

Williams诊断标准　主要标准：皮肤瘙痒。次要标准：① 屈侧皮肤受累史，包括肘窝、腘窝、踝前或围绕颈周（10岁以下儿童包括颊部）；② 哮喘或过敏性鼻炎史（或4岁以下儿童的一级亲属发生特应性疾病病史）；③ 全身皮肤干燥史；④ 可见的屈侧皮炎（或4岁以下儿童颊部或前额和四肢伸侧可见湿疹）；⑤ 2岁前发病（适用于4岁以上患者）。确定诊断：主要标准+3条或3条以上次要标准。

【鉴别诊断】

1. 摄领疮　多见于成年人。皮损好发于颈项部、眼睑、肘部、骶尾部等处，皮疹表现为多角形扁平丘疹、苔藓样变，多无个人或家族遗传过敏史，也无特殊的皮损发生和发展规律。

2. 婴儿白屑风　见于出生后不久的婴儿，皮疹为累及整个头皮的红斑和油性鳞屑，皮损缺乏多形性特点，亦可累及眉部、鼻唇沟、耳后、颈部等处。自觉轻微瘙痒或不痒。预后良好，往往于数个月之内可痊愈。

【治疗】

（一）辨证论治

1. 心脾积热证

主症：脸部红斑、丘疹、脱屑或头皮黄色痂皮，伴糜烂渗液，有时蔓延到躯干和四肢，哭闹不安；

可伴大便干结,小便短赤;指纹呈紫色,达气关,脉数。常见于婴儿期。

治法:清心导赤。

方药:三心导赤饮加减。面部红斑明显者,加黄芩、白茅根、水牛角(先煎)清热凉血消斑;瘙痒明显者,加白鲜皮燥湿止痒;大便干结者,加火麻仁、莱菔子润肠通便;哭闹不安者,加钩藤、牡蛎镇静安神。

2. 心火脾虚证

主症:面部、颈部、肘窝、腘窝或躯干等部位反复发作的红斑、水肿,或丘疱疹、水疱,或有渗液,瘙痒明显;伴烦躁不安,眠差,纳呆;舌尖红,脉偏数。常见于儿童反复发作的急性期。

治法:清心培土。

方药:培土清心方加减。皮损鲜红者,加羚羊角骨(先煎)或水牛角(先煎)和栀子、丹皮解毒凉血消斑;瘙痒明显者,加苦参、白鲜皮、地肤子燥湿止痒;眠差者,加龙齿(先煎)、珍珠母(先煎)、合欢皮安神助眠。

3. 脾虚湿蕴证

主症:四肢或其他部位散在的丘疹、丘疱疹、水疱;伴倦怠乏力,食欲不振,大便溏稀;舌质淡,苔白腻,脉缓或指纹色淡。常见于婴儿和儿童反复发作的稳定期。

治法:健脾渗湿。

方药:小儿化湿汤加减。皮损渗出者,加萆薢、茵陈、马齿苋祛湿解毒;纳差者,加鸡内金、谷芽、山药健脾消食;腹泻者,加伏龙肝、炒黄连燥湿止泻。

4. 脾虚血燥证

主症:病程日久,皮肤干燥,肘窝、腘窝等处常见苔藓样变,躯干、四肢可见结节性痒疹,皮疹颜色偏暗或有色素沉着;瘙痒明显,可伴抓痕、血痂,面色萎黄,或腹胀纳差,或大便偏干,眠差;舌质偏淡,苔白或少苔,脉细或濡缓。常见于青少年和成人期。

治法:健脾燥湿,养血润肤。

方药:健脾润肤汤加减。瘙痒明显者,加白鲜皮、苦参祛风止痒;情绪急躁者,加钩藤、牡蛎平肝潜阳;眠差者,加龙齿、珍珠母、百合镇静宁心安神。

(二) 中成药治疗

1. 参苓白术散(丸) 健脾渗湿。适用于婴儿和儿童反复发作的稳定期患者。

2. 润燥止痒胶囊 养血祛风。适用于青少年及成人期反复发作的稳定期患者。

(三) 外治法

1. 中药药浴疗法 急性期皮损渗液为主者,可选用马齿苋、地榆、黄柏、苦参、地肤子、野菊花、金银花等加水煎煮;慢性期皮疹以丘疹、苔藓样变为主者,可选用当归、生地黄、黄精、鸡血藤、土茯苓、蛇床子、薄荷等加水煎煮。将前述药液加入沐浴盆中,再加水调成适当浓度和温度的浴液,患者裸身浸泡,每次 20 分钟左右,每日 1 次。

2. 中药溻渍疗法 急性期皮疹红肿、糜烂、渗出者,可选用黄精、金银花、甘草或清热解毒收敛的中药如黄柏、生地榆、马齿苋、野菊花等加水 2 000 ml,水煎至 1 000～1 500 ml,待冷却后取适量间歇性开放性冷溻渍。

3. 中药涂擦疗法 干燥、脱屑、肥厚苔藓样皮损,可选用 5%～10%黄连软膏、复方蛇脂软膏或其他润肤膏涂擦。间隔期也可外搽 5%～10%甘草油或紫草油、青黛油、黄连油、蛋黄油等。

（四）其他治法

1. *推拿疗法*　特别适合于12岁以下小儿，可指导患儿父母为其进行推拿治疗，涂抹润肤剂后，辅以按摩手法。发作期可清天河水、揉中脘、沿两侧膀胱经抚背；缓解期可摩腹、捏脊、揉按足三里等。

2. *针刺疗法*　根据病情选穴，急性期取大椎、曲池、肺俞、委中、血海、足三里、三阴交、阴陵泉等，慢性期取血海、足三里、三阴交、阴陵泉等。虚证施补法，实证施泻法，留针30分钟。急性发作期每日1次，慢性期隔日1次。

【预防及调摄】

1. *皮肤护理*　全身的润肤保湿护理应每日至少涂抹2次，并建议尽早、足量、长期坚持；洗浴时水温不宜过高，时间一般5～10分钟。沐浴产品应选用温和、刺激性小的中性产品。洗澡后应立即全身涂抹润肤保湿剂。

2. *日常生活调护*　注意避免皮肤的接触刺激和致敏，如衣物的纤维、化妆品中的乳化剂、香料、防腐剂等；定期清洁居住和工作环境，避免或减少暴露于尘螨、花粉、动物皮屑、汽车尾气、香烟等环境；减少或不吃刺激性食物，多进食新鲜蔬菜、肉类和水果，忌辛辣、煎炸、冰冻寒凉等刺激性和不易消化的食物，饮料、饼干、香肠、蜜饯等加工食品不宜过多食用，一旦发现过敏食物应尽量避免摄入，但不强调盲目的饮食限制和忌口；起居有度，作息规律，避免熬夜，养成良好的睡眠习惯，鼓励适度的体育锻炼。

3. *情绪调节*　患者应注意舒缓情绪，避免精神过度紧张；家长或护理人员应理解和关爱患者，鼓励患儿表达和调整情绪。

（陈达灿）

第五节　唇　　风

唇风是唇部黏膜慢性炎症性疾病，以唇黏膜红肿痒痛、干燥开裂、溃流黄水、反复脱屑为临床特征。大多发生于下唇部，好发于秋冬季节，多见于青年女性。相当于西医的慢性唇炎(chronic cheilitis)。

【病因病机】

本病常因禀赋不耐，内有脾胃积热，外因日晒、风吹或舔唇、咬唇等习惯所致，内外合邪致风热相搏，上熏于唇而发病；或日久阴虚血燥，唇肤失养而发病。

【临床表现】

本病好发于下唇，亦可累及上唇。初起唇部轻微肿胀，逐渐明显，呈暗红色，可破溃糜烂，流出黄色液体，上覆黄色痂皮、鳞屑，并反复剥脱。日久不愈者，可表现为口唇黏膜肿胀、肥厚、干燥、皲裂、弹性差(图9-17)。因干裂不适，患者常喜舔润嘴唇及口周皮肤，借以减轻痛苦。自觉灼热疼

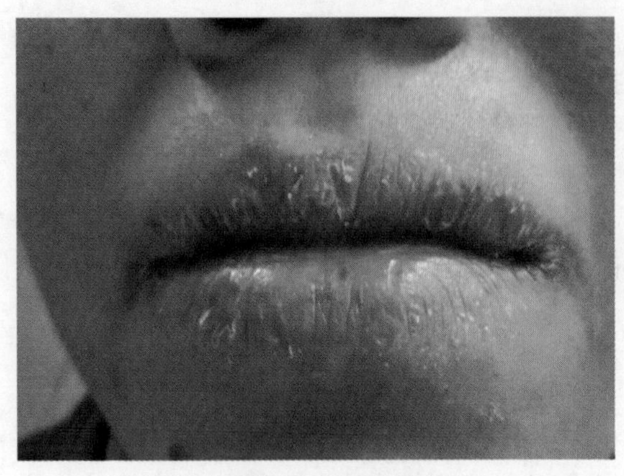

图 9 - 17 唇风

痛、痒、干燥、紧绷感。本病病程缓慢，反复发作，可持续数个月或数年不愈。

【辅助检查】

无特异性改变。

【诊断要点】

(1) 好发于秋冬季节，多见于青年女性。

(2) 好发于下唇，亦可累及上唇。

(3) 初起唇部肿胀潮红、稍有局部脱屑，以后发展为肿胀明显，糜烂、渗液、结痂、干燥、皲裂等改变。

(4) 自觉局部痒、灼热或疼痛。

【鉴别诊断】

1. 茧唇　初起在唇缘部有一无痛而局限的硬结，其表面的溃疡常有痂皮覆盖，状如蚕茧，揭去痂皮易出血。其后逐渐长大，溃后出现火山样溃疡，形状不一，坚硬作痛，有恶臭分泌物。

2. 杨梅唇疳　好发于上唇，初起丘疹或硬结，四周肿，溃后呈紫红色，基底平坦，病程短，可自愈，有杨梅疮接触史。

【治疗】

(一) 辨证论治

1. 风热相搏证

主症：唇部肿胀潮红，似无皮之状，溃流黄水，结痂、皲裂、干燥、痛如火燎；伴口干口臭，喜冷饮，大便干燥；舌质红，苔黄，脉滑数。

治法：疏散风邪，清热润燥。

方药：双解通圣散加减。热偏重者，加桑叶、菊花、金银花、生地黄、生大黄等清热。

2. 阴虚血燥证

主症：病程日久，唇部脱屑、干燥、皲裂、出血；伴口燥咽干，五心烦热，形体消瘦，小便短黄，大便干结；舌红少苔，脉细数。

治法：滋阴养血润燥。

方药：生血润肤汤加减。阴虚明显者，加玄参、知母、石斛养阴。

(二) 外治法

1. 中药溻渍疗法　局部红肿、水疱、糜烂者，可选用金银花、甘草适量，煎水后冷溻唇部，每次15～20分钟，每日1～2次。

2. 中药涂擦疗法　① 局部干燥、脱屑、皲裂，可用冰硼散调麻油外涂。每日2～3次。② 唇部红肿明显，可外涂黄连膏。每日2～3次。

(三) 其他治法

1. 针刺疗法　取足三里、阴陵泉、合谷、内庭、中脘。行毫针刺法，补足三里、阴陵泉，泻合谷、内庭，平补平泻中脘。每日1次，10日1疗程。

2. 耳针疗法　取口、胃、大肠、内分泌、心、肝、脾、神门。行耳穴压豆或耳针法，每日或隔日1次，10日1疗程。

【预防及调摄】

(1) 戒除咬唇或舔唇的不良习惯。

(2) 干燥的秋冬季节，唇部可经常涂搽润唇膏，防止燥裂。

(3) 勿过食熏烤厚味，防止脾胃积热。

（席建元）

第六节　药　　毒

药毒是指药物通过口服、注射、皮肤黏膜等途径，进入人体所引起的皮肤及黏膜的急性炎症反应。本病具有一定的潜伏期，常突然发病，除固定红斑型药疹外，皮损呈多形性、对称性、全身性、泛发性，多有面颈部迅速向躯干、四肢发展的趋势。男女老幼均可发病，尤以禀赋不耐者为常见。相当于西医的药物性皮炎(dermatitis medicamentosa)，又称药疹(drug eruption)。

【病因病机】

本病多因禀赋不耐，先天胎中遗热，血分蕴蓄浊恶热毒之气，血热内蕴，加后天染药毒致内热毒邪外达肌表，可发斑疹。

1. 脾失健运，湿毒蕴肤　常因禀赋不耐，过食肥甘厚味之品，脾失健运，蕴化湿热，加之外染药毒，内不得疏泄，外不得透达，湿热与药毒相结，外壅肌肤而发病。

2. 热毒炽盛，燔灼营血　中药丹石刚剂、西药化学毒药多属火毒热性之品、辛温燥烈之药，先天禀赋不耐之人，误食刚剂热药，毒热炽盛，燔灼营血，外伤皮肤，内攻脏腑。

3. 久病损耗　药毒入营，燔灼营血，日久耗伤阴液，渐至气阴两伤。

【临床表现】

发病前有用药史，有一定的潜伏期，首次用药一般为5～20日，平均7～8日内发病。重复用药则常在24小时内发病，短者甚至在用药后瞬间或数分钟内发生。皮损形态多样，可泛发或仅限于局部。临床常见以下类型。

1. 荨麻疹型　皮损表现为大小不等、形状不规则的风团，多泛发全身，重者可出现口唇、包皮及喉头等皮肤黏膜部位的血管神经性水肿。这种风团性皮疹较一般荨麻疹色泽更红艳，持续时间长。部分患者伴有关节痛、腹痛、腹泻等症状，严重者可引起过敏性休克。

2. 麻疹型或猩红热型　较常见，皮损焮红灼热，皮疹色鲜红，针尖至米粒大小的丘疹或斑丘疹(图9-18)，分布稀疏或密集，有自上而下的发疹顺序，以躯干为多，也可扩展到四肢。

3. 固定红斑型　皮损为类圆形或椭圆形的水肿性红色或紫红色斑，边界清楚(图9-19)。炎

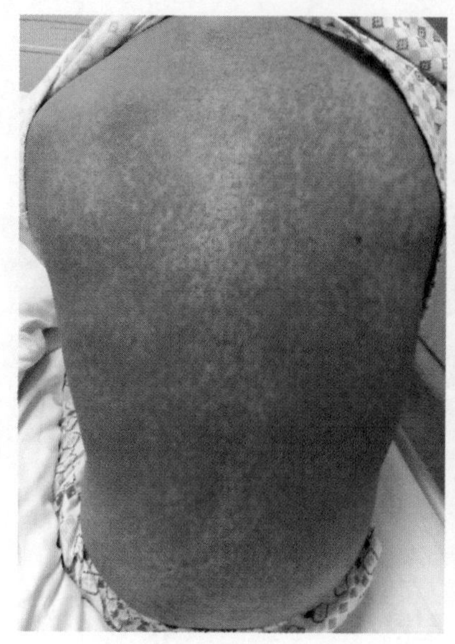

图 9-18 药毒（麻疹型或猩红热型）

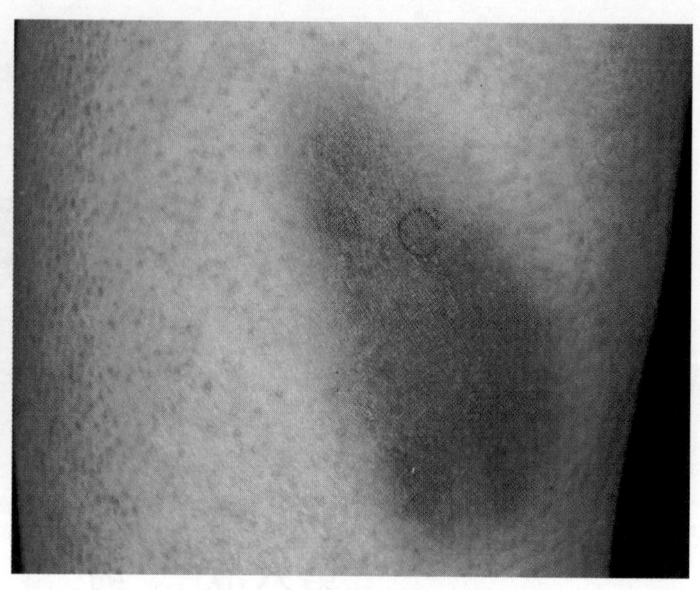

图 9-19 药毒（固定红斑型）

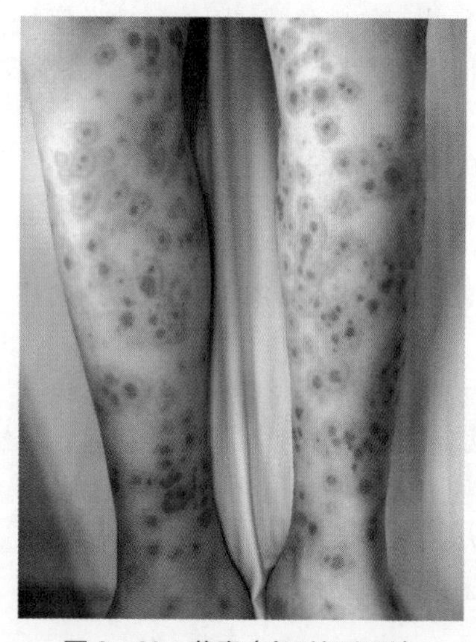

图 9-20 药毒（多形红斑型）

症剧烈者，中央可形成水疱，愈后遗留色素沉着，发作愈频则色素愈深。再次服用相同药物后则在同一部位发生，也可增加新的损害，数目可单个或多个。损害可发生于任何部位，但以口唇、口周、龟头、肛门等皮肤黏膜处为多见，其次为四肢、躯干。皮损一般经7～10日可消退，但发于阴部而出现糜烂、溃疡者，病程较长。

4. 多形红斑型　皮疹为豌豆至蚕豆大、圆形或椭圆形水肿性红斑或丘疹，中央常有水疱，边缘带紫色(图 9-20)，对称性发生于四肢。严重者，口腔、外阴黏膜也出现水疱、糜烂，疼痛较剧。

5. 湿疹皮炎样型　本型特殊，其中部分患者可先由致敏的外用药物引起局部接触性皮炎后，若再内服、注射或外用相同或类似的药物，即可发生泛发性或对称性湿疹样皮疹。

6. 剥脱性皮炎型　本型较为严重，其特点是潜伏期长，首次发病者潜伏期约20日，虽可突然发病，但一般发展较慢。在发展过程中先有皮肤瘙痒、全身不适、寒战高热、头痛等前驱症状，发病后高热可达39～40℃以上，严重者有肝肾功能损害并可出现昏迷、脏器衰竭。皮损初呈麻疹样或猩红热样，多见于胸腹及四肢屈侧，其后皮损迅速扩增，全身潮红、浮肿呈鲜红色至棕红色，以后大量脱屑。有干性和湿性两种，前者手足部可呈大片式剥脱，重者毛发、指甲都可脱落；后者可出现水疱及广泛性糜烂，尤其是皱褶部位。此类药毒，虽停用致敏药物，消退仍较慢，病程常超过1个月。

7. 大疱性表皮松解型　本型为重症药物性皮炎，是最严重的一型。其特点是发病急剧，常有高热、烦躁不安，甚至昏迷。皮损开始常在腋窝、腹股沟部出现大片鲜红色或紫红色斑片

(图 9－21),自觉灼痛,迅速扩大融合,1～2 日内可遍及全身,表面出现疱壁菲薄松弛的大疱,尼氏征阳性,极易破裂,破裂后糜烂面呈深红色,似Ⅱ度烧伤,口腔、支气管、食管、眼结膜等黏膜和肝、肾、心脏及造血系统等系统损害,甚至出现昏迷、死亡。

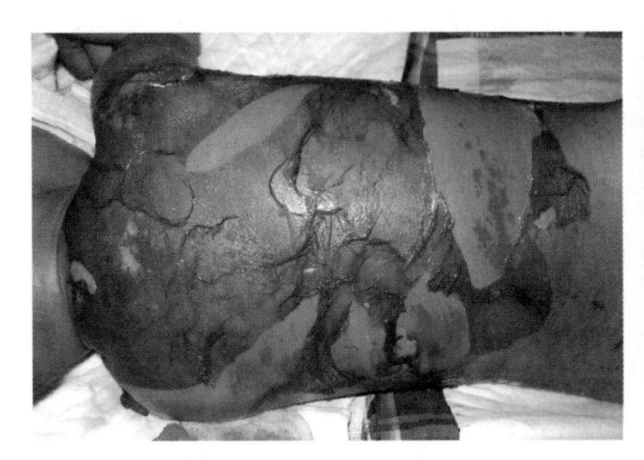
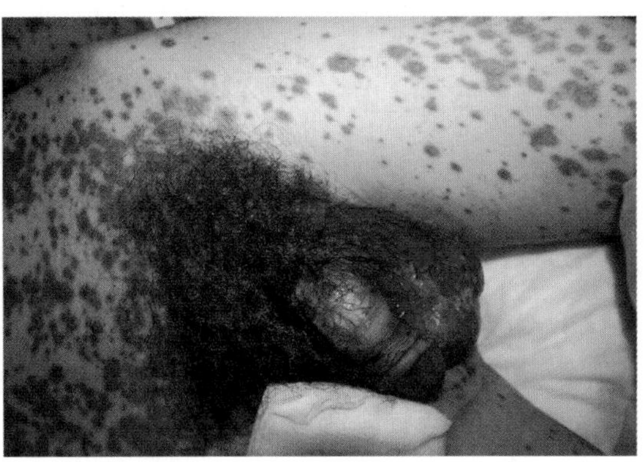

图 9－21　药毒(大疱性表皮松解型)

除上述类型外,还有紫癜型、血管炎样、药物超敏反应综合征等。

【辅助检查】

部分患者可出现血白细胞升高及嗜酸性粒细胞升高,或白细胞、红细胞或血小板减少;重症药疹可有不同程度的肝肾功能损害,以及水电解质紊乱。

【诊断要点】

(1) 有明确的用药史。

(2) 有一定的潜伏期。

(3) 皮疹类型复杂,但多对称分布,颜色鲜红。

(4) 发病突然,自觉灼热、瘙痒。

【鉴别诊断】

1. 疫疬(猩红热)　为一种急性呼吸道传染病,应与猩红热型药毒相鉴别。多发于小儿,典型者有"杨梅舌""口周苍白圈"的临床特征表现。

2. 瘾疹、湿疮、猫眼疮等　应与相应类型药毒相鉴别。这些疾病发病前无用药史及潜伏期,有原发病自身的病程,皮疹发展不如药毒迅速、颜色不如药毒鲜艳。

【治疗】

(一) 辨证论治

1. 湿毒蕴肤证

主症：皮肤处呈红斑、水疱,甚则糜烂、渗液,表皮剥脱;伴剧痒,烦躁,口干,大便燥结,小便黄赤,或有发热;舌红,苔薄白或黄,脉滑或数。

治法：清热利湿解毒。

方药：萆薢渗湿汤加减。湿热较甚者,加龙胆草、栀子清利湿热;痒剧者,加浮萍、白蒺藜祛风止痒。

2. 热毒入营证

主症：皮疹鲜红或紫红，甚则紫斑；伴高热神志不清，口唇焦燥，口渴不欲饮，大便干结，小便短赤；舌绛，苔少或镜面舌，脉洪数。

治法：清营解毒。

方药：清营汤加减。神昏谵语者，加服紫雪丹或安宫牛黄丸清心开窍。

3. 气阴两虚证

主症：皮疹消退；伴低热，口渴，乏力，气短，大便干，小便黄；舌红，少苔，脉细数。

治法：益气养阴清热。

方药：增液汤合益胃汤加减。身热多汗、心胸烦热者，加竹叶、石膏等清余热。

（二）外治法

1. 中药涂擦疗法　① 皮疹以红斑、丘疹为主者，可选用三黄洗剂、三石水、九华粉外搽，每日 2 次。② 皮损以干燥、脱屑为主者，可选用黄连膏、青黛膏外搽，每日 2 次。③ 龟头、女阴黏膜糜烂及溃疡者，可选用月白珍珠散，猪油或麻油调敷患处，每日 2 次。④ 重症有大疱及表皮松解者，用无菌注射器吸干疱液，外扑六一散。

2. 中药溻渍疗法　皮损有浸渍湿烂者，选用马齿苋洗剂，或黄柏、黄连、大黄、地榆、龙胆草等煎水湿敷，再外涂紫草油或湿润烧伤膏，每日 2～3 次。

3. 中药吹附疗法　口腔糜烂者，可选用锡类散、冰硼散、珠黄散吹附在创面上，每日 2 次。

【预防及调摄】

(1) 及时停用致敏药物，慎用化学结构相似的药物，防止交叉过敏。

(2) 皮损忌用热水烫洗及搔抓，重症药疹者应加强皮肤护理，防止继发感染。

(3) 忌食辛辣、鱼腥发物。

（席建元）

第十章 红斑、丘疹、鳞屑性皮肤病

导学

红斑、丘疹、鳞屑性皮肤病是指以红斑、丘疹、鳞屑为主要临床表现的一组皮肤病，分为两类。一类是以红斑为主，红斑是常见的皮肤原发性损害，由于皮肤血管扩张、充血所致，分非炎症性和炎症性两种；另一类是以丘疹、鳞屑为主，鳞屑是常见的皮肤继发性损害，这一类疾病除有明显的丘疹、鳞屑外，还有红斑、斑块，甚至水疱、脓疱等原发性损害。本章节涵盖了常见的红斑、丘疹、鳞屑性皮肤病，通过学习，要求掌握其病因病机、临床表现、诊断要点、中医治疗，熟悉鉴别诊断，了解相关辅助检查。

第一节 白 疕

白疕是一种与遗传及免疫相关的慢性炎症性皮肤病，以浸润性红斑、云母状鳞屑为典型表现，亦称“疕风”“松皮癣”“干癣”。本病男女老幼皆可发生，但以青壮年为多，男性略多于女性；具有遗传倾向，发病有一定季节规律，多冬季重、夏季轻。本病呈慢性经过，愈后易复发，相当于西医的银屑病(psoriasis)。

【病因病机】

1. 血热内蕴　患者素体血分蕴热，或外感六淫，或过食辛辣发物，或七情内伤，心火旺盛，热伏血分，血热外达于体表，壅滞扰动于腠理络脉之间。

2. 血燥风盛　病久或反复发作，阴血被耗，气血失和，化燥生风。

3. 血瘀阻络　七情内伤，气滞血瘀，或病久经脉阻滞，瘀滞肌肤。

4. 热毒炽盛　血热炽盛，兼感毒邪，蒸灼皮肤，气血两燔，则郁火流窜，泛溢肌肤，形成红皮；若热聚成毒，侵害肌肤，则见密集脓疱。

5. 风湿痹阻　若风寒湿热，痹阻经络，深入筋骨，则关节肿痛变形。

【临床表现】

根据白疕的临床特征，一般可分为寻常型、红皮病型、脓疱型和关节病型4种类型。

1. 寻常型白疕　皮损初起为针尖大小丘疹(图10-1)，也称点滴状白疕。逐渐扩大为绿豆至钱币大的淡红或鲜红色红斑，进而融合成形态不同的斑片，皮损境界清楚，表面覆盖多层银白色鳞屑(图 10－2)，刮除成层鳞屑犹如轻刮蜡滴(蜡滴现象)，鳞屑剥离后可见淡红色半透明反光薄膜(薄膜现象)，搔刮薄膜可见点状出血(筛状出血)，也称斑块状白疕。银白色鳞屑、薄膜现象和点状出血，称为奥氏征，是本病皮损的典型临床特征。

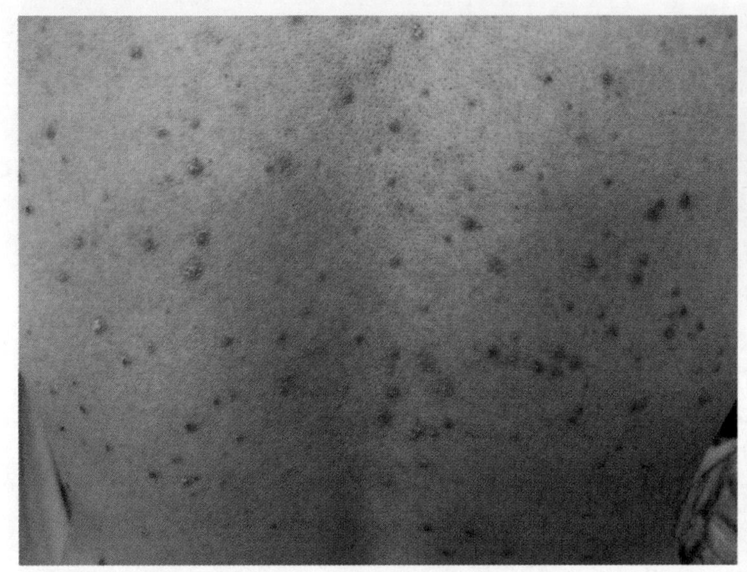

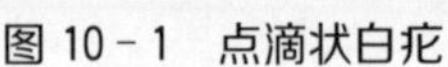

图 10－1 点滴状白疕

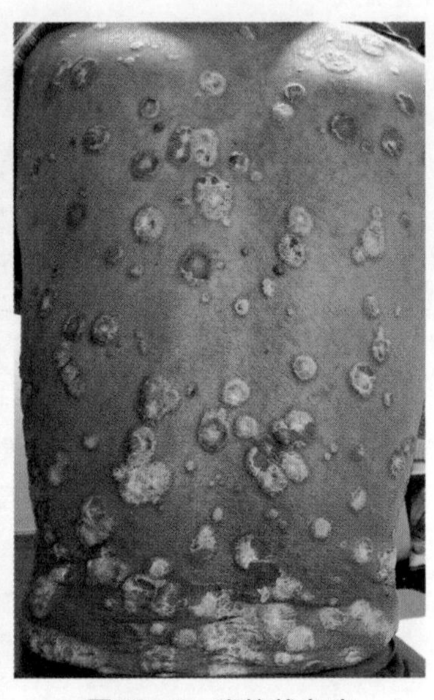

图 10－2 斑块状白疕

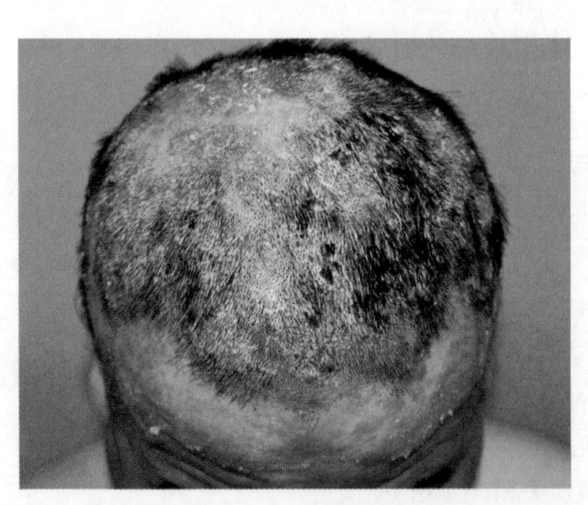

图 10－3 白疕束状发

皮疹好发于头皮、四肢伸侧，发于头皮者常见于前发际，皮损处头发成束状排列(图 10－3)。少数可见于口腔、阴部黏膜，口腔黏膜损害为灰白色环状斑，阴部黏膜损害为境界清楚的暗红色斑块。部分患者可见指甲病变，轻者呈点状凹陷、顶针样变(顶针甲)，重者甲板增厚、光泽消失。

本病病程长，易于复发，大多数有明显季节性，一般冬重夏轻，少数患者的症状在夏季加重或复发，而在冬季减轻或消退。

2. 红皮病型白疕　属白疕的一种严重类型，约占 1%，多见于成人。大多数因寻常型白疕使用刺激性较强的药物诱发，或由于长期大量应用糖皮质激素、免疫抑制剂后突然停药或减量过快，使病情急剧加重而引起，少数可由寻常型白疕演变而来。此外，脓疱型白疕在脓疱消退过程、关节病型白疕面积扩大，也可转为红皮病型。

本病初起时，原有皮损部位迅速出现潮红肿胀，皮损面积迅速扩大，最后波及全身，皮损呈弥漫性红色或暗红色，炎症性浸润明显，大量脱屑(图 10－4)，瘙痒严重，常伴有发热、恶寒、头痛、关节痛、浅表淋巴结肿大。发生于手足者，常呈片状角质剥脱，可伴有黏膜损害、毛发脱落及指

(趾)甲混浊、肥厚、变形,甚至引起甲剥离而脱落等。大多病程漫长,预后欠佳,亦常复发。

3. 脓疱型白疕　临床较少见,分局限性(掌跖脓疱病、连续性肢端皮炎)和泛发性(泛发性脓疱型白疕)两种。

掌跖脓疱病多见于成人,女性稍多,皮损好发于掌跖部,也可扩展到指(趾)背侧,常对称分布。皮损表现为在红斑基础上出现深在的、粟粒大小的无菌性脓疱(图10-5),不易破溃,脓疱经1～2周后即可自行干涸,表面结有污褐色痂皮及鳞屑。脓疱反复出现,同一皮损上可见在红斑基础上新发脓疱、鳞屑、结痂等不同时期的损害。皮损可伴有不同程度的瘙痒或疼痛,指(趾)甲亦可被侵犯。患者身体其他部位有时可以见到白疕皮损,常伴有沟状舌。患者一般状况较好,病情较顽固,易反复发作。

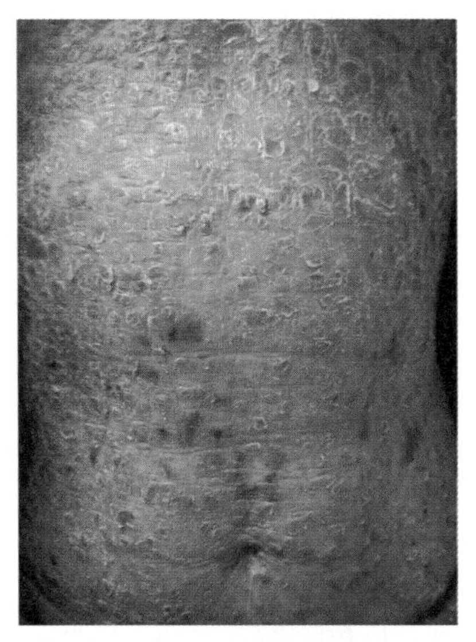

图10-4　红皮病型白疕

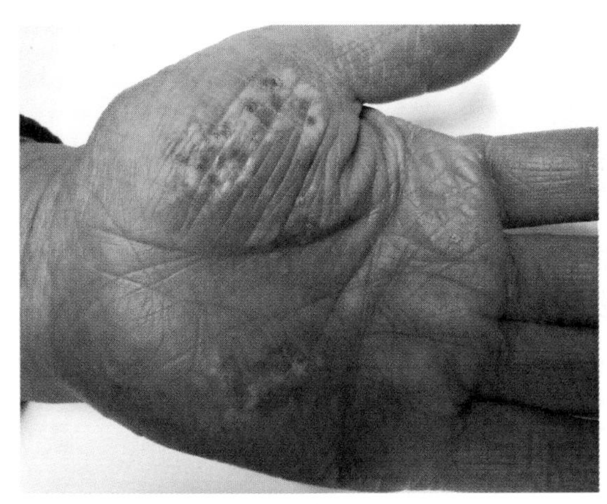

图10-5　掌跖脓疱病

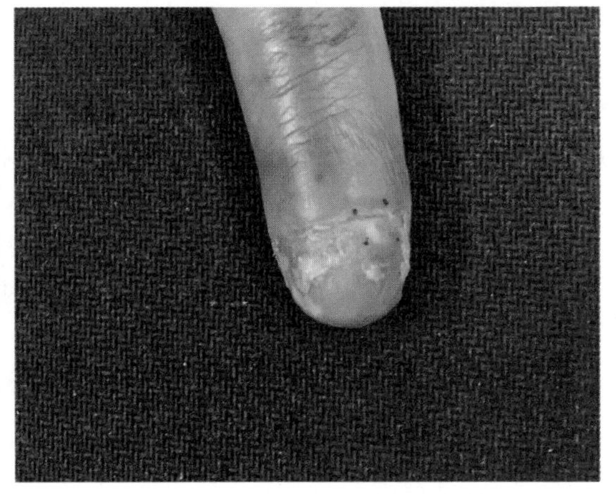

图10-6　连续性肢端皮炎

连续性肢端皮炎是局限性脓疱型白疕的一种少见类型,皮损发生在指(趾)端,可单发亦可多指(趾)同时受累,表现为在红斑基础上见无菌性脓疱,渐融合成片,形成脓痂(图10-6),痂皮干燥脱落,其底部再生脓疱,脓疱周期及面积与病情轻重相关。皮损逐渐由远端向近端蔓延,甲受累可见甲下脓疱,甲皱襞因生脓疱而红肿、松软,按压可出脓,部分甲肥厚甚至脱落。脓疱频发而指端焮红肿胀,脓疱干涸、痂皮脱落而指尖皮肤萎缩变薄而变尖细。少数伴发指(趾)关节肿胀变形而影响活动。

泛发性脓疱型白疕是严重且少见的一种类型,发病急骤,可在数日内全身皮肤迅速潮红肿胀,泛发密集脓疱,可融合成大片状"脓湖"。皮损以四肢屈侧和皱褶部位多见,也可初发于掌跖,然后波及全身。临床表现为在白疕红斑的基本损害上出现密集分布的针头至粟粒大小的浅在性、无菌性小脓疱。脓疱一般于1周左右干涸、结痂,然后又可再发新的脓疱。腋下、腹股沟、四肢屈侧、乳房下等皱褶处常因潮湿、摩擦而糜烂、渗液。指(趾)甲可出现萎缩、肥厚、浑浊,甲床亦可出现小脓疱。患者舌面常有沟纹。多伴高热、寒战、关节肿痛、淋巴结肿大和双下肢水肿等全身症状,可因继发感染、电解质紊乱、低蛋白血症等致全身器官衰竭而危及生命。

4. 关节病型白疕　也属比较严重的一种类型，约占1%。其除有白疕损害外，还发生关节症状，关节症状往往与皮肤症状同时加重或减轻。多数病例继发于寻常型白疕之后，或寻常型白疕反复发作后，症状加重而出现关节损害，也有与脓疱型或红皮病型并发。关节改变常不对称，可同时发生于大、小关节，亦可见于脊柱，但以手、腕及足等小关节为多见，多侵犯指(趾)关节，特别是指(趾)末端关节。受累关节弥漫红肿、疼痛、关节腔积液，重者可致不可逆的关节畸形、活动障碍，严重者可侵及多个大、小关节及脊柱、骶髂关节。并可伴有发热、乏力、消瘦等全身症状，皮疹呈蛎壳状。病程漫长，严重影响生活质量。

【辅助检查】

(1) 在疾病进行期血常规检查可以出现白细胞总数增加，血沉增快；脓疱细菌培养阴性；关节病型白疕 HLA-B27 可阳性。

(2) 组织病理变化为表皮角化过度，角化不全。角化不全区内可见 Munro 微脓疡，颗粒层减少或消失，棘层增厚。表皮突整齐向下延伸，真皮乳突向上延伸，其内血管迂曲扩张，血管周围可见淋巴细胞、中性粒细胞等浸润。

【诊断要点】

(1) 病情反复发作，部分有家族遗传史。

(2) 有季节性加重特点，多数冬重夏轻；青少年初患点滴状白疕前可有扁桃体发炎或咽痛病史。

(3) 皮损以丘疹、红斑、银白色鳞屑为主要表现，点滴状以丘疹、鳞屑为主，斑块状以红斑、斑块、银白色肥厚鳞屑为主，奥氏征阳性。皮损全身皆可受累，包括耳郭内、腋下、外阴及腹股沟等部位，发于头皮者可见束状发，以及发际边缘红斑、脱屑；甲受累可表现为顶针甲；发于腰骶部、小腿伸侧、手背皮损较为顽固。

其他类型的白疕可在上述诊断要点的基础上见各自类型的典型表现予以诊断。

【鉴别诊断】

1. 面游风　好发于头皮、面颈、胸背等脂溢部位。典型皮损亦为红斑基础上的鳞屑，但鳞屑较为油腻，且无薄膜现象及点状出血；发于头皮者较少累及发际边缘且鳞屑细碎、很少成大片，此可与白疕相鉴别。

2. 风热疮　皮损表现亦为红斑、鳞屑，好发于躯干和四肢近端，呈圆或椭圆形红斑，皮疹长轴与皮纹一致，上覆细薄糠秕样鳞屑，可有母斑。一般浸润不明显，没有薄膜现象及点状出血。大部分有自限性，少数可反复发作。

3. 狐尿刺　皮损多分布于四肢关节部位，尤其是肘、膝关节，皮损表现亦为鳞屑性红斑，边界清楚，鳞屑多呈糠状，没有薄膜现象及点状出血，尚可见密集分布的毛囊性角化丘疹，融合成斑片，可伴有掌跖皮肤过度角化。

【治疗】

(一) 辨证论治

1. 血热证

主症：多见于白疕进行期。发病急骤，新生点状丘疹迅速出现，渐扩大成红斑，皮疹鲜红，鳞屑较多,鳞屑不能覆盖红斑,易于剥离,可见点状出血,常见同形反应(针刺、手术、搔抓等损伤导致受损部位出现新的典型白疕皮损),瘙痒明显;常伴心烦易怒,口干舌燥,咽喉肿痛,便秘溲赤等;舌质红或绛,舌苔白或黄,脉弦滑或数。

治法:清热解毒,凉血活血。

方药:凉血活血汤合犀角地黄汤加减。咽喉肿痛者,加板蓝根、北豆根、玄参清热利咽。

2. 血燥证

主症:多见于白疕静止期、消退期。病程日久,红斑颜色淡红,皮肤干燥、脱屑;可伴口干咽燥,女性月经量少;舌质淡红,苔薄白或少苔,脉细或缓。

治法:养血解毒,滋阴润肤。

方药:当归饮子合养血解毒汤加减。风盛瘙痒明显者,加白鲜皮、苦参祛风燥湿止痒。

3. 血瘀证

主症:病程较长,反复发作,经年不愈,皮损紫暗或色素沉着,斑块较厚;女性可有痛经,月经血块;舌质暗红有瘀斑,苔薄,脉细涩。

治法:活血化瘀,养血润燥。

方药:桃红四物汤或活血散瘀汤加减。月经量少或有血块者,加丹参、益母草活血调经。

4. 热毒炽盛证

主症:多见于红皮病型或泛发性脓疱型白疕。全身皮肤潮红、肿胀,大量脱皮,或有密集小脓疱,灼热痒痛;可伴壮热,恶寒,头痛,口干,便干溲赤;舌红绛,苔黄腻或少苔,脉弦滑或数。

治法:清热泻火,凉血解毒。

方药:犀角地黄汤合清瘟败毒饮或解毒凉血汤加减。热盛伤阴者,加石斛、玉竹、麦冬滋阴清热。

5. 风湿痹阻证

主症:多见于关节病型白疕。初期关节红肿热痛,后期畸形弯曲,多侵犯远端指(趾)关节;皮损红斑不鲜,鳞屑色白较厚,抓之易脱,常冬季加重或复发,夏季减轻或消失,可伴畏寒、关节酸痛等症状,瘙痒不甚;皮疹或轻或重,皮损的病情变化多与关节症状的轻重相平行;舌质淡红,苔薄白或腻,脉濡滑。

治法:祛风除湿,和营通络。

方药:独活寄生汤加减。关节肿痛、活动不利者,加土茯苓、桑枝、姜黄通利关节。

(二) 中成药治疗

1. 复方青黛胶囊　清热解毒,化瘀消斑,祛风止痒。用于白疕进行期血热证患者。

2. 克银丸　清热解毒,祛风止痒。适用于白疕血热、血燥证患者。

3. 消银颗粒　清热凉血,养血润燥,祛风止痒。适用于白疕血热风燥和血虚风燥患者。

(三) 外治法

1. 中药涂擦疗法　进行期以凉血解毒为主,可选用白凡士林、硅霜、芩柏膏、黄连膏、青黛膏,禁用刺激性强的药物。静止期和退行期以润肤止痒、化瘀散结为主,可选用10%的水杨酸软膏、黄连膏、黑豆馏油软膏等外用,每日2次。

2. 中药药浴疗法　中药浴、谷糠浴等既可去除鳞屑、清洁皮肤、润肤止痒,又可改善血液循环和新陈代谢,畅达气血,适用于各型银屑病,大多用于静止或退行期。可选用马齿苋、苦参、侧柏叶、楮桃叶、徐长卿、蛇床子、苍耳子、千里光、黄柏、地骨皮、白鲜皮等煎水,放温后洗浴浸泡,再外搽芩柏膏、黄连膏、青黛膏等,还可在药浴后配合窄波中波紫外线照射治疗。一般每1~3日1次,每次20~30分钟。

(四)其他治法

1. *针刺疗法* 可辨证选择风池、曲池、支沟、血海、印堂、合谷、迎香、百会、足三里、三阴交、大椎、肺俞、膈俞、肝俞等穴,并根据皮损部位选择组穴。留针30分钟,每日或隔日1次,10次1疗程,间隔10日再行第2个疗程。

2. *艾灸疗法* 将艾条一端点燃,在距离患处皮肤约1寸左右进行局部熏灼,灸至皮肤红晕。每日1~2次,每次15~20分钟,10次为1疗程。

3. *耳针疗法* 取肺俞、神门、内分泌,配心、大肠。针刺留针20~30分钟,隔日1次,10次为1疗程。

4. *三棱针疗法* 取患者第1~12胸椎两侧各旁开0.5~1.5寸处摩擦数次,充分暴露反应点。常规消毒,以三棱针挑破皮肤挤出血1~2滴,以消毒棉签擦去血液。隔日1次,5次为1疗程。

5. *穴位埋线疗法* 取穴以背部华佗夹脊穴为主,配用四肢穴位。专用埋线针将可吸收羊肠线埋于相应穴位,每4周1次,连续3次为1疗程。

6. *火罐疗法* 取大椎、陶道、双侧肝俞或脾俞,配曲池、三阴交。根据皮肤情况留罐10~15分钟,隔日1次,15次为1疗程。常与放血疗法配合使用。

【预防及调摄】

(1) 加强疾病宣教工作,使患者对疾病的病因、发展、加重因素有所了解,做好有效的预防工作,积极配合治疗,但应避免过度治疗。

(2) 调节情志,保持良好的心态,树立战胜疾病的信心,避免精神过度紧张和焦虑。

(3) 保持充足的睡眠,起居有常,不纵欲,不过劳。

(4) 养成良好的饮食习惯,不饮酒,不吸烟。多食新鲜蔬菜、水果,忌食辛辣、腥发、油腻食品。

(5) 适量运动,增强体质。

(6) 避免各种物理性、化学性物质和药物的刺激。

(周冬梅)

第二节 吹花癣

吹花癣是一种常见于面部糠状脱屑斑片的皮肤病。因皮损轻浅,状如春花散落于面部,故名吹花癣;因部分患者发病与肠道寄生虫有关,故又名虫斑。好发于儿童,多可自愈,相当于西医的单纯糠疹(pityriasis simplex)。

【病因病机】

中医学认为,外感、内伤均可诱发本病。前者具有一定季节性,后者好发于儿童。

1. 风热袭肺 春季大自然阳气升腾,人体阳气随之外发,趋向于头面、体表,此时外感风邪,外风与内热相搏,侵袭肺卫,搏于头面肌肤,因而发病。

2. 脾虚虫积 脾胃不足,食欲欠佳,饮食常有偏嗜,加之卫生意识不强,饮食不洁,感受虫毒,虫积内生,结于肠道,脾失健运,阳明湿热上蒸头面,郁于肌肤而发。

【临床表现】

本病好发于儿童和青少年,任何季节均可发病,但以冬春季为多。皮疹多发于面部,亦可见于颈部及上臂。皮损处为一个或多个圆形或椭圆形、钱币大小的斑片,颜色较周围正常皮肤淡,表面干燥,有少量干燥细碎的糠状鳞屑,基底不红。损害有时逐渐扩大、融合,呈不规则形态。患者常无自觉瘙痒及其他症状。由于虫积而发病的儿童,常伴有消化不良、食纳不佳、体质瘦弱等症。本病病程较长,损害多可自然消退,偶尔遗留轻度色素减退斑。

【辅助检查】

一般无特异性,部分患儿可发现肠道寄生虫。

【诊断要点】

(1) 好发于儿童及青少年。

(2) 任何季节均可发病,但以冬春季较多。

(3) 皮疹多发于面部。

(4) 皮疹为圆形或椭圆形淡色斑,边缘清楚,表面干燥,附有少量细小灰白色糠状鳞屑。

(5) 自觉微痒或无自觉症状。

【鉴别诊断】

1. 白驳风 为瓷白色斑疹,境界清楚,周边往往色素加深,表面光滑无鳞屑,无一定好发部位。

2. 紫白癜风 有时表现为色素减退斑片伴有轻度脱屑。好发于胸、背、腋窝及颈部,常于夏季加重或复发。真菌检查阳性。

3. 贫血痣 亦表现为淡白斑。用手摩擦皮损局部时,皮损周围的皮肤发红,而白斑不红。多好发于躯干,终身不消退。

【治疗】

(一) 辨证论治

1. 风热袭肺证

主症:皮疹初起为淡红色的片状斑,日久呈现淡白色的圆形或椭圆形斑,大小不等,表面干燥,附有细小白色鳞屑,重者可有轻度肿胀、瘙痒;伴鼻燥咽干;舌红,苔黄,脉浮数。

治法:疏风清热,宣肺祛斑。

方药:消风散或桑菊饮加减。脾胃虚弱者,去苦参、生地黄等寒凉之品,瘙痒甚者,加白鲜皮祛风止痒。

2. 脾虚虫积证

主症：皮疹淡白，边缘欠清，面色萎黄，无自觉症状；常伴脐周腹痛，食纳不佳；舌质淡，苔白，脉濡细。

治法：健脾和胃驱虫。

方药：香砂六君子汤加减。皮肤干燥、咽干明显者，加南沙参、麦冬益阴生津。

（二）外治法

1. 中药涂擦疗法　局部酌用5%硫黄霜、大枫子油、普连软膏、黄连膏。

2. 中药贴敷疗法　青黛、黄柏各20 g，煅石膏200 g，共研细末，麻油调匀外搽。

（三）其他治法

1. 针刺疗法　常取合谷、风池、大椎、曲池、血海、膈俞、心俞，毫针刺，留针20～30分钟，每日1次。

2. 耳针疗法　常取肺、心、皮质下、交感、阿是穴等。针刺或压豆，隔日1次。

【预防及调摄】

(1) 对于有肠道寄生虫的患者应及时驱虫治疗。

(2) 注意饮食营养均衡，多食水果蔬菜。

(3) 注意加强保湿润肤，勿用碱性过强的肥皂。

（周冬梅）

第三节　风热疮

风热疮是一种常见的急性自限性炎症性皮肤病。发病前常因风热袭表，出现具有类似外感的症状，故据其病机称为风热疮。由于本病常伴有瘙痒、脱屑，故又称“风癣”。本病以沿皮纹长轴分布的椭圆形鳞屑性斑疹为临床特征，好发于躯干及四肢近端，多见于青壮年。一年四季皆可发病，但以春秋季较多见。相当于西医的玫瑰糠疹(pityriasis rosea)。

【病因病机】

1. 风热蕴肤　多因外感风热之邪，郁于肌肤，而致本病。

2. 血热风热　素体血热，复感风邪，内外合邪，郁于肌肤，闭塞腠理而发病。

3. 血虚风燥　若素体营血不足，后期耗伤阴液，则易生风化燥，肌肤失养。

【临床表现】

病初可在躯干或四肢某部出现一直径为2～3 cm圆形或椭圆形玫瑰色淡红斑，上覆糠秕样鳞屑，称为前驱斑或母斑(图10-7)，但部分患者很难找到母斑。1～2周内，躯干及四肢近端陆续出现与母斑相似但较小的皮损，皮损长轴与皮纹平行。皮损好发于躯干、四肢近端及颈部，无瘙痒或自觉轻度瘙痒，多数无全身症状，少数患者发病前有全身不适、头痛咽痛、低热等症状。本病多在春秋季发病，病程有自限性，一般 6～8 周可痊愈，少数可反复发作，迁延数年或更长时间。

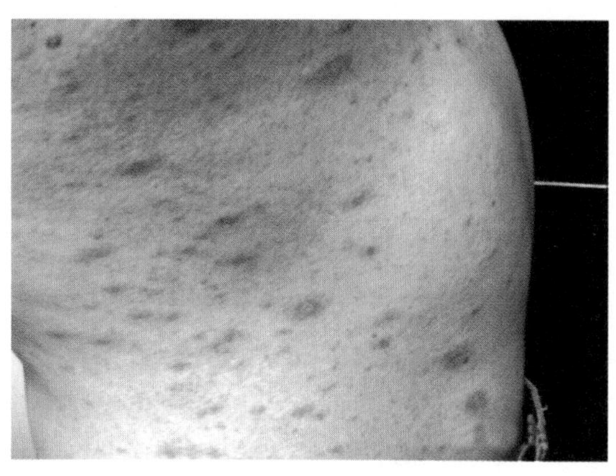

图 10－7　风热疮

【辅助检查】

一般无特异性。

【诊断要点】

(1) 发病前可能有上呼吸道感染。

(2) 典型临床表现为可见母斑，躯干、四肢近端多发圆形、椭圆形红斑，上覆细碎糠秕状鳞屑，皮损长轴与皮纹走行一致。

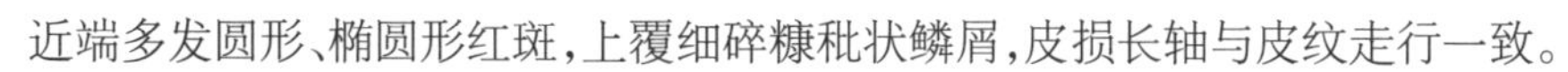

(3) 瘙痒不重或不痒。

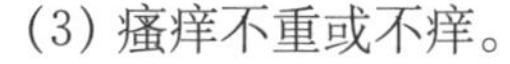

(4) 病程有自限性，极少数皮损反复发作。

【鉴别诊断】

1. 圆癣　好发于躯干或面部，边缘有丘疹、鳞屑或小水疱，呈环形或多环形，堤状隆起。真菌检查阳性。

2. 紫白癜风　皮损形态及发疹部位有时与风热疮相似，但皮损一般为着色斑或脱色斑，无与皮纹走向一致的特点。真菌检查阳性。

3. 白疕　皮损分布于头面、四肢伸侧及肘膝部，有银白色鳞屑，刮除鳞屑可见薄膜现象及点状出血，病程长，大多是冬重夏轻，易复发。

【治疗】

(一) 辨证论治

1. 风热蕴肤证

主症：皮损淡红，上覆糠秕状鳞屑，上半身为多，瘙痒明显；伴口干，溲赤，便秘；舌红，苔白或薄黄，脉浮数。

治法：疏风清热止痒。

方药：消风散加减。瘙痒甚者，加白鲜皮、僵蚕祛风解毒止痒。

2. 血热风热证

主症：皮损为鲜红或玫瑰红斑片，上覆少量鳞屑，分布于躯干和四肢，病程长；可伴瘙痒，溲赤，便秘；舌红，苔薄，脉滑数。

治法：凉血活血，祛风止痒。

方药：凉血消风散加减。血热甚者，加水牛角、丹皮清热凉血。

3. 血虚风燥证

主症：主要见于病程已久者。皮肤干燥，皮疹色淡红，鳞屑较多，可有剧烈瘙痒；伴有咽干；舌红，苔薄或少，脉细。

治法：养血润肤止痒。

方药：当归饮子加减。皮肤干燥、咽干明显者，加南沙参、麦冬益阴生津；瘙痒明显者，加乌梢蛇搜风止痒。

（二）中成药治疗

1. 金蝉止痒胶囊　疏风清热。适用于风热蕴肤证患者。

2. 复方青黛胶囊　清热凉血、解毒消斑。适用于血热风热证患者。

3. 润燥止痒胶囊　养血滋阴，疏风止痒。适用于血虚风燥证患者。

（三）外治法

中药涂擦疗法　① 发病初期皮疹色红瘙痒者，可选用龙葵水剂、三黄洗剂外用，每日 2 次。② 病程中、后期皮肤干燥脱屑者，可外用紫草油涂抹患处，每日 2～3 次。

（四）其他治法

1. 针刺疗法　取合谷、大椎、曲池、肩髃、肩井、血海，针用泻法，留针 20～30 分钟。每日 1 次，10 次为 1 疗程。

2. 耳针疗法　取肺、心、肝、皮质下等穴，针刺或压豆。隔日 1 次，10 次为 1 疗程。

【预防及调摄】

(1) 忌食辛辣刺激及腥发性食物。

(2) 注意皮肤卫生，皱褶部位避免外用刺激性强的药物。

(3) 加强锻炼，增强体质。

（周冬梅）

第四节　狐 尿 刺

狐尿刺是一种少见的慢性红斑、鳞屑性炎症性皮肤病，可分为家族性(先天型)和获得型。前者常于儿童期发病，后者常于成人时期出现。以角化性毛囊性丘疹和散在的糠秕状鳞屑性棕红色斑片或斑块，掌跖皮肤角化、肥厚，肘、膝关节皮损多发，并对称分布为临床特征。可发生于任何年龄，但以青春期发病为多，男略多于女。相当于西医的毛发红糠疹(pityriasis pilaris)。

【病因病机】

本病可因胎传所致。

1. 血热炽盛　因素体血热，再感风邪，风热相搏于皮肤而患。

2. 血虚风燥　因病程日久，久病必虚，加之脾胃虚弱，气血生化乏源，而致血虚风燥、血不荣肤，皮肤红斑、干燥、脱屑。

【临床表现】

本病常在夏天或日光暴晒后加重，初起时头皮先有较厚的灰白色鳞屑，很快累及面部，继而可泛发全身。特征性皮疹是小的毛囊角化性丘疹、散在性融合成糠秕状鳞屑性棕红色和(或)橘红色斑片或斑块，对称分布。丘疹干燥、坚硬，与毛囊一致，多初发于颈旁、四肢的伸侧、躯干和臀部，特别在手指的第一和第二指节的背面最为清楚，具有诊断意义。手掌及足底皮肤角质层显著增厚，指(趾)甲亦粗糙增厚(图 10-8)。有程度不等的瘙痒、干燥、灼热和绷紧感。病势缠绵，日久全身不适，疲倦无力，精神萎靡。亦有急性暴发者，突发头面、躯干弥漫性潮红，表面有细碎糠状脱屑。

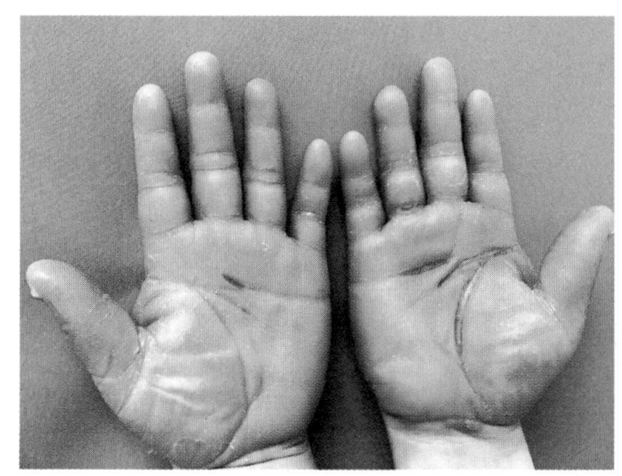

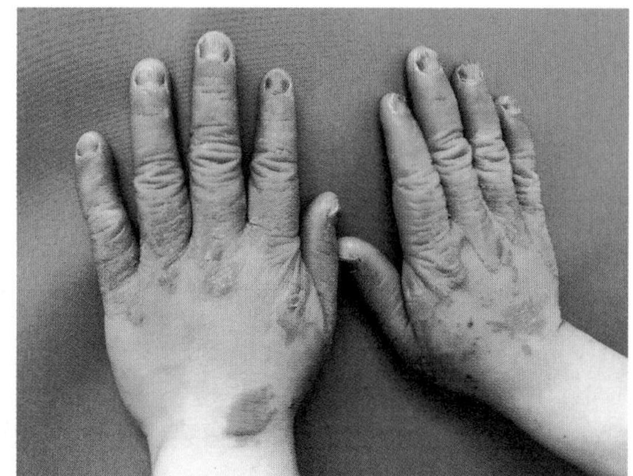

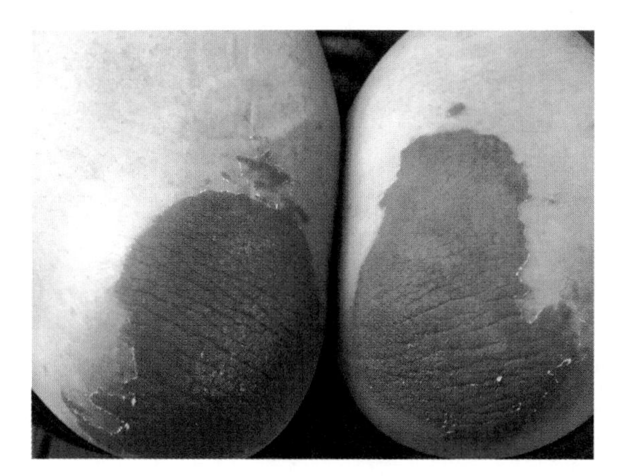

图 10-8 狐尿刺

【辅助检查】

组织病理变化为表皮弥漫性角化过度，部分呈网篮状。毛囊口角化过度尤为显著，间有点状角化不全。角质层的水平方向及垂直方向交错出现角化过度和角化不全，似棋盘样分布。颗粒层稍增厚，棘层不规则、轻度肥厚，基底细胞有轻度液化变性。真皮上部血管周围有稀疏的炎症细胞浸润。

【诊断要点】

(1) 四肢尤其肘、膝关节处见毛囊角化性丘疹，丘疹逐渐融合成淡红色或橘红色的鳞屑性斑块,斑块周围仍可见毛囊性丘疹(卫星病灶),具有特征性。

(2) 头面部可见干性鳞屑性红斑,掌跖皮肤角化过度。

(3) 严重者呈脱屑性红皮病。

(4) 组织病理学检查有助于诊断。

【鉴别诊断】

1. 白疕 具银白色云母样多层鳞屑,剥去鳞屑后基底有点状出血。累及头皮时,头发呈束状,伴粘着性鳞屑。皮疹很少发于掌跖部。组织病理变化为角质层内有中性粒细胞聚集成的 Munro 微脓肿,与毛发红糠疹的病理不同。

2. 紫癜风 丘疹为紫色或暗红色,顶部扁平,多角形,蜡样光泽,表面可见白点或白色纹(Wickham 纹),很少累及头、面和掌跖部。组织病理改变有助于鉴别。

【治疗】

(一) 辨证论治

1. 血热炽盛证

主症:皮损发生、发展迅速,皮肤潮红,新生皮损不断出现,脱屑,瘙痒明显;常伴口干舌燥,心烦易怒,大便干,小便黄;舌质红,苔黄或腻,脉弦滑或数。

治法:清热滋阴,凉血活血。

方药:犀角地黄汤加紫草、白茅根等。热盛伤阴而皮损干燥严重伴口干渴甚者,加石斛、玉竹、麦冬滋阴清热。

2. 血虚风燥证

主症:皮肤潮红、干燥,有细碎鳞屑脱落,手足掌角化过度,指(趾)甲增厚,自觉症状轻微;或有皮肤发紧,少汗,口干唇燥;舌质正常,苔白或微黄,脉弦略缓。

治法:健脾和胃,养血润肤。

方药:八珍汤加减。皮肤干燥者,加桃仁、鸡血藤行血祛风;瘙痒明显者,加乌梢蛇搜风止痒;口干明显者,加南沙参、麦冬益阴生津。

(二) 中成药治疗

1. 复方青黛丸 清热凉血,解毒消斑。适用于血热炽盛证患者。

2. 润燥止痒胶囊 滋阴养血,疏风润燥止痒。适用于血虚风燥证患者。

3. 雷公藤多苷片 祛风解毒,除湿消肿,舒筋活络。适用于各证型皮损控制不佳患者。

(三) 外治法

1. 中药涂擦疗法 选用黄连膏、普连膏等外涂,每日 2 次。肥厚皮损处可封包治疗。

2. 中药敷贴疗法 大枫子油、蛋黄油、甘草油各等量混匀外涂,每日 2 次。适用于弥漫性潮红斑片及部分皲裂性皮损。

3. 药浴疗法 可酌情选用糠浴、淀粉浴、矿泉浴等疗法。

【预防及调摄】

(1) 饮食宜清淡,忌食辛辣发物,戒烟酒。

(2) 调畅情志,生活规律,避免过度紧张、劳累。

(3) 急性期或全身泛发者不宜用刺激性强的药物,忌热水烫洗。

(张晓杰)

第五节　紫癜风

紫癜风是一种皮肤及黏膜慢性炎症性疾病,因皮损色紫而得名。皮损的特点是紫红色多角形扁平丘疹,好发于四肢屈侧,常累及口腔黏膜。发于口腔的紫癜风中医称为"口蕈"。《圣济总录·诸风门》记载:"紫癜风之状,皮肤生紫点,搔之皮起而不痒痛是也。此由风邪挟湿,客在腠理,荣卫壅滞,不得宣流,蕴瘀皮肤,致令色紫。故名紫癜风。"多见于成年人,女性患者多于男性,相当于西医的扁平苔藓(lichen planus)。

【病因病机】

1. 风湿热蕴　感受外邪,风湿热邪侵袭,郁于皮肤黏膜,局部气血瘀滞而发。
2. 肝郁血瘀　情志不畅,肝郁气滞或气郁化火,阻于皮肤黏膜,局部气血瘀滞而发。
3. 阴虚内热　肝肾阴虚,虚火上炎,熏蒸于口腔黏膜而发。

【临床表现】

一般慢性起病,急性泛发性皮疹发展迅速,数周内播散全身。

皮疹可发生于身体各处,一般四肢多于躯干,屈侧多于伸侧,尤以手腕屈侧、踝部、股部和腰臀部最易受累,足跟及甲部皮损亦常可见(图 10－9),散在或密集分布,或相互融合成较大斑片。典型皮损为境界清楚的多角形紫红色扁平丘疹,表面有蜡样光泽。用液状石蜡涂拭皮损表面,可有灰白色浅细的网状纹理(Wickham 纹)。可有同形反应,即沿搔抓、外伤处出现同样损害。皮损消退后留有继发性色素沉着。通常有阵发性剧痒,但亦仅有微痒或不痒者。黏膜损害常见,其中口腔黏膜最常受累,表现为颊黏膜有网状白色细纹;口唇有糜烂、渗液及粘着性鳞屑;发于龟头常为紫

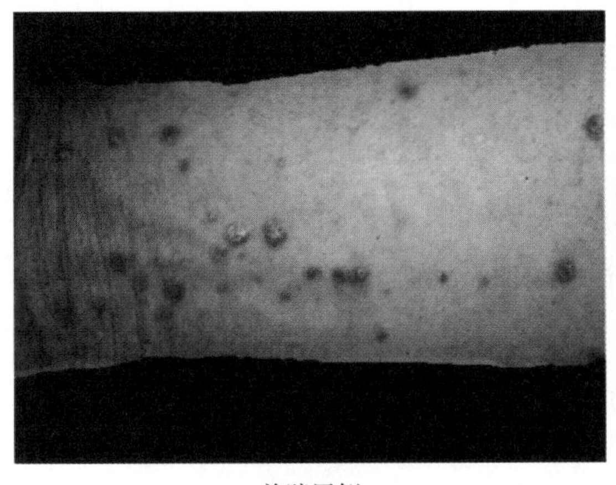

前臂屈侧

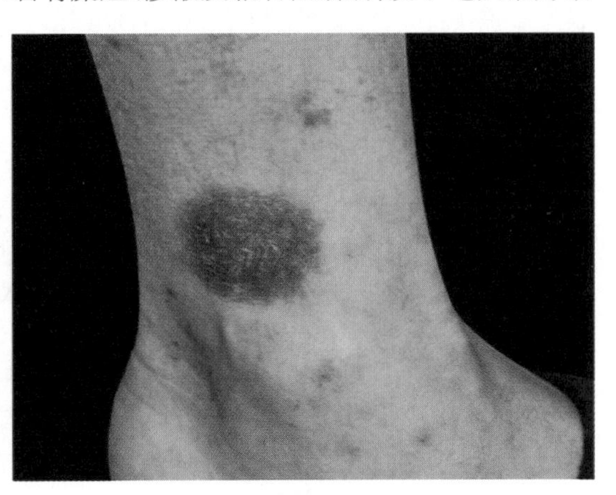

踝部

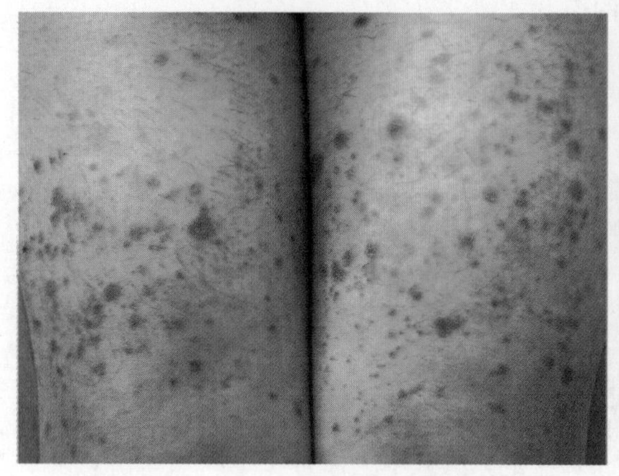
股部

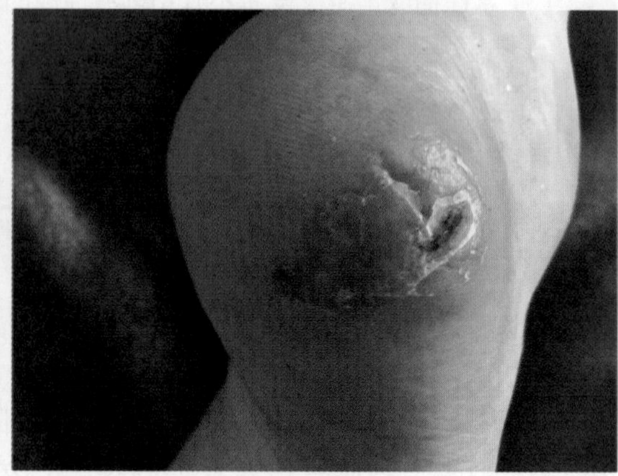
足跟部

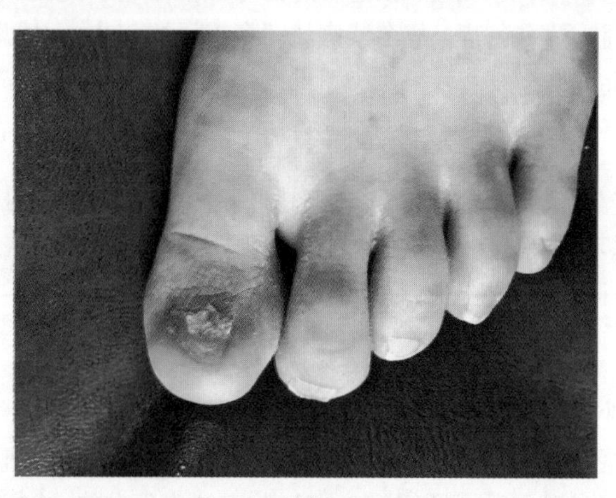
甲部

图 10-9 紫癜风

红色环状损害。甲受累可引起甲板变薄或增厚,出现纵嵴、纵沟或甲胬肉,甚至甲脱落。也有特殊类型,如色素型表现为黑褐色斑疹或斑丘疹;肥大型多见于踝部,为肥厚性斑块,紫色较突出,有时甚至呈疣状;还有大疱型、萎缩型和溃疡型。

本病呈慢性病程,可持续数周或数个月,发于头皮者可引起瘢痕性永久脱发,个别长期不愈者皮损处可发生鳞状细胞癌。

【辅助检查】

组织病理变化为表皮角化过度,颗粒层呈局灶性楔形增厚,棘层不规则增厚,表皮突呈锯齿状,基底细胞液化变性,真皮上部淋巴细胞呈带状浸润,真皮乳头层可见胶样小体及嗜黑素细胞。

【诊断要点】

(1) 典型皮损为高起的紫红色扁平丘疹,粟粒至绿豆大小或更大,多角或圆形,境界清楚,表面有蜡样薄膜,可见白色光泽小点,细浅的特征性网状白色条纹,皮损可密集成片或融合成斑块,急性期可出现同形反应,常伴瘙痒。

(2) 可累及口腔、外阴黏膜以及指(趾)甲部位。

(3) 具有典型的扁平苔藓组织病理学特征。

【鉴别诊断】

1. 顽癣　相当于西医的皮肤淀粉样变病,多见于后背及小腿伸侧,为绿豆大小的圆顶丘疹,密集成片,互不融合,无光泽,无 Wickham 纹。组织病理学检查示真皮乳头有淀粉样物质沉积可以鉴别。

2. 白疕　紫癜风皮损可与点滴状白疕相似,但白疕皮损的鳞屑多,易于刮除,有薄膜现象及点状出血。

3. 摄领疮　相当于西医的神经性皮炎,皮疹好发于颈项、肘部及腘窝等处,常呈典型的苔藓样变,无 Wickham 纹及口腔损害。

【治疗】

(一) 辨证论治

1. 风湿热蕴肤证

主症: 起病急,病程短,皮损多发或泛发全身,为紫色扁平丘疹,瘙痒剧烈;可伴身热,口干;舌质紫红,苔薄黄,脉数。

治法: 祛风清热,活血止痒。

方药: 消风散加赤芍、紫草、丹参、红花、鬼箭羽等。热甚者,加丹皮凉血解毒;瘙痒明显者,加白鲜皮、地肤子祛风止痒。

2. 肝郁血瘀证

主症: 病程较长,皮损颜色紫暗、干燥、粗糙,融合成片状、环状、线状等,剧痒难忍;伴烦躁易怒或情志抑郁,胁肋胀痛,经前乳胀;舌质暗,苔薄白,脉弦细。

治法: 疏肝理气,活血化瘀。

方药: 丹栀逍遥散合桃红四物汤加减。瘀甚者,加王不留行通经活络;瘙痒明显者,加乌梢蛇、白僵蚕搜风止痒。

3. 阴虚内热证

主症: 皮损多见于黏膜部位,口腔、阴部黏膜可出现网状白色细纹、紫红色斑、糜烂;伴头晕耳鸣,五心烦热,口咽干燥,腰膝酸软等;舌质红,苔白,脉细数。

治法: 补益肝肾,滋阴降火。

方药: 知柏地黄汤加元参、金银花、栀子滋阴清热解毒。皮损糜烂结痂者,加苦参、生薏苡仁、生白术等健脾除湿。

(二) 中成药治疗

1. 连翘败毒丸　清血解毒,散风消肿。适用于风湿热蕴肤证,大便秘结患者。

2. 加味逍遥丸　疏肝清热,健脾养血。适用于肝郁血瘀证患者。

3. 知柏地黄丸　补益肝肾,滋阴降火。适用于阴虚内热证患者。

(三) 外治法

1. 中药涂擦疗法　① 皮疹泛发、剧烈瘙痒者,用三黄洗剂外涂,每日 3～4 次。② 皮损暗红、肥厚者,选用黄连膏、润肌膏等外涂,每日 2 次。

2. 中药含漱、贴敷、喷撒疗法　口腔黏膜损害者，可用金银花、大青叶、生甘草水煎漱口；有溃疡者，用锡类散、养阴生肌散局部喷撒，每日3次。

（四）其他治法

针刺疗法　线状扁平苔藓可根据皮疹分布部位所属经络，循经取穴。隔日1次，10次为1疗程。

【预防及调摄】

(1) 调畅情志，消除紧张、忧虑等不良情绪。
(2) 避免局部刺激，忌食辛辣之品，积极治疗慢性感染病灶。
(3) 口腔黏膜受累者，饮食宜清淡温软，避免酸辣食物，以及烟酒等刺激。
(4) 黏膜损害长期不愈者，应密切注意病情变化，防止发生癌变。

（张晓杰）

第六节　猫眼疮

猫眼疮是一种皮肤生发圆形红斑，状似猫眼的急性炎症性皮肤病。其临床特点是发病急骤，皮损为红斑、丘疹、水疱等多形性损害，典型的皮损具有虹膜样特征，常累及黏膜；重症可有严重的黏膜及内脏损害。多见于儿童和青年女性，好发于春秋季节，病程有自限性，易复发。《医宗金鉴·外科心法要诀》记载："猫眼疮名取象形，痛痒不常无血脓，光芒闪烁如猫眼，脾经湿热外寒凝。"中医文献中又称"雁疮""寒疮"，相当于西医的多形红斑(erythema multiforme)。

【病因病机】

本病总因湿热火毒蕴蒸肌肤而成。

1. 风寒阻络　多因禀赋不耐，腠理不密，卫外不固，风寒之邪侵袭，营卫不和，寒凝血滞而发。

2. 湿热蕴结　恣食肥甘辛辣及腥发动风之品，脾经蕴湿化热，风湿热邪郁阻于肌肤而致。

3. 火毒炽盛　先天禀赋不耐，或因病灶感染，毒热内蕴，或因药毒内攻，燔灼营血，蕴结肌肤而发病。

【临床表现】

发病前可有头痛、低热、全身不适等全身症状，皮损呈多形性，可有红斑、斑丘疹、丘疹、水疱、大疱、紫癜和风团等。多累及儿童、青年女性。春秋季节易发病，病程自限性，但常复发。根据皮损严重程度和全身症状可分为轻、重两型。

（一）轻症型

轻症型多见于青年女性，皮损对称分布于四肢远端，特别是手足背、踝部，面部和耳郭也可发生。少数患者累及口腔、外阴黏膜。皮损呈多形性，以圆形水肿性红斑、丘疹为主，也可见水疱、大疱、紫癜或风团等。典型的皮损为虹膜样损害(也称靶形损害,图10-10),即圆形水肿性红斑,境界清楚,中央颜色较边缘深,呈暗红色或紫癜样,严重时出现水疱。自觉有轻度的瘙痒、烧灼感或疼痛。病程为2～4周,但可反复发作。

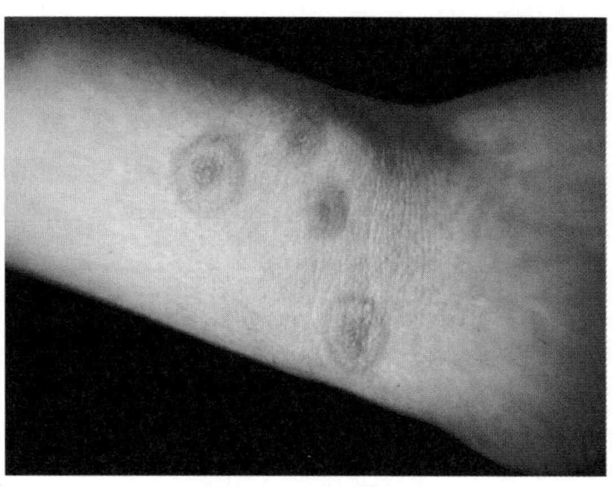

图10-10　猫眼疮

(二) 重症型

重症型又称Stevens-Johnson综合征。起病急骤,病前多有用药史,全身症状严重,常伴有高热、寒战、气促、腹泻,甚至昏迷。皮损可泛发于全身,黏膜损害严重,眼、口腔、鼻、咽、尿道、肛门、呼吸道、消化道黏膜均可受累。皮损初起为水肿性红斑或暗红色虹膜样红斑,迅速扩大相互融合,其上出现水疱、大疱、血疱、瘀斑等,尼氏征可阳性。可并发坏死性胰腺炎、肝肾功能损害,可因消化道出血、继发感染或肝肾功能损害而死亡,死亡率为5%～15%。本型病程较长,可持续3～6周,甚至更长。

【辅助检查】

组织病理变化因临床类型不同而有所差异。基本改变可见坏死的角质形成细胞,基底细胞液化变性,表皮下水疱形成;真皮上部血管扩张,红细胞外渗,血管周围淋巴细胞及少数嗜酸性粒细胞浸润。

【诊断要点】

(1) 好发于儿童和青年女性,常见于春秋两季。

(2) 发病前可有头痛、低热、全身不适等全身症状。

(3) 典型损害为圆形水肿性红斑伴虹膜样损害,好发于肢端,可累及黏膜。

(4) 轻症型发病者部分可能与感染相关,皮疹可反复反复,春秋季加重;重症型发病者多为药物所致,可出现水疱、大疱甚至全身表皮剥脱,部分黏膜受累严重,糜烂、渗液、出血、结痂等。

【鉴别诊断】

1. 冻疮　多见于冬春季,好发于肢体末端暴露部位,无黏膜损害,皮损为暗红色水肿性斑块,边界不清,不对称,遇热瘙痒,天气转暖才缓解,无典型虹膜样皮损。

2. 天疱疮　多为正常皮肤上发生水疱、大疱,疱壁松弛,容易破裂,形成大片糜烂,尼氏征阳性。无典型虹膜样皮损。组织病理变化为表皮内水疱,有棘刺松解现象,此是主要鉴别点。

【治疗】

(一) 辨证论治

1. 风寒阻络证

主症:冬季发病,皮损颜色暗红或紫红,发于颜面及四肢末端,遇寒加重;伴指(趾)肿胀,四肢厥冷,小便清长;舌质淡,苔白,脉沉紧。

治法:温经散寒,和营通络。

方药：当归四逆汤加减。皮损以上肢为主者，加桑枝、姜黄引药上行；以下肢为主者，加木瓜、牛膝引经；伴关节疼痛者，加羌活、独活、秦艽通络止痛。

2. 湿热蕴结证

主症：皮损以红斑为主，鲜红水肿，形如猫眼，中心可有水疱；亦可见丘疹、小风团等多形性损害；或口腔糜烂，外阴湿烂，自觉灼热痒痛；可伴发热，咽干咽痛，头重，身倦，关节酸痛；舌红，苔黄腻，脉弦滑或滑数。

治法：疏风清热，利湿解毒。

方药：消风散合龙胆泻肝汤加减。皮疹鲜红、灼热者，加赤芍、丹皮、紫草凉血消斑；伴咽痛者，加板蓝根、元参解毒利咽。

3. 火毒炽盛证

主症：起病急骤，恶寒、高热、头痛，全身泛发红斑、水疱、大疱，部分呈血疱，伴糜烂、瘀斑，可广泛累及黏膜；伴恶心呕吐，关节疼痛，大便秘结，小便黄赤；舌质红，苔黄，脉滑数。

治法：清热凉血，解毒利湿。

方药：清瘟败毒饮合导赤散加减。高热不退者，加紫雪丹退热解痉；大便秘结者，加生大黄通腑泄热。

（二）中成药治疗

1. 皮肤病血毒丸　清血解毒，消肿止痒。适用于猫眼疮湿热蕴结证患者。

2. 清开灵口服液　清热解毒，镇静安神。适用于猫眼疮火毒炽盛证患者。

（三）外治法

1. 中药涂擦疗法　皮损以红斑、丘疹为主者，用三黄洗剂外涂患处，每日3次。

2. 中药溻渍疗法　水疱、糜烂、渗出明显者，用马齿苋、黄柏、生地榆适量，水煎取汁冷湿敷患处，每次20分钟，每日3次。

3. 中药贴敷疗法　黏膜糜烂者，用生肌散或锡类散吹撒患处，每日3次。

（四）其他治法

1. 针刺疗法　主穴取足三里、血海。风寒阻络证加列缺、合谷等，湿热蕴结证加大椎、曲池、阴陵泉等。针刺用泻法，每次留针30分钟。隔日1次，10次为1疗程。

2. 中西医结合治疗　重症型猫眼疮病情危重，发展迅速，应早期、及时地进行中西医结合治疗，有效控制病情；注意保持水、电解质平衡，给予高蛋白质饮食等支持疗法；尤其应加强眼部黏膜的护理，防止发生结膜粘连，角膜穿孔。

【预防及调摄】

(1) 寻找并去除致病因素，注意预防感冒，及时控制感染，停用可疑致敏药物。

(2) 风寒证者需注意保暖，避免寒冷刺激。

(3) 忌食辛辣、腥发之物，忌烟酒。

(4) 重症型患者，若皮肤大疱破溃、糜烂，应加强护理，及时换药和更换消毒床上用品，防止感染。

（张晓杰）

附1 肉刺毛

肉刺毛是以针尖大小的毛囊角化性丘疹,顶端有一角质丝棘突为特征的皮肤病。好发于儿童,很少发生于成人。相当于西医的小棘苔藓(lichen spinulosus)。

中医学认为,本病是因先天禀赋不足,脾虚湿蕴,湿聚成痰,郁阻肌肤,日久则因气血生化不足,血虚风燥,肌肤失养所致。西医学认为,本病与维生素A缺乏有关,也有认为系毛发苔藓的变异型。丘疹可分散,但大多群集成片,不融合。损害好发于儿童的颈项周围、臀部、腹部和大腿、手臂的伸侧等部位,分布对称。颜面、掌跖较少累及,无自觉症状,一般可自然消退,预后良好。有时需与毛周角化病、瘰疬性苔藓相鉴别。

治疗上,中医早期以健脾除湿为主,日久者以养血祛风润燥为主。外用药可选用散结润燥药物,或外用维甲酸等角质剥脱剂,亦可采取针灸治疗。

(周冬梅)

附2 光泽癣

光泽癣是一种原因不明的慢性丘疹性皮肤病,以具有光泽的针头大小丘疹、群集发生而不融合、无自觉症状为临床特征。从儿童至中年皆可患病,男性多见。相当于西医的光泽苔藓(lichen nitidus)。

本病皮疹为直径1～2 mm大小的淡红色扁平丘疹,呈圆形或多角形,群集分布但不融合(图10－11),可泛发亦可局限发作,好发于阴茎、下腹、臀部等处。一般无自觉症状,偶有瘙痒(程度不一)。若于急性起病期,外伤或搔抓可出现同形反应。病程缓慢,有自愈倾向。临床上需与紫癜风、阴茎珍珠样丘疹病相鉴别。

治疗上,中医采用辨证论治,外用药多选用凉血解毒、润燥止痒类中药或维甲酸类药物。

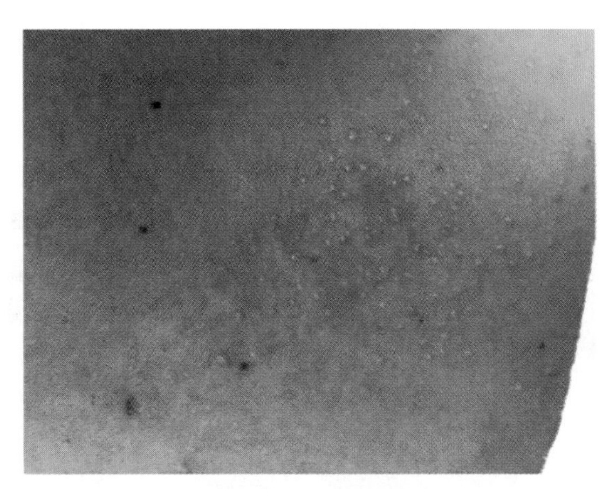

图10－11 光泽癣

(肖月园)

附 3 急性痘疮样苔藓样糠疹

急性痘疮样苔藓样糠疹(pityriasis lichenoides et varioliformis acuta)是一种起病急的自限性疾病,好发于青少年。皮疹以淡红色或红褐色针头至豌豆大小的斑疹、丘疹、丘疱疹、水疱等多形性损害,中央易出血、坏死或结痂,愈后可留下痘疮样瘢痕为特征。本病为少见皮肤病,又称为急性点滴状副银屑病(acute guttate parapsoriasis)和急性苔藓样糠疹(acute pityriasis lichenoides),可能与中医文献记载的“风癣”“风热疮”相类似。

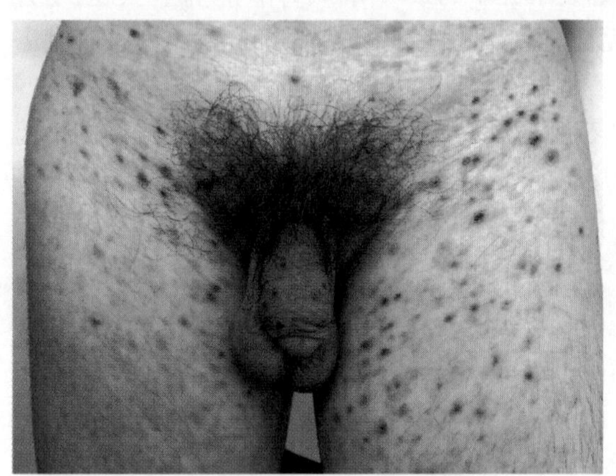

图 10-12 急性痘疮样苔藓样糠疹

西医病因不明,中医学认为其病因为外感六淫之邪,营卫失和,郁而化热,泛发肌肤而成。临床表现可见皮疹泛发全身,为针头至豌豆大小的斑疹、丘疹或丘疱疹,或是出血性丘疹、丘脓疱疹(图 10-12)。皮疹中央坏死结痂,愈后留有光滑而微凹陷的瘢痕。本病应与紫癜风、丘疹坏死性结核疹和风热疮相鉴别。

治疗上,西医治疗可选用维生素制剂、四环素类抗生素、糖皮质激素、免疫抑制剂等,也可选用窄波 UVB 光疗等物理疗法。中医辨证论治,急性期以清热凉血、解毒消斑为主,可选化斑解毒汤加减治疗;慢性期以养阴清热、益气调中为主,可选八珍汤加减治疗。本病预后良好,无恶变倾向。

(张晓杰)

第十一章 瘙痒及神经功能障碍性皮肤病

导学

瘙痒及神经功能障碍性皮肤病是一组与精神紧张、焦虑、抑郁和挫折等因素有关的皮肤病，包括风瘙痒、摄领疮、粟疮等疾病。通过学习，要求掌握各病的临床表现、中医辨证论治，熟悉各病的病因病机、诊断要点、鉴别诊断，了解外治法、中成药治疗、预防及调摄。

第一节 风瘙痒

风瘙痒是一种无明显原发性皮肤损害而以瘙痒为主要症状的皮肤感觉异常的皮肤病，亦称痒风。《外科证治全书·痒风》记载："遍身瘙痒，并无疮疥，搔之不止。"其临床特点是：皮肤阵发性瘙痒，搔抓后常出现抓痕、血痂、色素沉着和苔藓样变等继发性损害。临床上有局限性、泛发性两种，局限性者以阴部、肛门周围最为多见，泛发性者可泛发全身。好发于老年及青壮年人，多见于冬季，少数也有夏季发作者。相当于西医的皮肤瘙痒症(cutaneous pruritus)。

【病因病机】

1. 风热血热　禀赋不耐，血热内蕴，外感之邪侵袭，则易血热生风，因而致痒。

2. 湿热内蕴　饮食不节，过食辛辣、油腻之物，或饮酒，损伤脾胃，湿热内生，化热生风，内不得疏泄，外不得透达，郁于皮肤腠理而发本病。

3. 血虚风燥　久病体弱，气血亏虚，风邪乘虚外袭，血虚风燥，肌肤失养而致本病。

【临床表现】

根据发病特点和临床特征，可分为全身性瘙痒症和局限性瘙痒症。

1. 全身性瘙痒症(pruritus universalis)　瘙痒呈全身性，但非同时全身遍痒，可先由一处逐渐波及全身；瘙痒常呈阵发性，夜间加重，影响睡眠；瘙痒程度轻重不一，常因搔抓出现抓痕、血痂等，有时有湿疹样改变、苔藓样变或色素沉着(图 11-1)。抓伤皮肤易继发感染而生疖或毛囊炎。

(1) 老年性瘙痒症(pruritus senilis)：老年人因皮肤腺体分泌功能减退、皮肤干燥、退行性等因素，易泛发全身性瘙痒，以躯干部瘙痒最重。

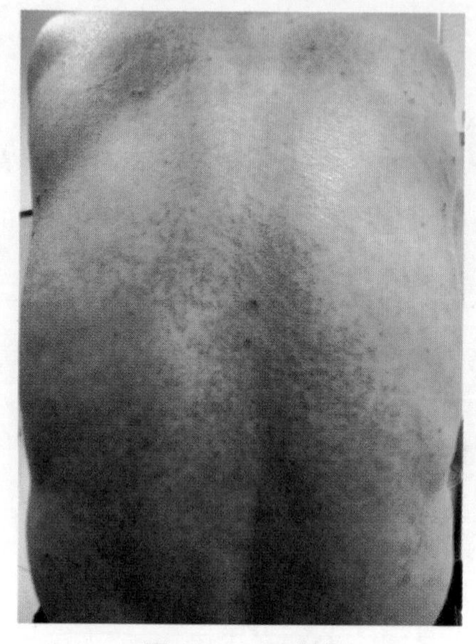
图 11-1 风瘙痒

(2) 冬季瘙痒症(pruritus hiemalis)：出现于秋末及冬季气温急剧变化时，由寒冷室外骤入室内时或夜间加剧。一般四肢症状较重，部分区域可出现湿疹样改变或皮肤皲裂。

(3) 妊娠瘙痒症(pruritus gestations)：瘙痒为弥漫性，发生于孕妇妊娠末期，85％患者因雌激素增多致肝内胆汁淤积所致；二次妊娠发病率 47％。部分患者在发生瘙痒后 2～3 周出现黄疸，产后症状迅速消失。

2. 局限性瘙痒症(pruritus localis) 瘙痒局限于某一部位，多见于肛门、女阴、阴囊等部位。

(1) 肛门瘙痒症(pruritus ani)：为最常见的局限性瘙痒症，因反复搔抓，可致肛部黏膜及皮肤肥厚浸润，有辐射状皲裂、浸渍和湿疹样疹等继发性改变。男女均可发病，多见于中年男性。肛周疾病如肛周臊瘊、扁平湿疣、痔疮、肛门息肉、肛裂和瘘管形成会导致或加重瘙痒。此外，紫癜风、白疕也可累及肛周。

(2) 女阴瘙痒症(pruritus vulvae)：主要发生于大小阴唇、阴阜及阴蒂。因长期搔抓，常见局部皮肤肥厚、灰白色浸渍。多与阴道真菌感染、淋病、阴道毛滴虫病或糖尿病、宫颈癌等相关，也有部分因使用安全套、卫生巾等导致。对绝经期妇女，除局部瘙痒外，常伴多汗、失眠、情绪急躁等更年期症状。

(3) 阴囊瘙痒症(pruritus scroti)：瘙痒发生在阴囊，也可波及阴茎和肛门。由于经常搔抓，阴囊皮肤可出现糜烂、渗出、结痂等，久之可有皮肤肥厚、色素沉着或苔藓样变等；有时可呈湿疹化或继发性皮炎。

此外，由于其他系统性疾病也会导致瘙痒症的发生，如尿毒症、原发性胆汁淤积、真性红细胞增多症、糖尿病及甲状腺功能异常等。

【辅助检查】

一般无特异性改变，部分患者嗜酸性粒细胞可升高。若由于其他系统性疾病引起，可见相关检查指标异常。

【诊断要点】

(1) 好发于老年及青壮年人，多见于冬季，少数也有夏季发作者。

(2) 可因糖尿病、肝胆疾病、内脏肿瘤、感染性疾病、神经障碍性疾病等和妊娠及环境因素、物理或化学性刺激等诱发，患者自觉瘙痒明显，可伴有刺痛感，夜晚可加重。

(3) 无原发性皮肤损害，由于经常搔抓，患处皮肤常见抓痕、血痂，也可有湿疹样变、苔藓样变和色素沉着等继发性损害。

【鉴别诊断】

1. 虱病 虽有全身皮肤瘙痒，但主要发生在头部、阴部，并可找到成虫或虱卵，有传染性。

2. 疥疮 好发于皮肤皱褶处，瘙痒剧烈，遇热和入夜尤甚。皮疹以针尖大小丘疹为主，隧道一端可挑出疥螨。

【治疗】

尽可能排查一切可疑致病因素。中医治疗以清热凉血祛风为主，并发其他疾病时宜标本兼顾、整体论治。

（一）辨证论治

1. 风热血热证

主症：皮肤瘙痒剧烈，遇热更甚，皮肤抓破后有血痂；伴心烦，口渴，小便色黄，大便干燥；舌质红，苔薄黄，脉浮数。

治法：清热凉血，疏风止痒。

方药：消风散合四物汤加减。风甚瘙痒明显者，加全蝎、蜈蚣息风通络止痒；血热手足热甚者，加黄芩、丹皮清热凉血。

2. 湿热内蕴证

主症：瘙痒不止，抓破后继发感染或湿疹样变；伴口干口苦，胸胁闷胀，纳谷不香，小便黄赤，大便秘结；舌质红，苔黄腻，脉滑数或弦数。

治法：清热利湿止痒。

方药：龙胆泻肝汤加减。兼血热者，加丹皮、金银花、白茅根清热凉血；大便秘结者，加生大黄泻热通便。

3. 血虚风燥证

主症：一般以老年人多见，病程较久。皮肤干燥，抓破后可有少量脱屑，血痕累累，如情绪波动可引起发作或瘙痒加剧；伴头晕眼花，失眠多梦；舌红，苔薄，脉细数或弦数。

治法：养血平肝，祛风止痒。

方药：当归饮子加减。瘙痒甚者，加蜈蚣、白鲜皮祛风止痒；夜寐不安者，加酸枣仁、五味子宁心安神。

（二）中成药治疗

1. 疔癣卡西甫丸　清除碱性异常黏液质，燥湿止痒。适用于肌肤瘙痒症、体癣、牛皮癣患者。

2. 金蝉止痒胶囊　清热解毒，燥湿止痒。适用于湿热内蕴所引起的皮肤瘙痒症患者。

3. 润燥止痒胶囊　养血滋阴，祛风止痒，润肠通便。适用于风瘙痒证属血虚风燥证患者。

4. 肤痒颗粒　祛风活血，除湿止痒。适用于风瘙痒证属湿热内蕴、血虚风燥证患者。

（三）外治法

1. 中药熏洗疗法　适用于无明显抓痕、血痂及皮疹无渗出的患者。用当归、丹参、鸡血藤、白鲜皮、连翘等养血活血、解毒止痒中药煎剂对皮损部位进行熏洗，每日 1 次，每次 15 分钟。

2. 中药熏蒸疗法　适用于皮损肥厚，呈苔藓样变的患者。用当归、丹参、生地黄、火麻仁、地骨皮、白鲜皮、荆芥、防风等清热解毒、养血润肤、疏风止痒中药煎剂熏蒸皮损，每周 3 次，10 次为 1 疗程。

3. 中药涂擦疗法　适用于皮肤干燥者。可用黄连膏等外擦，以润肤止痒。

4. 中药封包疗法　适用于皮肤干燥、肥厚、脱屑者。用黄连膏外搽皮肤干燥处，用保鲜膜将皮肤封包 40 分钟，加强皮肤对药物的吸收，保持皮肤水分，以润肤止痒。

（四）其他治法

1. 针刺疗法　适用于顽固性瘙痒继发苔藓样变者。根据经络辨证选取背俞穴和相应腧穴进行针灸治疗,以达到活血化瘀通络、养血祛风止痒的作用。每日1次,10次为1疗程。

2. 穴位注射疗法　适用于瘙痒顽固者。采用当归注射液或丹参注射液等具有养血活血功效的药物进行穴位注射。每日1次,7日为1疗程。

3. 耳针疗法　取枕部、神门、肺区、肾上腺等,行针刺或压豆。2～3日更换1次,双耳交替。

【预防及调摄】

(1) 根据气候情况清洗皮肤,避免热水烫洗,忌使用强碱性皂液,注意保湿润肤;内衣宜柔软、宽松,宜穿棉织品或丝织品。

(2) 避免进食辛辣、刺激性食物。

(3) 避免用力搔抓、摩擦。

(4) 调畅情志,避免劳累。

(欧阳晓勇)

第二节　摄领疮

摄领疮是一种常见的以阵发性剧痒和皮肤苔藓样变为特征的慢性炎症性皮肤神经功能障碍性疾病。因皮损状如牛项之皮,厚而且坚,故又称为"牛皮癣"。《外科正宗》说:"牛皮癣如牛项之皮,顽硬且坚,抓之如朽木。"其临床特点是:皮损多是圆形或多角形的扁平丘疹融合成片,搔抓后皮损肥厚,皮沟加深,皮嵴隆起,形成苔藓样变,呈阵发性瘙痒。古代文献又称之为"干癣""顽癣"等。以20～40岁青壮年多发,老年人少见,儿童一般不发病。相当于西医的慢性单纯性苔藓,又称神经性皮炎(lichen simplex chronicus)。

【病因病机】

情志内伤、风邪侵袭是本病的诱发因素,营血失和、气血凝滞则为其主要病机。

1. 风湿蕴肤　初起多为风湿之邪阻滞肌肤,或遇热后颈项多汗、硬领摩擦等所致。

2. 肝郁化火　因情志不遂,肝火郁滞,或紧张劳累,烦躁焦虑,心肝火旺所致。

3. 血虚风燥　病久阴血耗伤,血虚化燥生风,肌肤失养而发。

【临床表现】

临床上根据皮肤受累范围大小,分为局限性和播散性。

1. 局限性　多见于中青年,好发于颈部、双肘伸侧、腰骶部、眼睑、会阴、阴囊、肛周等易搔抓部位。皮损特征为局限性分布多角形扁平丘疹;皮损淡红、淡褐或正常肤色;表面可覆有糠秕状鳞屑(图11-2)。经搔抓、摩擦后,皮损融合成片,皮肤肥厚似皮革,即"苔藓样变"。皮损境界清楚,呈圆形、类圆形或不规则形,瘙痒明显。

2. 播散性　好发于中老年人,皮疹分布广泛,既可在正常皮肤上产生,也可在其他疾病基础上产生。皮损多呈苔藓样变,常因搔抓而见抓痕和血痂。自觉阵发性剧烈瘙痒,夜间尤甚;患者常因

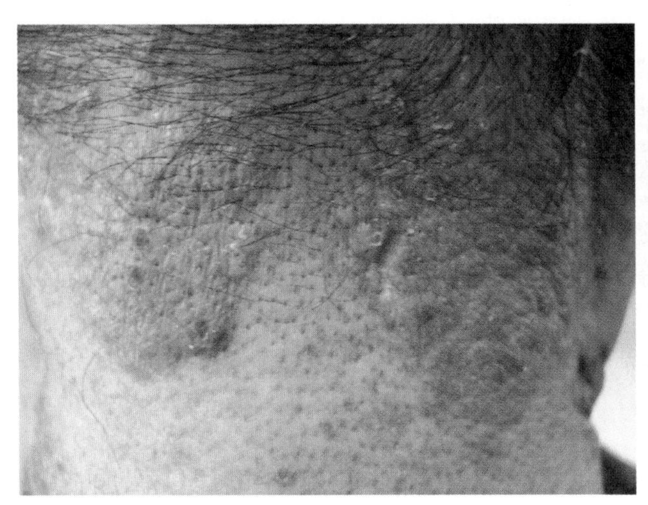
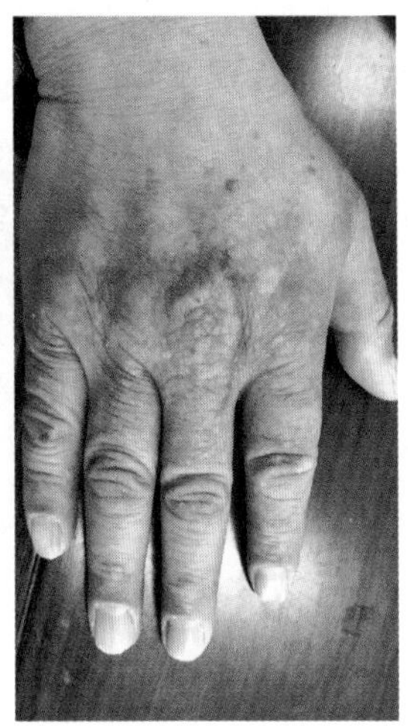

图 11-2　摄领疮

此失眠而情绪烦躁。也可因外用药不当而产生接触性皮炎或继发感染发展而来。

【辅助检查】

无特异性改变。

【诊断要点】

(1) 常见于成年人,可因过劳、情绪波动、多汗、硬领摩擦后出现,也可在其他疾病基础上产生。

(2) 皮损分布可局限亦可散发,以颈部、双肘伸侧、腰骶部、眼睑、会阴、阴囊、肛周等易搔抓部位多见;表现为多角形淡红色或淡褐色扁平丘疹,部分可融合成片,因搔抓后继发抓痕、血痂及苔藓样变。

(3) 瘙痒明显,夜间尤甚,可因紧张劳累、烦躁焦虑、睡眠欠佳时加重。

【鉴别诊断】

1. 慢性湿疮　由急性或亚急性湿疮转变而来,皮损可见苔藓化,但多有渗出倾向,发病部位可遍及全身,对称分布。

2. 紫癜风　皮损多为暗红、淡紫或呈多角形扁平丘疹,有蜡样光泽、网状纹,可累及黏膜和指(趾)甲。组织病理学检查有鉴别诊断价值。

3. 原发性皮肤淀粉样变　常见于小腿伸侧,皮疹呈高粱至绿豆大小圆形丘疹,密集成片而不融合,或呈念珠状排列。组织病理学检查见淀粉样蛋白沉积可助鉴别。

【治疗】

(一) 辨证论治

1. 风湿蕴肤证

主症: 皮损呈暗红或淡褐色片状,粗糙肥厚,剧痒时作,夜间尤甚;舌淡红,苔薄白或白腻,脉濡缓。

治法：祛风除湿，清热止痒。

方药：消风散加减。睡眠欠佳者，加夜交藤、酸枣仁等养心安神；瘙痒剧烈者，加用刺猬皮、乌梢蛇等搜风止痒。

2. 肝郁化火证

主症：皮疹色红；伴心烦易怒，失眠多梦，眩晕，心悸，口苦咽干；舌边尖红，脉弦数。

治法：疏肝理气，泻火止痒。

方药：龙胆泻肝汤合丹栀逍遥散加减。瘙痒剧烈者，可加用僵蚕、乌梢蛇祛风止痒；心烦失眠者，可加用合欢皮、珍珠母、钩藤等镇肝息风、安神助眠。

3. 血虚风燥证

主症：皮损色淡或灰白，状如枯木，肥厚粗糙似牛皮；伴心悸怔忡，失眠健忘，女子月经不调；舌淡，苔薄，脉沉细。

治法：养血润燥，息风止痒。

方药：当归饮子加减。夹血瘀者，加桃仁、红花活血化瘀；失眠者，加酸枣仁、丹参等养血安神。

（二）中成药治疗

1. 消风止痒颗粒　消风清热，除湿止痒。适用于风湿蕴肤证患者。

2. 润燥止痒胶囊　养血滋阴，祛风止痒，润肠通便。适用于血虚风燥证患者。

3. 乌蛇止痒丸　养血祛风，燥湿止痒。适用于风湿蕴肤患者。

（三）外治法

1. 中药熏洗疗法　适用于泛发性皮损且皮肤干燥者。用当归、丹参、茯苓、白术、白鲜皮等养血润肤、活血化瘀中药煎剂对皮损部位进行熏洗治疗，每日1次，每次20～30分钟。

2. 中药熏蒸疗法　适用于病程长，皮损呈苔藓样变者。用鸡血藤、当归、丹参、三棱、莪术、白鲜皮等活血化瘀、软坚散结中药煎剂熏蒸皮损，每日1次，每次10～20分钟。

3. 中药涂擦疗法　适用于皮疹表面干燥者。选用黄连膏、青黛膏等中药膏局部涂搽，每日1～2次。

4. 中药封包疗法　适用于皮损肥厚者。对局部皮损涂擦中药膏后，采用保鲜薄膜将皮损处封包40分钟，每日1～2次。

（四）其他治法

1. 针刺疗法　适用于容易摩擦部位的皮损及瘙痒顽固者，可进行皮损周围毫针围刺治疗。

2. 火罐疗法　躯干、四肢皮损肥厚处可走罐治疗，以疏通经络、行气活血、解毒止痒。每日1次，7日为1疗程。

3. 艾灸疗法　适用于浸润肥厚、范围较小的损害，或经过反复治疗皮损变化不明显者。可选用艾条进行局部皮损处灸疗，每日1次，7日为1疗程。

4. 火针疗法　选皮损肥厚处，趁针尖红白之际刺入，透入皮损达基底部有落空感，以针孔均匀分布整片皮损为宜，每周1～2次。

【预防及调摄】

(1) 注意生活节律，保证充足的睡眠与休息，避免各种机械性、物理性刺激和硬质衣领摩擦。

(2) 饮食宜清淡，忌食辛辣发物，戒烟酒及各种刺激性食物。

(3) 保持精神和情绪的稳定，避免焦虑急躁。

（欧阳晓勇）

第三节　粟　疮

粟疮是一组急性或慢性炎症性瘙痒性皮肤病的总称。《医宗金鉴・外科心法》记载："粟疮形如粟粒，其色红，搔之愈痒，久而不瘥，亦能消耗血液，肤如蛇皮。"其主要损害为风团样皮损、结节和继发性皮疹，瘙痒剧烈，致病因素复杂，冬夏季均可发生，多见于儿童及中年妇女。相当于西医的痒疹(prurigo)。

【病因病机】

1. 风湿热邪　外受风邪，夹湿夹热，浸淫肌肤腠理，导致营卫不和，经脉失疏，气血运行紊乱，风湿热邪与气血相搏结，肌肤失养而发为本病。

2. 阴虚血燥　病久阴血耗伤，阴血夺而燥生，不能濡养肌肤而致病。

3. 血瘀生风　病久多瘀，瘀血阻于肤腠之间，瘀血不去，新血不生，肌肤不得血润，则风从内生而发病。

【临床表现】

粟疮常发生于土风疮或瘾疹之后，皮损初发为风团、丘疹、丘疱疹或斑丘疹，时隐时现，反复发作，逐渐增多，散布全身，风团消退后逐渐形成质硬小结节，为圆形粟粒或绿豆大小的淡红、褐黄或似正常肤色的丘疹，质较硬，称为粟疮小结节。搔抓日久可出现抓痕、血痂、色素沉着、苔藓样改变、湿疮样改变。患者常自觉剧烈剧痒，可伴失眠。临床上分为小儿粟疮和成人粟疮。

1. 小儿粟疮　好发四肢伸侧，尤以下肢为甚，重者可遍及全身，但很少累及腘窝和掌跖，腹股沟常有臖核。病程缓慢，至青春期可自行缓解或痊愈。患儿多有消瘦、贫血、营养不良、胃肠功能障碍、情绪不稳定等症状。

2. 成人粟疮　以结节性痒疹多见，多见于成人，女性较多，好发于躯干和四肢伸侧(图 11－3)，颜面部也可发生，可伴臖核。病程多为慢性，皮损可自行消退，但常复发。

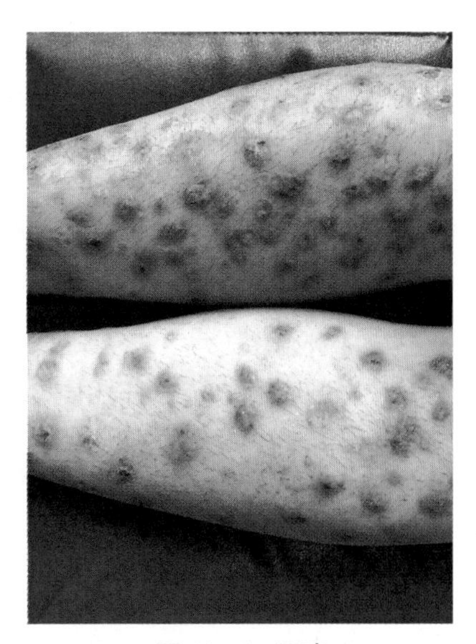

图 11－3　粟疮

【辅助检查】

无特异性改变。

【诊断要点】

(1) 多见于 1～3 岁幼儿及中年妇女。冬夏季均可发生，可能与昆虫叮咬、胃肠功能紊乱及内分泌障碍等因素有关。

(2) 皮损好发于四肢伸侧,尤以下肢为甚,重者可遍及全身,但很少累及腘窝及掌跖,腹股沟常有臀核。

(3) 初发为风团或风团样小丘疹,风团消退后逐渐形成坚硬小结节,为圆形粟粒或绿豆大小的淡红、褐黄或似正常肤色的丘疹,质较硬。患者自觉瘙痒明显,可伴有刺痛感,夜晚可加重。

【鉴别诊断】

1. 土风疮　相当于西医的丘疹性荨麻疹。多发生于夏秋季,病程短,皮疹为纺锤形水肿性红色丘疹,中央有小水疱,数目少,无颈部和腹股沟淋巴结肿大现象。

2. 疥疮　无固定发病年龄,有接触传染史。蔓延迅速,瘙痒以夜间及受热后为著,皮疹多在指间、阴部、股及胸腹部,皮损以丘疹、隧道、结节为主。

【治疗】

(一) 辨证论治

1. 风湿热证

主症: 多见于病变初期。遍身起红色丘疹,瘙痒无度,抓痕累累,或搔破糜烂;伴口苦咽干,大便干结,小便黄;苔薄白或薄黄,脉弦滑或弦数。

治法: 清热除湿,祛风止痒。

方药: 消风散加减。瘙痒剧烈者,加乌梢蛇、白鲜皮等搜风止痒;大便秘结者,加生大黄泻热通便。

2. 阴虚血燥证

主症: 多见于病程较长者。皮疹如粟粒,皮肤粗糙、干燥,或有脱屑,瘙痒无度,日轻夜重;伴身体消瘦,夜间盗汗,精神疲惫;舌质红,苔薄或少苔,脉弦细或细数。

治法: 滋阴润燥,养血祛风。

方药: 四物消风散酌加玉竹、胡麻仁、麦冬、地骨皮等。夜寐欠佳者,加合欢皮、夜交藤、柏子仁养心安神。

3. 血瘀生风证

主症: 多见于病程较长者。皮疹为坚实的硬丘疹,瘙痒剧烈,夜间加重,结血痂,皮肤粗糙、肥厚,呈苔藓样变,色素沉着;舌质紫暗或有瘀点、瘀斑,苔薄,脉弦涩。

治法: 活血化瘀,息风止痒。

方药: 桃红四物汤加减。皮损肥厚色暗者,加丹参、鸡血藤、首乌藤、海风藤活血化瘀通络;瘙痒剧烈者,加全蝎、蜈蚣搜风通络止痒。

(二) 外治法

1. 中药熏洗疗法　可选用苦参、蛇床子、千里光、白鲜皮、地骨皮、黄芩、黄柏、明矾等中药煎剂对皮损部位进行熏洗,每日1次,每次20～30分钟。

2. 中药涂擦疗法　皮损处选用10%百部酊、5%硫黄洗剂、1%冰片酊或10%蛇床子酊涂搽,每日1～2次,皱褶部位慎用。

(三) 其他治法

1. 火针疗法　用火针在酒精灯上烧至通红发白,快速刺入皮损,深度至皮损基底部为度。每5

日治疗1次,6次1疗程。

2. 针刺疗法　瘙痒剧烈的皮损可进行皮损周围围刺治疗。

3. 刺络拔罐疗法　用75%酒精棉球消毒皮损处,先用放血针或三棱针快速点刺局部,在皮肤红润稍有渗血时,将火罐迅速拔在刺血部位,火罐吸着后,留罐约10分钟。每3日1次,5次为1疗程。

【预防及调摄】

(1) 保持良好的生活节律,保证充足的睡眠;避免热水烫洗,防蚊虫叮咬,注意个人卫生。

(2) 饮食宜营养均衡,忌食辛辣刺激性食物,戒烟酒。

(3) 调畅情志,保持情绪的稳定。

(杨　凡)

第十二章　结缔组织疾病

导学

结缔组织病属于自身免疫性疾病，涉及多系统损害，临床表现复杂。本章涵盖了与皮肤有关的结缔组织病，通过学习，要求掌握疾病的概念、临床表现、鉴别诊断，熟悉辅助检查及临床意义、治疗，了解病因病机及结缔组织病的共同点。

第一节　红 蝴 蝶 疮

红蝴蝶疮是一种面部出现蝶形红斑，手臂等暴露部位皮肤出现红斑、脱屑、变薄、萎缩的皮肤疾病，严重者可累及关节和全身脏腑。与中医文献中“赤丹”“日晒疮”“阴阳毒”“虚劳”“鬼脸疮”等为同一疾病，《金匮要略・百合狐惑阴阳毒》云：“阳毒之为病，面赤斑斑如锦纹，咽喉痛，唾脓血。”发病以中青年为多，男女之比为1∶9～1∶7。相当于西医的红斑狼疮(Lupus Erythematosus, LE)。

【病因病机】

红蝴蝶疮的发病由先天禀赋不足，毒邪侵入所致。

1. 热毒炽盛　日晒和毒邪侵袭，入于肌肤经络，致热毒炽盛，燔灼营血，内侵脏腑所致。

2. 阴虚内热　正邪抗争，耗气伤精，气阴两虚，外则肌肤失养，内则脏腑受损。

3. 脾肾阳虚　病久阴损及阳，而致脾肾阳虚。

本病在整个病程中可出现虚实夹杂、寒热交错等多种病机变化，可因热毒内攻，五脏俱虚，气血瘀滞，阴阳离决而亡。

【临床表现】

本病为病谱性疾病，病谱的一端为盘状红斑狼疮(discoid lupus erythematosus, DLE)，另一端为有内脏多系统累及并常有皮肤损害的系统性红斑狼疮(systemic lupus erythematosus, SLE)。中间有很多亚型，如播散性盘状红斑狼疮、深在性红斑狼疮、亚急性皮肤型红斑狼疮、新生儿红蝴蝶疮、药物性红蝴蝶疮和抗核抗体阴性的系统性红斑狼疮等。临床常见的主要有盘状红蝴蝶疮、亚急性皮肤型红蝴蝶疮和系统性红蝴蝶疮。盘状红蝴蝶疮好发于面颊部，主要表现为皮肤损害，多为慢性局限性；亚急性皮肤型红蝴蝶疮(SCLE)好发于光照部位，可有不同程度全身症状；系统性红蝴蝶疮常累及全身多脏器、多系统，预后较差。

1. 盘状红蝴蝶疮　皮损多局限于面部，以两颊、鼻部或耳郭为主，头皮、黏膜也可受累，部分患者皮损甚至可泛发四肢、躯干。典型损害为扁平或微隆起的钱币大小红斑或斑块(图 12－1)，呈蝶形分布，境界清楚，表面附有粘着性鳞屑和角质栓，剥离鳞屑，可有扩张的毛囊口。随着病情发展，红斑扩大，皮损中央逐渐出现萎缩、色素减退。发生于头皮的皮损，部分可导致永久性秃发。一般无自觉症状，少数患者可有低热、乏力、关节酸痛等症状。在日晒或劳累后病情可复发或加剧。

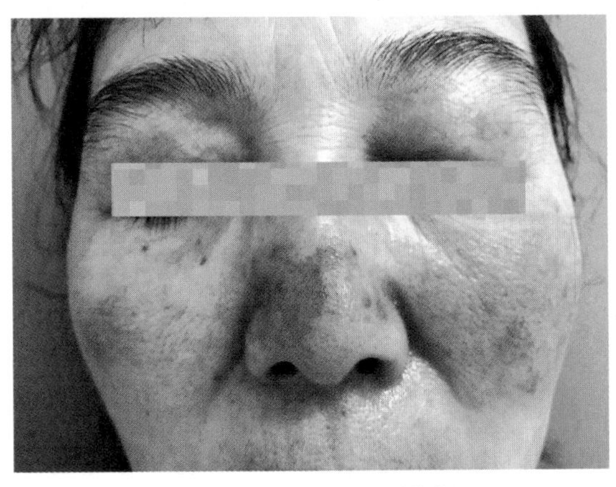

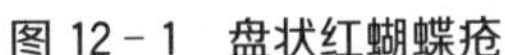

图 12－1　盘状红蝴蝶疮

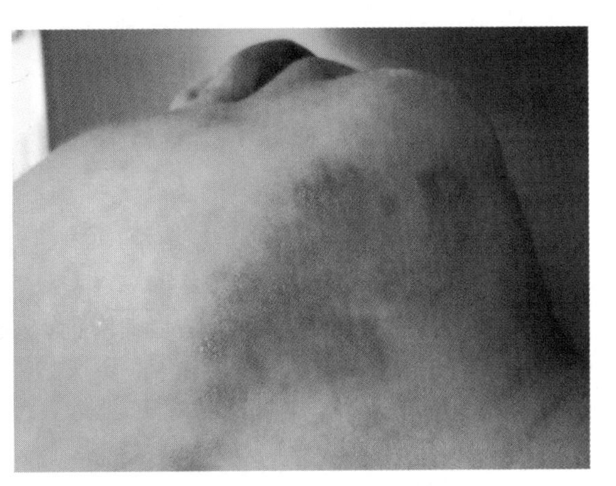

图 12－2　亚急性皮肤型红蝴蝶疮

2. 亚急性皮肤型红蝴蝶疮　皮损好发于光照部位，如面部、颈前 V 型区、躯干和上肢伸侧等。特征性皮损表现如下。① 丘疹鳞屑型：初起为红色丘疹，逐渐扩大形成不规则的斑丘疹，上覆细薄鳞屑，呈银屑病样或糠疹样损害(图 12－2)。② 环形红斑型：为孤立或散在分布的水肿性红斑和(或)斑块，逐渐扩大成环形、多环形，边缘隆起，内侧缘覆有细小鳞屑，中央消退后留有色沉和毛细血管扩张，或呈离心性环，环中央消退处又起新环。本型红蝴蝶疮常伴脱发、雷诺现象、网状青斑、甲周毛细血管扩张或瘀点，甚至关节痛、低热和肌痛等全身症状。

3. 系统性红蝴蝶疮　临床表现复杂，以面部蝶形红斑和广泛的内脏受累为特征，多数患者早期可出现长期低热和不同程度的关节痛。

(1) 皮肤黏膜损害：面部蝶形红斑为特征性皮疹，以鼻梁为中心，面颊对称分布的蝶形红斑(图 12－3)，日晒后常加重。亦可见掌红斑和血管炎样皮损、狼疮发、雷诺征等表现。黏膜皮损主要表现为口腔溃疡。

(2) 系统损害

1) 肾：主要表现为肾炎或肾病综合征。初期出现蛋白尿、全身水肿，后期出现高血压和尿毒症，肾功能衰竭，预后较差。

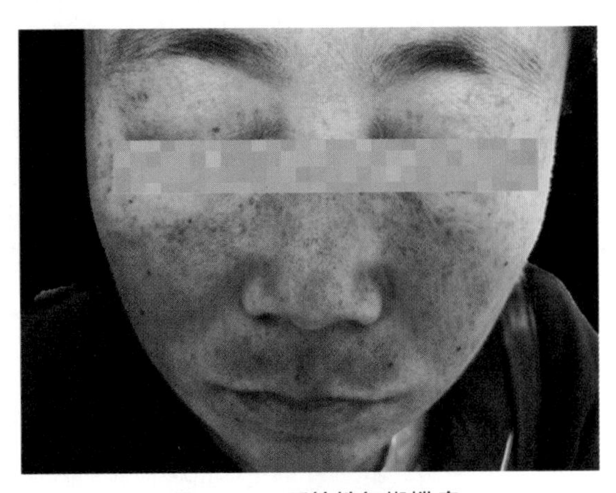

图 12－3　系统性红蝴蝶疮

2) 心血管：以心包炎最为多见，出现心前区不适，可闻及心包摩擦音；心肌炎亦常见，表现为气短、疼痛、心动过速、心脏扩大，甚至心力衰竭。

3) 呼吸系统：主要为胸膜炎和间质性肺炎，表现为咳嗽、咯白色泡沫样痰，严重者出现呼吸困难、胸痛，甚至呼吸衰竭。

4) 消化系统：主要表现为食欲减退，恶心呕吐，腹痛腹泻，类似腹膜炎、肠炎。

5) 神经系统：表现为头痛、癫痫样发作、意识障碍、定向障碍和多发性神经炎的症状。

6) 淋巴系统：有局部或全身淋巴结肿大，以颈部、腋下淋巴结肿大为多见。

7) 血液系统：表现为贫血、白细胞减少和血小板减少，肝脾肿大，肝功能异常。

8) 眼：可出现结膜炎、角膜溃疡、视网膜出血、视神经乳头水肿等。

本病呈慢性病程，病情迁延数年或更长。

【辅助检查】

1. 临床一般检查和免疫学检查

(1) 盘状红蝴蝶疮：白细胞减少，血沉增快，免疫球蛋白增高等。少数患者抗核抗体(ANA)阳性，滴度较低。

(2) 亚急性皮肤型红蝴蝶疮：白细胞、血小板减少，血沉增快，免疫球蛋白增高等。ANA阳性，抗双链DNA(dsDNA)抗体和抗Sm抗体阴性。Ro(SSA)抗体和抗La(SSB)抗体阳性，此为本病的标记抗体。

(3) 系统性红蝴蝶疮：血常规检查常提示贫血、白细胞减少和血小板减少；尿液分析常见蛋白尿；血沉增快常提示病情处于活动期；免疫球蛋白系列中IgG、IgM或IgA升高，蛋白电泳α_2或γ球蛋白升高，补体常降低；类风湿因子(RF)可出现阳性，肾脏受累时可有血肌酐水平上升，并可出现肝功能异常。

自身抗体检查中，ANA是过筛试验；抗Sm抗体和抗dsDNA抗体是系统性红蝴蝶疮的特异性抗体，其中抗dsDNA抗体是监测疾病活动的指标之一。此外，还可出现抗SSA(Ro)抗体、抗SSB(La)抗体、抗UIRNP抗体、抗心磷脂抗体阳性等。

2. 组织病理学检查　不同的红蝴蝶疮的组织病理变化不同，SLE与DLE皮损的组织病理改变没有本质的区别，只是在数量上或程度上的差异。

DLE的组织病理表现为角化过度，毛囊口及汗孔角栓，颗粒层增厚，棘层萎缩，表皮突变平，灶性基底细胞液化变性，PAS染色能见基底膜增厚，真皮上部水肿，血管扩张及轻度红细胞外渗，尤以红斑水肿性皮损为明显。在真皮血管和附属器周围有淋巴细胞为主的灶性浸润。

SCLE的组织病理与DLE相近，但炎症浸润较DLE轻。

SLE早期红斑水肿性皮损组织病理变化不明显，有时基底细胞只见空泡变，有时表皮萎缩更明显，有时可见基底细胞液化和真皮乳头层水肿。有时在皮肤结缔组织、真皮毛细血管壁和表皮下基底膜带可见纤维蛋白样沉积物，呈深嗜伊红染色。

【诊断要点】

(1) 盘状红蝴蝶疮的诊断主要根据皮损特点及皮肤病理检查，本病预后良好。

(2) 亚急性皮肤型红蝴蝶疮可依据典型临床表现、实验室检查作出诊断。

(3) 系统性红蝴蝶疮的诊断主要依据2017年美国风湿病学会(ACR)/欧洲风湿病学会

(EULAR)的SLE分类标准(草案)。① 全身症状：发热>38.3℃，2分。② 皮肤症状：非瘢痕性脱发2分；口腔溃疡2分；亚急性皮肤型或盘状红斑狼疮4分；急性皮肤狼疮6分。③ 关节炎/滑膜炎≥2个关节，或压痛≥2个关节+晨僵≥30 min 6分。④ 神经系统：谵妄2分；精神症状3分；癫痫5分。⑤ 浆膜炎：胸腔积液或心包积液5分；急性心包炎6分。⑥ 血液系统：白细胞减少3分；血小板减少4分；自身免疫性溶血4分。⑦ 肾脏：尿蛋白>0.5 g/h 4分；肾脏活检示Ⅱ型或Ⅴ型狼疮性肾炎8分；肾脏活检示Ⅲ型或Ⅳ型狼疮性肾炎10分。⑧ 免疫学表现：抗磷脂抗体(抗心磷脂抗体IgG>40 GPL/ml或抗β_2糖蛋白1 IgG>40 GPL/ml或狼疮抗凝物阳性)2分；补体(低C_3或低C_4 3分，低C_3同时低C_4 4分)；高度特异性抗体：抗dsDNA抗体(+)6分，或抗Sm抗体(+)6分。总分≥10分可诊断SLE。

SLE分类标准中，以ANA阳性(Hep2免疫荧光法≥1∶80)为进入标准。每项标准中，如其他病因(感染、肿瘤、药物、内分泌紊乱、其他自身免疫性疾病)较SLE可能性更大，则不评分；既往符合某条标准可以计分；以上标准不需要同时发生；至少出现一个临床标准；在每一项中，取最高分。

【鉴别诊断】

1. 皮痹　皮痹早期表现以局部或弥漫性皮肤肿胀、变硬为主，以后出现萎缩，手指可呈腊肠样外观，发病部位可存在于全身任何地方，消化道、肺可受累，肾与心脏病变少见。而红蝴蝶疮早期表现多以面部和上肢等暴露部位的皮肤发红为主，日晒后症状加重。病情日渐发展严重，会累及多脏腑，尤以肾脏病变多见。

2. 肌痹　肌痹皮损早期表现为眼周紫红色水肿性斑片，四肢无力，皮损的加重与日晒无关，常伴有近端肌肉酸痛，会累及心脏，其他内脏病变少见，24小时尿肌酸显著升高，部分患者伴有恶性肿瘤。而红蝴蝶疮以面部皮肤红斑为主，日晒后症状加重，常会累及脏腑，以肾脏病变多见。

【治疗】

(一) 辨证论治

1. 热毒炽盛证

主症：面部蝶形红斑鲜艳，皮肤紫斑；伴高热，烦躁不安，头痛，口渴，大便秘结，小便短赤，或见神昏谵语、狂躁不安；舌质红绛或紫暗，苔黄腻或糙，脉洪数或细数。

治法：清热凉血，化斑解毒。

方药：犀角地黄汤加减。大便秘结者，加生大黄通腑泄热；小便短赤者，加猪苓、车前子清热利尿；神昏谵语者，加安宫牛黄丸或紫雪丹重镇安神；癫狂抽搐者，加天竺黄、钩藤、石决明、羚羊角息风止痉。

2. 阴虚内热证

主症：红斑转暗，低热不退，口干唇燥，神疲乏力，耳鸣目眩，关节疼痛，自汗盗汗，头发稀疏，月经不调，小便短赤；或有胸闷心悸，夜难安眠；舌红苔少，脉弦细数。

治法：养阴清热，补益肝肾。

方药：六味地黄丸合二至丸加减。关节疼痛者，加秦艽、威灵仙通络止痛；关节红肿明显者，加忍冬藤、红藤解毒通络；自汗盗汗者，加黄芪、煅牡蛎益气敛汗；夜寐不安者，加夜交藤、酸枣仁养血安神;头发稀疏者,加菟丝子、覆盆子补肾固发;月经不调者,加当归、益母草调经;心悸胸闷者,加丹参、瓜蒌、远志、五味子宽胸理气、凝神定志。

3. 脾肾阳虚证

主症:红斑不显,面色㿠白,倦怠,形寒肢冷,下肢浮肿,重者全身浮肿,腹胀如鼓,纳呆,恶心,不能平卧;或面如满月,头发稀疏,月经量少或闭经;舌质淡胖或边有齿痕,苔白,脉沉细或濡细。

治法:温肾壮阳,健脾利水。

方药:桂附八味丸合真武汤加减,重者用参附汤加减。脾虚甚者,加党参补气健脾;水肿甚者,加车前子、桑白皮利尿消肿;尿频不畅、夜尿较多者,加菟丝子、仙灵脾温阳利水;肿痛甚者,加制川乌、制草乌散寒止痛;月经量少或闭经者,加旱莲草、益母草、紫河车补肾调经。

(二)外治法

中药涂擦疗法 红斑处可外用黄连膏、白玉膏;新鲜溃疡面可外用生肌玉红膏等,每日1~2次。

(三)其他治法

临床治疗中尤其是系统性红蝴蝶疮,需要配合西药系统及局部治疗。可根据不同的病情选用非甾体抗炎药、抗疟药、糖皮质激素、免疫抑制剂和人血丙种球蛋白、生物制剂等系统治疗;局部治疗,如头面部皮损多选用钙调神经磷酸酶抑制剂软膏,肢端红斑可选用糖皮质激素类软膏外用。

【预防及调摄】

(1) 生活规律,注意休息,避免劳累,病情严重期应卧床休息。

(2) 严格注意防晒,深在性红蝴蝶疮和伴有雷诺征的患者要注意保暖。

(3) 注意营养,忌食酒类及刺激性食物,伴低蛋白水肿时应限制钠盐摄入并高蛋白质饮食。

(4) 调节情志,减少压力,建立治疗疾病信心,避免精神刺激、外感等诱发加重因素。

(闫小宁)

第二节 皮 痹

皮痹是一种以皮肤肿胀、硬化、萎缩为临床表现的结缔组织病,严重者可累及脏腑。与中医文献中"皮痹疽""痹证""血痹""肺痹"等属于同一范畴,《素问·痹论篇》云:"所谓痹者,各以其时重感于风寒湿之气也。"临床上常以是否累及脏腑分为局限性和系统性两型。多发于中青年,女性发病率高于男性。相当于西医的硬皮病(scleroderma)。

【病因病机】

皮痹总因先天禀赋不耐,后天脏腑功能失调,外感风寒湿之邪阻于肌表,致局部气血不通、络脉瘀阻,皮肤失于濡养而为患。

《素问·痹论篇》曰:“风寒湿三气杂至,合而为痹。”言人之汗出当风、卧漏乘凉、冒雨涉水、久居寒湿之所,风寒湿邪侵袭肌表,不得宣泄,日久而为痹;或肝气不疏、情志忧郁,致气机不畅,气为血之帅,气滞则血瘀,气血运行不畅,络脉瘀阻而为痹;或病程日久,脏腑虚羸日甚,肺气失于宣降、脾失运化水谷精微,肾阳虚衰而失于温煦之功,致使气血不荣、津液不生,皮肤干燥、萎缩,皮痹益甚。

【临床表现】

临床上根据病变范围及有无系统受累可分为局限性皮痹和系统性皮痹。

1. 局限性皮痹　好发于额部、胸前区、腹部和四肢等部位。早期为大小不一的淡红色水肿性斑片,逐渐扩大,数个月后皮肤硬化,中央略凹陷,呈淡黄色或象牙白色,表面光滑发亮,部分可呈羊皮纸样变(图 12-4);皮损形状不一,呈斑块状或线状。一般无明显自觉症状,病程缓慢。

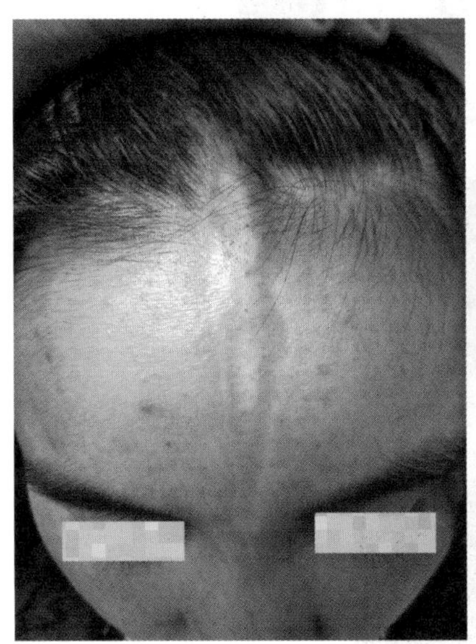
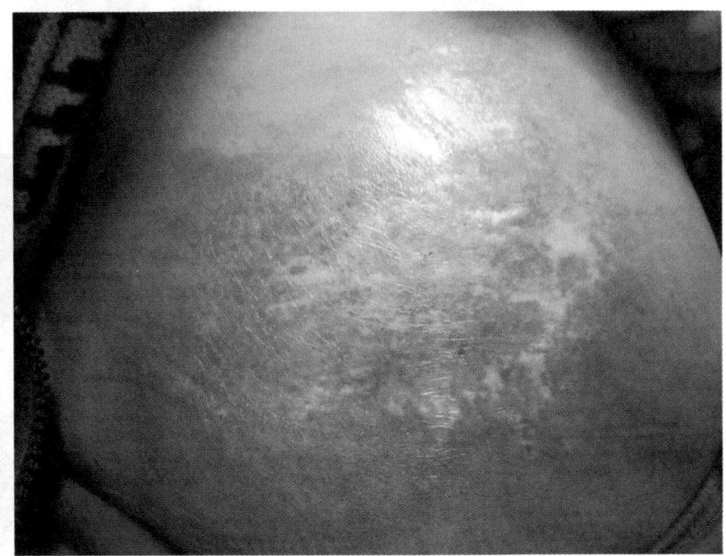

图 12-4　局限性皮痹

2. 系统性皮痹　除皮肤变硬外,常有指(趾)缺血表现,伴有关节、肌肉、内脏多系统损害,一般可分为肢端型和弥漫性两种类型(图 12-5)。肢端型占系统性皮痹的 95%,病变主要发病在手足、面部,受累部位局限,病情变化较慢,内脏受累较轻,预后较好。弥漫型占 5%,常有内脏系统损害,预后较差。

(1) 肢端型皮痹:初期可有低热,关节疼痛,瘙痒,全身不适,多伴有雷诺现象;皮损开始为非凹陷性水肿,以后肢端硬化、萎缩,有蜡样光泽,手指变细、强直、屈伸困难,可出现溃疡、坏死。面部皱纹消失,表情缺乏,口鼻变小,鼻尖锐似“鹰钩”,张口困难,口周呈放射状沟纹,眼睑闭合不全、耳轮变薄,呈假面具脸面容。口咽、外阴等黏膜可出现干燥萎缩。皮肤硬化自手部开始,继之累及前臂、面、颈、躯干。

(2) 弥漫性皮痹:初期可有低热、乏力、食欲减退、消瘦、关节痛等前驱症状,皮损多数由躯干开始,后累及四肢、面部,对称发生。皮损萎缩较肢端型轻,但病情进展迅速,常在很短时间内累及多个内脏器官,食管受累多表现为食管硬化变窄而出现吞咽困难、呕吐、反流性食管炎等;肺脏

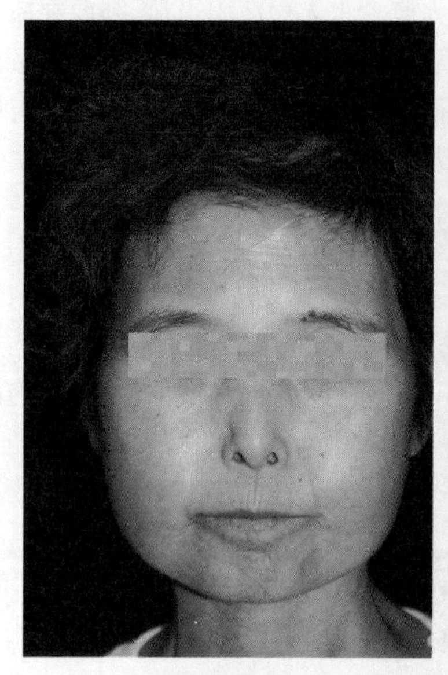
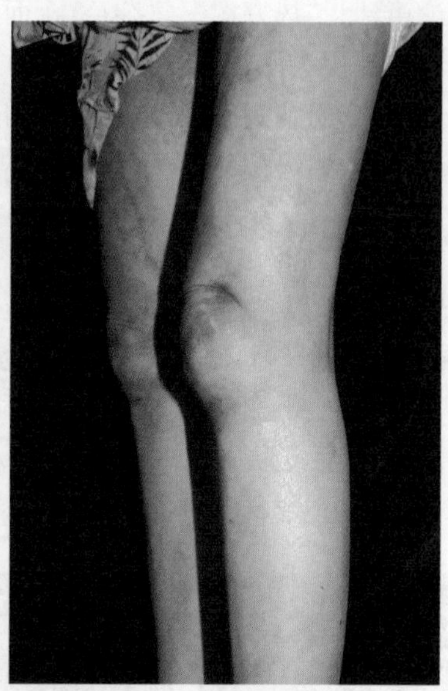
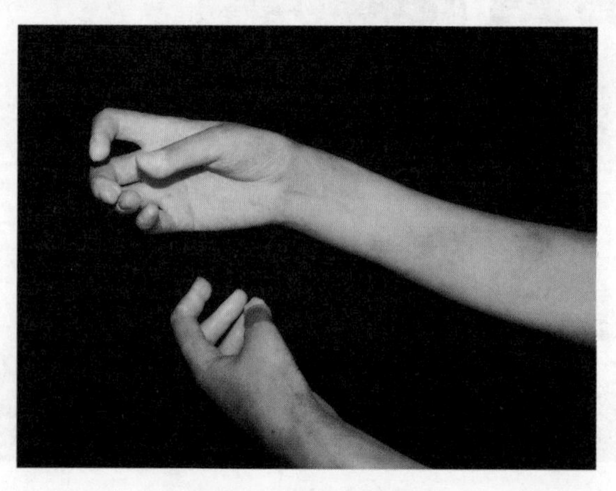

图 12-5 系统性皮痹

受累主要表现为肺间质纤维化而呼吸短促不畅；心脏受累主要是心肌损伤，以及心内膜、心包损害；肾脏发生硬化性肾小球肾炎，伴肾性高血压、氮质血症，重则出现急性肾功能衰竭。一般预后较差，可致死亡。

此外，临床上出现以皮肤钙质沉着、雷诺现象、指(趾)皮肤硬化、毛细血管扩张、伴有食管病变等表现为特征者，称为 CREST 综合征，本病一般进展缓慢，内脏系统受累有限，病程缓慢，预后尚可。

【辅助检查】

1. 临床免疫学检查　自身抗体系列中抗 ANA、抗 Scl-70 为系统性硬皮病标志性抗体，抗着丝点抗体是 CREST 综合征的标记抗体。

2. 组织病理学检查　皮肤病理变化主要发生在真皮胶原纤维和小动脉。

第Ⅰ期(临床水肿期)：主要为真皮内间质水肿，胶原纤维分离及真皮上层小血管周围以淋巴细胞为主的轻度浸润。

第Ⅱ期(临床硬化期)：真皮中下层胶原纤维肿胀，血管周围淋巴细胞浸润逐渐消退，小血管及胶原纤维周围酸性黏多糖增加。

第Ⅲ期(临床萎缩期)：进而发展至血管内膜增生、管壁增厚、管腔变窄甚至闭塞，胶原纤维均质化、增生、肥厚，而弹力纤维减少。晚期为表皮萎缩，附属器减少或消失。

免疫荧光检查：临床正常皮肤表皮细胞核有 IgG 沉积，呈斑点型或颗粒型。

【诊断要点】

(1) 局限性皮痹主要依据皮肤变化进行初步诊断，必要时可行皮肤组织病理学检查确诊。

(2) 系统性皮痹除可出现典型的皮肤症状外，病情常可累及内脏。自身免疫系列中 ANA、抗 Scl－70 抗体、抗着丝点抗体阳性为临床重要的确诊指标。

【鉴别诊断】

1. 雷诺病　有肢端苍白、青紫、疼痛等症状，少有皮肤硬化及内脏损害。

2. 成人硬肿病　皮肤肿胀发硬如木质样，发病自颈项部开始，手足很少受累，无雷诺现象及系统病变，有自愈倾向。

3. 黏液水肿性苔藓　皮肤弥漫性浸润肥厚，呈硬皮病样改变，但能活动和捏起，可见丘疹或斑块。

【治疗】

(一) 辨证论治

1. 风寒湿痹证

主症：皮肤肿胀，似蜡状紧张而发硬，皱纹消失，皮温降低，可有刺痛、麻木、蚁行感；伴关节疼痛，活动不利；舌质淡红，苔薄白，脉浮紧。

治法：祛风除湿，温经散寒。

方药：独活寄生汤加减。风寒较重者，加紫苏、桂枝疏风散寒；风湿为甚者，加五加皮祛风湿，通经络。

2. 气滞血瘀证

主症：皮肤变硬，有蜡样光泽，捏起困难，色素异常或有毛细血管扩张，肌肤甲错，毛发干枯脱落，面部表情呆板，眼睑、口唇青紫而薄，张口受限，胸部紧束感，手指屈伸困难，关节活动不利；妇女月经量少有血块或闭经，或有血尿，或有胸闷，或皮下有包块、结节；舌质紫暗或有瘀点、瘀斑，舌下静脉迂曲扩张，脉涩或细涩。

治法：行气活血，化瘀通络。

方药：血府逐瘀汤加减。气滞明显者，加郁金、醋香附行气解郁；伴血虚者，加阿胶、制何首乌养血补血；情绪忧郁、失眠多梦者，加合欢皮、首乌藤、酸枣仁安神。

3. 肺脾气虚证

主症：肢端冷紫，四肢皮肤浮肿色白，麻木僵硬，面色皖白或苍白，甚或晦暗，小便清利，气短懒言，语声低微，神疲倦怠；舌淡暗或有瘀点、瘀斑，苔白，脉细涩。

治法：健脾益肺，活血逐瘀。

方药：参苓白术散加减。咳嗽、胸闷、气促、痰湿壅肺者，加半夏、浙贝母、百部、紫菀化痰止咳。

4. 脾肾阳虚证

主症：初起皮损处水肿，逐渐变硬、萎缩，自觉乏力，畏寒肢冷，关节痛甚至活动受限，腹胀纳呆,大便溏泻,月经不调;舌淡暗胖嫩或边有齿痕,脉沉细。

治法:温补脾肾,疏经通络。

方药:肾气丸合阳和汤加减。脾阳不足者,加白豆蔻、黄芪益气助阳;肾阳虚显著者,加杜仲、巴戟天温补肾阳;大便溏泄者,加干姜、人参温中补虚;五更泻者,合四神丸固肠止泻。

(二)外治法

1. *中药蜡疗疗法* 红花60 g、桂枝60 g、艾叶30 g、细辛10 g研磨成末后,浸入滚烫的蜡液中30分钟后,待蜡液温度为55～60℃时,制为蜡饼敷于患处或直接刷涂于患处,冷却后去除。每日1次,10次为1疗程。

2. *中药熏蒸疗法* 选用大黄、桂枝、川芎、细辛、苏木、红花、肉桂、透骨草、艾叶、伸筋草、徐长卿等中药煎煮,浸泡或熏洗患处。每次20～30分钟,每日1次,10次为1疗程。

3. *中药热熨疗法* 川楝子、椒目等食盐炒后用布包裹,趁热烫熨患处,适用于寒证为主皮损。每日2次,每次15分钟,10日为1疗程。

(三)其他治法

1. *针刺疗法* ① 局限性皮痹:取阿是穴(皮损局限部位)及皮损处经脉循行的邻近穴位,以毫针刺入,阿是穴针距1～2 cm,留针30分钟,皮损处邻近穴位行提插泻法,力使针感传至皮损处,每日1次,10次为1疗程。② 系统性皮痹:取曲池、足三里、中脘、大椎、气海、肾俞、脾俞、肺俞及皮损处阿是穴,根据"实则泻之,虚则补之"的治疗原则,行针刺补泻,隔日1次,10次为1疗程。

2. *穴位注射疗法* 丹参注射液或当归注射液2 ml,取双侧足三里或手三里穴位注射。每穴1 ml,每周1～2次,10次为1疗程。

3. *艾灸疗法* 根据病情选择施灸部位(穴位或皮损部位),采用直接灸(点燃艾条,于穴位之上灸之,以患者感到灼热能耐受为度,每日1次,每次15～30分钟)或间接灸方式(艾炷放置于姜片或药饼上,每日1次,每次3～7壮),10次为1疗程。

【预防及调摄】

(1) 注意保暖,避免受寒,忌食寒凉性食物,防止病损处外伤。

(2) 饮食营养丰富、均衡,多食用高蛋白质食物及新鲜水果蔬菜,忌烟。

(3) 由于本病早期自觉症状轻微,易被忽视,医患双方均应高度重视。宜早期诊断,及时治疗。

(4) 避免精神刺激和过度紧张,树立战胜疾病的信心。

(闫小宁)

第三节 肌 痹

肌痹是一种累及皮肤和肌肉的自身免疫性结缔组织病。皮肤临床特征为眼睑紫红色水肿性斑疹,指关节对称性紫红色扁平丘疹。典型表现为对称性近端肌无力、肿胀、疼痛。颈咽部、心肺、关节等均可受累。可发于任何年龄，但以 40～60 岁多见，可伴恶性肿瘤。男女患者之比约为1∶2。相当于西医的皮肌炎(dermatomyositis)。

【病因病机】

本病的发病由寒、湿、热邪外侵，气血亏虚于内所致。

1. 寒湿外侵　外感寒湿之邪，加之体质阴寒偏盛，不能温煦肌肤而发。

2. 热毒蕴结　外感湿热之邪，郁久化热生毒，致阴阳气血失衡，正不胜邪，淫于肌肤，毒邪侵犯脏腑而发。

3. 气血亏虚　久病不愈，气血内伤，精血暗耗，致气血不能温分肉、肥腠理，从而使气血痹阻、经络阻滞而发病。

【临床表现】

临床上以皮肤和肌肉症状为主，且两者症状不平行。

皮肤症状主要有以下方面。① 眼睑紫红色斑(图 12－6)：以双上眼睑为中心的紫红色水肿性斑疹为特征，可累及面颊和额部。② Gottron 丘疹：掌指关节伸侧扁平的紫红色丘疹，多对称分布，表面附着糠状鳞屑(图 12－6)。③ 皮肤异色症：部分患者面、颈、躯干部在红斑鳞屑基础上逐渐出现褐色色素沉着、点状色素脱失、点状角化、轻度皮肤萎缩、毛细血管扩张等，称为皮肤异色症或异色性皮肌炎。

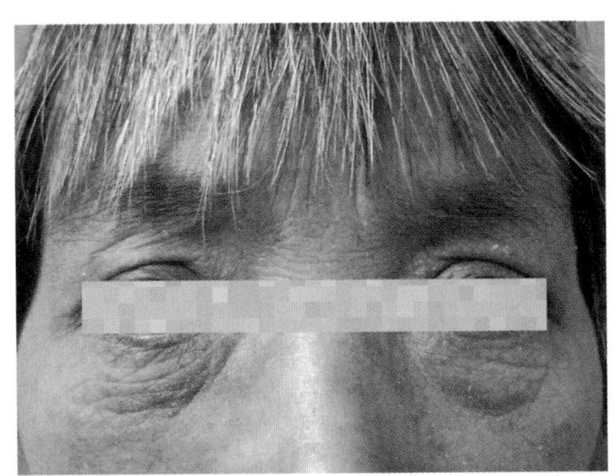

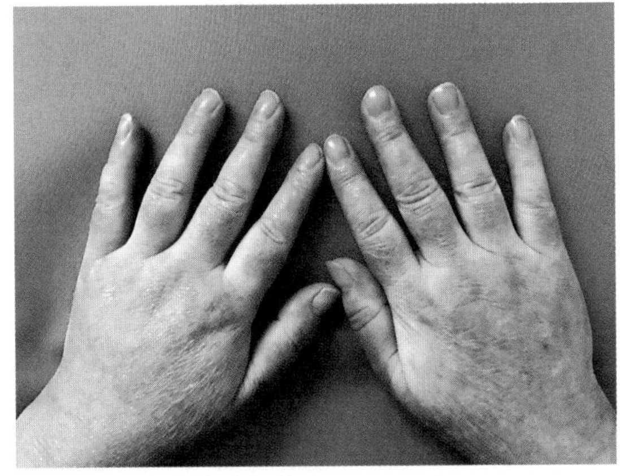

图 12－6　肌痹

肌肉症状主要累及横纹肌，亦可累及平滑肌，表现为受累肌群无力、疼痛和压痛。最常侵犯四肢近端肌群、肩胛带肌群、颈部和咽喉部肌群，表现为举手、抬头、上楼、下蹲、吞咽困难和声音嘶哑等，严重时可累及呼吸肌和心肌，出现呼吸困难、心悸、心律不齐甚至心力衰竭等。急性期由于肌肉炎症、变性，受累肌群可出现肿胀、自发痛和压痛。少数严重患者可卧床不起，自主运动完全丧失。仅有肌肉症状而无皮肤表现的称多发性肌炎。患者还可出现不规则发热、消瘦、贫血、肝脾淋巴结肿大、关节炎、间质性肺炎、胸膜炎、心包积液和食管反流等。约 20％成人患者并发恶性肿瘤，特别是 40 岁以上患者伴发率更高。各种恶性肿瘤均可发生，如鼻咽癌、胃癌、肺癌、肝癌、淋巴瘤等，女性患者亦可出现乳腺癌、卵巢癌。恶性肿瘤可于肌痹或前或后发生，亦可同时出现。

【辅助检查】

1. 血清肌酶检查　肌酸激酶(CK)、乳酸脱氢酶(LDH)、门冬氨酸氨基转移酶(AST)和醛缩酶(ALD)可显著增高,尤其是CK、ALD特异性较高。

2. 肌电图检查　选择疼痛和压痛明显的受累肌进行检查,表现为肌源性损害而非神经源性病变。

3. 组织病理学检查

(1) 皮肤病理:可有表皮萎缩、基底细胞液化变性、血管和附属器周围淋巴细胞浸润等。

(2) 肌肉病理:取疼痛和压痛最明显或肌力中等减弱的肌肉进行检查,肌纤维变性和间质血管周围炎性病变,可见肌纤维肿胀、分离、断裂、横纹消失,局灶性或弥漫性的肌纤维颗粒性及空泡性改变,间质血管周围淋巴细胞浸润;晚期有肌肉纤维化和萎缩。

【诊断要点】

(1) 好发于40～60岁,多数起病缓慢。

(2) 典型皮损为双上眼睑紫红色水肿性斑疹,Gottron丘疹,皮肤异色症;四肢近端肌无力、肿胀、疼痛等。

(3) 血清肌酶升高,肌电图显示肌源性损害,皮肤及肌肉病理符合肌炎改变。

【鉴别诊断】

1. 系统性红蝴蝶疮　有蝶形红斑,多系统损害,标志性抗体阳性。

2. 系统性皮痹　双手、面部皮肤硬化,常伴有雷诺现象,无肌痹的皮疹。

3. 重症肌无力　以眼睑下垂为主要特征,活动时肌无力明显,休息时减轻,无乳酸脱氢酶等增高,肌肉病理改变不同。

【治疗】

(一) 辨证论治

1. 寒湿外袭证

主症:皮损暗红肿胀,全身肌肉疼痛,酸软无力,畏寒肢冷,疲乏气短;舌淡,苔薄白,脉弦紧。

治法:温经散寒,活血通络。

方药:温经通络汤加减。肌肉疼痛重者,加乌梢蛇、土鳖虫通络定痛;四肢困重酸软者,加羌活、木瓜、桑枝祛风胜湿通络;肢端冷甚、疼痛者,加制川乌、细辛温经散寒止痛。

2. 热毒炽盛证

主症:皮损紫红肿胀,肌痛无力,关节肿痛;伴高热咽干,口苦口臭,吞咽不利,小便黄,大便干;舌质红绛,苔黄燥,脉弦数。

治法:清热解毒,凉血活血。

方药:普济消毒饮合清瘟败毒饮加减。高热者,加羚羊角、白茅根退热凉血;关节痛甚者,加秦艽、鸡血藤养血活血、舒筋通络;咽肿音哑者,加桔梗、牛蒡子利咽开音。

3. 气血亏虚证

主症:皮损暗红或不明显,肌肉萎缩,形体消瘦;伴神疲乏力,倦怠头晕,面色㿠白,自汗,纳寐差;舌质淡嫩,苔薄白,脉细弱。

治法：益气养血通络。

方药：八珍汤加减。纳食欠佳者，加鸡内金、麦芽、山药健脾消食；血瘀明显者，加地龙、红花、土鳖虫活血化瘀通络；肌肉酸痛明显者，加木瓜、豨莶草、鸡血藤养血舒筋、祛风通络。

（二）中成药治疗

1. 清开灵口服液　清热解毒。适用于热毒炽盛证患者。

2. 人参养荣丸或人参归脾丸　补益气血。适用于气血两虚证患者。

（三）外治法

1. 中药熏蒸疗法　透骨草 50 g，海桐皮 30 g，桂枝 15 g，红花 15 g，水煎熏蒸或药浴外洗，每日 1～2 次。

2. 中药涂擦疗法　选活络油、金粟兰酊外搽患处，可行推拿按摩。

（四）其他治法

1. 针刺疗法　取足三里、三阴交、曲池、肾俞、肩髃、阿是穴。施平补平泻法，留针 20～30 分钟，每日或隔日 1 次。

2. 物理疗法　用超声波、电磁波谱治疗仪（神灯）、频谱仪等治疗，以预防或减轻肌肉萎缩。

【预防及调摄】

（1）急性期应卧床休息，注意保暖，预防感染，避免日晒。

（2）合理安排饮食，保证充分的蛋白质和维生素摄入，忌辛辣等刺激性食物。

（3）症状改善后，适当活动，预防或减轻肌肉萎缩。

（4）中年以上患者，应检查有无并发恶性肿瘤，早期发现并及时处理。

（周　萌）

第四节　燥毒症

燥毒症是一种累及全身外分泌腺的系统性自身免疫性结缔组织疾病，临床上主要侵犯泪腺和唾液腺，以眼和口腔干燥为特点，还可累及多个器官而出现复杂的临床表现。本病有原发性和继发性两类，前者有干燥性角膜结膜炎和口腔干燥，不伴其他结缔组织病；后者则伴发结缔组织病或其他疾病。本病在我国人群的患病率为 0.3%～0.7%，在老年人群中患病率 3%～4%。任何年龄都可发病，以中年女性多见，女性发病率占 90%。相当于西医的干燥综合征（sicca syndrome, SS）。

【病因病机】

本病总因素体阴虚或感染邪毒导致津液生化不足，清窍、关节失于濡养而致病，燥盛成毒、阴虚失运、血瘀津亏是主要的致病因素和病理变化。

1. 燥盛成毒　感受燥气，津液失充外泄，燥盛不已，蕴酿成毒；或久服金药毒，化燥伤阴，致津亏枯涸,发为燥病。

2. 气滞血瘀　情志不遂,气机失调而血行不畅,皮肤失于濡养而为病。

3. 气阴两虚在先,肝肾阴虚在后　早期耗气伤津,多见肺胃气阴两虚,若燥证不解,继续耗津伤液,则损伤肝肾之阴,致津液难复,疾病缠绵难愈。

【临床表现】

本病一般起病、进展缓慢,少数患者为急性发病、发展快。典型表现为干燥性角膜结膜炎和口腔损害,患者自觉眼干、畏光,伴瘙痒或疼痛,伴有异物感或烧灼感;内眦有丝状黏液性分泌物(尤其在睡醒时)且泪液少,伴有泪腺肿大,角膜散在浸润小点、糜烂或溃疡,甚至穿孔合并虹膜炎和脉络膜炎。口腔损害较轻者易被忽视,较重时表现为口干、口渴、味觉异常、咀嚼困难、易生龋齿,约半数患者反复发生腮腺肿痛,严重时可形成松鼠样脸。半数患者表现皮肤干燥,表面附有鳞屑;部分患者伴有全身性或肛门、外生殖器皮肤瘙痒,继发苔藓样变,毛发干枯、稀疏、易脆断。继发性燥毒症常合并结缔组织病等相关疾病,最多见如类风湿关节炎(35%～55%)、系统性红蝴蝶疮、皮痹等。

【辅助检查】

1. 抗核抗体检查　SS患者血清中可检测到多种抗核抗体,如SS-A、SS-B、dsDNA、RNP抗体,其中以SS-A、SS-B抗体阳性率最高,SS-B抗体是SS的标记性抗体。

2. 类风湿因子(RF)　约50%的SS患者血清中IgM型RF阳性。

3. 唾液腺、泪腺功能检测　唾液流率、腮腺造影、唾液腺同位素检查任一项或一项以上阳性提示唾液腺受损。

4. 组织病理学检查　特征性病理改变为唾液腺中弥漫性淋巴细胞浸润,腺泡组织被破坏或消失,重者淋巴细胞浸润成淋巴滤泡样,可见生发中心。腺体的分叶结构仍保留,导管组织变性、萎缩;有些病例可见沿导管排列的肌上皮细胞增生,形成所谓肌上皮岛。

【诊断要点】

(1) 好发于30～50岁的中年女性,可涉及全身多个系统。

(2) 主要表现为干燥性角膜结膜炎及口腔损害,其次为皮肤干燥、关节痛,可并发间质性肺炎、肺纤维化等疾病。

(3) 抗SS-A和(或)抗SS-B抗体阳性,唾液腺、泪腺功能检测阳性,组织活检泪腺、腮腺和颌下腺,其内呈大量淋巴细胞浸润。

【鉴别诊断】

1. 重叠综合征　可有燥毒症的表现,但同时满足两种及两种以上结缔组织疾病的诊断标准。

2. 风瘙痒　可有皮肤干燥、瘙痒,抓后引起皮肤肥厚、苔藓样变、色素沉着,但无干燥性角膜结膜炎和口腔干燥。

【治疗】

(一) 辨证论治

1. 燥邪犯肺证

主症:口鼻干燥,干咳无痰或痰少黏稠,难以咳出,两眼干涩不舒;伴头痛,肢体关节酸痛,大便干结，常可见发热，腮腺耳后稍肿；舌红苔薄黄而干，脉浮数。

治法：清热宣肺，润燥生津。

方药：清燥救肺汤加减。眼干者，加决明子、枸杞子、茺蔚子养肝明目；大便干结者，加当归、柏子仁、火麻仁润肠通便。

2. 气阴两虚证

主症：口燥咽干，频频饮水，唇或口角皲揭干裂，两眼干涩少泪；伴神疲乏力，少气懒言，头晕，纳差，便溏或便秘，常可见低热、关节疼痛；舌嫩红少苔，边有齿痕，脉细无力而数。

治法：益气养阴，酸甘生津。

方药：四君子汤、生脉饮加芍药甘草汤加减。纳差者，加炒麦芽、焦山楂开胃消食；关节疼痛者，加土茯苓、鸡血藤等通利关节。

3. 气滞血瘀证

主症：口燥咽干，但欲漱水不欲咽，唇或口角干裂，两眼干涩少泪；伴肌肤甲错，皮下结节或红斑触痛，皮肤紫癜，腮腺肿大发硬日久不消，肝脾肿大，关节屈伸不利，肢体刺痛或麻木不温，妇女兼见月经量少或闭经；舌质紫暗，或瘀点、瘀斑，苔少或无苔，舌下络脉迂曲，脉细涩。

治法：活血化瘀，养阴生津。

方药：血府逐瘀汤加减。乏力、纳差者，加黄芪、白术补中益气；腮腺肿硬者，加夏枯草、山慈菇消肿散结；肝脾肿大者，加丹参、茜草凉血消痈；皮肤紫癜者，加丹皮、紫草凉血消斑；肢体刺痛者，加苏木、刘寄奴、川断祛瘀通经；皮下结节、红斑疼痛者，加穿山甲、皂角刺活血通络止痛；关节畸形者，加水蛭、土鳖虫破血逐瘀。

4. 肝肾阴虚证

主症：口燥咽干，频频饮水，唇或口角干裂，两眼干涩无泪，进干食困难，反复腮腺肿痛、复发性口腔溃疡；伴皮肤皲裂、粗糙，毛发枯槁不荣，肌肉瘦削，颧红盗汗，手足心热，大便燥结，妇女阴道干涩；舌质红绛，干裂无苔或见镜面舌，脉细数。

治法：养阴生津，补益肝肾。

方药：一贯煎合芍药甘草汤加减。口干明显者，加玉竹、天冬滋阴润燥；眼干明显者，加菊花、密蒙花疏肝明目；腮腺肿痛者，加夏枯草消肿散结；口腔溃疡者，加蚤休、蒲公英清热解毒；关节疼痛者，加杜仲、续断、刺五加补肝肾、强筋骨；乏力者，加生黄芪、太子参益气养阴。

（二）中成药治疗

1. 蜜炼川贝枇杷膏　清热润肺。适用于燥邪犯肺证患者。

2. 生脉饮口服液合补中益气丸　益气养阴。适用于气阴两虚证患者。

3. 血府逐瘀口服液（胶囊）或大黄䗪虫丸　活血化瘀。适用于气滞血瘀证患者。

4. 知柏地黄丸、杞菊地黄丸或石斛夜光丸　滋补肝肾，养阴清热。适用于肝肾阴虚证患者。

（三）外治法

1. 中药涂擦疗法　选用生肌玉红膏、胡桃仁油、蛋黄油或紫草油外涂，每日 2～3 次，适用于唇燥、鼻干、阴门干燥者。

2. 中药贴敷疗法　选用锡类散或珠黄散外用，每日 2 次，适用于口、舌糜烂或女阴溃疡者。

（四）其他治法

1. 针刺疗法　取足三里、中极；口干者加合谷、地仓、承浆，眼干者加鱼腰、睛明、四白，腮肿者加颊车、下关，上肢关节痛者加曲池、外关，下肢关节痛者加阳陵泉，外阴干者加肾俞、关元，皮肤瘙痒者加曲池、血海。用平补平泻法，每日1次。

2. 耳针疗法　取肾、皮质下、内分泌、神门；口干者加口，眼干涩者加眼，腮肿者加腮、脾，关节痛者加肝及相应部位，外阴干涩者加卵巢。针刺留针5分钟，每2日1次。

【预防及调摄】

(1) 避免用减少唾液腺分泌的药物如阿托品及抗组胺制剂。

(2) 龋齿是本病的并发症，应注意口腔卫生。

(3) 口咽干燥时可含话梅、藏青果以生津止渴。

(4) 慢性腮腺肿大禁用外科手术或X线照射。

（周　萌）

第十三章 自身免疫性大疱性皮肤病

导学

自身免疫性大疱性皮肤病是指以大疱为基本损害的自身免疫性皮肤病，组织病理学及免疫荧光检查是鉴别诊断的关键。本章介绍临床较为常见的自身免疫性大疱性皮肤病，通过学习，要求掌握疾病的概念、临床表现、诊断要点和常用治疗方法，熟悉其病因病机、辅助检查，了解鉴别诊断和预防及调摄。

第一节 天疱疮

天疱疮是一种慢性、复发性大疱性皮肤病，中医文献记载如“皮肤初起小如芡实或大如棋子，燎浆水疱，可延及遍身，焮热疼痛，未破不坚，疱破则毒水浸烂不臭”。临床上以外观正常的皮肤黏膜部位形成壁薄、松弛、易破的大疱为特征。好发于中年人，男女发病率大致相同，病程慢性，预后不良。西医病名亦为天疱疮(pemphigus)。

【病因病机】

本病因心火妄动，脾湿内蕴，外感风热邪毒，阻于肌肤而成。

1. 毒炽热盛　心火妄动，复感风热毒邪，内外火毒相煽，发于肌肤而病。
2. 心火脾湿　心火妄动，脾湿内蕴，心火与脾湿相互交阻，湿热熏蒸于肌肤而病。
3. 脾虚湿蕴　嗜食肥甘厚味，致脾失健运，水湿内停，郁久化热，湿热内蕴，熏蒸肌肤而病。
4. 气阴两伤　热毒与湿热相搏日久，流滋无度，耗伤气阴，肌肤失养而病。

【临床表现】

本病主要表现为外观正常皮肤或红斑基础上出现大小不等、疱壁松弛易破的水疱(图 13－1)，尼氏征阳性(即用手指压迫水疱顶部，水疱内容物随表皮隆起向四周扩散；用手摩擦疱间正常皮肤，表皮可脱落；牵扯已破损的疱壁时，水疱周边正常皮肤亦随之剥离)。皮损常累及黏膜(图 13－2)，遍及全身，痒痛难忍。根据皮损临床特点分为寻常型天疱疮、增殖型天疱疮、落叶型天疱疮和红斑型天疱疮。

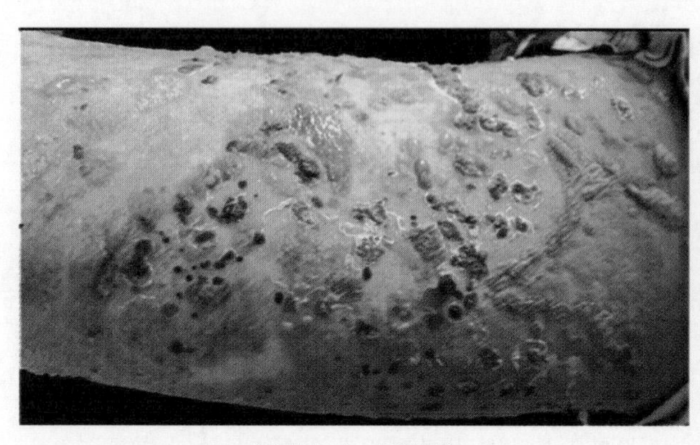
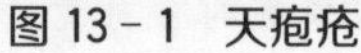

图 13-1 天疱疮

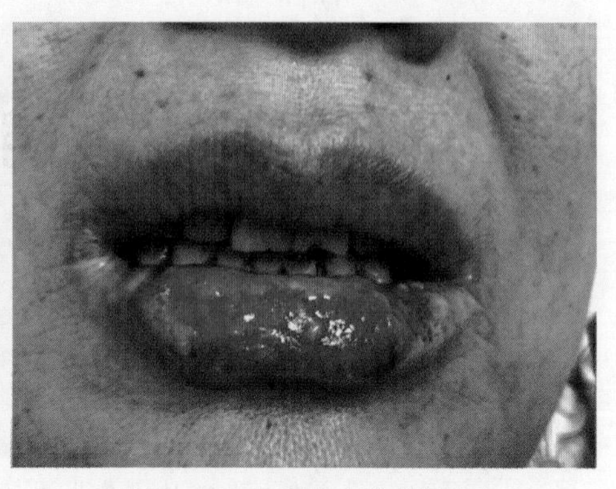

图 13-2 天疱疮(黏膜损害)

1. 寻常型天疱疮(pemphigus vulgaris) 在外观正常的皮肤或红斑基础上,突然发生大小不一的水疱,可聚成不规则形状。疱壁多薄而松弛、易破裂形成糜烂、结痂,尼氏征阳性。皮损好发于头、面、颈、胸背、腋下、腹股沟等部位。口腔黏膜受累往往为首发症状,表现为痛觉敏感、水疱、糜烂、溃疡。此外,鼻、眼结膜、肛门、生殖器等部位黏膜亦可受累。本型是最常见和较严重的类型,预后较差。

2. 增殖型天疱疮(pemphigus vegetans) 为寻常型天疱疮的良性型。皮肤皱褶和黏膜部位发生松弛型大疱,疱破裂后在糜烂面上形成乳头瘤样增殖,表面有脓性分泌物,有恶臭。尼氏征阳性。皮损好发于腋下、腹股沟、会阴部、乳房下和口腔、生殖器黏膜。本型较少见,病程较慢,预后良好。

3. 落叶型天疱疮(pemphigus foliaceus) 在外观正常的皮肤或红斑基础上,发生松弛性大疱,疱壁极薄,破裂后形成糜烂及痂皮,痂皮脱落呈落叶状。皮损好发于头面、躯干,可波及全身。尼氏征阳性,口腔黏膜很少受累。皮损广泛者可伴有发热、关节痛和全身不适,可继发红皮病。

4. 红斑型天疱疮(pemphigus erythematosus) 为落叶型天疱疮的良性型。在外观正常的皮肤或红斑基础上突然发生松弛性大疱,疱壁极薄,破裂后形成糜烂及脂性鳞屑或痂皮,且不易脱落。皮损好发于头面部,类似红蝴蝶疮或面游风。尼氏征阳性,四肢及黏膜很少累及。病程较慢、预后良好。

【辅助检查】

1. 免疫荧光试验 血清或皮肤 Dsg 1 和 Dsg 3 抗体检测,一般寻常型天疱疮、增殖型天疱疮 Dsg 3 阳性,Dsg 1 可阳性,落叶型天疱疮、红斑型天疱疮 Dsg 1 阳性。间接免疫荧光可见 IgG 抗体,直接免疫荧光可见棘细胞间有 IgG、C3 呈网状沉积(图 13-3)。

2. 组织病理学检查 基本病理变化为基底层上方的棘层松解,表皮内出现裂隙和水疱,疱腔内有棘层松解细胞(图 13-4)。不同类型天疱疮棘层松解部位不同。

(1) 寻常型天疱疮:棘层松解位于基底层上方,形成裂隙、水疱,基底细胞呈“墓碑状”。

(2) 增殖型天疱疮:棘层松解部位同“寻常型天疱疮”,晚期有明显的棘层肥厚和乳头瘤或疣状增生。

(3) 落叶型天疱疮:棘层松解位于棘层上部或颗粒层,颗粒层细胞在棘层松解后其形态类似角化不良的谷粒细胞。

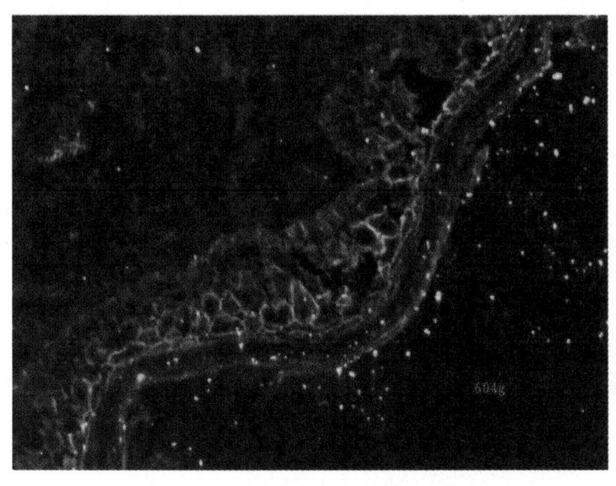

图 13－3　天疱疮（直接免疫荧光）

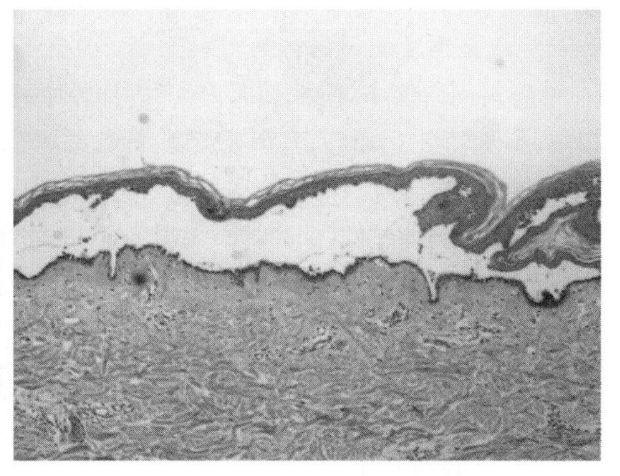

图 13－4　天疱疮（组织病理变化）

(4) 红斑型天疱疮：棘层松解部位同“落叶型天疱疮”，棘层松解、角化不良细胞显著。

【诊断要点】

(1) 好发于中年人。

(2) 皮损主要表现为在外观正常的皮肤或红斑上出现大小不等、疱壁松弛易破的水疱，尼氏征阳性。皮损常累及黏膜，遍及全身，痒痛难忍。

(3) 实验室检查及皮肤组织病理学可辅助诊断。

【鉴别诊断】

1. 类天疱　多见于老年人。疱壁紧张，不易破裂，创面易愈合，黏膜极少累及。尼氏征阴性，组织病理表现为水疱位于表皮下，免疫病理可见基底膜带 IgG 和(或)C3 呈网状沉积。

2. 火赤疮　多发于青壮年。皮损多形性，水疱较小呈环状排列，不易溃破，伴有风团、红斑、丘疹，好发于躯干，瘙痒剧烈。尼氏征阴性，组织病理表现为表皮下水疱。

3. 大疱性猫眼疮　多发于儿童与青年。大疱周围有红斑，易破裂，疱液浊，多血性，好发于四肢、躯干。尼氏征阴性。

4. 胎赤疮(大疱性表皮松解症)　系遗传性疾病，幼年发病。水疱多发生于摩擦部位，如手、肘、足、膝关节等处，水疱松弛，疱液清或呈血性，水疱破后可留瘢痕。尼氏征阴性或阳性。

5. 中毒性表皮坏死松解症　发病急重，皮损为大面积深红或暗红斑片上迅速出现松弛性大疱和大片表皮剥脱，类似大面积烧伤，尼氏征阳性，病前有用药史。

【治疗】

(一) 辨证论治

1. 毒热炽盛证

主症：发病急骤，水疱迅速增多，糜烂面鲜红，或上覆脓液，灼热痒痛；伴身热口渴，烦躁不安，便干溲赤；舌质绛红，苔黄，脉弦滑或数。

治法：清热解毒，凉血清营。

方药：犀角地黄汤合黄连解毒汤加减。高热者，加玳瑁镇心安神，大便干燥者加生大黄荡涤肠胃。

2. 心火脾湿证

主症：水疱新起不断，口舌糜烂，皮损较厚或结痂而不易脱落；伴倦怠乏力，腹胀便溏，或心烦口渴，小便短赤；舌质红，苔黄或黄腻，脉数或濡数。

治法：泻心凉血，清脾除湿。

方药：清脾除湿饮加减。心火炽盛者，加黄连、莲子心清心泻火；口腔糜烂者，加金莲花、藏青果清热解毒。

3. 脾虚湿蕴证

主症：疱壁松弛或结痂不易脱落，糜烂面大或湿烂成片；伴口渴不欲饮，或恶心欲吐，倦怠乏力，腹胀便溏；舌质淡，苔白腻，脉沉缓。

治法：健脾除湿。

方药：除湿胃苓汤合参苓白术散加减。皮损色红者，加丹皮、赤芍清热凉血；痒甚者，加白鲜皮燥湿止痒。

4. 气阴两伤证

主症：病程日久，疱干结痂，或遍体层层脱屑，状如落叶，瘙痒入夜尤甚；伴口干咽燥，五心烦热，神疲无力，气短懒言；舌质淡红，苔少，脉沉细。

治法：益气养阴，清解余毒。

方药：解毒养阴汤加减。痒甚者，加刺蒺藜、当归养血活血、祛风止痒。

（二）中成药治疗

1. 清开灵口服液或注射液，羚羊角胶囊　清热解毒，镇静安神。适用于毒热炽盛证患者。

2. 导赤散、二妙丸　清热燥湿。适用于心火脾湿证患者。

3. 参苓白术丸　健脾益气。适用于脾虚湿蕴证患者。

4. 生脉饮　益气养阴生津。适用于气阴两伤证患者。

（三）外治法

1. 中药溻渍疗法　生地榆、马齿苋、明矾水煎后用纱布外敷皮损处以收敛疱液，适用于大疱破溃、糜烂者。

2. 中药涂擦疗法　选用甘草油、紫草油、复方大黄油、当归油涂擦患处，适用于糜烂面收敛后。

3. 中药封包疗法　皮损结痂可用除湿解毒中药软膏、油膏封包，脱去厚痂。

4. 中药含漱疗法　中药漱口治口腔糜烂可选用金莲花、金银花、淡竹叶、生甘草等煎水含漱口或代茶饮。

（四）其他治法

1. 疱液抽取术　水疱大且未破溃时宜在消毒情况下刺破疱壁、排出疱液，促进愈合。

2. 物理疗法　糜烂面可选用半导体激光、红光等照射治疗。

3. 西医治疗　一般治疗给予高蛋白质、高热量、低盐饮食，补充多种维生素，注意水电解质平衡、贫血及营养情况。全身治疗首选糖皮质激素、免疫抑制剂或联合使用。糖皮质激素使用应及时足量、逐渐减量、小量维持，常用药物有甲强龙、甲泼尼龙、地塞米松等。此外，血浆置换、丙种球蛋白等也有较好的治疗效果。局部治疗应及时清洁皮肤创面，保护口腔、眼、生殖器黏膜，防止感染。

【预防及调摄】

(1) 保护创面，避免物理、化学性物质刺激，防止继发感染。

(2) 忌食辛辣刺激及腥膻发物。

(3) 增强体质，保持充足睡眠和乐观情绪。

（李文彬）

第二节　类天疱

类天疱是一种皮肤上出现紧张性大疱，可伴有黏膜损害的大疱性皮肤病。因其皮损类似于天疱疮，故名类天疱。中医文献中记载的"天疱疮""火赤疮""蜘蛛疮"等与本病属于同一类疾患。本病以在红斑或正常皮肤上出现紧张性大疱，疱壁较厚，呈半球形，不易破裂，尼氏征阴性为临床特征。多见于老年人，但青壮年、儿童亦可患病，女性多于男性。病程长，预后较好。相当于西医的大疱性类天疱疮(bullous pemphigoid)。

【病因病机】

本病总因外感火毒之邪，或脾虚失运，水湿内停，日久化热，湿热内蕴，发于肌肤所致。

1. 火毒炽盛　感温毒之邪，热毒熏蒸，气营两燔，疱自内生，发于肌肤。

2. 脾虚湿盛　脾失健运，水湿内停，停久化热，湿热内蕴，外犯肌肤，复感邪毒而发。

3. 血热夹湿　素体脾胃虚弱，湿邪内生，复感外邪，热入营血，血热燔灼肌肤出现红斑，夹湿而致水疱发生。

【临床表现】

本病一般状况好，全身症状不明显，以皮肤出现水疱为主要临床表现，可伴有瘙痒。在水疱出现前，常有一定形状的暗灰色红斑出现，然后在红斑或正常皮肤上出现紧张性大疱(图13-5)，好发于胸腹、腋下、腹股沟、四肢屈侧，1周内可泛发全身。水疱自樱桃大至核桃大，最大直径>7 cm，呈半球状，疱壁紧张，疱液澄清，有时也带血性。疱壁较厚，可数日不破溃，尼氏征阴性。水疱破裂后糜烂面不扩大，且愈合较快，痂脱落后留有色素沉着。皮疹成批出现或此起彼伏，部分患者可有黏膜损害

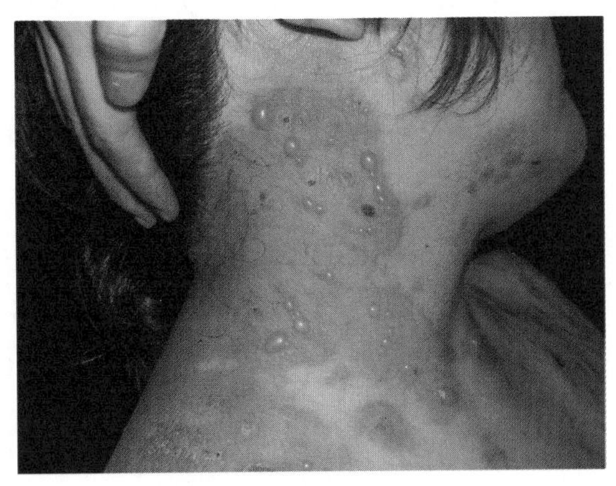

图13-5　类天疱(皮损表现)

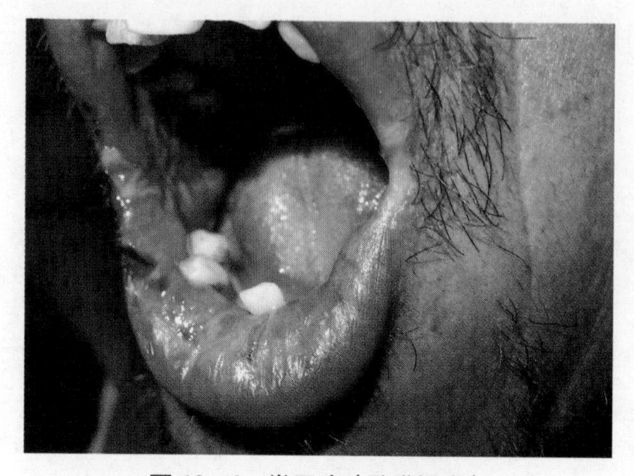

图 13－6 类天疮（黏膜损害）

(图 13－6)，多在皮损泛发期或疾病后期发生，主要侵犯舌、唇、腭、颊、咽、会厌、外阴、肛周、食管等处黏膜，黏膜上发生小水疱，糜烂较易愈合。瘢痕型类天疱临床少见，多侵犯眼结膜、口腔黏膜和咽喉，引起粘连。本病呈慢性病程，数个月到数年不等，平均3～6年，大多数患者治疗后完全缓解。对于老年患者尤其是长期卧床患者在活动性水疱期，少部分可继发感染等而致死亡。

【辅助检查】

1. 免疫荧光试验　血清中有抗基底膜带循环抗体；直接免疫荧光在表真皮的基底膜带可见 IgG 和 C3 或仅有 C3 呈线状沉积(图 13－7)，间接免疫荧光 75％的患者有针对表皮基底膜的循环 IgG 自身抗体。

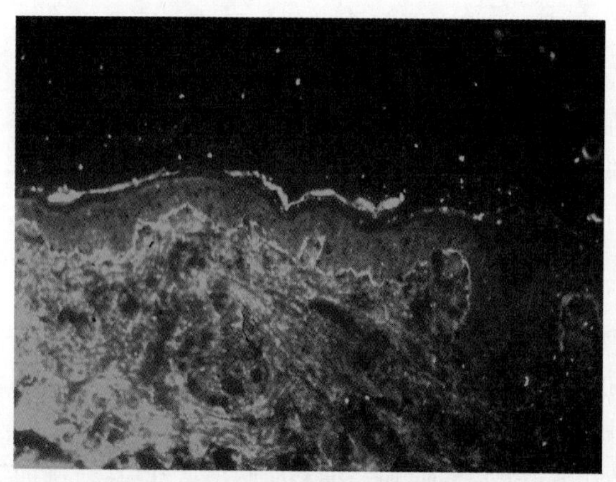

图 13－7 类天疱（直接免疫荧光）

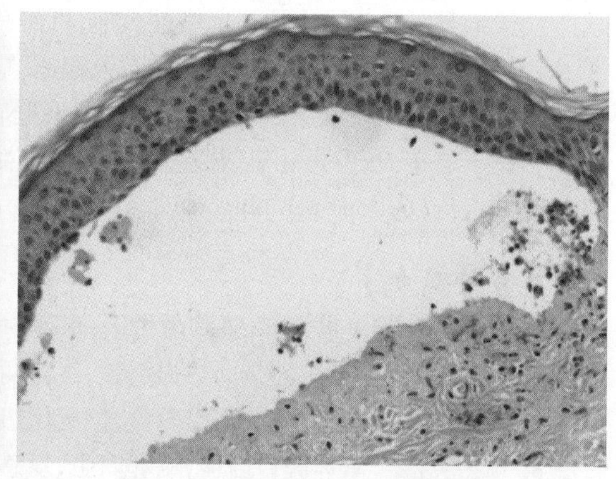

图 13－8 类天疱（组织病理变化）

2. 组织病理学检查　表皮下水疱，疱顶表皮细胞排列紧密，无棘层松解。陈旧的疱顶表皮可坏死、萎缩。水疱内为纤维蛋白构成的网架，其中含嗜酸性、中性粒细胞。水疱后期因基底细胞再生可形成表皮内水疱(图 13－8)。

此外，急性期通常伴有外周血中性和嗜酸性粒细胞增多。

【诊断要点】

(1) 常见于老年人，可伴发于因系统疾病而长期卧床或行动不便者。

(2) 临床上可见在红斑或正常皮肤上有紧张性大疱，疱壁紧张，不容易破溃，尼氏征阴性，糜烂面容易愈合。黏膜损害少而轻微。

(3) 可见血清中有抗基底膜带循环抗体。

(4) 组织病理变化为表皮下水疱，直接免疫荧光试验在基底膜带可见 IgG 和 C3 呈线状沉积。

【鉴别诊断】

1. 天疱疮　皮损多在外观正常的皮肤上出现水疱，疱壁薄而松弛，易于破裂，形成糜烂及结痂，尼氏征阳性，常侵犯黏膜。组织病理变化为表皮内水疱，直接免疫荧光试验在表皮细胞间有IgG和C3沉积。

2. 线状IgA大疱性皮病　以全身皮肤的红斑、丘疹、丘疱疹，周边带水疱的环形皮损为临床特征。组织病理变化为表皮下水疱，直接免疫荧光试验沿基底膜带可见线状IgA沉积。

【治疗】

（一）辨证论治

1. 火毒炽盛证

主症：发病急骤，水疱迅速扩展增多，可泛发，皮色赤如丹；伴面灼热，唇焦齿燥，烦躁不安，小便黄，大便干；舌质红绛，苔黄燥，脉数。

治法：泻火解毒。

方药：清瘟败毒饮加减。大疱较多者，加车前子、冬瓜皮清热利湿；高热烦躁者，加玳瑁清热凉血、镇惊安神。

2. 脾虚湿盛证

主症：皮损颜色较淡，疱壁松弛，破后糜烂、渗出；伴口不渴，纳差或食后腹胀，小便少，大便溏；舌淡，苔白或白腻，脉沉、缓或滑。

治法：健脾除湿。

方药：除湿胃苓汤加减。纳差者，加炒麦芽、焦山楂、制厚朴、烫枳实开胃消食、健脾除满；皮损色红者，加丹皮、赤芍凉血消斑；痒甚者，加白鲜皮、蛇床子祛风止痒。

3. 血热夹湿证

主症：水疱周围颜色发红，夹有血疱、血痂；伴小便短赤，大便干；舌质红，苔薄，脉弦数。

治法：凉血清热燥湿。

方药：凉血地黄汤加减。口腔糜烂者，加金莲花、藏青果清热解毒；大便干燥者，加大黄泻下通便。

（二）中成药治疗

1. 龙胆泻肝丸、栀子金花丸　清肝泻火解毒。适用于火毒炽盛证患者。

2. 参苓白术丸、四妙丸　健脾除湿止痒。适用于脾虚湿盛证患者。

3. 皮肤病血毒丸、凉血地黄颗粒　凉血解毒除湿。适用于血热夹湿证患者。

（三）外治法

1. 中药溻渍疗法　水疱、渗出较多的皮损予黄柏、生地榆、明矾等祛湿收敛中药煎水后湿敷；红斑、水疱、糜烂皮损，予生侧柏叶、大青叶、马齿苋等凉血解毒中药煎水后湿敷。

2. 中药涂擦疗法　干燥结痂时，选用祛湿解毒而无刺激的中药油或软膏外用。

（四）其他治法

1. 疱液抽取术　水疱大且未破溃时宜在消毒情况下刺破疱壁、排出疱液，促进愈合；脓疱给予清创处理。

2. 物理疗法　可选用红外线、半导体激光、红光等疗法。

【预防及调摄】

(1) 加强营养,增强体质。

(2) 保持局部清洁、干燥,防止继发感染。

(3) 忌食辛辣、鱼腥发物,饮食宜清淡。

(4) 注意休息,保持心情舒畅。

(崔炳南)

附1 火赤疮

火赤疮是一种慢性复发性、对称性、多形性皮损的大疱性皮肤病,常伴谷胶敏感。中青年男性多见。相当于西医的疱疹样皮炎(dermatitis herpetiformis)。

本病以剧烈瘙痒为显著的临床特征。皮损为多形性,有红斑、风团、丘疹和水疱,而以水疱最为明显,尼氏征阴性。口腔黏膜一般不受累。病程慢性,可反复加重和缓解达10年以上。临床上需与天疱疮、类天疱疮等鉴别。

治疗上,中医以健脾除湿为治则;西医治疗首选氨苯砜。生活中应严格控制含谷胶类食物的摄入,如大麦、小麦等。

(李文彬)

附2 线状IgA大疱性皮病

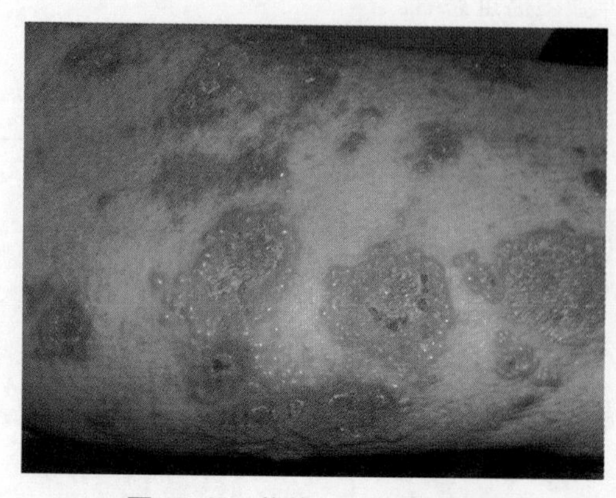

图13-9 线状IgA大疱性皮病

线状IgA大疱性皮病(linear IgA bullous dermatosis)是一种慢性获得性大疱性皮肤病,以全身皮肤的红斑、丘疹、丘疱疹和周边带水疱的环形皮损为临床特征。

本病分为儿童和成人两型,儿童型发病在12岁以内,成人最常见在60岁以后发病。临床表现为红斑、丘疹、丘疱疹等多形性皮疹,在外观正常皮肤或红斑上发生大小不一的紧张性水疱,周边带水疱的环形皮损(图13-9),口腔、鼻、咽、眼睛黏膜损害常见,瘙痒轻重不一。好发于躯干、四肢、手足,儿童型面部和会阴部易受累。病程缓慢,平均病程3~6

年。本病需与火赤疮、类天疱、天疱疮相鉴别。

治疗上，中医采用辨证论治，外治应用中药溻渍疗法和中药涂擦疗法，多选用清热除湿类中药，西医多用糖皮质激素药膏治疗。

（崔炳南）

第十四章 角化性皮肤病

导学

角化性皮肤病是以表皮角化过度为主要变化的一组皮肤病。这类疾病多与遗传相关，临床表现多为受累皮肤呈弥漫性或局限性角质增生、增厚、粗糙、干燥或有脱屑，患者可无自觉症状或有瘙痒感、疼痛感。组织病理变化以角化过度为主。在治疗方面，多数情况下应以对症治疗及皮肤护理为主。通过学习，要求掌握主要角化性皮肤病的概念、病因病机、临床表现、诊断要点及中医辨证治疗等，熟悉角化性皮肤病的鉴别诊断及中医外治法，了解预防及调摄。

第一节 毛囊风

毛囊风是以角化性丘疹、油腻性痂皮和增殖性损害为特征的慢性皮肤病。因其多以毛囊为中心发病，故称为“毛囊风”。可发于任何年龄，但多于少年时发病，成年时加重；男性发病比例较高；夏季病情可加重，冬季缓解；本病呈慢性病程，发展缓慢，较难治愈。相当于西医的毛囊角化病(darier’s disease)。

【病因病机】

1. 血虚风燥　先天禀赋不足，素体阴血亏虚，血虚生风化燥，不能濡养肌肤，肌肤失养，而致本病。

2. 脾肾不足　肾气亏虚，蒸化失司，水湿内蕴，湿困脾阳，脾失健运，脾肾两虚，而发本病。

3. 肝脾不调　情志不遂，肝气郁滞，易致脾失健运，使湿聚成痰，泛于肌肤，而致本病。

4. 湿热蕴结　日久蕴湿生热，湿热交蒸，熏蒸肌肤，而发本病。

【临床表现】

约70%的患者发病年龄在6～12岁，青春期(11～15岁)是一个高发期。皮损初起为坚实、正常肤色的毛囊性丘疹，不久在丘疹顶端出现油腻性的痂皮，去除痂皮后可见漏斗状的小凹窝(图14-1)，随后丘疹逐渐增大融合，形成增生性损害，呈疣状、乳头瘤样或蕈状斑块样增生，常伴有恶臭。皮损常对称分布，好发于躯干、头皮、面部等皮脂溢出部位和腋窝、腹股沟及四肢屈侧等间擦部位。本病多无自觉症状或轻度瘙痒，病情进展缓慢，常对日光敏感，出汗、高温及封闭环境皆可使病情加重，一般夏季重、冬季轻。本病不能自愈。

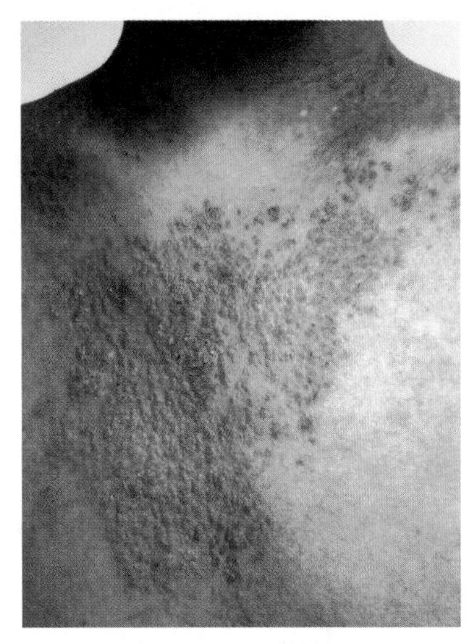

图 14－1　毛囊风

【辅助检查】

典型的组织病理变化为特殊形态的角化不良，形成圆体和谷粒；基底层上的棘层松解，形成基底层上裂隙和隐窝，可有乳头瘤样增生、棘层肥厚和角化过度，真皮呈非特异性炎症细胞浸润。

【诊断要点】

(1) 多见于青少年，有家族遗传病史。

(2) 典型的皮损常以毛囊性丘疹、油腻性痂皮、增生性损害为主，伴有恶臭，常于日晒后加重，夏季加重而冬季缓解。

(3) 结合特异的组织病理表现可予以诊断。

【鉴别诊断】

1. 黑棘皮　两者均可有乳头瘤样丘疹，皮损多局限于颈部、腋下、腹股沟等屈侧部位。黑棘皮通常皮损为深色柔软的乳头瘤样丘疹，无油腻性痂皮及增殖性损害，恶性型患者常并发内脏肿瘤。而毛囊风常以毛囊性丘疹、油腻性痂皮、增生性损害为主，伴有恶臭。黑棘皮相当于西医的黑棘皮病。

2. 寿斑　两者均可有乳头瘤样丘疹。寿斑好发于中老年人，好发部位为面部、手背、躯干和上肢，多为褐色扁平斑丘疹。而毛囊风好发于青少年，常以毛囊性丘疹、油腻性痂皮、增生性损害为主。寿斑相当于西医的脂溢性角化病。

【治疗】

(一) 辨证论治

1. 血虚风燥证

主症：皮损好发于头面、颈胸及四肢屈侧，伴有油腻性结痂，多触之较硬，状如蟾皮，趾、指甲脆薄而裂；多伴口燥咽干，小便短黄等；舌质红，苔少，脉细数。

治法：养血祛风润燥。

方药：养血祛风汤酌加天花粉、玉竹等。口燥咽干明显者，加南沙参、麦冬益阴生津；小便黄者，加通草、淡竹叶清热利尿。

2. 脾肾不足证

主症：初起小丘疹，很快覆盖油腻性结痂，常融合成疣状斑块，皮损处可有皲裂、肿胀、浸渍和渗出，伴有恶臭，指(趾)甲可有碎裂及缺损；多伴腰膝酸重，纳呆，肢体困倦，小便清长，耳鸣等；舌体胖大有齿痕，苔白腻，脉沉缓，尺脉弱。

治法：补肾健脾化湿。

方药：加减金匮肾气丸酌加枳实、大腹皮等。脾虚甚者，加党参、白术补气健脾；肾虚甚者，加仙灵脾、巴戟天温肾助阳。

3. 肝脾不调证

主症：皮损一般为细小、坚实、正常肤色的小丘疹，常无自觉症状，或轻微瘙痒，皮损多位于脂溢渗出部位、间擦部位及黏膜部位；多伴胸闷，口苦，善太息，急躁易怒，周身乏力，腹胀纳少，气短懒言，便溏等；舌质淡，脉沉弦无力。

治法：疏肝理脾。

方药：逍遥散加减。伴血瘀者，加桃仁、红花活血化瘀；脾虚明显者，加苍术、陈皮理气健脾；瘙痒者，加刺蒺藜、钩藤、首乌平肝止痒。

4. 湿热蕴结证

主症：皮损上油腻性结痂逐渐增厚，出现增生性皮损，有脓性分泌物并伴有恶臭；多伴口苦，烦躁，脘腹胀满，不欲饮食，小便短赤，大便不爽等；舌质红，苔黄腻，脉滑数。

治法：清热利湿。

方药：清热除湿汤酌加金银花、连翘、白花蛇舌草、蒲公英、苦参等。脘腹胀满者，加枳实、厚朴理气除胀；烦躁不安者，加珍珠母、煅龙骨、煅牡蛎镇静安神。

（二）外治法

1. 中药溻渍疗法　皮损为油腻性结痂、渗出伴有恶臭者，可用黄柏、大黄、蒲公英、苍术、苦参、青黛等煎汤外用。

2. 中药涂擦疗法　皮损为丘疹、干燥、脱屑者，可用润肤油或润肤膏外用。

（三）其他治法

可酌情考虑冷冻、激光等物理疗法或皮损切除后植皮手术疗法。

【预防及调摄】

（1）注意皮肤护理及卫生，减少局部摩擦，防止继发感染。

（2）注意防晒，避免暴晒。

（3）调整饮食，少食油腻、辛辣食物及甜食，多食富含维生素A的食物及新鲜水果蔬菜。

第二节　鸟啄疮

鸟啄疮是一种皮损以边缘堤状、疣状隆起和中央轻度萎缩为主要特征的慢性进行性角化性皮肤病，与遗传相关。中医因其皮损似“鸟啄样”外观，故称之为“鸟啄疮”。男性较多见，初发于幼年，但也有成年发病者，一般无自觉症状，皮损往往持续存在，病程缓慢。相当于西医的汗孔角化症(porokeratosis)。

【病因病机】

1. 肝肾亏虚　素体肾精亏虚，精血同源互化，以致肝血不足、肝肾不足、肌肤失养而发本病。

2. 脾虚血虚风燥　情志不调，肝失疏泄，气机郁滞，肝郁乘脾，或劳倦伤脾，或先天肾气不足，影响后天脾气运化，皆致脾虚；后天气血生化失源，而致血虚，血虚生风，肌肤失养，而致本病。

【临床表现】

本病皮损开始为小的角化性丘疹,缓慢地向周围扩展成环形、匐行性或不规则形的斑片,边缘清楚呈堤状、有沟槽的角质性隆起,皮损呈棕色或灰褐色,中心部分有轻度萎缩,缺乏毳毛。皮损形态不一,可从细小的角化性丘疹直至巨大的疣状斑块,或向单一方向扩展成线状,或因中央发生新疹而形成多环状(图 14-2)。皮损数目也从单个至百余个不等,好发于四肢、面部、颈肩部及外阴。男性较多见,初发于幼年期,但也有成年发病者,一般无自觉症状,皮损往往持续存在,进展缓慢。本病有恶变可能性,且恶变常发在线状型,且大多数在下肢。

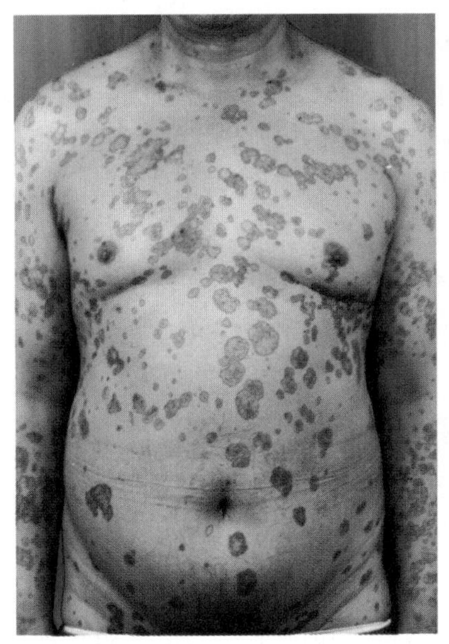
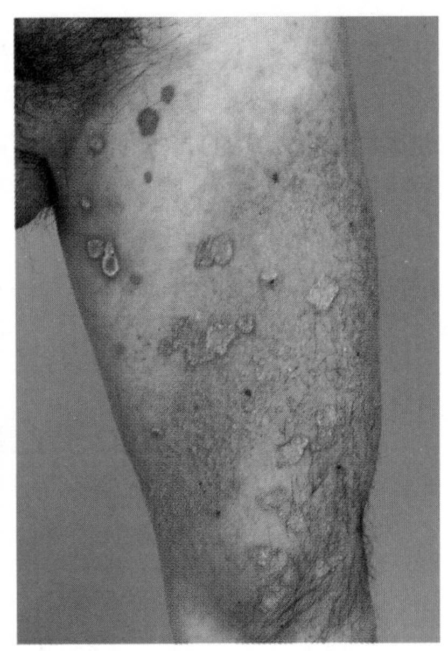

图 14-2　鸟啄疮

【辅助检查】

组织病理变化为皮损中央部位的表皮棘层萎缩或正常;角化隆起部位活检:示角质层可见楔形凹陷,中央有角化不全柱,呈"鸡眼样层板",即圆锥形板层,此为本病最有特征病理表现。真皮可见非特异性血管周围炎症细胞浸润。

【诊断要点】

(1) 皮损以边缘堤状、疣状隆起和中央轻度萎缩为主要特征。

(2) 组织病理变化为角化不全柱,呈"鸡眼样层板"的特征性组织相。

【鉴别诊断】

1. 紫癜风　两者均可出现扁平丘疹。紫癜风皮损为紫红色,境界清楚,表面有蜡样薄膜,可见白色网状条纹,好发于四肢屈侧,黏膜常受累,并伴瘙痒。而鸟啄疮皮疹以边缘堤状、疣状隆起和中央轻度萎缩为主要特征,组织病理变化可资鉴别。紫癜风相当于西医的扁平苔藓。

2. 疣状表皮痣　两者发病年龄均较早,均可出现隆起性损害。疣状表皮痣多为单侧性疣状隆起性损害,组织病理上有疣状及乳头瘤样增生。

【治疗】

（一）辨证论治

1. 肝肾亏虚证

主症：皮损边缘堤状、疣状隆起，中央轻度萎缩，多无自觉症状；常伴头晕目眩，耳鸣，健忘，腰膝酸软，口燥咽干，失眠多梦等；舌红，少苔，脉细数。

治法：补肝益肾润燥。

方药：六味地黄丸酌加杜仲、黄芪等。口燥咽干明显者，加玉竹、天冬滋阴润燥；失眠多梦者，加酸枣仁、柏子仁养阴安神。

2. 脾虚血虚风燥证

主症：皮损开始为小的角化性丘疹，缓慢地向周围扩展成环形、地图性、匐行性或不规则形的斑片，边缘清楚呈堤状、有沟槽的角质性隆起，皮损呈棕色或灰褐色，中心部分有轻度萎缩，可有轻微瘙痒；常伴周身乏力，食少便溏，脘腹胀满，气短懒言等；舌淡苔白，脉缓或弱。

治法：健脾养血祛风。

方药：归脾汤加减，或四物消风散酌加黄芪、木香等。瘙痒甚者，加白鲜皮祛风止痒；便溏者，加山药、炒薏米、茯苓健脾利小便实大便。

（二）外治法

1. 中药涂擦疗法　可选用黄柏霜或10%五倍子膏外涂，每日2次。

2. 中药溻渍疗法　可用苦参、艾叶、防风煎汤外用，每日2次；或红灵酒外用，每日2～3次。

（三）其他疗法

1. 针灸治疗

（1）针刺疗法：取足三里、血海、三阴交、脾俞。局部周围卧针平刺，留针30分钟，每日1次。

（2）耳针疗法：取肾、肝、脾等穴，每日针刺1次，直至疼痛消失为止。

2. 物理疗法　可酌情选用液氮冷冻、CO_2激光、电灼等。

【预防及调摄】

（1）注意皮肤护理及卫生。

（2）部分患者发病与日照相关，应尽量防晒，外用遮光剂。

（3）局部不宜用碱性肥皂擦洗或热水过度烫洗，忌用刺激性过强的外用药物。

第三节　手足硬红皮

手足硬红皮是以双侧掌跖部红斑角化明显，并附有片状角质性鳞屑为特征的慢性皮肤病。可与遗传相关，常在出生不久发病，但少数也可在成年发病，男女患病率无明显差异。患者的一般状况不受皮损影响。相当于西医的进行性对称性红斑角皮症(progressive symmetric erythrokeratoderma, PSEK)。

【病因病机】

1. 血虚风燥　脾虚失运，营血生化失源，而致血虚，血虚风燥，四末失于濡养而成本病。

2. 血热风燥　热邪伤津，津液耗伤，易生风动血，血热相搏，燔于肌肤而致本病。

3. 肝肾亏虚　素体肾精亏虚，以致肝血不足、肝肾不足，四末肌肤失养而发本病。

【临床表现】

本病皮损开始为双侧掌跖部发生弥漫性红斑及角化过度损害，附有片状角化性鳞屑，境界清楚，以后可逐渐扩大，形成潮红浸润性肥厚斑片，指(趾)甲增厚，失去光泽(图 14－3)，一般不累及躯干。本病病程进展缓慢，可因环境或情绪因素引起进行性加重。患者一般健康情况不受影响。

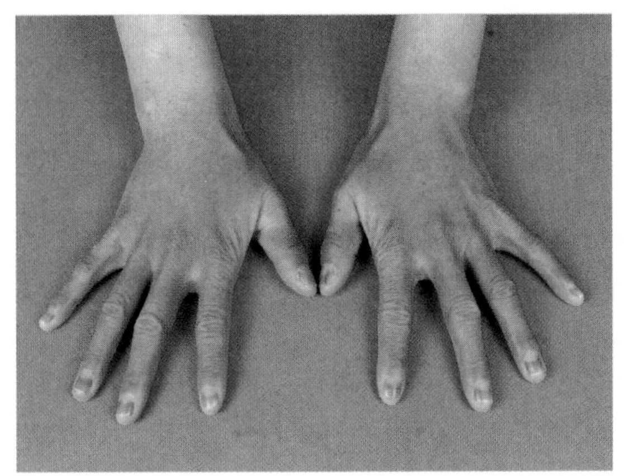
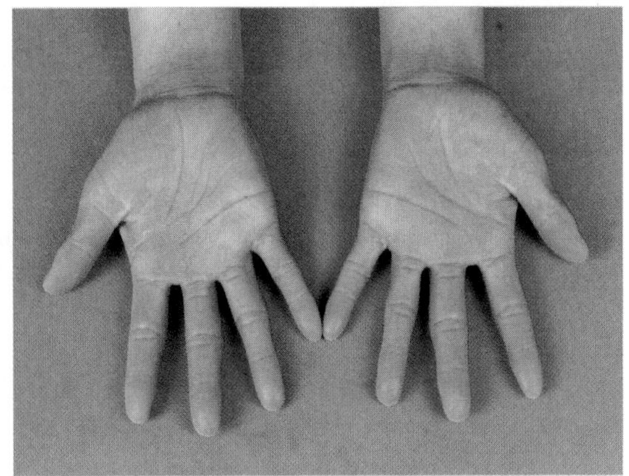

图 14－3　手足硬红皮

【辅助检查】

组织病理变化无明显特异性，一般表现为表皮角化过度，伴有角化不全，棘层明显增厚，真皮有不同程度的非特异性炎症细胞浸润。

【诊断要点】

(1) 常有家族史，于出生后不久发病。

(2) 皮损以双侧掌跖部红斑角化明显，并附有片状角质性鳞屑，边界清楚，一般不累及躯干为特征。

(3) 患者的一般状况不受皮损影响。

【鉴别诊断】

1. 鹅掌风　两者均好发于手足，皮损均为边界清楚的红斑。鹅掌风皮损多不对称，红斑扩展迅速，可伴有水疱或明显的角质肥厚，边界清晰，有瘙痒感，真菌检验阳性。而手足硬红皮与遗传相关，典型皮损为双侧掌跖部红斑角化明显，并附有片状角质性鳞屑，真菌检验阴性。鹅掌风相当于西医的手癣。

2. 慢性湿疮　两者典型皮损均为对称分布的双手部红斑。慢性湿疮皮损可发于任何部位，也可发于任何年龄，常有急性湿疹史，局部瘙痒明显。而手足硬红皮好发于双手足，一般不累及躯干，病程缓慢，常无明显自觉症状。慢性湿疮相当于西医的慢性湿疹。

【治疗】

(一)辨证论治

1. 血虚风燥证

主症:掌跖部弥漫性红斑伴角化过度,片状角化性鳞屑较多,甚至可逐渐扩大至片状潮红浸润性肥厚斑片,指(趾)甲增厚失去光泽,有轻微瘙痒;伴面色淡白或萎黄,头晕,心悸,多梦,健忘,神疲乏力,妇女月经量少、色淡;舌质淡,脉细无力。

治法:补血养血祛风。

方药:当归饮子加减,或四物消风饮酌加黄芪、木香等。妇女月经量少者,加桃仁、益母草活血调经;头晕心悸、多梦健忘者,加酸枣仁、柏子仁养心安神。

2. 血热风燥证

主症:双侧掌跖部弥漫性红斑,色深红,上覆角质性鳞屑,皮损可逐渐扩大呈片状肥厚浸润性斑片,有轻微瘙痒,指(趾)甲增厚失去光泽;可伴身热口渴,面赤,心烦失眠,鼻衄,妇女月经量多、色红;舌绛,脉数。

治法:清热凉血祛风。

方药:凉血消风汤酌加远志、夜交藤等。身热口渴甚者,加地骨皮、玄参滋阴清热;烦躁易怒者,加栀子、黄芩清肝泻火。

3. 肝肾亏虚证

主症:一般幼年发病,开始为双侧掌跖部弥漫性红斑,上覆角质性鳞屑,皮损可逐渐扩大呈片状肥厚浸润性斑片,一般无自觉症状,指(趾)甲增厚失去光泽;常伴头晕目眩,耳鸣,健忘,腰膝酸软,口燥咽干,失眠多梦等;舌红,少苔,脉细数。

治法:滋补肝肾。

方药:地黄饮子酌加杜仲、黄芪等。乏力、耳鸣甚者,加太子参、葛根补气养阴。

(二)外治法

中药溻渍疗法　侧柏叶、苏叶、白蒺藜、当归尾适量煎汤外用,每晚1次,10次为1疗程。

(三)其他治法

局部可尝试选用PUVA照射等物理疗法。

【预防及调摄】

(1) 加强局部护理,避免局部过度的化学及物理性刺激。

(2) 加强营养,多食富含维生素A的水果蔬菜,慎食油腻及辛辣刺激食物。

第四节　皮　刺

皮刺是一种慢性毛囊角化性皮肤病。临床特征是漏斗状毛孔内有一个小的角栓,或大如针头,因其高于皮肤,类似“鸡皮”外观,摸之碍手,故称之为皮刺。大多于儿童期或青春期发病。相当于西医的毛周角化症(keratosis pilaris)。

【病因病机】

1. 肺阴不足　因先天禀赋特异，肺之宗气输布无力。肺主气，在体合皮毛，肺之阴津滋养不足，皮毛失于濡养。

2. 肝郁脾虚　因肝郁脾虚，后天气血津液代谢失养而发病。

【临床表现】

本病大多开始于儿童期，至青春期发病率最高，皮损为针头大小而顶部尖锐的正常色或暗红色的毛囊性丘疹(图14-4)。丘疹顶端有一个灰褐色或灰白色圆锥状的角栓，当中可见一根毳毛穿出或蜷曲其中。剥去角栓后，其顶端留下杯状凹窝，凹窝中很快又有新的角栓长出。皮损发生于毛囊口处，不相融合，散在分布或簇集成群，类似"鸡皮"。好发部位为两上臂外侧、两大腿伸侧、前臂、肩胛和臀等。本病有家族性，常冬季重、夏季轻，一般无自觉症状，有时微痒。

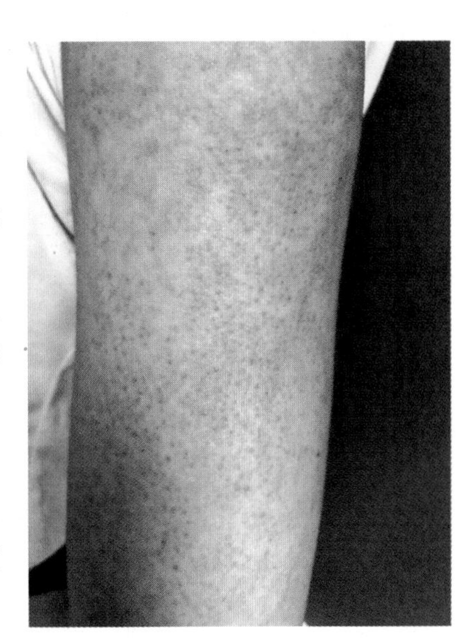

图14-4　皮刺

【辅助检查】

组织病理变化为毛囊口扩大，内有角栓，其中可含有1根或多根扭曲的毛发，表皮角化过度，真皮可有轻度炎症变化。

【诊断要点】

(1) 有家族性，以儿童期和青春期发病者为多。

(2) 典型皮损为前臂伸侧、大腿外侧针尖大小呈簇或散发的正常色或暗红色"鸡皮"样丘疹，丘疹中心常有杯形凹窝，丘疹中央有一个小角栓。

【鉴别诊断】

1. 维生素A缺乏症　两者均为角化性丘疹。维生素A缺乏症无季节性变化，丘疹较大，类似蟾皮，可并发干眼、夜盲，补充维生素A后病情可逐渐缓解。而皮刺典型皮损为"鸡皮"样丘疹，常在儿童期和青春期发病，有家族性。

2. 狐尿刺　两者均可出现毛囊性丘疹。狐尿刺可见掌趾及头皮有较大片的鳞屑及角化过度，丘疹可融合成斑片，上覆糠秕样鳞屑。手指第1、第2指节背侧常有典型的毛囊角化性丘疹，皮疹可周身泛发，甚至发展成红皮症，没有明显季节发病特征。而皮刺好发于两上臂外侧，丘疹顶端常有角栓及毳毛，常冬季重、夏季轻。狐尿刺相当于西医的毛发红糠疹。

【治疗】

(一) 辨证论治

1. 肺阴不足证

主症：皮损好发于前臂或大腿外侧，丘疹如"鸡皮"，皮肤淡红，丘疹中心角栓干枯；多伴口咽干燥；舌质嫩红，苔少，脉细数。

治法：益肺养阴润肤。

方药：沙参麦冬汤加减。口燥咽干者，加天花粉、木蝴蝶滋阴止渴、生津利咽。

2. 肝郁脾虚证

主症：皮损细小坚硬，暗红色或正常肤色的小丘疹，常无自觉症状，或轻微瘙痒，多伴胸闷口苦，急躁易怒；以脾虚为主的多见形体肥胖，丘疹中心角栓油渍感重，伴大便稀溏；舌体胖大，脉沉弦。

治法：疏肝理脾。

方药：逍遥散加减。伴血瘀者，加桃仁、红花活血化瘀；瘙痒者，加白鲜皮、地肤子祛风燥湿止痒；脾虚甚时，加苍术、山药、陈皮健脾理气。

(二) 外治法

中药涂擦疗法　苍术 1 000 g，三棱 50 g，莪术 50 g，当归 100 g，白鲜皮 100 g。水煎浓缩加蜂蜜 2 000 g 收膏，制成苍术膏，适量外用。每日 2 次，50 日为 1 疗程。

【预防及调摄】

(1) 注意皮肤保湿及护理，局部可用润肤霜。

(2) 调节饮食，少食油腻辛辣发物及甜食，多食富含维生素 A、维生素 E 食物。

（张理涛　李祥林）

第十五章 皮肤血管炎及脂膜炎

导学

血管炎(vasculitis)是指组织病理学上血管壁及周围组织的炎症性改变,包括血管内皮肿胀、红细胞外溢、血管壁及周围有纤维蛋白样物质沉积和炎症细胞浸润,严重者有血栓形成,甚至整个血管的破坏。脂膜炎(panniculitis)是一组累及皮下脂肪组织不同程度的炎症浸润、水肿、液化或变性坏死的炎症性疾病。本章介绍数种临床较为常见的皮肤血管炎及脂膜炎,通过学习,要求掌握各病的概念、临床表现和常用治疗方法,熟悉各病的诊断要点、病因病机、辅助检查,了解各病的鉴别诊断、预防及调摄。

第一节 葡萄疫

葡萄疫是一种 IgA 介导的超敏反应性毛细血管和细小血管炎,不仅侵犯皮肤,且致内脏受累。因皮损呈大小青紫斑点,色状若葡萄,故名,中医文献有"温毒发斑""斑毒病""肌衄"等名称。本病以非血小板减少性皮肤紫癜和可伴关节痛、腹痛或肾脏病变为特征。多发生于儿童和青少年,男性多于女性,冬春季节发病率较高。相当于西医的过敏性紫癜(anaphylactoid purpura)。

【病因病机】

本病总因外邪侵袭、脏腑蕴热、灼伤脉络所致,离经之血溢于肌肤则为紫斑,累及脏腑则发为腹痛、尿血、便血等症。《外科正宗·杂疮毒门》曰:"葡萄疫,其患多生小儿,感受四时不正之气,郁于皮肤不散,结成大小青紫斑点,色若葡萄,发在遍体头面,乃为腑症。"

1. 风热伤络　外感风热之邪,郁闭肌肤,邪热与气血相搏,扰动血络而发。
2. 血热妄行　机体蕴热偏盛或外邪入里化热,内外之火相合,热毒内蕴,灼伤脉络,迫血妄行。
3. 湿热阻络　外感或内生湿热,气血瘀滞,熏蒸肌肤,郁于胃肠,痹阻关节。
4. 脾气亏虚　素体脾虚或后天失养,气虚不固,统血无权,血不循经,血溢脉外。
5. 肝肾阴虚　先天禀赋不足或久病失调,肝肾阴亏,虚火内生,血随火动。
6. 脾肾阳虚　病至后期阴损及阳,累及于脾,以致脾肾阳衰,气化无力,统摄失司,血溢脉外。

【临床表现】

本病好发于儿童和青少年,90%患者为 10 岁以内儿童。皮损部位多见于小腿和足踝部的伸

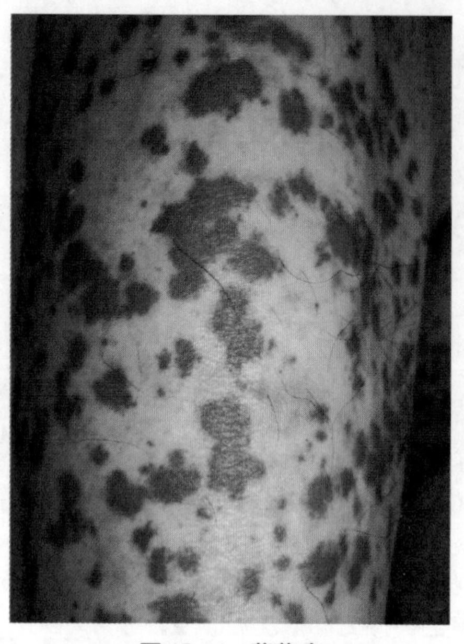
图 15-1 葡萄疫

侧，重者波及全身，亦可累及黏膜。临床以出现针尖至黄豆大小的瘀点或瘀斑，关节酸痛，腹部症状及肾脏损害等综合征作为主要表现。根据受累部位的表现和病情程度，分为以下 4 型。

1. 单纯型紫癜　又称皮肤型，仅有皮肤紫癜，是临床上最轻的一种。表现为起病突然，皮损为针尖至黄豆大的出血性瘀点、瘀斑，可相互融合(图 15-1)，皮疹在 5～7 日颜色变淡、逐渐消退，但可以反复发生。

个别患者(主要是儿童)亦可以出现风团、水疱、溃疡或坏死等多形性损害。好发于四肢伸侧和臀部皮肤，也有发于颈部和躯干。多对称性分布，分批出现，2～3 周后消退，易反复发作。全身症状无或轻，预后较好。

2. 关节型紫癜　本型多发于儿童及青年，男性多见。病前常有发热、咽痛、乏力、纳差等症，皮疹除紫癜外，还有红斑、风团、水疱及血疱，可有黏膜出血，部分患者可累及踝、膝、腕、肘等关节，往往有小腿下部肿胀。皮损多在数周内消失，容易复发，可持续 2～3 年。

3. 腹型紫癜　也称胃肠型紫癜，皮疹与单纯型紫癜类似，同时伴有程度不等的腹痛、恶心、呕吐等症，重者可有便血、肠套叠、肠穿孔等消化道症状，甚至休克、死亡。本型以老年人和儿童居多。约 1/10 病例可无皮疹表现，常误诊为急腹症。

4. 肾型紫癜　除皮肤紫癜外，有血尿、蛋白尿、管型尿，甚至肾功能不全等肾损害，两者可以同时发生，或在紫癜 8 周内发生。病程长短不一，可以复发，或转为慢性肾病。

【辅助检查】

白细胞数正常或在发病初期轻度或中度升高，血沉增快，部分患者毛细血管脆性试验(束臂试验)阳性。累及肾脏时，出现镜下血尿、蛋白尿，或急性肾炎改变。累及胃肠道时，粪隐血试验阳性。部分患者血清 IgA 增高。

【诊断要点】

(1) 发病前常有上呼吸道感染、低热、咽痛和全身不适等前驱症状。

(2) 多发于双小腿的鲜红色瘀点、瘀斑，压之不褪色；部分可伴有关节或肌肉肿痛，腹痛、便血，尿血、蛋白尿等其他类型紫癜伴发症状。

(3) 病程长短不一，可数个月或 1～2 年，易复发。

【鉴别诊断】

1. 血小板减少性紫癜　紫癜皮损为大片皮下瘀斑，有出血倾向。血小板计数明显减少，出血时间延长。可检测到抗血小板自身抗体。

2. 变应性皮肤血管炎　好发于青、中年，紫癜、丘疹、水疱、血疱、坏死、溃疡和表浅小结节等多形性皮损是其特征，很少伴发腹痛。

【治疗】

（一）辨证论治

1. 风热伤络证

主症：起病急骤，紫癜见于下半身，下肢和臀部呈对称性密集分布，鲜红色或紫色斑疹，压之不褪色；伴发热，微恶风寒，咳嗽，咽红，鼻衄，全身不适，食欲不振等；或见关节肿痛，腹痛，便血，尿血；舌红，苔薄黄，脉浮数。

治法：祛风清热，凉血安络。

方药：银翘散加减。若皮疹色鲜红者，加板蓝根、紫草清热消斑。

2. 血热妄行证

主症：起病急，皮肤瘀斑密集，甚则融合成片，色鲜红或紫红；可伴发热面赤，口干，渴喜冷饮，心烦失眠，衄血，便血或便干尿赤；舌质红，苔黄略干，脉数有力。

治法：清热解毒，凉血化斑。

方药：犀角地黄汤加减。血尿者，加小蓟、血余炭、侧柏炭、茜草炭、蒲黄炭、藕节炭收敛止血；口干渴喜饮者，加生石膏、知母清热泻火、生津止渴；咽喉疼痛者，加北豆根、玄参清热利咽。

3. 湿热阻络证

主症：皮肤紫斑缠绵不愈，足踝皮肤紫癜多见关节周围，可见水疱、血疱或糜烂；伴纳差，腹胀，腹痛，关节肿胀灼痛，四肢沉重，偶见尿血；舌红，苔黄腻，脉滑数或弦数。

治法：清热利湿，通络止痛。

方药：四妙丸合五神汤加减。关节肿痛者，加秦艽、忍冬藤、红藤通经活络；血尿者，加白茅根、生地炭凉血止血。

4. 脾气亏虚证

主症：病程较长，迁延日久，斑色紫暗，分布稀疏；伴面色萎黄，神疲乏力，纳差腹胀，头晕心悸，或有腹中隐痛，便血或大便发黑；舌淡红，苔薄白，脉细弱。

治法：健脾益气，摄血止血。

方药：归脾汤加减。便血者，加生地榆、生槐花、三七粉收敛止血；血尿者，加小蓟、白茅根凉血止血；气虚甚者，加炙甘草、升麻、柴胡补气升陷。

5. 肝肾阴虚证

主症：起病缓慢，皮肤紫斑时发时止，或紫癜已退，仍有腰背酸软、五心烦热、颧红咽干、潮热盗汗、头晕耳鸣，持续镜下血尿，或见管型、蛋白尿；舌淡红，少苔，脉细数。

治法：补益肝肾，凉血散瘀。

方药：知柏地黄汤加减。瘀斑久不消退者，加丹参、三七粉化瘀消斑；五心烦热者，加龟版、鳖甲滋阴潜阳。

6. 脾肾阳虚证

主症：斑色暗淡，反复发作，病程日久，遇寒反复；伴面色苍白不华，神倦乏力，形寒肢冷，腰膝酸软，纳少腹胀或腹痛喜按；舌淡胖，苔薄白，脉沉迟。

治法：温阳健脾，益气摄血。

方药：金匮肾气丸合四君子汤加减。脾阳虚甚者，加白豆蔻、黄芪、党参益气助阳；肾阳虚著者，加杜仲、巴戟天温补肾阳。

（二）中成药治疗

归脾丸 益气补血，健脾摄血。适用于脾气亏虚、脾失统血证患者。

（三）外治法

1. *中药溻渍疗法* 紫草 30 g、地榆 30 g、连翘 20 g、仙鹤草 30 g，水煎外洗湿敷患处。适用于热毒伤络证患者。

2. *中药涂擦疗法* 三黄洗剂外搽，每日 2 次。适用于湿热阻络证患者。

【预防及调摄】

（1）积极防治上呼吸道感染，去除感染病灶（如龋齿、扁桃体炎等）。
（2）注意休息，加强局部皮肤护理，避免剧烈活动，防止外伤。
（3）避免进食腥发及不易消化食物，清淡饮食。

第二节 血风疮

血风疮是一组以紫癜、色素沉着为特点的谱系皮肤病。临床特征为多发性针尖大小、压之不褪色的紫红色斑点，呈慢性过程。相当于西医的色素性紫癜性皮病（pigmentary purpuric dermatosis）。

【病因病机】

本病总因外感风热，脏腑蕴热，热灼脉络，离经之血溢于肌肤而发。《外科真铨》曰："血风疮生于两胫内外臁，上至膝，下至踝骨。乃风热、湿热、血热交感而成。"

1. *血热夹风* 素体血分蕴热，外感风热，热邪伤于营血，损伤络脉，血溢脉外。
2. *瘀血伤阴* 病久热伤阴血，瘀血凝滞，脉络受阻，肌肤失养所致。

【临床表现】

本病临床上主要分为以下 3 种类型。

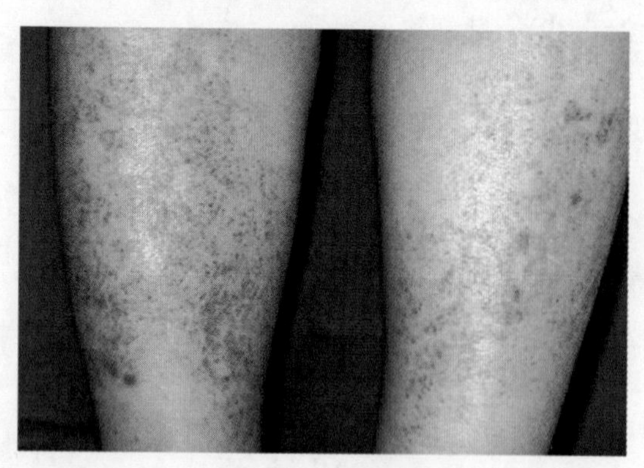

图 15-2 血风疮

1. *进行性色素性紫癜样皮病* 对称发生于胫前区、足踝及足背。皮损初起为群集性针尖大的红色瘀点，缓慢融合成斑片并向外扩展，新皮损在原部位不断新发，呈辣椒粉样斑点（图 15-2），陈旧皮疹为褐黄色至淡棕色色素沉着。常无自觉症状，有时伴轻度瘙痒。病程慢性，持续数年后可自行缓解。

2. *色素性紫癜性苔藓样皮炎* 中年发病，男性多于女性，对称性发于小腿。除有紫癜及色素沉着外，皮损表现为细小的铁锈色苔藓样丘疹，融合成境界不清的斑片或斑块，表面有鳞屑，可伴有毛细血管扩张和不同程度的瘙痒。病程缓慢，持续数个月至数年。

3. 毛细血管扩张性环状紫癜　常对称发于女性小腿，渐上扩展至大腿、臀部、躯干及上肢，有毛细血管扩张、色素沉着和皮肤萎缩三个发展阶段。皮损初起为紫红色环状斑疹，直径1～3 cm，边缘毛细血管扩张明显，出现点状、针尖大红色瘀点，继之皮损中部逐渐消退呈轻度萎缩，周边扩大呈环状、半环状，颜色转为棕褐或黄褐色，愈后留有轻度色素沉着，无自觉症状。可反复迁延数年。

【辅助检查】

本病共同的组织病理变化特点是真皮乳头内有红细胞外溢，浅层血管周围有淋巴细胞浸润，可见含铁血黄素沉积。色素性苔藓样皮炎时，真皮浅层炎症细胞较为致密呈带状。

【诊断要点】

(1) 多见于成年人的下肢，尤以小腿多见，对称分布。病程慢性，一般无自觉症状，持续数个月至数年，部分可自行缓解。

(2) 共同特点是皮疹为针尖至米粒大小出血点，密集成片。进行性色素性紫癜样皮病以紫癜和色素沉着为特点；色素性紫癜性苔藓样皮炎除有紫癜及色素沉着外，还有苔藓样斑块损害，表面有鳞屑，自觉瘙痒；毛细血管扩张性环状紫癜皮损呈环形，边缘毛细血管扩张明显。

(3) 组织病理变化为真皮乳头内有红细胞外溢，浅层血管周围有淋巴细胞浸润，可见含铁血黄素沉积。

【鉴别诊断】

1. 慢性湿疮　全身任何部位均可发病，皮损呈多形性、对称分布，边界不清，患部皮肤变厚浸润、粗糙、色素沉着，部分呈苔藓化，可有急性、亚急性病史。无紫癜。

2. 葡萄疫　多发生于儿童，病前多有感染史、服药史或特殊饮食史，除皮肤紫癜外可伴黏膜出血、腹痛、血尿或关节症状。

【治疗】

（一）辨证论治

1. 血热夹风证

主症：皮疹初起为紫红瘀点，或融合成斑片；伴瘙痒；舌质红或见瘀斑，脉浮数。

治法：清热凉血，活血散风。

方药：凉血五根汤加地肤子、蝉蜕、钩藤、白鲜皮、白蒺藜。皮肤瘀点较红者，加丹皮、赤芍凉血消斑。

2. 瘀血伤阴证

主症：皮损日久，色紫暗褐，肥厚，粗糙，脱屑，微痒；伴心烦口渴，大便干结；舌质红有瘀斑，少苔，脉细。

治法：凉血养血，散瘀活络。

方药：桃红四物汤加牛膝、三棱、莪术、鸡血藤。瘙痒明显者，加白鲜皮、防风疏风止痒。

（二）中成药治疗

1. 复方丹参片　凉血活血散瘀。适用于血热夹风证患者。

2. 大黄䗪虫丸 活血祛瘀消斑。适用于瘀血伤阴证患者。

（三）外治法

中药溻渍疗法 地榆 30 g，苍耳秧、楮桃叶各 100 g，水煎湿敷患处。每日 1 次，10 次为 1 疗程。

【预防及调摄】

(1) 平时注意减少站立和行走时间，休息时取下肢抬高位。

(2) 忌热水烫洗和搔抓。

第三节 火丹毒

火丹毒是以四肢、颈面部出现疼痛性红色结节或斑块伴发热和外周血中性粒细胞增多为临床特征的一种全身疾病的皮肤表现。多为急性发病，好发于中年女性。相当于西医的急性发热性嗜中性皮病(acute febrile neutrophilic dermatosis)，又称 Sweet 综合征或 Sweet 病。

【病因病机】

本病总由血热火毒为患。

1. 风热毒聚 素体血分有热，外受风温、风热之邪郁阻肌肤，蕴结不散，气血凝滞而发。

2. 湿热毒蕴 湿热火毒内蕴，郁闭肌肤，闭塞腠理而发。

【临床表现】

本病皮损好发于四肢伸侧和面、颈项部，躯干及口腔黏膜亦可累及。可两侧分布，但不对称。多为急性发病，夏季多发。皮肤损害为水肿性隆起的斑块或结节，颜色鲜红或紫红，边界清楚；皮损渐扩大增多，隆起成环形或半环形；周边可形成针尖大小或更大的颗粒样外观，似假性水疱(图 15-3)；较陈旧的皮损出现结痂与鳞屑。局部自觉疼痛、灼热感。部分患者伴有发热(>38℃)、关节痛、肌肉痛等症状。持续 3～6 周可自行消退，但易复发。本病可并发上呼吸道和胃肠道感染、狐惑病、肿瘤(特别是白血病)等疾病，少数患者有眼结膜炎、口腔溃疡和肾功能损害表现(如蛋白尿、血尿、氮质血症)，或有妊娠、接种疫苗史。

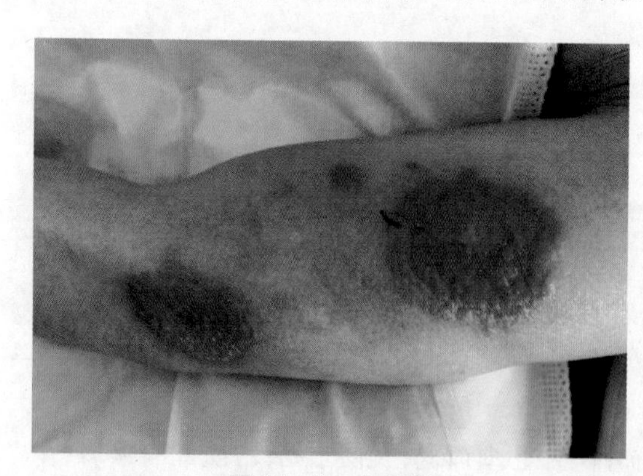

图 15-3 火丹毒

【辅助检查】

外周血白细胞总数增高或正常，中性粒细胞比例升高；可有血沉加快；部分患者血清中可检测到抗中性粒细胞胞质抗体。

【诊断要点】

(1) 常见于中年女性,多数患者有上呼吸道感染和炎症性肠病、狐惑病、血液系统或内脏肿瘤等病史,或有妊娠、接种疫苗史。

(2) 四肢伸侧和面、颈项部出现疼痛性红色结节或斑块,表面呈假水疱样,中度发热伴外周血中性粒细胞增多。

【鉴别诊断】

1. 嗜酸性筋膜炎　皮损好发于上、下远端肢体,部分患者可扩展至四肢近端及躯干,起病时常有低热、全身倦怠、肌肉酸痛。皮损表现初为弥漫性水肿,继而硬化与下部组织紧贴,有疼痛及压痛。

2. 坏疽性脓皮病　特别表现为播散性丘疹脓疱型的坏疽性脓皮病,在发病初期与 Sweet 病很相似,但是容易破溃是其鉴别特点。

【治疗】

(一) 辨证论治

1. 风热毒聚证

主症: 红色斑块发于面部和颈部,斑色鲜红,略高出皮肤表面,甚则发生水疱,灼热疼痛;伴发热头痛,口干咽痛,便干尿黄;舌质红,苔薄黄,脉滑数。

治法: 清热祛风,凉血解毒。

方药: 清瘟败毒饮加减。斑色鲜红者,加板蓝根、紫草清热解毒消斑。

2. 湿热毒蕴证

主症: 发于躯干、下肢,斑块红肿、灼热疼痛,周边有丘疱疹、水疱、脓疱或结痂;伴发热、关节痛,或周身肌肉痛、腹胀、纳差、口苦、口黏、大便黏滞不爽、小便短赤;舌质红,苔黄腻,脉弦滑。

治法: 清热除湿,解毒消斑。

方药: 龙胆泻肝汤或化斑解毒汤加减。关节疼痛者,加秦艽、忍冬藤通利关节。

(二) 外治法

1. 中药溻渍疗法　马齿苋、蒲公英、野菊花各 30 g,水煎待凉,湿敷患处。每次 10～15 分钟,每日 3～5 次。

2. 中药涂擦疗法　选用三黄洗剂外搽,或青黛散、金黄散用金银花露、菊花露调敷,每日 2 次。

(三) 其他治法

1. 针灸治疗

(1) 针刺疗法: 取大椎、风池、曲池、梁丘、血海、足三里、合谷穴,每日 1 次,留针 30 分钟,7 日为 1 疗程。

(2) 刺络拔罐疗法: 无菌梅花针叩刺后留罐 5～10 分钟,隔日 1 次。

(3) 火针疗法: 由皮损局部中心向外缘点刺,隔日 1 次。

2. 物理疗法　可酌情选用红外线照射、氦氖激光等治疗。

【预防及调摄】

(1) 皮损处忌热水烫洗和搔抓,以防加重和继发感染。

(2) 饮食宜清淡易消化,忌食辛辣、肥甘、厚味之品。

第四节 狐惑病

狐惑病是一种以血管炎为病理基础的多系统疾病,是虹膜炎、口腔阿弗他溃疡和外生殖器溃疡三联综合征,故又称眼、口腔、生殖器综合征。除眼、口腔、生殖器、皮肤外,也可出现多系统病变。好发于30～40岁的成年人,多数患者预后良好。《金匮要略·百合狐惑阴阳毒》记载:"狐惑之为病,状如伤寒,默默欲眠,目不得闭,卧起不安。蚀于喉为惑,蚀于阴为狐。不欲饮食,恶闻食臭,其面目乍赤、乍黑、乍白……"相当于西医的白塞病(Behcet's disease)。

【病因病机】

本病多因湿热内蕴;或湿热伤阴,耗伤阴液,虚火上炎;久病阴损及阳,脾肾阳虚而寒湿内生;日久形成寒热错杂之势,毒邪循经走窜而发病。

1. 肝脾湿热　肝脾二经湿热,久而蕴毒,热毒壅盛,不得宣泄,循经走窜于口咽、二阴、眼目、四肢等处,湿毒侵袭而致溃疡。

2. 肝肾阴虚　湿热久羁,热伤阴液,劫灼肝肾之阴;或劳倦内伤,精血暗耗,均可导致肝肾阴虚,虚火内生,孔窍失去濡养而致病。

3. 脾肾阳虚　久病阳虚,或阴损及阳,或过服苦寒药物,致脾肾阳虚,寒湿凝滞,故病情反复难愈。

4. 寒热错杂　素体阳虚,或过食苦寒,湿邪内生,久郁化热,循孔窍上循下注,热灼孔窍,而致溃烂。

【临床表现】

患者以青壮年为主,常见于30～40岁年龄,可见于儿童,男性发病率高于女性,且病情更重。轻者一般无全身症状。

1. 口腔溃疡　口腔溃疡多为首发表现。初起为红色丘疹,很快发展为溃疡伴疼痛,中心为淡黄色坏死基底,周围为鲜红色晕(图15-4)。单发或多发,最常累及舌、唇、颊黏膜、牙龈。一般1～2周后自然愈合,愈后不留有瘢痕。口腔溃疡反复发作,间隔周期数周到数个月不等。

2. 生殖器溃疡　一般发生于口腔黏膜或皮肤病变之后,少数可为初发。女性发生率高于男性,患者多感疼痛。男性主要发生于阴囊、阴茎和龟头(图15-4),女性主要见于大小阴唇。愈后多留瘢痕。

3. 眼部病变　一般发生在病程的晚期,男性较女性患者眼部病变发生率高且重。开始有剧烈的疼痛和畏光,可分为眼球前段病变和后段病变。前段病变主要表现为前色素膜炎、虹膜睫状体炎等,一般无严重后遗症;后段病变主要表现为脉络膜炎、视网膜血管炎等,尤其以眼球后段的视网膜血管炎引起的色素层炎有诊断意义。眼球后段病变常导致青光眼、白内障和失明。一般是先发生眼球前段病变,逐渐出现后段病变。

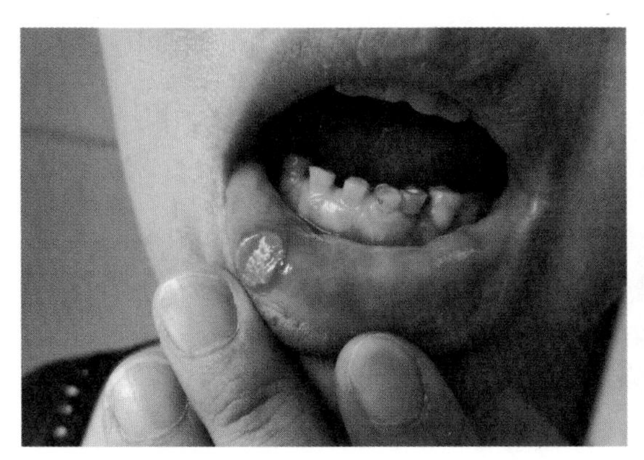
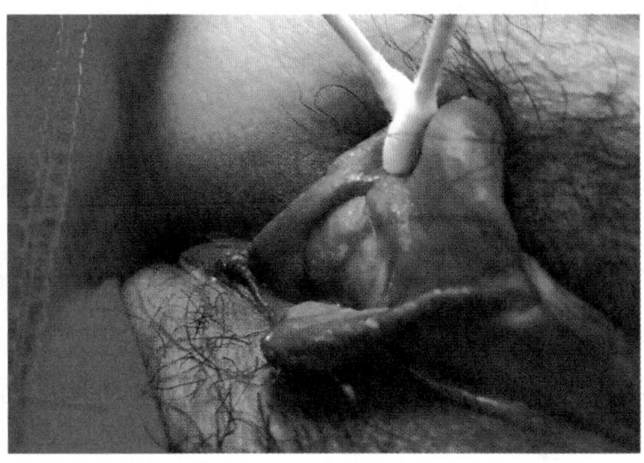

图 15-4 狐惑病

4. 皮肤症状 绝大多数均有皮肤病变,发生率仅次于口腔黏膜病变。皮损类型常见如下。① 结节性红斑样皮损:好发于下肢的疼痛性皮下结节。② 毛囊炎及痤疮样皮损:皮损为丘脓疱疹,周围红晕明显,细菌培养阴性,抗生素治疗无效。③ 针刺反应:微小创伤后 24～48 小时出现毛囊样皮损或脓疱,48 小时左右最明显,4～5 日自行消退,有辅助诊断价值。④ 其他:丘疹、脓疱、疖、脓肿、多形红斑样皮损、血栓性静脉炎样损害等。

5. 其他系统损害 可出现关节症状、动静脉血管病变和神经系统、胃肠道及肺、心、肾脏等病变。关节病变最常累及膝关节,其次是踝关节和肘关节,表现为关节红、肿、热、痛和关节腔积液。血管病变的基本病变为动静脉血管炎,以小血管为主,以四肢复发性浅表性或深在性血栓性静脉炎最常见,动脉损害可表现为动脉瘤和动脉闭塞。神经系统病变以中枢神经系统为主,可表现为脑炎症状群、脑干症状群、脑膜—脊髓炎症状群等,脑膜炎具有一定的诊断价值。

【辅助检查】

本病无确诊性检查,组织病理的基本病变为白细胞碎裂性血管炎和淋巴细胞性血管炎。

【诊断要点】

本病病情表现复杂,为累及多系统、多脏器的综合征,诊断标准不一。1990 年国际白塞病研究小组的诊断标准为:

主要标准:复发性口腔溃疡至少 12 个月内复发 3 次。

次要标准:① 复发性生殖器溃疡或瘢痕。② 眼部损害:前或后葡萄膜炎;裂隙灯检查到玻璃体内细胞;视网膜脉络膜炎。③ 皮肤损害:红斑结节样损害;丘疹脓疱样损害或假性毛囊炎;青春期后出现的痤疮样结节且排除其他原因。④ 针刺反应阳性。

主要标准加次要标准中的至少两点即可诊断。

【鉴别诊断】

1. 引起口腔溃疡的其他疾病 如天疱疮、重症猫眼疮等。天疱疮口腔黏膜损害为糜烂、溃疡和疼痛,组织病理表现为表皮棘细胞松解、直接免疫检查见棘细胞间 IgG、C3 沉积可资鉴别。重症猫眼疮除口腔黏膜糜烂、溃疡外,在躯干可见典型的猫眼疮样损害。

2. 急性女阴溃疡 部分患者的病变局部可分离出粗大杆菌;严重的溃疡大而深,愈合后形成明显的瘢痕。

【治疗】

(一) 辨证论治

1. 肝脾湿热证

主症：溃疡以外阴为主，表面颜色暗红，有少量脓性分泌物，外阴红肿疼痛；可有下肢结节、斑块，伴行走困难，口干；舌体胖，舌质红，苔黄或黄腻，脉沉。

治法：清热解毒，利湿消肿。

方药：四妙丸合除湿胃苓汤加减。外阴溃疡疼痛较剧者，加金银花、蚤休清热解毒。

2. 肝肾阴虚证

主症：口腔、外阴溃疡反复发作，视力减退，下肢出现红斑、结节；伴眼干，头昏目眩，手足心热；舌质红，苔薄白，脉沉细弦。

治法：滋补肝肾，清热除湿。

方药：知柏地黄丸加减。小腿结节疼痛者，加川牛膝、赤芍、夏枯草散瘀止痛；视物不清者，加枸杞子、白菊花、决明子滋阴养肝明目。

3. 脾肾阳虚证

主症：口腔、外阴溃疡长期不愈，溃疡平塌不起，覆有灰白色膜，皮疹遇寒加重；伴全身乏力，少气懒言，手足不温，纳差，小便清长，大便泄泻，或面目、肢体浮肿，腰膝酸软；舌质淡胖，苔白滑，脉沉细。

治法：温阳补肾，健脾除湿。

方药：金匮肾气丸合四君子汤加减。溃疡持久不愈，痛甚者，加乳香、没药活血止痛。

4. 寒热错杂证

主症：皮损反复发作；面色㿠白，唇色暗淡，口干，咽干，纳差，心下痞硬满，可伴干呕、心烦、大便稀溏；舌淡，苔厚腻，脉滑。

治法：益气和中，消痞止呕。

方药：甘草泻心汤加减。口干、咽干明显者，加南沙参、麦冬益阴生津；大便溏泄者，加干姜、人参温中补虚。

(二) 中成药治疗

三妙丸、四妙丸　清热利湿，通络化瘀。适用于肝脾湿热证患者。

(三) 外治法

1. 口腔溃疡　西瓜霜、锡类散、珠黄散、冰片各 0.6 g，人工牛黄粉 0.6 g，珍珠 0.3 g，共研细末外用，每日数次。

2. 外阴部溃疡　选用苦参洗剂、蛇床子水剂外洗或湿敷，或黄连膏外敷。

【预防及调摄】

(1) 注意休息，避免感冒及外伤。

(2) 保持局部清洁、干燥，忌用刺激性强的外用药物。

(3) 慎食生冷食物。

(4) 保持心情舒畅。

第五节　瓜藤缠

瓜藤缠是发生于双小腿伸侧的间隔性脂膜炎，因结节如藤系瓜果绕腿胫而生，故名。本病急性起病，基本皮损为红色结节和斑块，多累及小腿伸侧，偶可发于大腿和前臂，有一定的自限性。春秋季好发，多见于中青年女性。《医宗金鉴·外科心法要诀》云："此证生于腿胫，流行不定，或发一二处，疮顶形似牛眼，根脚漫肿……若绕胫而发，即名瓜藤缠。"相当于西医的结节性红斑(erythema nodosum)。

【病因病机】

发病总由风寒湿热之邪侵袭，郁而生热，湿热蕴阻，经络不通所致。

1. 血热壅滞　外感风邪郁而化毒，入于血分，壅滞肌肤，气血运行不畅。

2. 湿热阻络　素有蕴热，郁而化热，湿热下注，凝滞血脉，经络阻隔而生。

3. 脾虚湿盛　素体脾虚失运，阳气不足，腠理不固，风寒湿邪侵入，或嗜食肥甘厚味，脾失健运，湿邪内生，寒湿之邪流注经络。

【临床表现】

本病多见于青年或中年女性，好发于春秋季节。起病前可有上呼吸道感染，伴有发热、乏力、肌痛、关节痛等全身症状。

皮疹多发生于胫前，也可发生于双小腿外侧、大腿，甚至双上肢、面颈部。皮损为鲜红色、对称性、疼痛性皮下结节(图 15-5)，表面轻度隆起，皮温高。可相互融合成斑块，表面变为青紫色。数目多少不等，直径为 1～10 cm。结节缓慢自然消退，不发生破溃、萎缩和瘢痕。部分患者结节持续 1～2 年不消退。

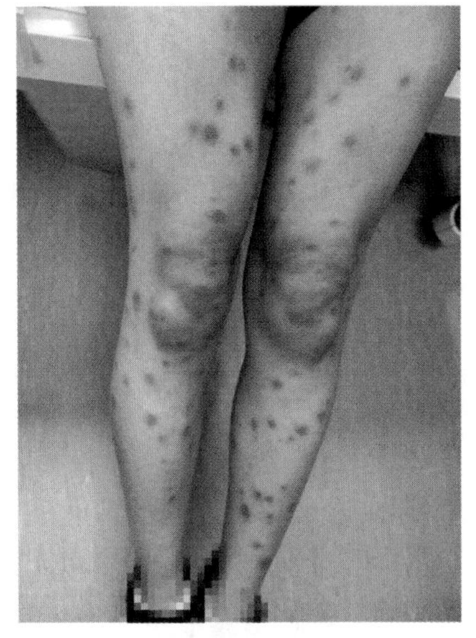

图 15-5　瓜藤缠

【辅助检查】

可有白细胞升高、血沉加快、抗"O"升高。组织病理表现为脂肪小叶间隔性脂膜炎，真皮深层血管周围呈慢性炎症浸润，脂肪小叶间隔中的中小血管内膜增生，管壁有淋巴细胞及中性粒细胞浸润，红细胞外渗。

【诊断要点】

(1) 多发于春秋季，中青年女性好发。

(2) 发病前可有上呼吸道感染史，部分伴发热、肌痛、关节痛等不适。

(3) 皮损为好发于胫前的鲜红色疼痛性结节、斑块，不破溃，局部自觉疼痛、压痛。

(4) 组织病理变化为脂肪小叶间隔性脂膜炎。

【鉴别诊断】

1. 葡萄疫　皮损形态多样,以可触及紫癜为临床特征,有坏死、溃疡,无结节形成。组织病理主要变化为真皮小血管白细胞碎裂性血管炎。

2. 结节性血管炎　好发于中年女性,皮损为暗红色结节和浸润性斑块,好发于小腿后外侧。结节可破溃,形成溃疡,有时遗留萎缩性瘢痕。组织病理变化为脂肪间隔小、中等大小血管的白细胞碎裂性血管炎,后期脂肪小叶可坏死、纤维化。

【治疗】

(一) 辨证论治

1. 血热瘀滞证

主症: 起病急,结节表面鲜红,灼热疼痛;伴头痛,咽痛,心烦,关节疼痛,口干欲冷饮,大便干结,小便短赤;舌质红或红绛,苔黄,脉数。

治法: 凉血解毒,散结止痛。

方药: 凉血五根汤加减。大便干结者,加大黄泻热攻积;咽痛者,加牛蒡子、金银花、玄参清热利咽。

2. 湿热阻络证

主症: 起病较急,结节表面较红,自觉胀痛;伴口渴不欲饮,身重体倦,足踝肿胀,小便黄少;舌质红,苔黄腻,脉滑数。

治法: 清热利湿,活血通络。

方药: 三妙丸加减。下肢浮肿、关节疼痛者,加防己、黄芪、忍冬藤补气行水、消肿止痛。

3. 脾虚湿盛证

主症: 结节反复发作,消退缓慢,脘腹胀满,纳呆;伴关节疼痛,遇寒加重,小便清长,大便稀溏;舌淡胖,苔薄白或腻,脉沉迟或缓。

治法: 健脾化湿,散结化瘀。

方药: 除湿胃苓汤加减。气虚明显者,加黄芪、党参补气;结节坚实者,加三棱、莪术、昆布、山慈菇活血散结,川牛膝引药下行。

(二) 中成药治疗

1. 三妙丸、四妙丸　清热利湿,通络化瘀。适用于湿热阻络证患者。

2. 参苓白术丸　健脾化湿。适用于脾虚湿盛证患者。

(三) 外治法

中药涂擦疗法　血热瘀滞证者可选用外敷化毒散膏、芙蓉膏、玉露膏;湿热阻络证者可外敷芩柏膏;脾虚湿盛证者可外敷紫色消肿膏。

【预防及调摄】

(1) 积极寻找病因并予去除。

(2) 急性发作期宜卧床休息,应抬高患肢以减轻局部肿痛。

(3) 调摄饮食,勿过食生冷食物。

第六节　荨麻疹性血管炎

荨麻疹性血管炎(urticarial vasculitis)是一种原因不明的免疫炎症性疾病,属于中性粒细胞性血管炎。皮损为风团样损害,但持续时间长,消退后遗留色素沉着;可有不规则的发热,伴有低补体血症、关节炎和腹部不适等。可仅有皮损,也可同时有皮损和低补体血症。好发于中年女性。

【病因病机】

本病总因风热毒瘀滞于肌肤或血分所致。

1. 外感风热　患者素体禀赋不耐,感受风热之邪,郁而化热,搏于肌肤而发红斑,入于血分,则成本病。

2. 气血两燔　恣食辛辣肥甘,脾失健运,内生湿热,复感于风邪,郁而化火,入于血分,血热生风而成本病。

3. 热郁少阳　外感风热或风寒之邪未能从表而解,或素体气血不足,风热或风寒之邪由外入里,稽留于少阳而成本病。

【临床表现】

起病前伴有不规则发热,可达38～39℃,之后躯干或四肢近端起鲜红色、暗红色风团样皮损,少数患者有紫癜、瘀斑(图15-6),也可出现网状青斑、结节和大疱,但无坏死。持续时间24～72小时,甚至数日不消退。自觉瘙痒或灼热感,部分患者皮损处可有疼痛。皮疹消退后可遗留色素斑或脱屑。常伴有关节疼痛、腹部不适、腹部疼痛和淋巴结肿大等。晚期可出现肾脏损害,少数患者可发生癫痫、脑膜炎和视神经炎等。伴低补体血症性血管炎患者全身症状更重,易发生化脓性感染,如肺炎等;可有全身浅表淋巴结肿大、肝脾大、恶心、腹痛、腹泻、肺部病变、肾小球肾炎和眼部损害等。

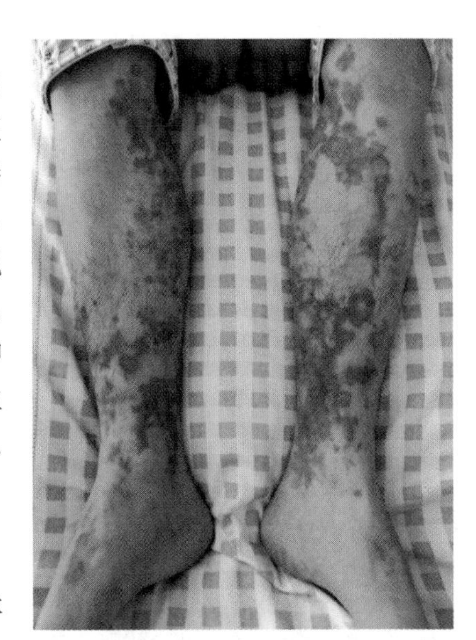

图15-6　荨麻疹性血管炎

【辅助检查】

临床检查可见血沉快;低补体血症者出现持久的低补体血症,C4的降低尤为明显。组织病理变化为白细胞碎裂性血管炎。

【诊断要点】

(1) 前驱症状有不规则发热。

(2) 皮损为超过24小时的风团样损害,可出现紫癜、结节和水疱,自觉瘙痒、灼热或疼痛,消退后遗留色素斑或脱屑。可有关节疼痛、腹部不适等。

(3) 血沉加快,低补体血症性荨麻疹性血管炎患者补体降低、C4 下降明显。

(4) 组织病理变化为白细胞碎裂性血管炎。

【鉴别诊断】

1. 瘾疹　风团在 24 小时内消退,消退后不留痕迹。

2. 荨麻疹型药疹　风团消退时间可超过 24 小时,也可有关节疼痛、皮损处疼痛等,但其起病前有明确的服药史。

3. 猫眼疮　特征性皮疹为具有虹膜样外观的红斑,可有黏膜损害,严重者可形成大面积表皮坏死,炎症反应比荨麻疹性血管炎重。

【治疗】

(一) 辨证论治

1. 外感风热证

主症: 皮疹为风团样损害,焮红,扪之灼热,瘙痒剧烈或有触痛;伴喜凉恶热,咽痛,身热汗出,口干欲冷饮,小便短赤,大便干结;舌红,苔黄,脉浮数。

治法: 祛风清热,解毒退斑。

方药: 银翘散加减。口干舌燥者,加生石膏清热除烦止渴;皮疹色暗者,加生地黄、丹皮、大青叶清热凉血解毒。

2. 气血两燔证

主症: 皮疹为风团样损害、紫癜和瘀斑,色暗红,压之不褪色,瘙痒剧烈,触痛明显;伴喜凉恶热,身热夜甚,口渴或不渴,小便短赤,大便干结;舌红或暗红,苔黄,脉数。

治法: 清热解毒,凉血退斑。

方药: 化斑汤加减。瘙痒剧烈者,加防风、牡蛎、蒺藜疏风重镇止痒;大便干结者,加大黄通腑泻热。

3. 热郁少阳证

主症: 皮疹为风团样损害,或有紫癜、水疱等,自觉瘙痒剧烈或疼痛;伴恶寒发热,或有关节疼痛、腹痛,口干口苦,不欲饮食;舌淡,苔白或腻,脉弦细。

治法: 和解少阳,凉血退斑。

方药: 小柴胡汤加减。关节疼痛者,加土茯苓、海风藤、忍冬藤通利关节;口干明显者,加葛根、天花粉滋阴止渴。

(二) 中成药治疗

1. 银翘解毒丸　疏风清热。适用于外感风热证患者。

2. 小柴胡颗粒(丸)　和解少阳。适用于热郁少阳证患者。

(三) 外治法

中药溻渍疗法　可选用清热解毒类中药如三黄洗剂、马齿苋洗剂等外搽、外洗、湿敷。

【预防及调摄】

(1) 避风寒,避免感冒。

(2) 饮食清淡,忌食辛辣、鱼腥食物。

附1　白色萎缩

白色萎缩是一种免疫性的皮肤毛细血管炎，以光滑的牙白色萎缩斑为临床特征，故得名。主要发生于中年妇女的足踝部及小腿下部，少见于手背或四肢其他部位。呈慢性病程，可达数年之久。相当于西医的青斑样血管病(livedoid vasculopathy)。

中医学认为，本病因局部气血失和，肌肤失养所致。早期损害为有显著疼痛的瘀点、瘀斑。约有30%的患者逐渐形成不易愈合的溃疡，溃疡周边色素增加，毛细血管扩张(图15-7)。后期中央表皮下组织发生萎缩凹陷而成白色萎缩性瘢痕。一般无全身症状，可伴发于SLE或抗磷脂抗体综合征等系统性疾病。临床上需与淤积性皮炎、类脂质渐进性坏死、皮痹等相鉴别。

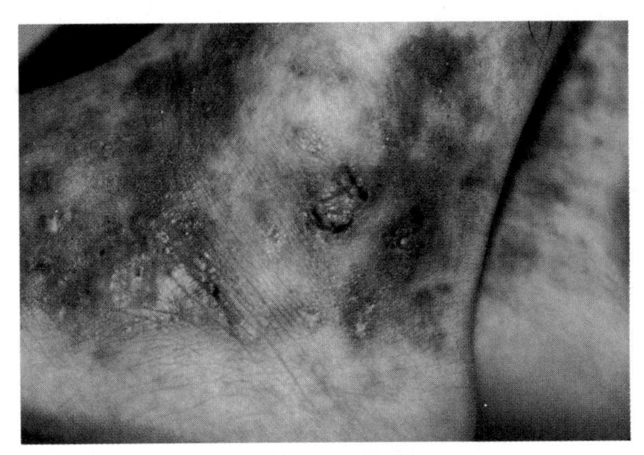

图15-7　白色萎缩

治疗上，中医采用辨证论治，多用益气养血、理气活血之法。外治药物多选用活血通络、润肤生肌类中药。

附2　坏疽性脓皮病

坏疽性脓皮病(pyoderma gangrenosum, PG)是一种少见的非感染性中性粒细胞性皮病，以复发性、疼痛性溃疡为特征，常伴有炎症性肠病、白血病等系统性疾病。可发于任何年龄，多见于40～60岁，少见于儿童。

本病病因不明，一般认为属于自身免疫性疾病的范畴。中医学认为，本病总因湿热之邪郁久化毒，耗气伤阴，正虚无力托毒外出而成正虚邪恋之态。临床表现初起常为疼痛性丘疹、水疱或

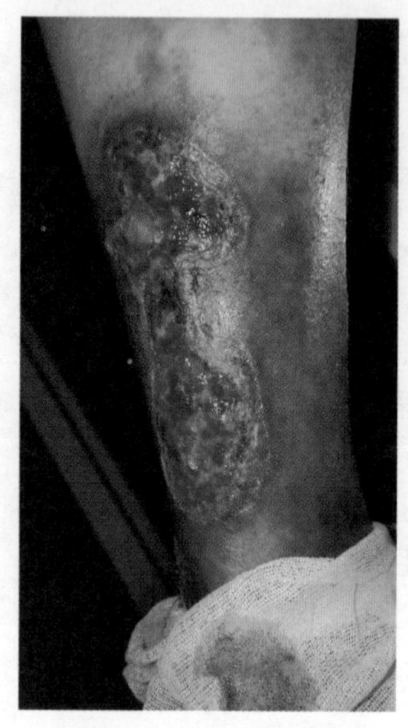
图 15-8 坏疽性脓皮病

小结节，周边有红色或紫色斑。很快中央坏死，形成潜行性溃疡(图 15-8)，边缘不规则，溃疡中心愈合后形成菲薄的萎缩性色素沉着性瘢痕，同时边缘又不断地离心性扩大。常伴有剧烈疼痛。本病分为溃疡型、脓疱型、水疱大疱型和增生型 4 个临床亚型，呈慢性经过，易反复发作。

治疗上，中医采用辨证论治，多用清热祛湿、托里排脓的治则。

（赵党生 曾宪玉）

第十六章 色素障碍性皮肤病

导学

色素障碍性皮肤病主要是黑素细胞功能、黑素生成异常所造成的皮肤疾病，通常分为色素增加性皮肤病和色素减少性皮肤病，虽一般无痛痒不适，但因发于皮肤表面，尤以面部为主，给患者带来巨大的精神压力，主要包括黧黑斑、白驳风等。通过学习，要求掌握白驳风、黧黑斑的临床表现和辨证论治，熟悉病因病机，了解外治法、预防及调摄。

第一节 白驳风

白驳风是一种比较常见的后天皮肤黏膜色素脱失性皮肤病，中医文献中又称“白癜”“白驳”。本病首见于《诸病源候论·白癜候》，曰：“白癜者，面及颈项身体皮肉色变白，与肉色不同，亦不痒痛，谓之白癜。”以皮肤颜色减退、脱失，形态不一，无明显自觉症状为主要临床特征。《医宗金鉴·白驳风》曰“有风邪相搏于皮肤，致令气血失和”所致，“施治宜早，若因循日久，甚者延及遍身”。部分患者在春末夏初季病情加重，冬季缓解。男女发病无显著差异，任何年龄均可发生，但以青壮年居多，相当于西医的白癜风(vitiligo)。

【病因病机】

本病总由七情内伤，肝气郁结，气机不畅，复感风邪，搏于肌肤，致气血失和，血不养肤所致。

1. 肝郁气滞　肝气郁结，气机不畅，气机受阻则血行不畅，肌肤失养而为患。

2. 风湿蕴热　汗出受风、冒雨涉水或久居湿所，致风湿之邪蕴于肌肤，日久不得宣泄而蕴热，发于肌表而为患。

3. 肝肾不足　先天禀赋不足，后天失养，以致肝肾不足，精血亏虚，肌肤失荣而患。

4. 气滞血瘀　七情内伤，情绪抑郁，气滞则血行不畅，瘀阻而不通，内伤脏腑，外累皮毛，皮肤失于濡养而致病。

【临床表现】

本病皮肤呈白色斑片，境界明显，四周色暗，大小不等、形态各异，数目单发或多发(图 16-1)。

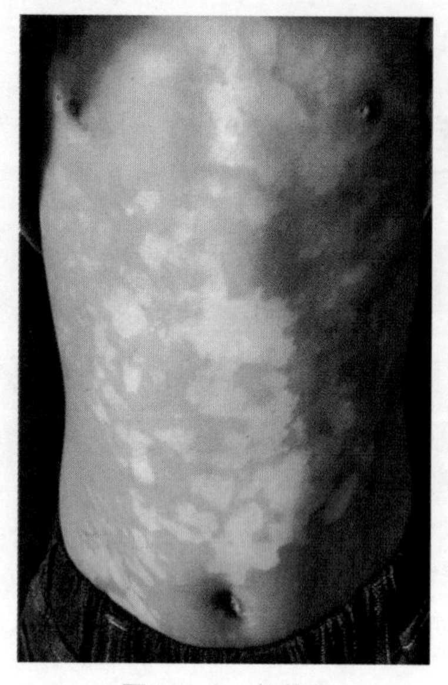
图 16-1 白驳风

患处毛发可变白，无任何自觉症状。局限或泛发，但以面、颈、手背为多，常对称性分布。各年龄均可发生，但青年多见。部分患者可并发甲状腺疾患、恶性贫血、糖尿病、支气管哮喘、异位性皮炎、斑秃等疾患。临床上分为两型、两类、两期。

1. 两型

(1) 寻常型：① 局限性。单发或多发白斑，局限于某一部位。② 散在性。散在、多发白斑，常呈对称分布。③ 泛发性。多由散在性发展而来，白斑多相互融合成不规则大片，有时仅残留小片岛屿状正常肤色。④ 肢端性。白斑初发于人体的肢端，且主要分布在这些部位。

(2) 节段型：白斑为一片或数片，沿某一皮神经节段支配的皮肤区域走向分布，一般为单侧。

2. 两类

(1) 完全性白斑：白斑为纯白色或瓷白色，白斑中没有色素再生现象，白斑组织内黑素细胞消失或功能完全丧失，对二羟苯丙氨酸(多巴)反应阴性。

(2) 不完全性白斑：白斑脱色不完全，白斑中可见色素点，白斑组织内黑素细胞数目减少或功能损伤，对二羟苯丙氨酸反应阳性。

3. 两期

(1) 进展期：白斑增多，原有白斑逐渐向正常皮肤移行、扩大，境界模糊不清，易发同形反应。

(2) 稳定期：白斑停止发展，境界清楚，白斑边缘色素加深，没有新的白斑出现。

【辅助检查】

1. 皮肤 CT 检查　白斑区色素完全缺失或局部残留，色素环呈半环或局部完全缺失。

2. Wood 灯检查　皮损为纯白色，与周围正常皮肤对比鲜明，界限清楚，可见瓷白色荧光。

3. 组织病理学检查　表皮黑素细胞和黑素颗粒明显减少，基底黑素颗粒完全消失。

【诊断要点】

(1) 后天发生，可发于任何部位、任何年龄。

(2) 典型白斑呈瓷白色，大小不一，随病情进展而扩大后其白色更明显，形态各异，边界清楚，边缘相对色素加深。可局限性、节段性发作，亦可全身泛发。无明显自觉症状。

(3) 典型皮损 Wood 灯下可见瓷白色荧光，皮肤 CT 提示白斑周围可见色素加深。

【鉴别诊断】

1. 贫血痣　为先天性局限性白斑，一般单侧分布，大多在出生时即有。摩擦后白斑周围皮肤充血发红，而白斑处无变化。

2. 无色素痣　呈局限性色素减退斑，皮损往往沿神经节段分布，周围无色素沉着带，一般单发，出生或出生后不久发生，持续终生。

3. 吹花癣　好发于儿童面部的色素减退斑，而非脱色斑，皮损边界不清，表面带有糠状细碎鳞屑，可自愈。

【治疗】

（一）辨证论治

1. 肝郁气滞证

主症：白斑呈地图状或椭圆形，大小、数目、多少不定，可局限、泛发，或呈节段性分布，发病时间短，可发展较快；常伴心烦易怒，胸胁胀满，月经不调等；舌淡红，苔薄，脉弦。

治法：疏肝解郁，活血祛风。

方药：逍遥散加减。心烦易怒、口苦咽干者，加丹皮、栀子清肝泻火；月经不调者，加香附、益母草理气调经；胸胁胀满者，加郁金、川楝子疏肝行气。

2. 风湿蕴热证

主症：初发粉红色斑，境界模糊不清，多见于面颈等暴露部位，起病急，皮损发展较快；伴头重，肢体困倦，胸脘满闷，尿黄或短赤；舌质红，苔薄黄或黄腻，脉浮滑或滑数。

治法：清热利湿，活血祛风。

方药：消风散合浮萍丸加减。口干明显者，加麦冬、天冬滋阴润燥；心烦易怒者，加合欢皮、绿萼梅疏肝理气。

3. 肝肾不足证

主症：白斑呈瓷白色，境界清楚，静止不发展，白斑内毛发可变白；病程长，患者素体虚弱，伴头晕耳鸣，失眠健忘，腰膝酸软；舌淡，脉细无力。

治法：滋补肝肾，养血祛风。

方药：六味地黄丸加减。腰膝酸软者，加仙灵脾、肉苁蓉补肾助阳；有家族史者加枸杞子、菟丝子益肾填精；妇人伴月经淋漓不尽或崩漏者，加阿胶补血养精。

4. 气滞血瘀证

主症：皮损多为不对称性白斑，边界清楚，部位固定，白斑内毛发变白，或有外伤或其他皮肤损伤史，病程长；伴面色发暗，唇甲青紫；舌质紫暗或有瘀斑，舌下静脉迂曲，苔薄，脉涩。

治法：行气活血，祛风通络。

方药：通窍活血汤加减。按发生部位加引经药，发于头面部者，加白芷、羌活；发于腰背部者，加续断、杜仲；发于四肢者，加桑枝、鸡血藤。

（二）中成药治疗

1. 白蚀丸　活血祛瘀，养血祛风，补益肝肾。适用于血虚风盛，肝肾不足证患者。

2. 白驳丸　散风活血，补肾通络。适用于风邪束表，肾虚血瘀所致患者。

3. 白灵片　活血化瘀，增加光敏作用。适用于气滞血瘀证患者。

4. 白癜风胶囊　益气行滞，活血解毒，利湿消斑，祛风止痒。适用于各型白驳风患者。

5. 补骨脂注射液　调和气血，活血通络。一次 2 ml，一日 1 次，肌内注射。适用于各型白驳风。

（三）外治法

中药涂擦疗法　① 复方卡力孜然酊：祛风燥湿，舒筋活络，活血化瘀。外用适量，涂患处，一日 3～4 次。涂药 30 分钟后，局部可配合日光浴或行 NB－UVB 治疗。② 补骨脂酊：调和气血，活血通络。用棉球蘸药涂于患处，并摩擦 3～5 分钟，一日 2 次。③ 白灵酊：活血化瘀，增加光敏作用。涂擦患处，一日 3 次。

(四)其他治法

1. 针灸治疗

(1)针刺疗法：取曲池、阳陵泉、行间，血虚者加血海、三阴交、肺俞，血瘀者加肺俞、膈俞、合谷等。每日1次，留针30分钟，7日为1疗程。

(2)梅花针疗法：皮损局部消毒后，用梅花针叩刺，以局部轻度发红或微微出血为宜，隔日治疗1次，直到皮损恢复正常。

(3)火针疗法：皮损处常规消毒，选用毫针，针尖在酒精灯上烧红，迅速在皮损处点刺，深度以不透过表皮为度，一般每周治疗1次。建议痂皮脱落后再治疗，直到皮损恢复。

2. 物理疗法　可酌情选用308 nm准分子激光、高能紫外光、窄谱UVB等照射治疗。

3. 手术疗法　顽固性局限性皮疹和节段型白驳风患者，酌情可选择表皮移植术。

【预防及调摄】

(1)树立信心，坚持治疗。

(2)应避免诱发因素，如外伤、暴晒和精神压力等。

(3)适当进行日光浴，有助于恢复，但不可暴晒，并做好防护，以免晒伤。

(4)避免滥用刺激性强的药物，以防损伤皮肤。

(陈晴燕)

第二节　黧黑斑

黧黑斑是一种面部皮肤出现局限性淡褐色或褐色色素沉着的皮肤病。以皮损对称分布，形态不一，无自觉症状，日晒后加重为主要临床特征。《外科正宗·女人面生黧黑斑》曰："黧黑斑者，水亏不能制火，血弱不能华肤，以致火燥结成斑黑，色枯不泽。朝服肾气丸以滋化源，早晚以玉容丸洗面，日久减退，兼戒忧思动火劳伤。"男女均可发生，以女性多见，相当于西医的黄褐斑(chloasma)。

【病因病机】

本病的发生多与肝、脾、肾三脏关系密切，因肝郁气结，郁久化热，灼伤阴血；或劳伤脾土，脾失健运，气血两亏；或肾阴不足，肾水不能上乘，致使颜面气血失和所致。

1. 肝郁气滞　情志不畅，肝郁气滞，郁而化热，熏蒸于面，灼伤阴血，致使颜面气血失和，燥结瘀滞而生斑。

2. 脾虚湿蕴　饮食不节，忧思过度，损伤脾胃，脾失健运，湿浊内生，熏蒸面部而致。

3. 肾阴不足　房劳过度，伤及阴精，肾阴不足，虚火上炎，以致肌肤失养。

【临床表现】

本病皮损表现为淡褐色或深褐色色素沉着斑，大小不等，形状不规则，色斑融合成片可呈典型的蝴蝶状(图16－2),无自觉症状。皮损对称性分布于颜面,以颧部、前额和两颊最为明显,亦可累及颞部、鼻梁和上唇部,但不累及眼睑。病情随季节、病因等因素可稍有变化,但往往经久不退,一部分于分娩后、停服避孕药或病因消除后可缓慢消退。

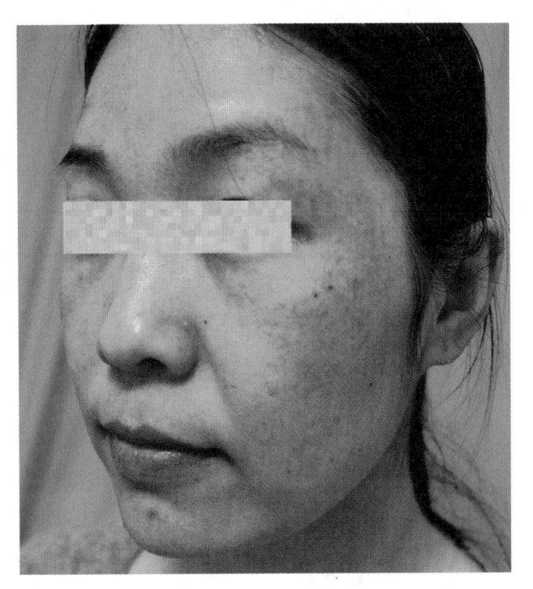

图16－2　黧黑斑

【辅助检查】

组织病理变化为表皮黑素细胞数目正常,基底层黑素细胞增加,真皮浅层有少许嗜黑素细胞和游离的黑素颗粒。有时在血管和毛囊周围有少数淋巴细胞浸润。

【诊断要点】

(1) 好发于女性,可于产后发生或加重。

(2) 面部对称分布淡褐色或深褐色色素沉着斑,颧部最多见,前额、双颊、下颌其次,大小不等,形状不规则,表面光滑无鳞屑。

(3) 夏季加深,冬季减轻。

(4) 发展缓慢,可持续多年。

【鉴别诊断】

1. 雀斑　发生于面部特别是鼻部和两颊,以针尖至米粒大小的褐色或淡黑色斑点为主,多在3～5岁出现皮损,有家族史,系常染色体显性遗传。夏季明显,冬季变淡或消失。

2. 瑞尔黑变病　呈灰紫色到紫褐色网状斑点,后可融合成片,其上常有粉状细小鳞屑附着,色斑与正常皮肤境界不明显,好发于前额、颜面和颈侧。

3. 颧部褐青色痣　在颧部对称分布直径1～5毫米的灰黑色斑点,圆形或不规则形,境界清楚。为一种先天性非遗传性的皮肤色素性疾病,发病年龄多在16～40岁,部分患者有家族史。

【治疗】

(一) 辨证论治

1. 肝郁气滞证

主症: 多见于女性,斑色深褐,弥漫分布;伴心烦易怒,口苦,胸胁胀满,经前乳房胀痛,寐不安等;舌红,苔薄白,脉弦。

治法: 疏肝理气,活血消斑。

方药: 逍遥散加减。口苦咽干、大便秘结者,加丹皮、栀子、草决明泻火通便;月经不调者,加女贞子、香附养肝调经;胸胁胀满者,加川楝子、醋香附疏肝理气。

2. 脾虚湿蕴证

主症: 斑色灰褐,状如尘土附着;伴疲乏无力,纳呆困倦,月经色淡,白带量多;舌淡胖边有齿痕,脉濡或细。

治法: 健脾益气,祛湿消斑。

方药：参苓白术散加减。腹胀、腹泻、腹痛者，加木香、厚朴理气；月经量少色淡者，加当归、茺蔚子、鸡血藤养血。

3. 肾阴不足证

主症：斑色褐黑，面色晦暗；伴头晕耳鸣，腰膝酸软，失眠健忘，五心烦热；舌红少苔，脉细。

治法：滋养肾阴，化瘀退斑。

方药：六味地黄丸加减。五心烦热者，加知母、黄柏滋阴除热；失眠多梦者，加生龙牡、珍珠母镇静安神；褐斑日久不退者，加丹参、白僵蚕、炮山甲活血通络。

（二）中成药治疗

1. 逍遥丸（颗粒） 疏肝健脾，养血调经。适用于黧黑斑肝郁气滞证患者。

2. 参苓白术丸 补气健脾，渗湿化痰。适用于黧黑斑脾虚湿蕴证患者。

3. 六味地黄丸 滋补肝肾。适用于黧黑斑肝肾不足证患者。

4. 大黄䗪虫丸 活血破瘀，通经消癥。适用于瘀血体质而面斑经久不退患者。

（三）外治法

1. 中药涂擦疗法 甘松、山柰、茅香各 15 g，白僵蚕、白及、白蔹、白附子、天花粉、绿豆粉各 30 g，防风、零陵香、藁本、皂角各 9 g，共研细末，制成玉容散，每日早晚蘸末擦面。

2. 中药面膜疗法 清洁面部后，外擦祛斑中药霜剂，按摩点压穴位后，用温水调祛斑中药粉（珍珠粉、白附子各 10 g，僵蚕、当归各 15 g，冬瓜仁、益母草各 20 g，研细粉）敷于面部；或用中药粉加石膏粉，温水调敷；30 分钟后清除。注意保护眼鼻。

（四）其他治法

1. 刮痧疗法 刮痧顺序应由里到外、由下到上刮拭，按经络循行对重点穴位可稍稍施力，要求整体效应。刮痧板与皮肤的角度应＜15°，力度应轻、柔、缓、和。每周 1 次，4 次为 1 疗程。

2. 按摩疗法 面部涂抹祛斑药物后，用双手沿面部经络循行路线按摩，并按压穴位，以促进局部皮肤血液循环。每周 1 次，4 次为 1 疗程。

3. 针刺疗法 取肝俞、肾俞、风池为主穴，迎香、太阳、曲池、血海为辅穴。肝郁者加内关、太冲，脾虚者加足三里、气海，肾虚者加三阴交、阴陵泉。毫针刺入，留针 20 分钟。每日 1 次，10 次为 1 疗程。

【预防及调摄】

（1）调畅情志，保持积极乐观情绪。

（2）饮食规律而有节制。

（3）劳逸结合，保证充足睡眠。

（4）注意加强防晒。

（5）育龄妇女可采用其他避孕方式，尽量不用口服避孕药。

（李领娥）

第十七章 内分泌及代谢相关皮肤病

导学

内分泌及代谢相关皮肤病是指内分泌及代谢功能障碍引发的皮肤及其附属器、黏膜疾病，表现为皮肤色素沉着、皮肤角化过度、皮下组织结构异常等，部分伴有瘙痒等自觉症状。通过学习，要求掌握松皮癣、黑棘皮的概念、病因病机、临床表现、诊断要点、中医辨证论治等；熟悉黏液性水肿性苔藓、类脂质渐进性坏死的临床特点、基本病因及治疗；了解以上疾病中的预防及调护。

第一节 松皮癣

松皮癣是一种由于淀粉样物质沉着于皮肤组织中引起的慢性皮肤病。好发于躯干四肢，尤其小腿伸侧，临床上以皮肤出现多数黄褐色圆锥形的坚硬丘疹，呈念珠状排列，轻度鳞屑，呈苔藓样变，自觉剧痒为特征。可分为原发性和继发性两种类型，原发性又分为皮肤局限型和内脏系统型。继发性常继发于慢性炎症性和瘙痒性疾病，如结核病、类风湿关节炎、骨髓炎、摄领疮、风瘙痒等。《医宗金鉴·外科心法要诀》记载："松皮癣，状如苍松之皮，红白斑点相连，时时作痒。"相当于西医的皮肤淀粉样变病(cutaneous amyloidosis)。

【病因病机】

1. 风热血瘀　风热客于肌表，加之气血运行失调，肌肤失养，虚瘀作痒，搔抓无度而患。
2. 风湿热蕴　外感风湿之邪，日久蕴热，风湿热搏结于肌肤或湿热下注留恋肌肤而为患。
3. 血虚风燥　素体气血不足，血不养肤，肌肤甲错，虚而作痒，搔抓日久而致本病。

【临床表现】

原发性皮肤淀粉样变包括苔藓样淀粉样变、斑状淀粉样变、结节或肿胀型皮肤淀粉样变、皮肤异色病样淀粉样变和肛门骶部皮肤淀粉样变、摩擦性皮肤淀粉样变病、大疱性淀粉样变病等多个类型，以苔藓样淀粉样变最为常见。

本病好发于小腿伸侧，常对称分布，亦可发生于上肢、腰背(图 17－1)、大腿和臀部。皮损表现为小腿胫前对称性的密集的粟米至绿豆大小、半球形或圆锥形状的棕色、褐色或淡黄色丘疹，质坚

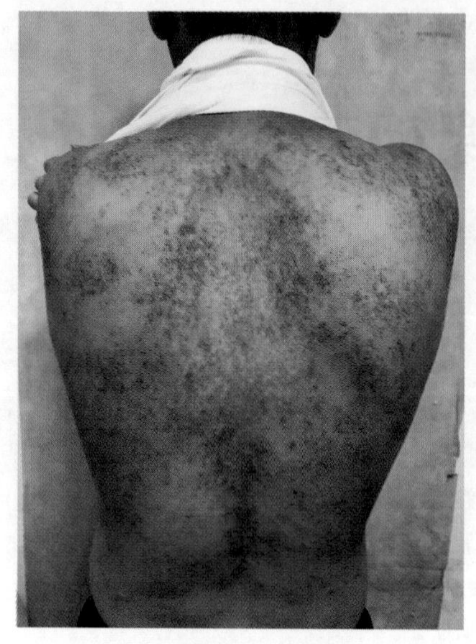

图 17-1 松皮癣

实较硬，表面粗糙，有蜡样光泽，搔抓有少量鳞屑，常排列呈串珠状或荔枝壳状，一般不融合。但病久也可融合成片，并可延及整个小腿伸侧面。病情进展时，可蔓延至大腿、臀部、上肢伸侧及背部。严重时，皮疹融合成斑块，呈苔藓样变。自觉瘙痒剧烈，反复发作，极难消退。

【辅助检查】

血沉增快、球蛋白异常、γ球蛋白或β球蛋白升高，刚果红试验(Nomland 试验)阳性。

【诊断要点】

(1) 有典型皮损，好发部位见密集的粟米至绿豆大小、半球形或圆锥形状的棕色、褐色或淡黄色丘疹，质坚实较硬，表面粗糙，有蜡样光泽，搔抓有少量鳞屑，不相融合的皮损。

(2) Nomland 试验阳性，即将 1.5%刚果红溶液注入可疑皮疹(皮内)，24～48 小时后有淀粉样蛋白处残留红色。

(3) 组织病理学检查证实有淀粉样物质沉积在真皮乳头。

【鉴别诊断】

1. 慢性湿疮　多发于四肢屈侧，皮肤肥厚，常有色素沉着，急性发作时有渗出。

2. 黏液水肿性苔藓　瘙痒不明显，丘疹呈蜡状皮色，组织病理学检查可见亮蓝色的黏蛋白。

【治疗】

(一) 辨证论治

1. 风热血瘀证

主症：皮肤干燥、粗糙、增厚，呈荔枝壳样改变，较多灰白色细小脱屑，剧痒难忍；伴口干，大便干结；舌暗红或淡红，苔薄黄，脉弦细。

治法：疏风清热，活血化瘀。

方药：消风散合桃红四物汤加减。皮疹干燥、瘙痒剧烈者，加乌梢蛇、全蝎搜风通络止痒。

2. 风湿热蕴证

主症：皮疹局限于双胫前，瘙痒，抓后潮红明显并有较多抓痕和血痂；伴口干口苦，大便不畅；舌红苔黄腻，脉滑。

治法：祛风清热，利湿止痒。

方药：消风散合龙胆泻肝汤加减。下肢水肿明显者，加冬瓜皮、薏苡仁健脾除湿。

3. 血虚风燥证

主症：皮肤干燥、皲裂，皮疹粗糙、坚硬，有较多丘疹鳞屑，瘙痒剧烈；伴有口干唇裂；舌淡，少苔，脉细。

治法：养血润燥。

方药：养血润肤汤或当归饮子加减。老年人大便干燥者，后方加桃仁、麻子仁润肠通便、润肤止痒；皮疹肥厚者，加皂角刺、全蝎等透发皮疹、软坚散结、通络止痒。

（二）中成药治疗

1. 当归龙荟丸　泻火通便。适用于风热血瘀证患者。

2. 防风通圣丸　解表攻里，发汗达表，疏风退热。适用于风湿热蕴证患者。

3. 乌蛇止痒丸　养血祛风，燥湿止痒。适用于血虚风燥证患者。

（三）外治法

1. 中药涂擦疗法

(1) 皮疹初期：可选用透骨草、丹参、石菖蒲、苦参、地骨皮各 30 g，大枫子、大黄、地榆、红花、皂角刺、白鲜皮、千里光各 20 g。加水浓煎取汁，湿敷或外洗，然后外涂紫草膏或其他润肤剂。

(2) 皮疹后期：皮疹坚实如松皮，可选用黄柏霜、薄肤膏外涂。

2. 中药熏蒸疗法　可选用苦参洗剂加水 1 000～1 500 ml，煎煮 20～30 分钟，去渣取汁 500～1 000 ml 备用（根据浸泡部位不同调整用量）。采用露头式全身或局部熏蒸方式，熏蒸 40 分钟，完毕后用毛巾擦干，再局部外用润肤剂。每日 1 次，20 次为 1 疗程。

（四）其他治法

1. 针灸治疗

(1) 针刺疗法：取膈俞、血海、曲池、手三里、风市、足三里、三阴交。针用泻法，留针 30 分钟。每日 1 次，10 次为 1 疗程。

(2) 耳针疗法：取枕、神门、心、肝、肺、皮损部位。每次选 2～3 穴行耳穴压豆，每周左右耳轮换 1 次。平时嘱患者每日自行逐穴按压 3～4 次。

(3) 艾灸疗法：取膈俞、血海、三阴交、足三里。用艾条雀啄灸，或用艾条器施灸，每穴施灸 10～15 分钟，每日 1 次，10 次为 1 疗程。

(4) 梅花针拔罐疗法：取大椎、膈俞、阿是穴。先用梅花针在穴位及皮损部位叩刺，然后用闪火法拔罐，留罐 5～7 分钟。每次 2～3 处，隔日 1 次。

(5) 穴位注射疗法：取足三里、三阴交，用当归或丹参注射液每穴每次注射 0.5 ml。隔日 1 次，7 次为 1 疗程。

(6) 火针疗法：适用于较坚实皮损处。每周 1 次，4 次为 1 疗程。

(7) 滚刺疗法：用滚刺筒在病变部位进行推滚，然后用伤湿止痛膏或橡皮膏外封，每隔 5～7 日推滚 1 次，7 次为 1 疗程。

2. 划痕治疗　皮损处常规消毒，术者持一次性无菌手术刀片，用刀片尖端于皮损的外缘做点状划痕一周；再在皮损范围内，沿皮纹方向划满刀痕，每刀间隔约 0.3 厘米，刀痕深度约 0.2 厘米，以有少量血液渗出即可。治疗后嘱患者 2 日内避免接触不洁物品，保持创面清洁干燥。每周 1 次，4 次为 1 疗程。

【预防及调摄】

(1) 平时多以温水洗浴，保持皮损区清洁，避免过度搔抓等刺激，预防感染。

(2) 增加营养性食物，多食新鲜蔬菜和水果，保持大便通畅，忌食辛辣食物。

(3) 保持心情舒畅，积极参加体育锻炼。

（李红毅）

第二节 黑棘皮

黑棘皮是一种发病机制尚不明确,临床上以皮色加深及乳头样或天鹅绒样增厚为特征性表现的皮肤病。发病率较低,从预后情况可简单分为良性黑棘皮病和恶性黑棘皮病。在中医古代文献中并无“黑棘皮病”名称,结合其发病特点、预后和转归,良性黑棘皮病可对应中医学中对皮色改变和皮肤粗糙的相关描述,如《诸病源候论》记载:“五脏六腑十二经血,皆上于面,夫血之行俱荣表里,人或痰饮渍脏,或腠理受风,致气血不和,或涩或浊,不能荣于皮肤,故发黑。”相当于西医的黑棘皮病(acanthosis nigricans)。

【病因病机】

中医学认为,本病主要是由于痰湿阻滞、气滞血瘀致使气血不和,或脾肾两虚,气血不能濡养皮肤,故发黑、干涩。

【临床表现】

1. 良性黑棘皮病　主要与高胰岛素血症和高雄性激素血症相关,也与肥胖关系密切,亦可由药物引发。好发部位为腋下、颈部、乳房下、腹股沟、脐窝、肘窝、腘窝、肛门和外阴等皮肤皱褶处,亦可累及黏膜和甲板。皮肤颜色加深,呈灰黑色或黑褐色,以表面有大量较小的乳头状隆突、触之柔软、形似天鹅绒为特征表现,或出现疣样突起,部分可融合成大的赘生物。同时,皮肤粗糙、肥厚,皮纹增宽变深(图 17-2)。口腔、舌面及外阴处黏膜可出现增厚或乳头瘤样增生。掌跖处可出现角化过度,甲板增厚,变脆,嵴突等表现。可伴有轻度瘙痒。多数可于停用相关药物后或体重恢复后痊愈。

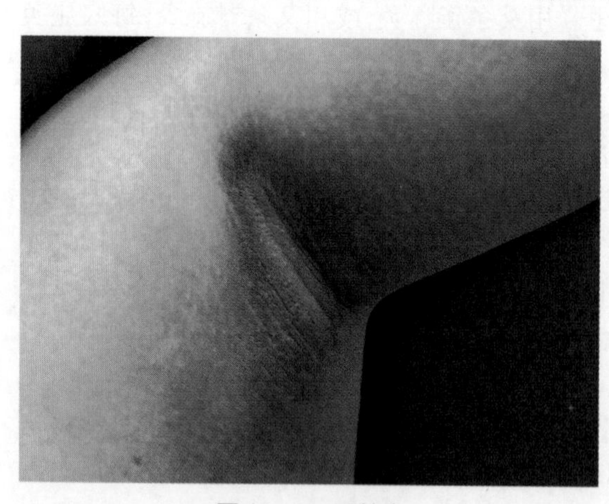

图 17-2 黑棘皮

2. 恶性黑棘皮病　与恶性肿瘤相关。相比较良性黑棘皮病,皮肤颜色较深,波及范围较广,表面粗糙、增厚和疣样赘生物等表现更明显,伴瘙痒。需积极寻找或排除原发恶性肿瘤。

【辅助检查】

1. 临床检查　由肥胖及胰岛素抵抗诱发者,可见胰岛素、雄性激素水平增高,三酰甘油、胆固醇及低密度脂蛋白增高;由恶性肿瘤诱发者,可检查到肿瘤相关证据,如肿瘤标记物异常、影像学占位表现和彩超示局部淋巴结肿大等表现。

2. 组织病理学检查　表皮角化过度,乳头瘤样增生,棘层肥厚,充满角质,乳头顶部及两侧表皮变薄,基底层色素轻度增多或无增多。

【诊断要点】

1. 良性黑棘皮病

(1) 与肥胖密切相关,部分存在遗传因素的,多于婴儿或儿童期发病。

(2) 皱褶部位皮肤颜色加深,呈灰黑色或黑褐色,皮沟增宽,触之柔软,似天鹅绒样,少有四肢、黏膜累及。

(3) 部分可并发高胰岛素血症、高雄性激素血症,大量使用糖皮质激素、胰岛素、雄性激素、避孕药可促进发病。

2. 恶性黑棘皮病　发病多为中老年,皮损较良性黑棘皮病严重,多累及四肢和皮肤黏膜交界部位,颜色深,一般存在瘙痒症状。

组织病理特点可辅助诊断。

【鉴别诊断】

黑变病　皮损以灰黑色色素沉着斑为主,无明显增生表现,好发于面颈部但很少发生于腋下。一般不伴有肥胖症、内分泌疾病及恶性肿瘤。

【治疗】

恶性黑棘皮病必须探查恶性肿瘤,以治疗原发恶性肿瘤为主;肥胖、胰岛素抵抗等诱发的黑棘皮病可在针对原发病或减轻体重同时给予中医药治疗。

(一) 辨证论治

1. 痰瘀阻滞证

主症: 局部皮肤增厚,颜色较深,呈乳头或疣状突起,轻度瘙痒;伴喜食油腻食物,小便黄,大便黏腻,女性可伴有闭经或月经不调;舌暗红或淡红,苔黄厚腻,脉弦涩。

治法: 祛痰除湿,活血化瘀。

方药: 二陈汤合血府逐瘀汤加减。体胖多油者,加侧柏叶、焦山楂祛油除脂;月经不畅者,加益母草、桃仁等活血调经。

2. 脾肾两虚型

主症: 皮肤干燥、粗糙,皮纹增宽,颜色灰黑色,呈乳头或疣状突起,瘙痒不甚;伴纳差,乏力,少气懒言,手足不温;舌淡胖大,边有齿痕,苔白润或水滑苔,脉细。

治法: 健脾补肾。

方药: 健脾丸合二仙汤加减。气短乏力明显者,加生黄芪补气;畏寒者,加桂枝、细辛温通经脉。

(二) 外治法

中药涂擦疗法　针对皮损干燥、皮纹增宽伴瘙痒表现患者,可给予白术膏或紫草膏外用,1 日 2 次。

(三) 其他治法

1. 穴位埋线疗法　取中脘、天枢、大横、水分、气海等穴,局部常规消毒后,将 3 号羊肠线剪成约 0.5 cm 等长线段,取羊肠线穿入 7 号注射针头中,将针头刺入上述穴位,提插得气后,用针芯抵住羊肠线,将线缓缓送入,再退出针管,将线留在穴位中,敷以无菌棉球外贴医用胶布固定。2 周 1 次,4

次为1疗程。

2. 耳穴贴压疗法　取肺、三焦、大肠、脾、胃等穴，以王不留行籽和医用胶布在以上耳穴处贴压。一般保留3～5日，两耳交替贴压，10次为1疗程。

上述方法主要针对发病与肥胖相关患者。

【预防及调摄】

(1) 控制体重，调整膳食结构，少食油腻、辛辣食物。

(2) 增加有氧活动，作息规律，勿熬夜。

(3) 调畅情志，避免不良刺激。

（刘学伟）

附1　黏液性水肿性苔藓

黏液性水肿性苔藓(lichen myxedematosus, LM)又称丘疹性黏蛋白病(papular mucinosis)，是一种以局部或全身皮肤出现苔藓样丘疹、结节、斑块、皮肤硬化样病变(图17－3)等为特征的慢性进行性代谢性疾病，病理学检查可见真皮上部胶原束间有大量黏蛋白沉积、阿新蓝染色阳性。

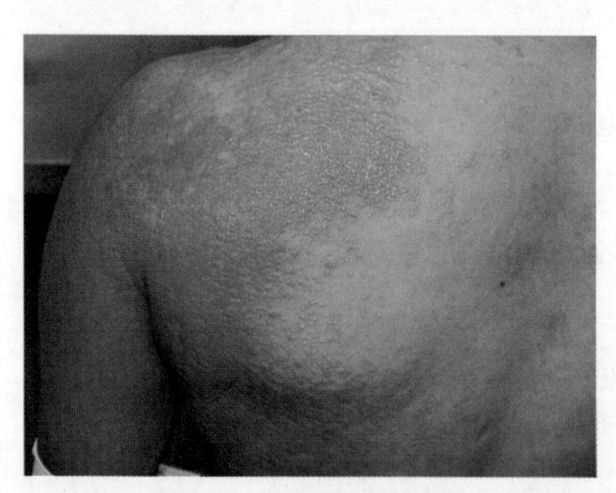

图17－3　黏液性水肿性苔藓

本病病因尚不明确，可能与遗传有关，常伴有IgG型副球蛋白血症。中医学认为，本病是脾肾受损，气血不和，血瘀痰阻，肌肤失养所致。好发年龄为30～50岁，无明显性别差异，无甲状腺疾病。根据临床、病理和是否有系统受累可分为3型：硬化性黏液水肿、局限性丘疹黏蛋白病和不典型黏液水肿性苔藓。局限型通常预后尚可，并发系统病变者预后差，可死于支气管肺炎、冠状动脉闭塞、恶性血液病等非特异的并发症。

西医治疗无特效疗法，通常以局部外用糖皮质激素和系统应用免疫抑制剂治疗为主。中医可从湿瘀互结辨证治疗。

（刘学伟）

附2　类脂质渐进性坏死

类脂质渐进性坏死(annular atrophic plaques)是以胫前出现大片境界清楚的紫红色硬皮病样斑块,中央呈棕黄色凹陷性萎缩为特征的一种慢性肉芽肿性皮肤病。可见于任何年龄,以中青年多见,且多伴有糖尿病,但两病的确切关系不清楚。中医学认为,本病主要是由于饮食不节,复感外邪,郁阻肌肤,气滞血瘀,痰瘀聚结所致。

本病初起皮疹为境界清楚、隆起的红色丘疹,直径约2 mm,上有轻度鳞屑,压之不褪色,以后皮损发展形成不规则圆形或卵圆形硬皮病样斑块,边缘清楚,表面光滑呈釉状,中央凹陷呈硫黄色,构成硬的棕黄色斑块,外围紫红或淡红边缘,在黄色部位有毛细血管扩张和小而深色的斑,常有鳞屑或结痂(图17-4)。部分病例可发生溃疡,溃疡呈穿凿性,易复发,常被误认为梅毒树胶肿。深部皮损可与脂膜炎相混淆,浅表的环状损害与环状肉芽肿相类似。本病皮损常为一个或数个,好发于两侧胫部、大腿、踝部、足部,小腿后部也可累及。约15%患者皮损可发生于手、臂、躯干和头部。头部常形成萎缩性损害,可致秃发。

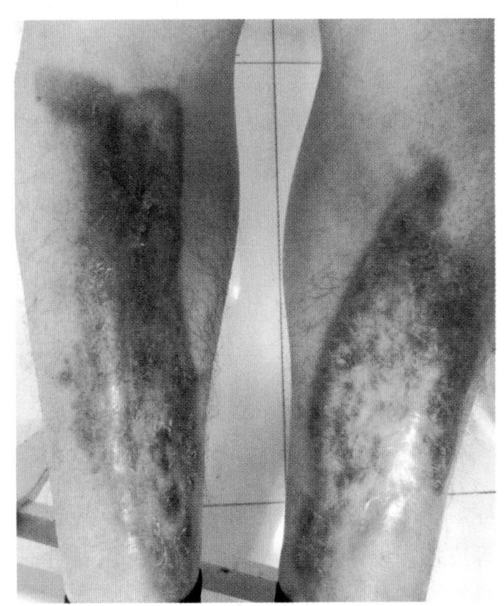

图17-4　类脂质渐进性坏死

治疗上中医采用活血化瘀、软坚散结等治则,有糖尿病者应积极治疗糖尿病。虽然糖尿病被控制后皮损也不能完全消退,但皮损可有不同程度的改善。

(李红毅)

第十八章　皮肤附属器疾病

导学

皮肤附属器疾病是包括毛发、指(趾)甲、汗腺、皮脂腺方面的疾病,常见的有粉刺、白屑风与面游风、酒渣鼻、油风、发蛀脱发、汗证和颜面雀啄等。通过学习,要求掌握各病的临床表现、中医辨证论治,熟悉各病的病因病机、诊断要点、鉴别诊断,了解外治法、中成药治疗和预防及调摄。

第一节　粉　刺

粉刺是一种以颜面、胸背等处见丘疹顶端如刺,可挤出白色碎米样粉汁为主的毛囊皮脂腺炎症。中医文献中又称"肺风粉刺""面疮""酒刺",俗称"青春痘"。临床上以丘疹、脓疱、结节、囊肿等皮疹多发于颜面、前胸、后背等处,常伴有皮脂溢出为特征。多见于青春期男女。相当于西医的寻常痤疮(acne vulgaris)。

【病因病机】

本病早期以肺热及肠胃湿热为主,后期多有痰瘀,部分夹虚证。

1. 肺经风热　素体阳热偏盛,肺经蕴热,复受风邪,熏蒸面部而发。

2. 肠胃湿热　过食辛辣肥甘厚味之品,肠胃湿热互结,上蒸颜面而致。

3. 痰湿瘀滞　脾失运化,湿浊内停,郁久化热,热灼津液,炼液成痰,湿热瘀痰凝滞肌肤而发。

4. 冲任不调　肾阴不足,肝失疏泄,以致冲任不调。冲为血海,任主胞胎,冲任不调,经血不能畅达,则面生痤痱。

【临床表现】

轻度者只有散在黑头粉刺或炎性丘疹;中度者皮损增多,散在浅在性脓疱;重度者可见深在性脓疱;重度-集簇型者可见结节、囊肿、瘢痕(图18-1)。无明显瘙痒,炎症明显时伴疼痛。病程长短不一,青春期后可逐渐痊愈。部分患者发病时间可延长,持续到成人。皮疹反复发生,常因饮食不节、月经前后而加重。临床最常见的为寻常痤疮,但还可见一些特殊类型的痤疮,如聚合性痤疮、爆发性痤疮、坏死性痤疮、婴儿痤疮、月经前痤疮、药物性痤疮和职业性痤疮等。

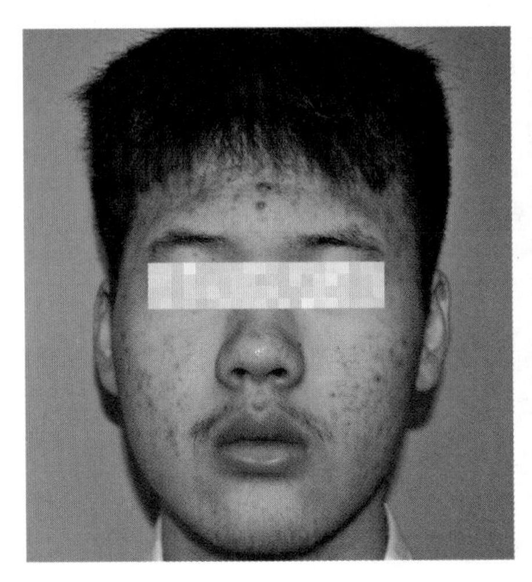
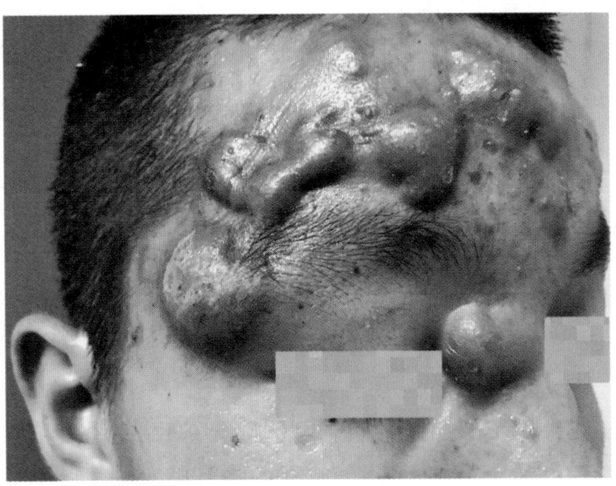

图 18-1　粉刺

【辅助检查】

部分女性患者性激素水平异常，伴发多囊卵巢综合征。

【诊断要点】

(1) 多见于青春期及青年人。

(2) 好发于颜面、上胸背部油脂分泌旺盛部位，有黑头粉刺、丘疹、结节、囊肿等，重者皮损消退形成瘢痕。

【鉴别诊断】

1. 酒渣鼻　多见于中年人，皮疹分布以鼻准、鼻翼为主，两颊、前额也可发生，可累及眶周；无黑头和白头粉刺，患部潮红、充血，常伴有毛细血管扩张。

2. 颜面雀啄　多见于成年人，损害为粟粒大小淡红色、紫红色结节，对称分布于颊部、下眼睑、鼻唇沟等处；用玻片压之可呈苹果酱色。

【治疗】

本病以清热祛湿为基本治疗原则，或配合化痰散结、活血化瘀等法，内、外治相结合。

(一) 辨证论治

1. 肺经风热证

主症：丘疹色红，或有痒痛，或有脓疱；伴口渴喜饮，大便秘结，小便短赤；舌质红，苔薄黄，脉弦滑。

治法：疏风清肺。

方药：枇杷清肺饮加减。口渴喜饮者，加生石膏、天花粉清热生津止渴；大便秘结者，加生大黄通腑泄热；脓疱多者，加紫花地丁、白花蛇舌草清热解毒；经前加重者，加香附、益母草、当归理血调经。

2. 肠胃湿热证

主症：颜面、胸背部皮肤油腻，皮疹红肿疼痛，或有脓疱；伴口臭，便秘，溲黄；舌质红，苔黄腻，脉滑数。

治法：清热除湿解毒。

方药：茵陈蒿汤加减。腹胀、舌苔厚腻者，加生山楂、鸡内金、枳实消食去脂；脓疱较多者，加白花蛇舌草、野菊花、金银花清热解毒。

3. 痰湿瘀滞证

主症：皮疹颜色暗红，以结节、脓肿、囊肿、瘢痕为主，或见窦道，经久难愈；伴纳呆腹胀；舌质暗红，苔黄腻，脉弦滑。

治法：除湿化痰，活血散结。

方药：二陈汤合桃红四物汤加减。妇女痛经者，加益母草、泽兰通经止痛；囊肿成脓者，加贝母、皂角刺、夏枯草透脓散结；结节、囊肿难消者，加三棱、莪术破血逐瘀。

4. 冲任失调证

主症：皮损好发于额、眉间或两颊，在月经前增多加重，月经后减少、减轻；伴月经不调，经前心烦易怒，乳房胀痛，平素性情急躁；舌质淡红苔薄，脉沉弦或涩。相当于有高雄激素水平表现的女性痤疮。

治法：调和冲任，理气活血。

方药：逍遥散或二仙汤合知柏地黄丸加减。肝郁化火伤阴以阴虚内热为主要表现者，前方去柴胡、焦栀子，加女贞子、旱莲草等滋补肝肾。

（二）中成药治疗

1. 防风通圣丸　解表通里，宣肺清热。适用于肺经风热夹有腑实证患者。

2. 一清胶囊　清胃解毒。适用于肠胃湿热证患者。

3. 金花消痤丸　清肺胃实热，通利二便。适用于肺胃热盛证患者。

4. 复方珍珠暗疮片　清热解毒，凉血消斑。适用于痰湿瘀滞证而暗疮不退患者。

5. 西黄胶囊　清热解毒，散结消肿。适用于毒瘀互结，结节脓肿较重患者。

（三）外治法

中药涂擦疗法　① 皮疹较多者，可用颠倒散茶水调涂患处，每日 2 次，或每晚涂 1 次，次日早晨洗去。② 脓肿、囊肿、结节较甚者，可外敷金黄膏，每日 2 次。

（四）其他治法

1. 针灸治疗

(1) 针刺疗法：取大椎、合谷、四白、太阳、下关、颊车。肺经风热证加曲池、肺俞，肠胃湿热证加大肠俞、足三里、丰隆，月经不调加膈俞、三阴交。中等刺激，留针 30 分钟，每日 1 次，10 次为 1 疗程。

(2) 耳针疗法：取肺、内分泌、交感、面颊、额区。皮脂溢出加脾，便秘加大肠，月经不调加子宫、肝。耳穴单侧压豆，每次取穴 4～5 个，2～3 日交替 1 次，5 次为 1 疗程。

(3) 火针疗法：对白头粉刺、黑头粉刺施以浅刺，脂栓未净者再用粉刺针垂直轻压挤出；对丘疹、脓疱按压后有明确积脓点，可垂直刺破透脓，用棉签挤压周边，使脓血排尽即可；对结节、囊肿可行围刺法或多处点刺法，轻压以排除脓毒和瘀血。施术后24小时内保持局部干燥。每周1次，4次为1疗程。

(4) 刺络拔罐疗法：取大椎、肺俞等穴，用三棱针点刺放血后加拔罐3分钟，每周1～2次。

(5) 放血疗法：色红肿胀明显的丘疹、结节、囊肿，可在皮损处点刺或围刺放血，再施以小火罐1分钟左右起罐，间隔2～3日1次。

2. 物理疗法　根据病情选用CO_2激光、红光、蓝光、果酸等治疗，对于囊肿型的还可以用光动力疗法。

【预防及调摄】

(1) 注意正常合理洁面。

(2) 忌食辛辣刺激性食物；多食新鲜蔬菜、水果；保持大便通畅。

(3) 忌滥用化妆品及护肤品。

(4) 禁止用手挤压粉刺。

第二节　白屑风与面游风

白屑风是一种发生在头皮的慢性疾病，因白屑层层飞扬而定名；面游风是颜面皮肤多脂油腻，淡红色斑片，叠起白屑，脱去又生，以毛囊口棘状隆起、糠状鳞屑为特征。一般无自觉症状，或有轻度瘙痒。病程长，青壮年患者最多，或在乳儿期发生。相当于西医的脂溢性皮炎(seborrheic dermatitis)。

【病因病机】

本病主要因素体湿热内蕴，感受风热所致。

1. 湿热蕴结　湿为重浊之邪，常夹风、热等，以热为多，湿热互结，循经上行，加之恣食肥甘油腻、辛辣之品，以致脾胃运化失常，化湿生热，湿热蕴阻肌肤而成。

2. 风热血燥　风热之邪外袭，郁久耗伤阴血，阴伤血燥；或平素血燥之体，复感风热之邪，血虚生风，风热燥邪蕴阻肌肤，肌肤失于濡养而致。

【临床表现】

白屑风多发于头皮部，头皮有堆叠飞起的油腻鳞屑(图18-2)，抓之如雪花飘落。而面游风多见于青壮年，发生在皮脂腺丰富的头皮和颜面等处。皮肤表现为油腻发亮(图18-3)，手摸之有油粘的感觉，鼻部如涂上一层油，毛囊口扩大，能挤出黄白色的脂质。头皮毛发油腻，或头屑多，20～40岁最重。有不同程度瘙痒。两者病情多反复，病程缓慢，但常有急性发作。

【辅助检查】

部分患者的头部可检出糠秕孢子菌。

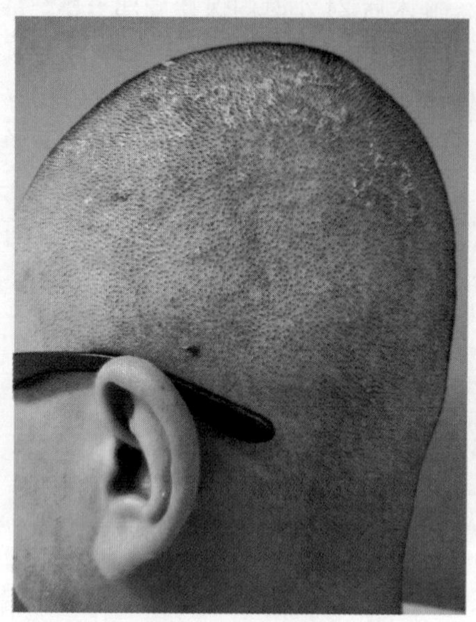

图 18-2 白屑风

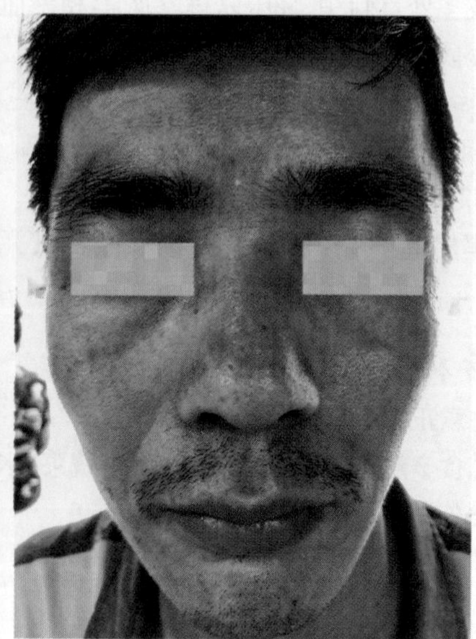

图 18-3 面游风

【诊断要点】

(1) 多见于青壮年,好发于头皮和颜面等处。

(2) 头皮及鼻旁、胸背等脂溢部位出现红斑、其上覆油脂性鳞屑,触之油粘感,部分表现为头皮丘疹,抠破可见油腻性小鳞屑,此为面游风。而单发于头皮,有堆叠的细碎鳞屑,抓之如雪花飘落者,此为白屑风。

【鉴别诊断】

1. 头皮白疕 头皮损害为边界清楚的红斑,其上堆集厚层的银白色鳞屑,搔抓后可见到露水珠样出血点,皮疹常超过发际线,身体其他部位可有典型皮损。

2. 白秃疮 多见于儿童,头部有灰白色鳞屑斑片,其上有长短不齐的断发,发根有白色菌鞘。真菌检查呈阳性,Wood 灯光下呈亮绿色荧光。

【治疗】

(一) 辨证论治

根据本病皮疹干性与湿性的临床特点,干性者以养血润燥为主,湿性者以清热祛湿为主。

1. 湿热蕴结证

主症:皮损为潮红斑片,有油腻性痂屑,甚至糜烂、渗出;伴口苦口黏,脘腹痞满,小便短赤,大便臭秽;舌质红,苔黄腻,脉滑数。

治法:清热利湿,健脾和胃。

方药:龙胆泻肝汤加减。热盛者,加桑白皮、蒲公英清热解毒。

2. 风热血燥证

主症:多发于头面部,为淡红色斑片,干燥、脱屑、瘙痒,受风加重,或头皮瘙痒,头屑多,毛发干枯脱落;伴口干口渴,大便干燥;舌质偏红,苔薄白或黄,脉细数。

治法：祛风清热，养血润燥。

方药：消风散合当归饮子加减。皮损颜色较红者，加丹皮、金银花、青蒿清热凉血解毒；瘙痒较重者，加白鲜皮、刺蒺藜祛风止痒；皮损干燥明显者，加玄参、麦冬、天花粉滋阴润燥。

（二）中成药治疗

1. 龙胆泻肝丸　清肝胆，利湿热。适用于湿热蕴结证患者。

2. 润燥止痒胶囊　养血疏风，润燥止痒。适用于血虚风燥或风热血燥证患者。

（三）外治法

炎症明显伴有少量渗出者，可用马齿苋、黄柏、大青叶、龙葵各 30 g，煎汤，放温后外洗或湿敷患处，每次 15～20 分钟，每日 2～3 次；湿敷后外搽青黛膏。或用脂溢洗方（苍耳子 30 g、苦参 15 g、王不留行 30 g、明矾 9 g）煎水洗头，隔日 1 次，7 次为 1 疗程。

（四）其他治法

针刺疗法　取合谷、曲池、大椎、血海、足三里，施泻法。隔日 1 次，10 次为 1 疗程。

【预防及调护】

(1) 忌食辛辣、肥甘厚味之品，多食水果、蔬菜。

(2) 保持生活规律，睡眠充足，大便通畅。

(3) 避免搔抓、烫洗，不用刺激性强的肥皂外洗。

第三节　酒渣鼻

酒渣鼻是发生于鼻及面部中央以红斑和毛细血管扩张为特点的慢性皮肤病。临床特点是鼻及颜面中央部持续性红斑和毛细血管扩张，伴丘疹、脓疱、鼻赘。多发生于中年人，男女均可发病，以女性为多见。因鼻色紫红如酒渣，故名酒渣鼻。中医文献又称之为“赤鼻”，俗称“红鼻头”。相当于西医的酒渣鼻(rosacea)、玫瑰痤疮(acne rosacea)。

【病因病机】

本病早期往往为体内郁热，日久则为气滞血瘀。

1. 肺胃热盛　由肺胃积热上蒸，复遇风寒外袭，血瘀凝结而成。

2. 热毒蕴肤　多发于嗜酒之人，酒气熏蒸，热毒凝结于鼻，复遇风寒之邪，交阻肌肤所致。

3. 气滞血瘀　热毒日久瘀阻鼻面，气滞血瘀，毒邪聚而不散所致。

【临床表现】

本病皮损以红斑、毛细血管扩张和丘疹脓疱为主（图 18－4），好发于鼻、两颊、前额和下颏等部位，少数鼻部正常而只发于两颊和额部。根据临床症状可分为以下 3 期。① 红斑毛细血管扩张期：颜面中部特别是鼻尖部出现红斑，开始为暂时性，时起时消，寒冷、饮酒、进食辛辣刺激性食物

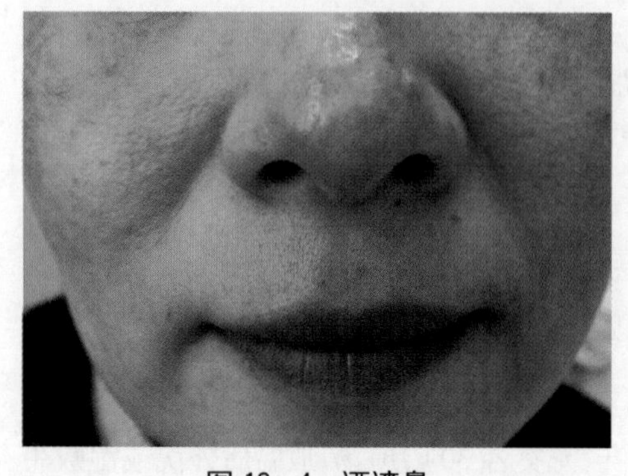

图 18-4 酒渣鼻

及精神兴奋时红斑更为明显,以后红斑持久不退,毛细血管扩张呈细丝状,分布如树枝状。② 丘疹脓疱期:在红斑、毛细血管扩张基础上出现痤疮样丘疹或小脓疱,无黑头粉刺。毛细血管扩张更为明显,如红丝缠绕,纵横交错,皮色由鲜红变为暗红或紫红,自觉轻度瘙痒。③ 鼻赘期:病程迁延数年不愈,极少数最终发展成鼻赘型。可见鼻部结缔组织增生,皮脂腺异常增大,致鼻尖部肥大,形成大小不等的结节状隆起,称为鼻赘。且皮肤增厚,表面凹凸不平,毛细血管扩张更加明显。

另有眼部表现在以上 3 型中伴发,很少单独发病,多见于绝经期后的女性和鼻赘期的男性。表现为眼睑炎、结膜炎、角膜炎、复发性睑板腺囊肿等,患者可出现眼睛干燥、异物感、流泪、畏光等症状,甚至发生视物模糊、视力丧失。病程慢性,至后期则很难治愈,往往迁延反复。

【辅助检查】

部分患者皮脂中可查到毛囊蠕形螨。

【诊断要点】

(1) 多见于中年人,女性较男性多见,部分患者面部潮红伴有紧绷、灼热感。

(2) 主要发生在鼻部、颜面中部,红斑毛细血管期以皮肤红斑、毛细血管扩张为主要表现,丘疹脓疱期以丘疹、脓疱为主要表现,鼻赘期以鼻赘为主要表现。

【鉴别诊断】

1. 粉刺　多发于青春期男女,常见于颜面、前胸、背部,皮损为粉刺、丘疹,可伴有黑头。

2. 面游风　分布部位较为广泛,不只局限于面部;有油腻性鳞屑,皮疹可散在分布;常有不同程度的瘙痒。

【治疗】

(一) 辨证论治

1. 肺胃热盛证

主症:多见于红斑毛细血管期。红斑多发于鼻尖或两翼,压之褪色;伴口干,便秘;舌质红,苔薄黄,脉弦滑。

治法:清泄肺胃积热。

方药:枇杷清肺饮加减。口干口渴者,加天花粉生津止渴、清热泻火;大便秘结者,加大黄通腑泄热,或加石决明清肺去热通便。

2. 热毒蕴肤证

主症:多见于丘疹脓疱期。在红斑上出现炎性丘疹、脓疱,毛细血管扩张明显,局部灼热,饮酒后加重;伴口干,便秘;舌质红,苔黄,脉数。

治法:清热解毒凉血。

方药:黄连解毒汤合凉血四物汤加减。口干口渴明显者,加天花粉生津止渴、消肿排脓。

3. 气滞血瘀证

主症：多见于鼻赘期。鼻部组织增生，呈结节状，毛孔扩大；舌质略红，脉沉缓。

治法：活血化瘀散结。

方药：通窍活血汤加减。鼻部组织增生呈结节状者，加海藻、生山楂、王不留行、莪术去脂破瘀、软坚散结。

（二）中成药治疗

1. 黄连上清丸　清热通便，散风止痛。适用于肺胃热盛证患者。

2. 大黄䗪虫丸　活血破瘀，通经消痞。适用于气滞血瘀证所致癥瘕、结节患者。

（三）外治法

中药涂擦疗法　① 鼻部有红斑、丘疹者，可选用颠倒散茶水调制外搽，每日 3 次。② 鼻部有脓疱者，可选用四黄膏外搽，每日 2～3 次。③ 鼻赘形成者，可先用三棱针刺破放血，再用颠倒散外敷。

（四）其他治法

1. 针灸治疗

(1) 针刺疗法：取印堂、迎香、地仓、承浆、颧髎、大迎、合谷、曲池，行针轻度捻转，留针 20～30 分钟，每日 1 次。

(2) 放血疗法：色红肿胀明显的丘疹、结节、囊肿，可在皮损处点刺或围刺放血，再施以小火罐留罐 1 分钟，间隔 2～3 日 1 次。

(3) 耳尖放血疗法：具有清热消肿、散结化瘀的作用。取耳尖穴，先按摩耳郭使其充血，用碘酊和乙醇消毒后，左手固定耳郭，右手持针对准穴位迅速刺入并迅速出针，轻轻挤压针孔周围使血流出，用酒精棉球或无菌棉签蘸干。出血量一般根据病情、体质而定，每侧穴位出血以 5～10 滴为宜，1 周治疗 2～3 次。

2. 物理疗法　可使用冷冻疗法、脉冲染料激光去除毛细血管扩张。

3. 手术疗法　鼻赘期严重患者可手术治疗。

【预防及调摄】

(1) 避免过冷、过热、不洁物等刺激及精神紧张。

(2) 忌食辛辣酒类等刺激性食物和肥甘厚腻之品。

(3) 多食蔬菜、水果，保持大便通畅。

第四节　油　风

油风是一种头发突然发生斑片状脱落的皮肤病，因头发脱落之处头皮光亮而得名。临床特点是突然发生斑片状脱发，可单发或多发，多无自觉症状。可发生于任何年龄，多见于青年，男女均可发病。《外科正宗·油风》云："油风乃血虚不能随气荣养肌肤，故毛发根空，脱落成片，皮肤光亮，痒如虫行，此皆风热乘虚攻注而然。"本病俗称鬼舐头、鬼剃头，相当于西医的斑秃(alopecia areata)。

【病因病机】

中医学认为，肝藏血，肾藏精，肝肾不足、精血亏虚为脱发的主要病因，也与血热生风、肝郁血燥、气血两虚等相关。

1. 血热风燥　过食辛辣厚味食物，或情志不遂，抑郁化火，损阴耗血，血热生风，风热上窜巅顶，毛发失于阴血濡养而突然脱落。

2. 气滞血瘀　情志内伤，气机不畅，气滞血瘀致毛发失荣；或跌仆损伤，瘀血阻络，清窍失养致发脱不生。

3. 气血两虚　久病及产后致气血两虚，精血亏虚，毛发失养而脱。

4. 肝肾不足　肝肾亏损，精不化血，血不养发，肌腠失润，发无生长之源，毛根空虚而发落成片，甚至全身毛发脱落。

【临床表现】

本病一般无自觉症状，多在无意中发现，常在过度劳累、睡眠不足、精神紧张或受刺激后发生。头发突然成片迅速脱落，脱发区皮肤光滑(图 18－5)，边缘的头发松动，容易拔出，拔出时可见发根近端萎缩，呈上粗下细的感叹号样。脱发过程中或经治疗后亦可有新发生长，长新发时往往纤细柔软，呈灰白色毳毛，以后逐渐变粗变黑，最后恢复正常。脱发区呈圆形、椭圆形或不规则形。数目不等，大小不一，可相互连接成片，或头发全部脱光而称全秃。严重者眉毛、胡须、腋毛、阴毛甚至毳毛等全身毛发脱落，称普秃。病程较长，可持续数个月或数年，多数能自愈，但也有反复发作或边长边脱者。

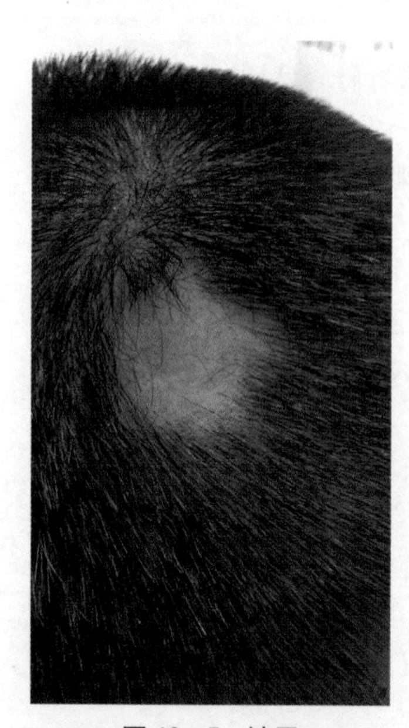

图 18－5　油风

【辅助检查】

部分较严重脱发患者可检出甲状腺功能和免疫功能异常。

【诊断要点】

(1) 头发突然发生成片脱落，大小不等，头皮皮肤光滑，毛囊未见明显萎缩消失，头皮无明显萎缩及炎症浸润。

(2) 初期可见脱发区毛囊尚存，进展期拉发试验阳性。

(3) 重者可发展为全秃、普秃。

【鉴别诊断】

1. 发蛀脱发　头发呈稀疏、散在性脱落，脱发多从额角开始，延及前头及顶部；头皮覆有糠秕状或油腻性鳞屑；常有不同程度的瘙痒。

2. 白秃疮　好发于儿童，为不完全脱发，毛发多数折断，残留毛根，附有白色鳞屑和结痂；断发中易查到真菌。

3. 肥疮　多见于儿童，头部有典型的碟形癣痂，其间有毛发穿过，头皮有萎缩性的瘢痕，可闻及鼠尿臭味；真菌检查阳性。

【治疗】

(一) 辨证论治

本病实证以清热通瘀为主,血热得清则血循其经,血瘀得祛则新血易生;虚证以补摄为要,精血得补则毛发易生。

1. 血热风燥证

主症:突然脱发成片,偶有头皮瘙痒;或伴头部烘热,心烦易怒,急躁不安;舌质红,苔薄,脉弦。

治法:凉血息风,养阴护发。

方药:四物汤合六味地黄汤,或神应养真丹加减。瘙痒明显者,加白鲜皮祛风止痒;头部烘热者,加地骨皮滋阴清热;烦躁易怒者,加栀子清肝泻火。

2. 气滞血瘀证

主症:病程较长,头发脱落前先有头痛或胸胁疼痛等症;伴夜多噩梦,烦热难眠;舌质暗红,有瘀点、瘀斑,苔薄,脉沉细。

治法:通窍活血,祛瘀生发。

方药:通窍活血汤加减。头痛者,加白芷、藁本、天麻通窍止痛;胸胁疼痛者,加郁金、柴胡、延胡索疏肝理气;烦热难眠多梦者,加栀子、丹参除烦安神。

3. 气血两虚证

主症:多在病后或产后头发呈片状脱落,并呈渐进性加重,范围由小而大,毛发稀疏枯槁,触摸易脱;伴唇白,心悸,气短懒言,倦怠乏力;舌质淡,舌苔薄白,脉细弱。

治法:益气补血,养血生发。

方药:八珍汤加减。乏力气短明显者,加黄芪补气。

4. 肝肾不足证

主症:病程日久,平素头发焦黄或花白,发病时呈大片均匀脱落,甚或全身毛发脱落;伴头昏,耳鸣,目眩,腰膝酸软;舌质淡,苔薄,脉细。

治法:滋补肝肾,养阴生发。

方药:七宝美髯丹加减。头晕耳鸣者,加天麻平肝息风;腰膝酸软者,加杜仲、桑寄生补肝肾、强筋骨。

(二) 中成药治疗

1. 养血生发胶囊　养血补肾,祛风养发。适用于血虚证患者。

2. 七宝美髯丹　补益肝肾,乌发壮骨。适用于肝肾不足证患者。

(三) 外治法

中药涂擦疗法　① 鲜毛姜(或生姜)切片,烤热后涂搽脱发区,每日数次。② 选用5%～10%斑蝥酊或10%补骨脂酊或10%辣椒酊外搽,每日数次。

(四) 其他治法

1. 针刺疗法　取百会、头维、生发穴(风池与风府连线中点),配翳明、上星、太阳、风池、鱼腰、丝竹空。实证用泻法,虚证用补法。根据辨证每次取3～5穴,每日或隔日1次。如病期延长,可在脱发区和沿头皮足太阳膀胱经循行部位用梅花针移动叩刺,每日1次。

2. 物理疗法　可酌情选用308 nm激光治疗。

【预防及调摄】

(1) 劳逸结合,作息规律,保持心情舒畅,避免烦躁、忧愁、动怒等。

(2) 注意营养均衡,纠正偏食,多食富含维生素的食物,忌食辛辣刺激食物。

(3) 注意头发卫生,加强头发护理,发病期间不烫发、不染发。

第五节 发蛀脱发

发蛀脱发是一种有遗传因素参与且依赖雄激素作用的特征性秃发。其临床特点是头顶或前额两侧稀疏脱发,发际线逐渐向后退缩,伴有皮脂溢出,头屑多,可有瘙痒。男女均可患病,多发于20～30岁。与中医文献中记载的“蛀发癣”相似。相当于西医的雄激素源性脱发(androgenetic alopecia,AGA),旧名脂溢性脱发。

【病因病机】

本病初期往往以血热风燥为主,病久不愈,则可出现血虚风燥之证。此外,脾胃湿热,循经上壅,或肝肾不足,也可导致本病的发生。

1. 血热风燥　血热偏亢,导致风胜则燥,进而耗伤阴血,阴血不能上潮巅顶,荣养毛发,毛根干涸,故毛发先焦后脱落。

2. 血虚风燥　血虚生风化燥,不能荣养毛发,以致脱发时间长,头发稀疏,干燥枯黄,头皮迭起鳞屑,自觉瘙痒。

3. 脾胃湿热　饮食失节,过食肥甘厚味,损伤脾胃,脾胃运化失职,水谷内停为湿,湿郁化热,致使湿热上蒸巅顶,侵袭发根,发根渐被腐蚀,引起脱发。

4. 肝肾不足　肝肾亏损,阴血不足,不能化生精血,毛根空虚,发无生长之源,即致头发大片脱落。

【临床表现】

本病多见于男性,先从前额两侧的鬓角部开始,头发逐渐变细软、稀疏、脱落(图18-6),开始时头皮油腻,秃发渐向顶部延伸,数年至数十年后,额上部和顶部的头发可完全脱光。皮肤光滑、毛孔缩小或遗留少量毳毛,而枕部及两侧颞部仍保留正常的头发。部分患者从头顶部开始脱发。亦可见于成年女性,表现为头顶部头发稀疏,但前额部的发际线并不后移。

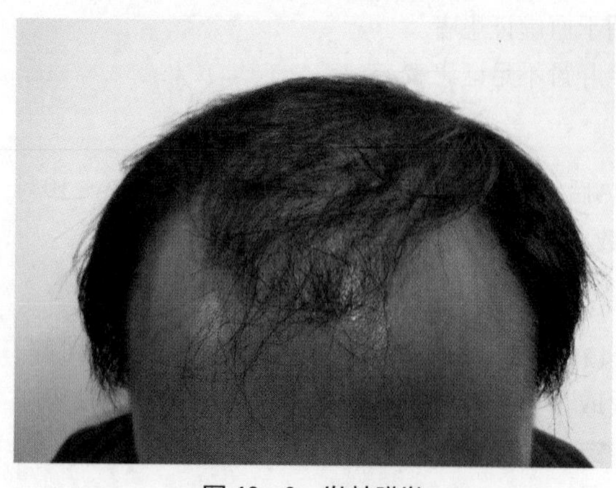

图18-6　发蛀脱发

本病分为干性和湿性两大类: ① 干性脱屑而痒,头发稀少干焦或枯黄,多为血热化风化燥或血虚生风化燥。② 湿热脱屑而痒重,头发粘腻或如油涂水洗者,常由湿热上蒸所致。其病变在毛发,病位在脏腑,尤其与肝、脾、肾三脏关系密切。一般无明显自觉症状，部分患者可有头皮瘙痒，并伴有紧张、晚睡或失眠多梦等。病程缓慢，可持续多年，且毛发越来越稀少。

【辅助检查】

毛囊与皮脂腺的雄激素受体增多，对雄激素敏感性增加，部分患者雄激素水平增高。

【诊断要点】

(1) 多见于男性，也有女性，常在20～30岁发病，部分有家族史。可因过劳、情绪波动、失眠多梦等加重。

(2) 从前额两侧的鬓角部开始毛发脱落，渐向顶部延伸，头发逐渐细软、稀疏，部分患者从头顶开始脱发，数年至数十年后，额上部和顶部的头发可完全脱光。

【鉴别诊断】

1. 油风　脱发可发生在头部的任何区域，病变多数为圆形，很少伴有瘙痒。

2. 白屑风　多发在头面、耳项、发际等处，初感微痒，继起糠秕状白屑，搔之白屑飞起，脱之又生；可伴脱发，但不严重。

【治疗】

(一) 辨证论治

1. 血热风燥证

主症：头发干枯，略有焦黄，均匀而稀疏脱落，搔之则白屑飞扬，落之又生，自觉头部烘热，头皮瘙痒；舌质红，苔薄黄，脉细数。

治法：凉血消风，润燥护发。

方药：凉血消风散加减。瘙痒明显者，加刺蒺藜、首乌藤疏风润燥止痒。

2. 血虚风燥证

主症：脱发时间长，头发稀疏，干燥枯黄，头皮迭起鳞屑，自觉瘙痒；伴面色少华，头晕心悸，可有乏力；舌淡苔薄，脉细。

治法：养血活血，祛风润燥。

方药：神应养真丹加减。可加制首乌养血润燥生发；乏力气短明显者，加黄芪、党参健脾益气。

3. 脾胃湿热证

主症：平素有恣食肥甘厚味习惯者居多。头发潮湿，状如擦油或水浸，甚则数根头发粘在一起，鳞屑油腻；舌质红，苔黄微腻，脉濡数。

治法：健脾祛湿，清热护发。

方药：四妙丸合除湿胃苓汤或萆薢渗湿汤加减，可加羌活、白芷引经助药上行；侧柏叶、焦山楂、赤石脂祛油除脂。

4. 肝肾不足证

主症：平素头发干枯焦黄，发病时头发常常大片而均匀脱落；伴面色苍白，肢冷畏寒，头昏耳鸣，腰膝酸软；舌质淡红，苔少或无，脉沉细无力。

治法：滋肝补肾。

方药：七宝美髯丹加减。腰膝酸软明显者，加杜仲、续断补肝肾、强筋骨；心神不安、失眠多梦者，加首乌藤、炒酸枣仁养血安神。

（二）中成药治疗

1. 七宝美髯丹　补益肝肾，乌发壮骨。适用于肝肾不足证患者。

2. 养血生发胶囊　养血补肾，祛风养发。适用于血虚证患者。

3. 何首乌片　补肝肾，强筋骨，乌须发。适用于兼头晕耳鸣、眼花等肝肾不足证患者。

（三）外治法

1. 中药药浴疗法　① 头发油腻时，选用透骨草水洗剂或山豆根洗方外洗；头发干焦时，选用桑白皮洗方。② 头发油腻、痒重时，选用滑石、川芎、王不留行、白芷、细辛、防风、羌活、独活等制成的洗方，隔日 1 次，有燥湿去垢、祛风止痒的功效。

2. 中药涂擦疗法　野菊花、金银花、川椒各 30 g，浸白酒 7 日后外用，每日 2 次。

（四）其他治法

1. 耳针疗法　取神门、肝、脾、肾、内分泌、肾上腺等穴，针刺或王不留行籽埋豆，每日按压，5 日两耳交替贴压 1 次，1 月为 1 疗程。

2. 梅花针疗法　取脱发区和华佗夹脊穴，叩刺。隔日 1 次，10 次为 1 疗程。

【预防及调摄】

(1) 保证睡眠充足、作息规律、心情舒畅。

(2) 少食肥甘厚味之物，忌食辛辣油腻之品。

(3) 油脂分泌旺盛者可用含硫黄药皂(5%)洗头，祛脂止痒；忌烫发、染发。

附 1　汗　证

汗证是指由于邪热蕴蒸肌肤或阴阳失调、腠理不固、津液外泄失常所致的病证，分为自汗和盗汗。自汗为白昼时时汗出，动辄益甚；盗汗为寐中汗出，醒后自止。

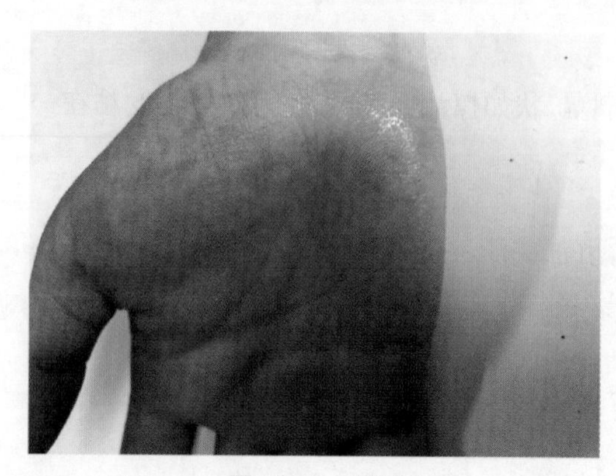

图 18-7　汗证

西医学认为，多汗证原因不清，精神紧张、自主神经系统功能失调等可使汗出加重，常有家族史，分为全身性多汗症和局限性多汗症。临床常见局限性多汗症，主要累及掌跖和腋窝，其次为腹股沟、会阴部、前额、鼻尖等部位。掌部多汗见汗液不停地流出，呈滴状，常影响工作(图 18-7)；足部多汗皮肤可呈白色浸渍状，严重者出现水疱，甚至糜烂。

中医学认为，治疗汗证应根据证候的不同，辨清阴阳虚实。汗证一般属虚者多，病久或病重者可出阴阳虚实错杂，甚至出现气阴两虚或阴阳两虚之证。虚证治以益气养阴，调和营卫；实证当清热泻火，化湿和营。

患者应注意保持衣服、卧具干燥清洁。汗证因腠理不固，易感外邪，汗出后应及时擦干汗液，以防感冒。

（魏跃钢　刘拥军）

附2　颜面雀啄

颜面雀啄是以暗红色的粟粒至绿豆大小的丘疹、小结节为特征的皮肤病，主要发生在中青年，相当于西医的颜面播散性粟粒样狼疮(Lupus miliaris disseminatus faciei)。中医学认为，由禀赋不耐，湿热之邪内生，痰湿瘀滞，郁久化热而致。

本病临床表现以对称分布在下眼睑、颊部、鼻外侧为主的暗红色丘疹、小结节为主（图18－8），玻片压迫可呈苹果酱色。丘疹呈半球形或扁平，质地柔软，表面光滑，少数小结节可破溃结痂，一般无自觉症状。本病需与毛发上皮瘤、粉刺、扁瘊相鉴别。

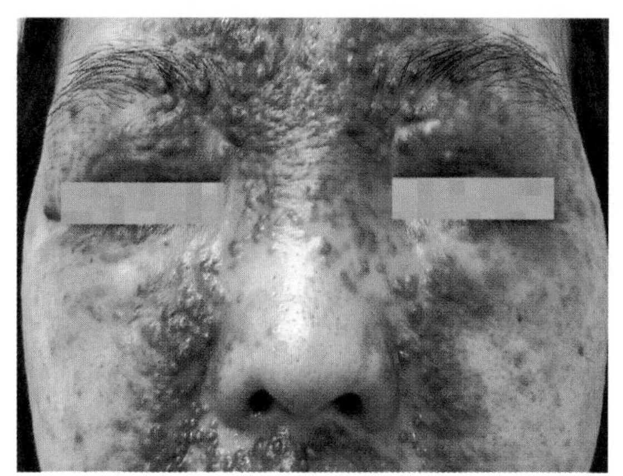

图18－8　颜面雀啄

治疗上中医采用辨证论治，外治多选择用祛湿化痰、活血散结类中药，西医则选用雷公藤、糖皮质激素、维A酸及衍生物等药物，愈后常遗留萎缩性瘢痕。病程缓慢，预后良好。

（贾　敏）

第十九章 遗传性皮肤病

导学

遗传性皮肤病是一组由于遗传物质改变而导致的皮肤黏膜疾病，常具有上下代之间呈垂直传递或家族聚集性以及终身性的特征。遗传性皮肤病可分为单基因遗传和多基因遗传两类，本章主要讨论前者，也称为经典遗传性皮肤病，包括常染色体显性遗传、常染色体隐性遗传和性连锁遗传。通过学习，要求掌握临床常见遗传性皮肤病的临床表现、诊断要点及鉴别诊断，熟悉其治疗方法，了解其病因病机。

第一节 蛇皮癣

蛇皮癣是一组以皮肤干燥、伴有鱼鳞状鳞屑为特征的慢性遗传性角化异常性皮肤病，因皮肤干燥、状如蛇皮，而得名，中医文献中又称“蛇体”“蛇身”“蛇胎”等。《诸病源候论・蛇皮候》记载：“蛇皮者，由风邪客于腠理者也。人腠理受于风则闭密，使血气涩浊，不能荣润，皮肤斑剥，其状如蛇鳞，世呼蛇体也，亦谓之蛇皮也。”本病为先天性，常有家族史，多于出生后或幼年发病，至青春期最显著，以后可停止发展。相当于西医的鱼鳞病(ichthyosis)。

【病因病机】

本病多因先天禀赋不足，后天脾胃虚弱，而致血虚风燥，或瘀血阻滞，肌肤失养而成。

1. 血虚风燥　先天肝肾不足，不能荣养后天，导致肾精亏损，营血不足，精血不能濡养肌肤，日久化燥生风；或精血不足，易受外感风邪，导致血虚风燥、肌肤甲错。

2. 瘀血阻滞　先天禀赋不足，气血循行不畅，经脉瘀阻，乃至新血不生，肌肤失养，而呈鳞甲之状。

【临床表现】

1. 寻常型鱼鳞病(ichthyosis vulgaris)　本型最常见，婴幼儿即可发病，一般冬季重、夏季轻。多累及下肢伸侧，尤以小腿伸侧最为显著，四肢屈侧及皱褶部位多不累及。典型皮损是淡褐色至深褐色菱形或多角形鳞屑，鳞屑中央固着，边缘游离，如鱼鳞状(图 19－1)。病情轻者仅表现为冬季皮肤干燥，表面有细碎的糠样鳞屑。通常无自觉症状，常伴有掌跖角化、毛周角化和特应性皮炎。

2. 性联隐性鱼鳞病(X－linked ichthyosis)　较少见,婴儿早期发病,仅见于男性,女性为携带者,一般不发病。可累及全身,以四肢伸侧及躯干下部、胫前部明显,面、颈、腹部和皱褶部位也可累及。表现与寻常型鱼鳞病相似,但病情较重,皮肤干燥粗糙,鳞屑大而显著,呈黄褐色或污黑色大片鱼鳞状。患者可伴隐睾、角膜深部点状浑浊和骨骼异常。病情不随年龄增长而减轻。

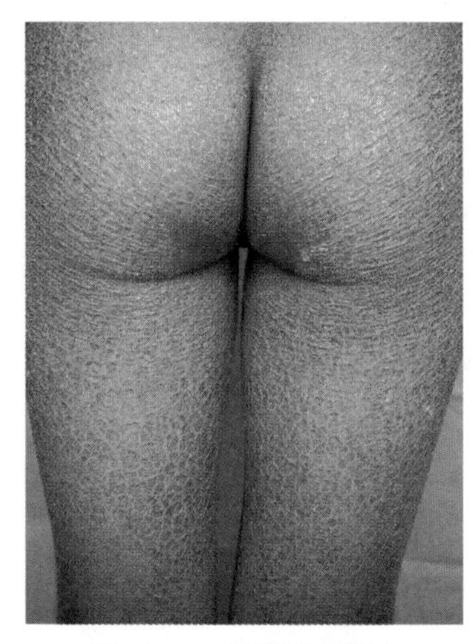

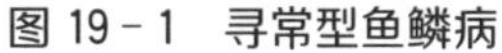

图 19－1　寻常型鱼鳞病

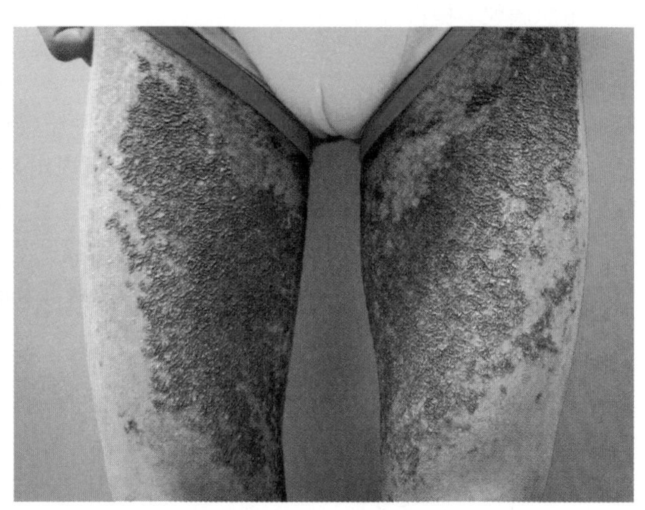

图 19－2　板层状鱼鳞病

3. 板层状鱼鳞病(lamella ichthyosis)　出生时全身覆有一层广泛的火棉胶板样角质膜,2 周后脱落,代之为黄棕色四方形鳞屑(板层状),严重者可似铠甲样,以肢体屈侧、褶皱部位和外阴为重(图 19－2)。部分患者可有眼睑、口唇外翻和瘢痕性脱发。

4. 先天性大疱性鱼鳞病样红皮病(congenital bullous ichthyosiform erythroderma)　出生后不久突然出现全身弥漫性红斑,伴有水疱和大疱,易破溃成糜烂面。一般数日后红斑消退,出现广泛鳞屑及局限性角化性疣状丘疹,皮肤皱褶处更明显,呈现"豪猪"样表现,常继发感染,严重时可伴发败血症和水、电解质紊乱而导致死亡。

5. 先天性非大疱性鱼鳞病样红皮病(congenital non-bullous ichthyosiform erythroderma)　出生时全身皮肤紧张、潮红,覆有细碎鳞屑,皮肤有紧绷感,面部亦可累及,可见睑外翻。随着年龄增长病情逐渐减轻,大多数在青春期趋于好转。

【辅助检查】

组织病理变化为:寻常型鱼鳞病可见角化过度,颗粒层减少或消失;性联隐性鱼鳞病可见角化过度,棘层肥厚,乳头瘤样增生,颗粒层正常或增厚;板层状鱼鳞病可见明显的角化过度,轻度棘层肥厚,颗粒层正常或轻度增厚,表皮可呈乳头瘤状增殖伴银屑病样表现;先天性大疱性鱼鳞病样红皮病可见表皮松解性角化过度,棘层细胞空泡变性,伴有成堆的透明角质颗粒;先天性非大疱性鱼鳞病样红皮病可见局限性或弥漫性角化不全,棘层肥厚,伴有颗粒层增厚。

【诊断要点】

(1) 有家族史。

(2) 寻常型鱼鳞病自幼出现肢体伸侧的干燥鳞片状鳞屑,冬季重、夏季轻;性联隐性鱼鳞病在表现上与寻常型鱼鳞病相似，但只发生于男性，病情更重，不累及掌跖部位；板层状鱼鳞病出生时呈“火棉胶”样婴儿，后鳞屑如铠甲，屈侧为著；先天性大疱性鱼鳞病样红皮病，典型者呈“豪猪”样外观，严重者继发感染危及生命，预后差；先天性非大疱性鱼鳞病样红皮病，全身皮肤潮红紧绷感，面部、眼睑皆可受累，皮损多青春期趋于好转，但可伴有掌跖角化，部分伴有斑秃及甲营养不良。

(3) 组织病理学检查可辅助诊断。

【鉴别诊断】

1. 获得性鱼鳞病　一般发病较晚，常继发于恶性肿瘤(特别是淋巴瘤)、麻风、甲状腺疾病或严重营养不良，可在其他表现出现数周或数个月后才表现出来，常累及躯干和四肢，屈侧很少有皮损，原发病治疗后皮损常获得改善。

2. 鳞状毛囊角化病　在片状鳞屑的中央有一与毛囊孔相一致的小黑点，有时鳞屑脱落后中央的小黑点仍然存在，不久又出现同样鳞屑。好发于腰、臀部及股外侧。

【治疗】

(一) 辨证论治

1. 血虚风燥证

主症：皮肤干燥粗糙，上覆灰白至浅褐色细小鳞屑，冬季重、夏季轻；可伴轻度瘙痒，面色无华，偶有头晕、心悸；舌质淡，苔薄白，脉细。

治法：养血润燥，活血祛风。

方药：当归饮子加减。心悸失眠者，加丹参、柏子仁养心安神，辅以润燥；大便干燥者，加桃仁、火麻仁润肠通便。

2. 瘀血阻滞证

主症：皮肤弥漫性角化，干燥粗糙，上覆深褐色鳞屑，可伴双手掌跖角化，甚则皲裂疼痛；伴面色晦暗，双目暗黑；舌质紫暗或有瘀斑，脉涩。

治法：活血通络，祛瘀生新。

方药：血府逐瘀汤加减。畏寒肢冷者，加桂枝、细辛温通经脉；脾胃虚寒者，去生地黄，加木香、姜厚朴温中理气；肌肤甲错、舌紫暗瘀斑明显者，加三棱、莪术破血逐瘀。

(二) 中成药治疗

1. 养血当归糖浆　补气，养血。适用于血虚风燥证患者。

2. 鱼鳞病片　养血，祛风，通络。适用于血虚风燥证患者。

3. 血府逐瘀胶囊　活血祛瘀，行气止痛。适用于瘀血阻滞证患者。

(三) 外治法

1. 中药涂擦疗法　杏仁、桃仁各 30 g，猪油 60 g。捣烂如泥，涂搽患处，每日 2 次。

2. 中药药浴疗法　桃仁、当归、鸡血藤、黄精、白及、荆芥、王不留行各 30 g，水煎外洗患处，每日 1 次。亦可根据不同表现，可酌情选择矿泉浴、淀粉浴。

(四) 其他治疗

针刺疗法　取足三里、曲池、血海，配肾俞、脾俞、肺俞。血虚风燥证用补法，瘀血阻滞证用泻法。留针 30 分钟，每日 1 次，10 次为 1 疗程。

【预防及调摄】

(1) 洗浴不能过于频繁,尽量避免使用碱性大的肥皂或沐浴液。洗浴后可外涂护肤性油脂,以保护皮肤。

(2) 注意气候变化,避免寒冷刺激。

(3) 忌食辛辣刺激性食物,多食蔬菜水果。

(张虹亚)

第二节 胎赤疱

胎赤疱是一组以皮肤黏膜轻度摩擦或外伤后出现水疱、大疱为特征的多基因遗传性皮肤病,临床上病情表现出极大的变异性。大多数在婴儿期发病,少数可至成年期出现症状。相当于西医的遗传性大疱性表皮松解症(inherited epidermolysis bullosa)。

【病因病机】

本病多因先天禀赋不足,胎元亏损,后天脏腑娇弱,脾肾阳虚,复感辛热遗毒或受外界搓擦而发病。

1. 胎热遗毒　孕母过食辛辣炙煿之品或五志化火,以致胎热邪毒形成,蕴于胎儿肌肤,出生不久后,即可发病。

2. 脾肾阳虚　先天禀赋不足,加之病情迁延日久,久病及肾,致脾肾阳气受损,以致湿毒结滞、阻塞气机、营卫不和而成本病。

【临床表现】

本病多在患儿出生后不久发病。主要特点是皮肤在受到轻微摩擦或碰撞后出现水疱和血疱,肢端和四肢关节的伸侧尤其容易发生,严重者可累及任何部位,愈合后可形成瘢痕,肢端皮损反复发作可使甲萎缩或甲缺如,可见粟丘疹和头皮萎缩性秃发。根据水疱的发生部位可分为以下3型。

1. 单纯型大疱性表皮松解症(epidermolysis bullosa simplex, EBS)　大多为染色体显性遗传,是最轻型。水疱发生在表皮基底细胞层,相对表浅,见于肢端及四肢关节伸侧(图 19-3),愈后一般不留瘢痕;黏膜及指甲损害少。常在 2 岁内发现摩擦部位易出疱,尼氏征阴性。

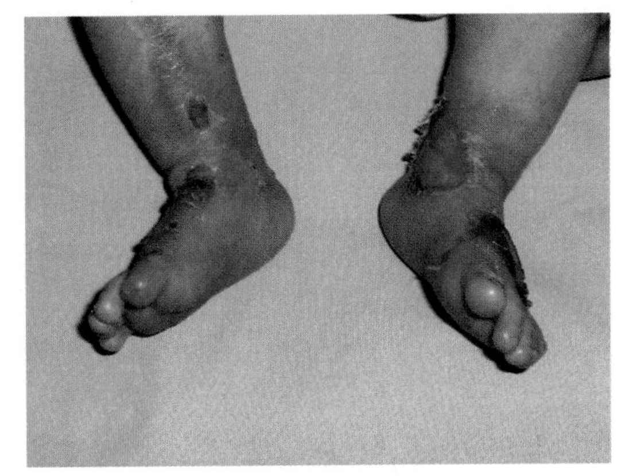

图 19-3　胎赤疱

2. 交界型大疱性表皮松解症(epidermolysis bullosa junctional, JEB)　为常染色体隐性遗传。

出生后即有广泛的水疱、大疱、糜烂和结痂，愈后出现萎缩性瘢痕，可致并指(趾)畸形，可有牙釉质发育不良，甲营养不良或无甲。预后差，大多数患者在2岁内死亡。

3. 营养不良型大疱性表皮松解症(epidermolysis bullosa dystrophic，DEB) 为常染色体显性遗传或常染色体隐性遗传，病情多较重，常在出生时即出现水疱，且位置较深，愈后留明显瘢痕，可发生体表的任何部位，常以肢端最为严重。肢端反复发生的水疱及瘢痕可使指(趾)间的皮肤粘连、指骨萎缩形成爪形手；也可累及黏膜，口咽黏膜的反复溃破、结痂可致患者张口、吞咽困难；预后不佳。常染色体隐性遗传营养不良性大疱性表皮松解症患者皮肤肿瘤发生率增高。

【辅助检查】

组织病理变化为表皮下水疱，疱内及真皮浅层有少许炎症细胞浸润，基底细胞水肿、液化变性。电镜可进一步确定各型的水疱位置，如单纯型的水疱位于表皮内基底细胞的下部，交界型的水疱位于透明板内，营养不良型的水疱位于致密板下层。

【诊断要点】

(1) 有家族史。

(2) 在出生后或出生后不久在肢端及摩擦部位出现水疱、大疱，不同分型皮损及病情轻重不一，单纯型最轻，交界型及营养不良型因损害位置偏深，愈后遗留瘢痕，并致肢体末端畸形挛缩，预后不佳。

(3) 结合组织病理学检查可辅助诊断。

【鉴别诊断】

1. 获得性大疱性表皮松解症(EBA) 血清中存在针对Ⅶ型胶原抗体，临床表现与DEB相似，无家族史；直接免疫荧光示IgG和C3线状沉积于真表皮交界处；免疫电镜观察到IgG沉积在致密板下部或下方区域。

2. 类天疱 好发于老年人，表现为紧张性大疱；有的也可以留有瘢痕或累及黏膜(如瘢痕性类天疱疮)；组织病理变化可见表皮下水疱伴较明显的炎症反应；直接免疫荧光示IgG和C3线状沉积于基底膜带；血清学可有抗基底膜抗体。

3. 天疱疮 好发于中年人，表现为薄而松弛的水疱；常累及黏膜；组织病理变化可见基底层上方有棘层松解；直接免疫荧光示IgG和C3沉积于表皮细胞间；血清学检查有天疱疮抗体。

【治疗】

(一) 辨证论治

1. 胎热遗毒证

主症：常发生于出生后不久的婴儿，在肘、膝、腰骶等易受摩擦的部位，出现大小不等的水疱、血疱，疱破后结痂；伴唇红目赤，啼哭不休，尿黄便干；舌红苔黄，脉数。指纹紫红。

治法：清心泻热，解毒安神。

方药：导赤散合黄连解毒汤加减。小儿脾胃娇弱，酌加炒麦芽、神曲、陈皮、薏苡仁等健脾消食之品。

2. 脾肾阳虚证

主症：病久体虚，反复出现水疱，疱破后脂水外溢；伴头发稀疏，齿不健全，四肢不温，纳呆便溏,精神不振;舌淡胖,苔薄白,脉沉细。

治法:健脾益气,温阳利水。

方药:四君子汤合金匮肾气丸加减。食欲不振者,加山楂、神曲、炒麦芽消食和胃。

(二) 中成药

1. 导赤丸(大蜜丸) 清热泻火,利尿通便。适用于胎热遗毒证患者。

2. 参苓白术颗粒 健脾,益气。适用于脾虚证患者。

3. 金匮肾气丸(大蜜丸) 温补肾阳,化气行水。适用于肾阳虚证患者。

(三) 外治法

1. 中药溻渍疗法 水疱糜烂、渗出者,用千里光、生大黄、紫草各 30 g,白及、明矾各 15 g,煎水湿敷或外洗。

2. 中药涂擦疗法 水疱干涸、结痂者,用湿润烫伤膏外涂。

【预防及调摄】

(1) 保护皮肤,避免外伤和摩擦。

(2) 保护创面,预防继发感染。

(张虹亚)

第三节 皱褶疱疮

皱褶疱疮是一种罕见的不规则的常染色体显性遗传性皮肤病。临床特点是在颈、腋、腹股沟等部位反复出现水疱、糜烂等症状,伴臭味,无全身症状,反复发作。通常发生在青春期后,性别无差异。相当于西医的家族性良性慢性天疱疮(familial chronic benign pemphigus)。本病是 Howard Hailey 与 Hugh Hailey 兄弟二人 1939 年首先报道,故又称 Hailey-Hailey 病。

【病因病机】

本病总因先天禀赋不足,后天脾虚不能健运,湿浊内停,兼之暑湿或湿热之邪外袭,则内外湿热相搏,郁于肌肤而发。

1. 湿热毒盛 因感受湿热之邪,或饮食不节,偏嗜肥甘厚腻,酿湿生热化毒,发为本病。

2. 脾虚湿蕴 脾胃素虚,其运化功能失常,水湿内停日久蕴阻,而致本病。

【临床表现】

本病好发于颈、腋窝、脐周、腹股沟、外阴、会阴、肛周、股内侧、腘窝等容易摩擦部位,可局限一二处,也可泛发(图 19 - 4)。初起时,在外观正常皮肤或红斑上发生松弛性群集水疱和大疱,开始疱液澄清,然后变混浊,尼氏征阳性或阴性。疱破后露出糜烂面,并结成厚痂。有时皮疹中心干燥,炎症边缘逐渐向外扩大,形成环状或片状糜烂、结痂或渗出性损害,有腥臭。不典型的病例在小腿部有疣状角化过度性损害、苔藓样斑块、瘙痒性丘疹损害和类似类天疱疮的大疱性反应。本病病程较长，预后良好，50 岁左右病情常常减轻，但痊愈患者少见。

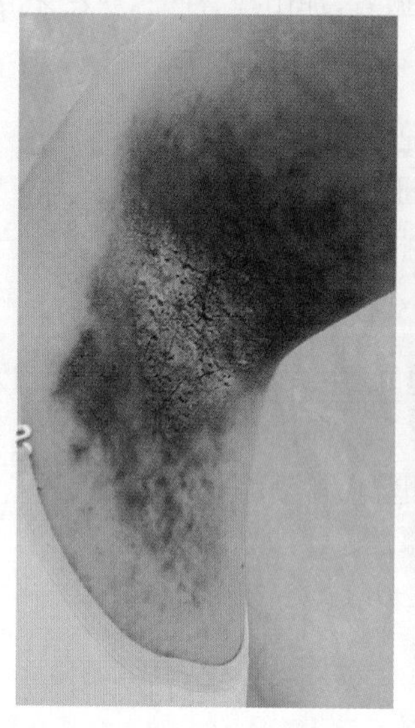
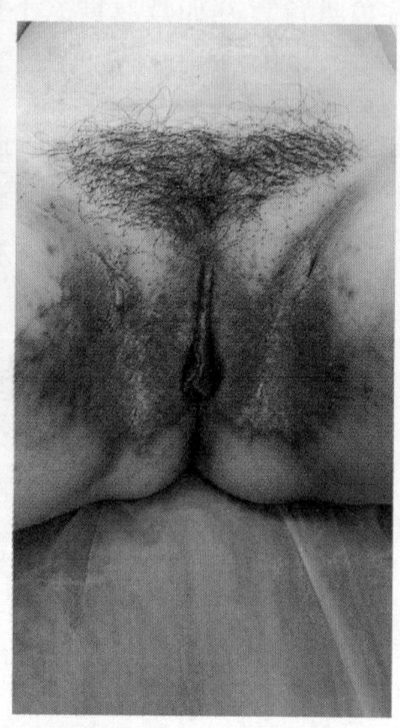

图 19－4 皱褶疱疮

【辅助检查】

组织病理变化为基底层上裂隙形成，棘层松解呈砖墙样外观，成熟的水疱基底部衬以单层基底细胞向上突入水疱腔内。直接免疫荧光检查阴性，电镜检查可见张力细丝与桥粒分离。

【诊断要点】

(1) 有家族史。

(2) 常在青春期发生，腋窝、腹股沟、会阴、腰腹部等容易摩擦的部位最易受累，皮损为红斑基础上成群水疱，水疱易糜烂破溃，疱液渐混浊，伴明显臭味。不典型损害可呈斑丘疹、角化性丘疹，并伴增殖。

(3) 组织病理学检查可辅助诊断。

【鉴别诊断】

1. 天疱疮　好发于中年人，损害为全身性，60％患者病前有口腔黏膜损害，病变部位在棘层，因而在皮肤上可出现大小不一的浆液性水疱，薄而易破，遗留愈合缓慢的糜烂面，有油腻性痂皮，无家族史。皮肤组织病理学及免疫荧光可助于鉴别。

2. 毛囊风　虽都有异味，但皮疹分布特点不同。毛囊风具有发生于脂溢区的角化过度的毛囊性丘疹的特点，常伴有甲萎缩等。

【治疗】

(一) 辨证论治

1. 湿热毒盛证

主症：皮损鲜红，红斑上水疱疱液混浊，水疱溃破后糜烂面鲜红，痂皮较厚，自觉瘙痒，附近淋巴结可肿大；可伴口干渴，心烦，疲倦乏力；舌质红，苔黄腻，脉弦滑或濡数。

治法：清热利湿解毒。

方药：黄连解毒汤合茵陈五苓散加减。口干渴欲饮水者，去桂枝、猪苓，加生石膏清热除烦止渴；乏力困倦者，加生白术、生黄芪补益元气。

2. 脾虚湿蕴证

主症：水疱反复发作，疱液较清，红晕不明显，痂皮较少；可伴面色苍白，体倦乏力，纳呆，大便溏；舌质淡红，苔薄白，脉濡或细。

治法：健脾渗湿。

方药：参苓白术散加减。皮疹恶臭明显者，加苍术、佩兰、败酱草除湿避秽解毒。

（二）中成药治疗

1. 龙胆泻肝丸　清肝胆，利湿热。适用于湿热毒盛证患者。

2. 参苓白术颗粒　健脾，益气。适用于脾虚湿蕴证患者。

（三）外治法

1. 中药溻渍疗法　皮疹为水疱、糜烂和渗液较多者，可用金银花、地榆、苦参、野菊花、马齿苋、蒲公英各 30 g，煎水待温，外洗或湿敷。

2. 中药涂擦疗法　皮疹为红斑、水疱和渗液不多伴瘙痒者，可用三黄洗剂外搽；渗液不多、痂皮较厚者，可外涂青黛散油；夏日皮肤皱褶部位潮红而痒者，可外扑六一散或青黛散。

【预防及调摄】

(1) 避免辛辣刺激饮食，适度加强营养。

(2) 注意卫生及护理，衣物要通爽透气。

(3) 尽可能避免搔抓与烫洗，防止化脓感染。

（汪海珍）

附　气　瘤

气瘤是一种神经纤维鞘发生先天发育异常的良性肿瘤，为常染色体显性遗传性疾病。相当于西医的神经纤维瘤病(neurofibromatosis)。

中医学认为，先天禀赋不足，气脉不畅，宗气亏虚，腠理不固，感受外寒，营卫不和，肺失宣降，脾失运化，痰饮不化，内络脏腑，外溢于肌肤凝结而成；亦可由悲郁伤肺，致气浊而不清，湿痰气郁，聚结为瘤，阻滞经络而发肌肤。临床表现为典型的咖啡斑和多发性软纤维瘤(图 19－5)，幼儿期以咖啡斑常见，软纤维瘤可在幼儿和成年期发生，好发于躯干、四肢，手指按之有“疝圈”感。临床诊断不难。

发病初期中医治以理气化痰、活血散结；久病后正虚气郁者治以益气活血、行气散结。一般无须外用药物。咖啡斑可以选用激光治疗，肿瘤较大时应采取手术切除。

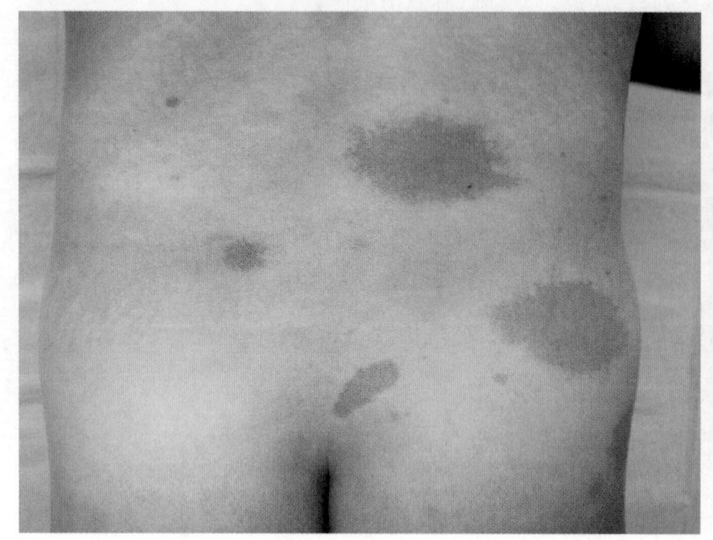
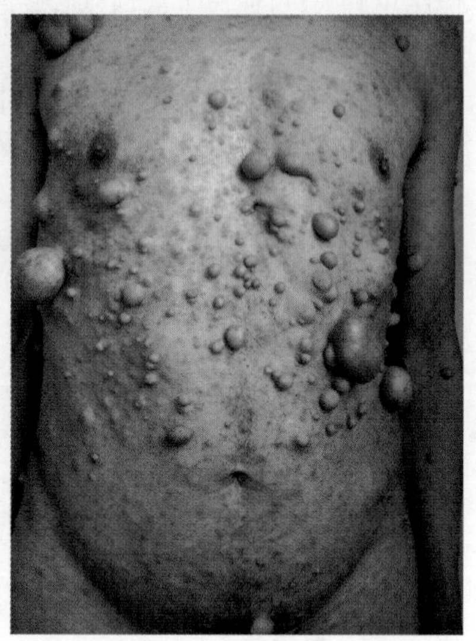

图 19-5 气瘤

（汪海珍）

第二十章 皮肤肿瘤

导学

皮肤肿瘤种类较多，可分为良性和恶性两大类。本章涵盖了临床常见及重要的皮肤肿瘤。通过学习，要求掌握血瘤、瘤疮的临床表现、病理表现及治疗；熟悉翻花疮、蕈样恶疮、脚疽、乳房外湿疹样癌、瘀毒顽疮的临床表现及治疗；了解脂瘤、蟹足肿、汗管瘤的皮疹特点。

第一节 血　瘤

血瘤是一种起源于中胚叶的先天性、良性皮肤肿瘤，因体表血络扩张、纵横丛集而形成，又称“血痣”“赤疵”。《外科正宗》曰：“血瘤，微红，微紫，软硬兼杂，皮肤隐隐，缠若红丝，擦破血流，禁之不住。”本病以皮肤上红色、暗红色或紫色斑片，也可高出皮面，按之褪色或缩小，触破后出血不止为临床特征。多发生于婴儿和儿童，可随人体生长而增大，部分可自行消退，也可持续终身。相当于西医的先天性血管畸形(congenital vascular malformation)和婴儿血管瘤(infantile hemangioma)。

【病因病机】

1. 心火妄动　心火妄动，血热沸腾，加以外邪侵袭，气血凝结，成形于肌肤所致。

2. 肾伏郁火　先天肾中伏火，胎火妄动，火热伤脉；或妊娠期过食辛辣温燥之品，脾胃积热，精有血丝，以气相传，生子故有此疾，终变火证。

3. 肝经火旺　肝郁化火，火热逼络，血热妄行，离络溢肤成瘤。

【临床表现】

临床上分为鲜红斑痣、婴儿血管瘤。

1. 鲜红斑痣(nevus flammeus)　又称毛细血管扩张痣或葡萄酒样痣。出生时可见，最常见于面部，沿三叉神经分布，也可累及其他部位。皮损表现为粉红色至紫红色形状不规则的斑疹(图 20 - 1)，通常为单侧，

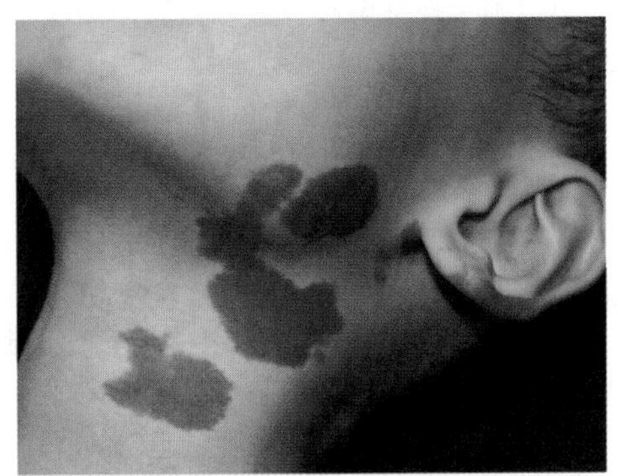

图 20 - 1　血瘤(鲜红斑痣)

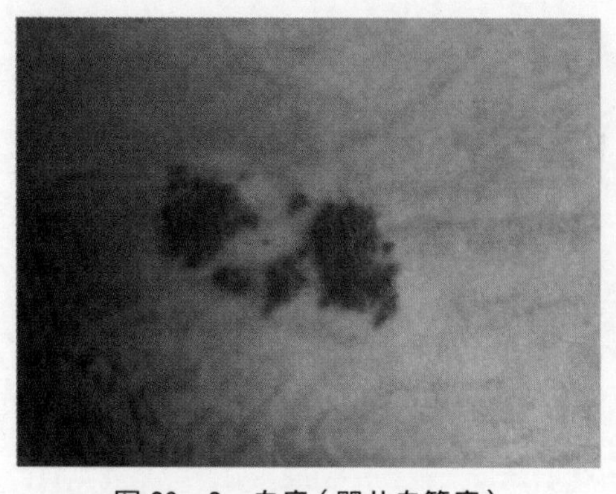

图 20－2　血瘤（婴儿血管瘤）

也可双侧发病。随着患者年龄增长，可出现丘疹或结节，引起严重的毁容。

2. 婴儿血管瘤(hemangioma of infancy)　又称草莓状、海绵状血管瘤，常在出生后数个月内出现，通常为孤立性，局限性分布，可见面、颈、躯干、腿部和口腔黏膜，约50%位于头颈部。皮损表现为柔软、鲜红色至深紫色结节或斑块(图 20－2)，约 1～8 cm。婴儿血管瘤在第一年迅速增长，随后进入消退期，可在 2～6 年逐渐消退。特殊类型的深在婴儿血管瘤，位于真皮深部、皮下脂肪层和内脏血管，可与浅表血管瘤伴发，表现为皮色、红色和紫色肿物，部分表面有毛细血管扩张，无法自行消退。

【辅助检查】

组织病理变化为：鲜红斑痣是群集扩张的毛细血管，但无内皮细胞增生，婴儿血管瘤均有不同程度的血管内皮细胞增殖。所有血管瘤中均可见 CLUT－1 的免疫反应阳性，但在血管畸形中呈阴性。

【诊断要点】

(1) 常见于出生或出生不久的婴幼儿，好发于头面、颈、躯干部。

(2) 鲜红斑痣表现为出生即有形状不规则的粉红色至紫红色斑疹，婴儿血管瘤表现为柔软、鲜红色至深紫色结节或斑块。

(3) 皮肤组织病理学和免疫组化检查，可明确诊断。

【鉴别诊断】

樱桃状血管瘤　表现为多发的红色丘疹，无症状，主要见于躯干。初发年龄在 30 岁左右，随年龄增长逐渐增多。

【治疗】

(一) 辨证论治

1. 心火妄动证

主症：瘤体鲜红，触之灼热；伴烦躁不安，口舌生疮，面赤口渴，小便短赤，大便秘结；舌质红，苔薄黄，脉数有力。

治法：清心泻火，凉血散瘀。

方药：芩连二母丸合泻心汤加减。小便短赤者，加生地黄、淡竹叶、生甘草通利小便、清心泻火；皮疹色鲜红、面红而手足热者，加丹皮、紫草凉血解毒。

2. 肾伏郁火证

主症：血瘤生来即有，多见于颜面、颈部，瘤体表面灼热；伴五心烦热，潮热盗汗，发育迟缓，尿黄便干；舌质红，苔少，脉细。

治法：滋阴降火，凉血化斑。

方药：凉血地黄汤合六味地黄丸加减。腰膝酸软无力者，加枸杞子、杜仲、女贞子补益肝肾；月经不调者，加丹参、益母草养血调经。

3. 肝经火旺证

主症：瘤体色红或暗红，表面血管扩张、迂曲，瘤体常因情志不遂或恼怒而发生胀痛；伴胸胁不适，咽干；舌质红，苔黄且干，脉弦数或弦细数。

治法：清肝泻火，凉血祛瘀。

方药：凉血地黄汤合丹栀逍遥散加减。头痛头胀者，加菊花、钩藤清肝泻火、清利头目；两胁胀闷者，加青皮、香附理气消胀。

（二）中成药治疗

1. 龙胆泻肝丸　清肝胆，利湿热。适用于瘤体色红、胀痛不适之肝经火旺证患者。

2. 导赤散　清心泻火。适用于瘤体色鲜红、皮温高于正常之心火妄动证患者。

（三）外治法

中药贴敷疗法　① 血瘤不大者，可采用结扎法，外敷清凉膏，使瘤体消失。② 瘤体较小而表浅者，可采用中药外敷法，如五妙水仙膏或黄连膏外搽，使其脱落。

（四）其他治法

1. 针刺疗法　适用于瘤体较小且突出皮面者。选细毫针斜刺毛细血管瘤正中，不留针，用消毒棉球轻轻拭去流出血液，不加压迫。每周1次，7次为1疗程。

2. 物理疗法　以局部治疗为主，如冷冻治疗、放射治疗、脉冲染料激光疗法等；或用微波凝固法，有止血、不溃、不再生之效。

3. 手术疗法　根据病情可行外科手术切除。

4. 注射疗法　消痔灵注射液与1%普鲁卡因1∶1混合缓慢注入瘤体，至整个瘤体高起为止，每次用药3～6 ml，隔周1次。若瘤体尚未发硬萎缩，可用消痔灵与普鲁卡因2∶1混合，依前法注射。部分患者可选择皮损内注射硬化剂治疗。

5. 药物治疗　婴儿血管瘤还可选用糖皮质激素、普萘洛尔和噻吗洛尔等药物。

【预防及调摄】

(1) 谨防摩擦、刺激碰破瘤体。

(2) 如遇误碰触破，出血不止，应及时止血。

第二节　脂　　瘤

脂瘤系分泌导管狭窄堵塞，排泄不畅，累积的皮脂扩张挤压囊壁形成囊肿的皮肤良性肿瘤，中医文献中又称“粉瘤”等，如《外科正宗》记载：“粉瘤为红粉色，多生耳项前后，亦有生于下体者，全是痰气凝结而成。”本病以表皮出现圆形或半圆形质软的肿物，溃破后有粉渣样物溢出为临床特征。相当于西医的表皮样囊肿（epidermoid cyst）。

【病因病机】

本病总因是痰湿凝结于皮肤之间而成。继发感染者称“脂瘤染毒”，是因湿热蕴结、感染邪毒所致。

1. 痰凝气结　情志内伤，肝气失于条达，气机郁滞，则津液不得正常输布，易于凝聚成痰，气滞痰凝，壅结于皮肤，阻滞气血流通，故易形成脂瘤。

2. 湿毒积聚　饮食失调，脾失于健运，不能运化水湿，聚而生痰，阻滞于肌肤经络，发为本病。

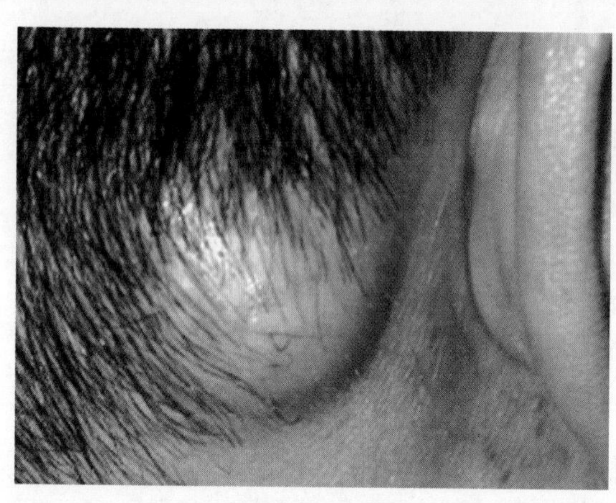

图 20-3　脂瘤

3. 气血两虚　瘤体损耗正气，加之思虑伤脾，忧郁伤肝，肝脾两伤则肝郁脾虚，致使食少纳差，生化乏源，正气益虚，机体日渐虚弱，使正虚者更虚，邪实者更实，气虚无力推动血行，血行不畅，脉络瘀阻而发本病。

【临床表现】

本病皮损通常单发，亦可多发，以皮脂腺分泌旺盛的中青年人多见，表现为真皮-皮下结节及囊肿(图 20-3)，0.5～5 cm 大小，可移动。一般无明显症状。如囊壁破裂后，刺激性内容物可引起炎症反应或感染，导致局部红、肿、热、痛。

【辅助检查】

一般无特异性，并发感染者可有外周血白细胞总数升高。

【诊断要点】

(1) 多见于中青年人患者的面颈部、躯干及阴囊。

(2) 皮损常单发，表现为结节、囊肿样损害，界限清楚，质软，开口或引流处可见干酪样物排出。

【鉴别诊断】

多发性脂囊瘤　往往有家族史。多见于儿童和青年，好发于躯干及四肢近端，尤其是胸骨区。多发性大小不一的囊性结节，呈皮色，淡蓝或淡黄色，表面光滑，质柔软或坚硬。穿刺时可排出油样或乳酪样液体。

【治疗】

(一) 辨证论治

1. 痰凝气结证

主症：高于皮面的肤色结节或囊肿，质软无明显压痛，破后有干酪样物，气味臭秽，常发于头面颈部，无自觉症状；舌质淡红，苔腻，脉弦滑。

治法：行气化痰散结。

方药：二陈汤合消瘰丸加减。结节、囊肿数目较多者，加土贝母、昆布、皂角刺消肿散结、软坚化痰；皮疹颜色青紫者，加桃仁、红花、丹参活血化瘀、通利血脉。

2. 湿毒积聚证

主症：高于皮面的结节或囊肿，质软有波动感，伴有红、肿、热、痛，甚或破溃流脓；舌质红，苔腻，脉滑数。

治法：清热解毒散结，行气化湿。

方药：仙方活命饮加减。高热者，加水牛角、玳瑁通窍化热；大便秘结者，加厚朴、大黄行气通便。

3. 气血两虚证

主症：结节或囊肿破溃后，创面肉芽组织色淡红，上有少量脓性清稀分泌物；伴面色苍白，神疲乏力，食少懒言；舌质淡，苔薄，脉沉细。

治法：益气养荣，托里生肌。

方药：十全大补汤加减。血虚甚者，加桑椹、阿胶滋阴补血、生津润燥；口干口渴者，加太子参、石斛养阴补气、生津止渴。

（二）外治法

1. 中药涂擦疗法　解毒消肿，活血化瘀。可外用金黄膏或青黛膏。将未出现破溃的皮疹用清水清洗后，均匀涂抹药膏，一日 2 次。

2. 中药药捻疗法　脂瘤感染患者，用五烟丹做成药捻塞入瘤体内，同时外敷生肌象皮膏，每日换药 1～2 次。

3. 切开排脓法　已成脓者，脓肿切开时不刮除囊壁，用黄连油膏纱布引流，待引流量少时将油膏纱布覆盖于创面，可促进创面愈合。或做十字形切开，排尽分泌物，刮除腔内的囊壁和炎性肉芽组织等；对于难以刮除者，用五五丹、七三丹或用红油膏纱条掺九一丹填塞于创面内，以促进创面的愈合。

（三）其他治法

1. 针灸治疗

(1) 针刀疗法：局部皮肤消毒并局部浸润麻醉后，用针刀在囊肿顶部开口处刺入，然后刺破囊壁，针刀在皮下转换角度，将囊内分泌物排尽。

(2) 三棱针疗法：局部常规消毒后，用火烧红稍磨平的三棱针头部，直烙皮脂腺囊肿有黑色粉刺样小栓的部位，在针下阻力突然消失后稍加转动以扩大创面，出针排脓。

(3) 针刺疗法：单用瘤体一穴配合苍龟探穴等手法，并加用艾灸囊肿局部，促进囊肿萎缩。

(4) 火针疗法：取阿是穴（囊肿局部）；视囊肿大小，小者刺一针即可，大者可刺 4～5 针，将囊内分泌物排尽，一般 1～3 次即愈。痰凝气结证配肩井穴、足三里穴，健脾行气化痰，湿毒积聚证配大椎穴、腰俞清热化湿解毒。

2. 物理及手术疗法　根据囊肿的大小、部位，选择相应的常规手术法、CO_2激光疗法、电离子微创法、小切口摘除法、局部注射法、环钻切取法、冷冻疗法等。

【预防及调摄】

(1) 保持局部皮损的清洁干燥。

(2) 注意休息，调畅情志。

(3) 忌食辛辣、高糖高脂之品。

第三节 癌 疮

癌疮是一种常见的起源于表皮基底层及其附属器的皮肤恶性肿瘤。临床表现早期可见边缘成珍珠样隆起的圆形斑片，常有扩张的毛细血管，也可表现为淡红色珍珠样苔藓样丘疹或斑块，表面稍有角化或浅表糜烂、结痂、溃疡。其诱因与日光、电离辐射、紫外线、放射线等有关，多见于老年人，好发于颜面等暴露部位。相当于西医的基底细胞癌(basal cell carcinoma，BCC)。

【病因病机】

中医学认为，本病内因喜怒忧思，情志内伤，肝气郁结，脾失健运，痰浊内生，结于肌肤；外因风、湿、热邪侵袭，以致无形之气郁与有形之痰浊相互交凝，结滞肌腠，湿热相蕴，日久化毒，毒蚀肌肤而致病。病邪日久耗伤精血，进一步损及元气，造成气血两虚，无力推动血行，无力运化水湿，聚湿成痰，湿邪留滞，痰浊困结而致病。

【临床表现】

本病常见于老年人，好发于曝光部位，特别是面部，主要在眼眦、鼻部、鼻唇沟和颊部多见。皮损通常单发，但亦有散发或多发者。早期损害为表面光亮的边缘珍珠样隆起的圆形斑片或丘疹，常伴毛细血管扩张。皮疹逐渐发展，呈多形表现，表面可见角化、糜烂、结痂或浅表溃疡。临床上常分为以下 5 型。

1. 结节溃疡型 损害常为单个，初起为小而有蜡样光泽的结节，质硬，表面常见扩张的毛细血管，缓慢增大可融合成斑块，中央常形成糜烂或溃疡，易出血。典型皮损为缓慢扩大的溃疡，周边绕以珍珠样隆起的边缘，溃疡可向周边或深部侵袭性生长(图 20-4)，严重者危及生命。

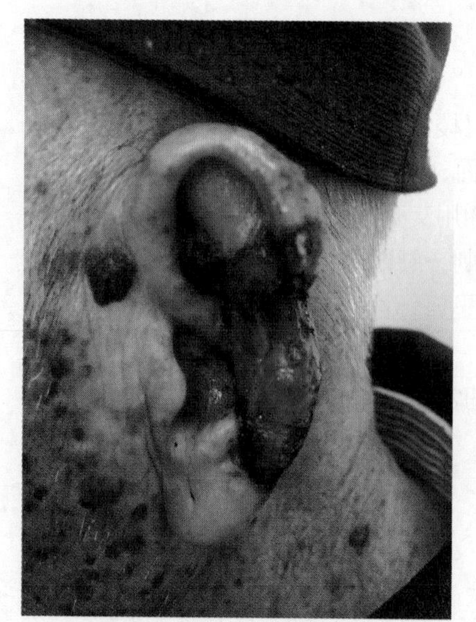

图 20-4 癌疮

2. 色素型 损害与结节溃疡型相似，不同之处在于皮损有深黑色或褐色色素沉着，色素分布不均匀，深浅不一。

3. 硬皮病样型或硬化型 少见，常单发。皮损发展缓慢，为扁平或轻度凹陷的黄白色蜡样硬化斑块，常无溃疡、结痂，边缘常不清，似局限性硬皮病。

4. 浅表型 常发生于躯干部，特别是背部、胸部，皮损为一个或数个红斑鳞屑性斑片，轻度浸润，境界清楚，生长缓慢，边缘可见堤状隆起。皮损表面可见糜烂、溃疡和结痂，愈后遗留瘢痕。

5. 纤维上皮瘤型 好发于背部，为一个或数个高起的结节，触之中等硬度，表面光滑，轻度发红，临床上类似纤维瘤。

以上各型以结节溃疡型最多见，其次为色素型，皮损生长缓慢，一般局限于皮下组织，除个别病例外，一般不发生转移。

【辅助检查】

组织病理变化为不典型基底细胞增生形成的实性肿瘤，HE染色瘤细胞呈卵圆形或长形细胞，胞质较少，细胞间变和有丝分裂相少见，肿瘤周边细胞呈栅栏状排列；有不同程度的黏液性基质。

【诊断要点】

(1) 常见于中老年人，皮损多发于暴露部位，尤其面颊部，缓慢进展，常无症状。

(2) 典型结节溃疡型基底细胞癌皮损初起为蜡样光泽的丘疹或结节，表面光滑伴毛细血管扩张，质硬，生长缓慢，逐渐扩大形成斑块样损害，周围绕以珍珠样隆起或堤状隆起的边缘。色素型除上述皮损表现外，可见深黑色或褐色色素沉着。硬化型为轻度凹陷的黄白色蜡样硬化性斑块。浅表型为轻度浸润性红色鳞屑性斑片，绕以细线状珍珠状边缘。纤维上皮瘤型为中等硬度光滑结节。

(3) 不典型的癌疮常需依靠皮肤组织病理学检查确诊。

【鉴别诊断】

1. 翻花疮　结节溃疡型癌疮应与翻花疮鉴别，翻花疮发病部位多在手足或颜面皮肤黏膜交界处，表现为质硬、浸润性、边缘外翻的溃疡。而癌疮主要发生在曝光部位，病情发展缓慢，临床表现以丘疹、结节损害为主。行组织病理学检查可鉴别。

2. 脚疽　色素型癌疮应注意与脚疽（恶性黑色素瘤）和色素痣鉴别，临床上皮损表现类似时，主要依靠组织病理学检查进行诊断和鉴别诊断。

【治疗】

（一）辨证论治

1. 湿热毒蕴，痰瘀互结证

主症：皮疹初发，结节较小，表面轻度溃疡，周围绕以红晕，根盘收束；伴口干或口苦，轻微痒痛；舌质红，苔少，脉滑数。

治法：清热解毒，活血祛瘀，化痰软坚。

方药：丹栀逍遥散加减。肢端肿胀疼痛者，加老鹳草、威灵仙祛风湿、通经络；溃疡疼痛明显者，加延胡索、没药、乳香化瘀止痛。

2. 正虚邪恋，痰浊困结证

主症：病程日久，疮面溃烂不收，脓水淋漓不尽，旧的皮损边缘又新起珍珠样斑块或丘疹；舌质淡红，苔少，脉细弱。

治法：益气扶正，化痰散结，祛腐生肌。

方药：八珍汤加减。大便溏泄者，加干姜、木香温中散寒、健脾止泻；脓水淋漓不尽者，加半夏、陈皮、苍术燥湿化痰、收湿敛疮。

（二）中成药治疗

1. 丹栀逍遥丸　清热解毒，疏肝健脾。适用于皮疹初发伴肝郁脾虚者。

2. 十全大补丸　益气养血扶正。适用于病程长，气血不足者。

(三) 外治法

中药涂擦疗法　选用藤黄软膏、五虎丹、八湿膏、金黄散、三品一条枪、蟾酥膏、苍耳草膏外用,腐蚀癌组织,促使脱落,有利于新肉生长。

(四) 其他治法

1. 手术疗法　首选手术切除,对于危险部位(鼻唇沟、眼周、头皮、耳道内)的显微外科手术是最好的选择。

2. 物理疗法　多种局部物理治疗可用于浅表型癌疮,但仅限于颈部以下的肿瘤,如放射治疗、冷冻、激光、电灼、光动力等。

3. 药物治疗　可选用氟尿嘧啶软膏、维A酸软膏、咪喹莫特霜等局部外涂治疗。癌疮一般不发生转移,故预后较好。

【预防及调摄】

(1) 日常生活中避免暴晒,注意防晒。

(2) 治疗复发后应及时就医。

第四节　翻花疮

翻花疮是一种初起结节坚硬,边缘高起,中有角质,状如鱼鳞,不易剥离,迅速增大,表面有菜花样增生或破溃的癌病类疾病。因生疮溃后,胬肉由疮口突出,头大蒂小,表面如花状,故名“翻花疮”,亦称“反花疮”“毒瘤”“恶疮”。本病以硬结,溃疡,边缘隆起不规则,底部不平,呈菜花状,易出血,侵袭性生长,发展迅速,常伴感染致恶臭为临床特征。好发于50岁以上男性,为起源于表皮或附属器角质形成细胞的一种恶性肿瘤,相当于西医的鳞状细胞癌(squamous cell carcinoma,SCC)。

【病因病机】

本病总因痰湿瘀血凝结,脏腑气血功能失调所致。

1. 热毒内蕴　禀赋不耐,外邪侵袭,入里化热,热毒蕴结肌肤,日久成疮破溃而发病。

2. 肝郁血瘀　情志忧郁,肝失条达,肝郁气滞,失于疏泄,络气受阻,血脉不利,气滞血瘀,肌肤失养而发病。

3. 痰湿互结　饮食不节,脾失健运,水湿内停,聚湿成痰,痰湿互结而发病。

4. 肝肾亏损　年老体弱,肝肾不足,精气亏损,经脉失畅,运行不周,痰湿凝聚,气血瘀阻而发病。

【临床表现】

皮损多继发于原有皮疹基础上,很少发生于正常皮肤。最早表现为浸润性硬斑,以后可为斑块、结节或疣状损害,质地坚实,损害迅速增大,表面菜花样增生,或中央破溃形成溃疡,基底部浸润,边界不清,触之有坚实感。肿瘤周围组织往往充血,边缘呈污秽暗黄红色。溃疡底面高低不平,易出血,上覆污灰色痂,有腥臭的脓性分泌物和坏死组织,发展较快,向深层组织浸润(图 20-5)。软组织处肿瘤的自觉症状常轻微,如侵及深部组织,尤其是骨膜及骨质时,则有剧痛。局部淋巴结常肿大。晚期常有全身症状,如发热、消瘦、恶液质等。

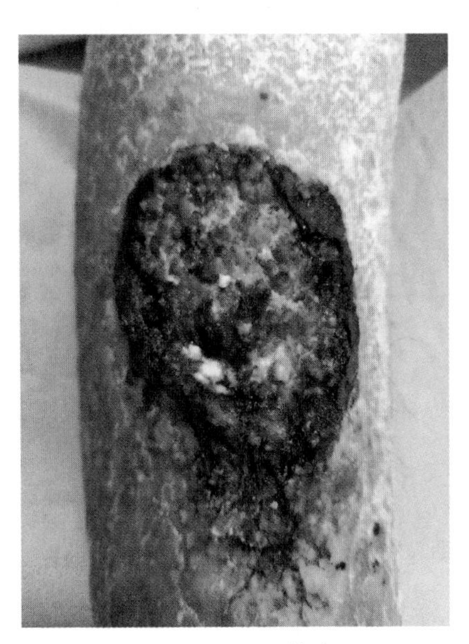
图 20-5　翻花疮

【辅助检查】

组织病理表现为侵袭性癌,可见癌组织向下生长,突破基底膜带并侵入真皮,呈不规则的团块状或束条状,由正常鳞状细胞和异形或间变的鳞状细胞组成。有丝分裂象常见,多为异形分裂。常见角珠和较多角化不良细胞。

【诊断要点】

(1) 多见于 50 岁以上男性。

(2) 好发于头面、下唇、颈和手背等处。

(3) 损害初起时为疣状角化斑片,或淡红、淡黄色结节,数周或数个月后溃破,形成溃疡,基底坚硬,边缘高起,表面如乳头状或菜花样。

(4) 发展较迅速,破坏性大,常转移。

(5) 组织病理学检查显示表皮棘细胞瘤样增生,早期有角化珠,核分裂多见。

【鉴别诊断】

1. 癌疮　皮损为黄豆大小的、有光泽的蜡样结节,继而形成中心溃疡,周围绕以珍珠样隆起边缘的斑块。病情发展慢,一般无炎症反应,组织病理学检查可鉴别。

2. 角化棘皮瘤　常发生在面部和手背,皮损为半球形,中央凹陷呈火山口状,中心角化,无溃疡。生长迅速,但病程有自限性,组织病理学检查可鉴别。

【治疗】

以西医治疗为主,中医治疗为辅;多采用局部治疗,去除病灶。

(一) 辨证论治

1. 热毒内蕴证

主症:疮疡溃烂,分泌恶臭脓液,周围红肿明显;伴口苦且干,低热烦躁,大便干结,小便短赤;舌质红,苔黄,脉弦或弦数。

治法:清热解毒,益气扶正。

方药:五味消毒饮加减。血热蕴结者,加紫草凉血活血、清热解毒;大便秘结者,加瓜蒌润肠通便;气阴不足者,加黄芪、白术、沙参、茯苓健脾益气、养阴生津。

2. 肝郁血瘀证

主症:肿块破溃后不易收口,边缘高起,暗红色,质硬,翻如花状,皮损干涸,痂皮固着难脱,疮形如堆粟;伴烦躁易怒,胸胁胀痛;舌质淡紫或有瘀点瘀斑,苔白或薄黄,脉弦细涩。

治法:疏肝理气,活血化瘀。

方药:柴胡疏肝散加减。肿块坚实者,加红花、莪术、三棱活血破瘀、软坚散结;瘀毒结实者,加白花蛇舌草、紫草凉血解毒。

3. 痰湿互结证

主症：皮肤肿块、溃破，溃疡面污秽，湿烂流滋，恶臭；伴四肢困重，纳差，口淡不渴，大便溏；舌质淡，苔腻，脉滑或濡。

治法：健脾除湿，化痰散结。

方药：温胆汤加减。胃纳不香者，加白术、山药、草豆蔻、生薏米、草薢健脾化湿；四肢困重者，加桂枝温通经脉。

4. 肝肾亏损证

主症：疮面板滞，缺少生机，疮色灰褐或灰黑，疮顶腐溃，恶肉难脱，稍有触动即血污外溢，自觉疼痛剧烈；伴乏力消瘦，头昏目涩，面色无华，腰膝酸软；舌质淡暗，苔白，脉细弱。

治法：养肝滋肾，扶正固本。

方药：人参养荣汤加减。腰腿疼痛无力者，加杜仲、龟版益肾强骨；神疲乏力者，加黄芪补气生血，扶正固本。

（二）外治法

1. 未破溃　清热解毒，散结消肿。藜芦膏外涂，每日1次。

2. 已破溃　益气养血，解毒托疮。将千金散药末以冷开水调涂患处，外用纱布、胶布固定，每日1次。

3. 溃疡面　祛腐生肌，收湿敛疮。将珍珠散撒于疮面，每日1次。

（三）其他治法

1. 针灸治疗

(1) 火针疗法：中、粗火针用酒精灯烧红后，在皮损表面浅刺，用力均匀，浅刺点稀疏，1周后痂皮脱落，可再行治疗。

(2) 刺络拔罐疗法：皮损周围，用无菌梅花针叩刺后留罐5～10分钟，隔日1次，5次为1疗程。

(3) 艾灸疗法：皮损周围或辨证取穴，用艾炷或艾条温灸，每日1次，5次为1疗程。

2. 物理疗法　根据病情需要，选择放射治疗、冷冻治疗、激光治疗、光动力治疗等。

3. 手术疗法　临床上多采取莫氏(Mohs)显微描记手术。

【预防及调摄】

(1) 防止日光暴晒。

(2) 做好职业防护，保持皮肤清洁，避免沥青等化学毒物直接接触皮肤。

(3) 积极治疗慢性皮肤病，如白斑、结节、溃疡、瘢痕等，避免不适当的处置。

(4) 加强营养，注意休息，保持心情舒畅，树立战胜疾病的信心。

第五节　蕈样恶疮

蕈样恶疮是一种早期皮肤上出现肥厚性片状红斑、丘疹，发若瘾疹，痒若虫行；晚期出现斑块、结节,甚至破溃、生疮肿痛的皮肤病。因疾病可有团块状斑块、结节、生疮溃烂、痒痛,故称"蕈样恶疮"。皮损主要见于躯干部,临床上可分为红斑期、斑块期、肿瘤期,病程可达20～30年以上。多发于老年患者,男性患病率高于女性。相当于西医的蕈样肉芽肿(Granuloma fungoides, MF),属原发性皮肤T细胞淋巴瘤。

【病因病机】

本病内因禀赋不耐、情志内伤、脾运失健,以致气血阴阳失衡,外因风湿热毒外侵,内外合邪,致湿热瘀毒蕴结于肌肤而成。

1. 湿热毒盛　先天禀赋不足,阴阳平衡失调,湿热毒之邪外袭,导致气血运行受阻,湿热毒瘀,蕴结于皮下发为肿块而成。

2. 痰瘀蕴结　若后天饮食生活不节,肝脾失调,或湿热毒蕴日久,脾失健运,导致血瘀痰凝,痰瘀互结于皮下而成。

3. 气血亏虚　病情日久耗伤气血,气血失和,不能荣养肌肤,气血亏虚而成。

【临床表现】

典型的蕈样恶疮可分为红斑期、斑块期和肿瘤期3期。

1. 红斑期　好发于躯干部,有不同程度的红色斑片,伴或不伴鳞屑,可表现为湿疹样或银屑病样或模仿皮肤癣菌感染,持久不消退,逐渐增厚。

2. 斑块期　表现为环状、椭圆形及奇特形状等浸润性斑块,在疾病早期暴露部位经常不受累。

3. 肿瘤期　随着病程延长,皮损形成结节和肿物(图20-6),伴或不伴有溃疡,可形成狮样面容、红皮病。可伴脱发和掌跖角化,皮肤异色病样改变出现在初期和后期。

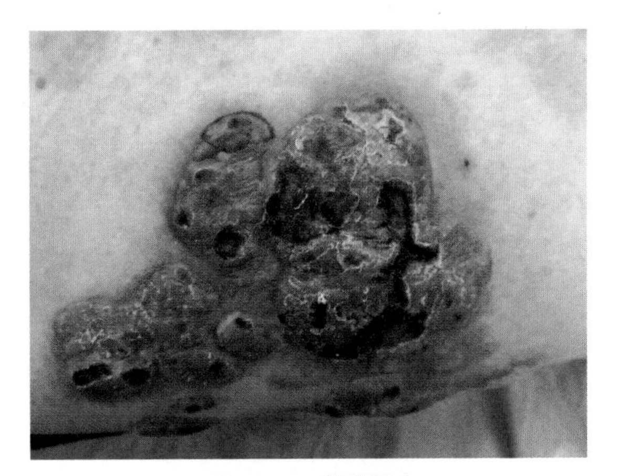

图20-6　蕈样恶疮

【辅助检查】

主要是组织病理学检查。

1. 红斑期　扁平非萎缩斑片早期在真皮乳头及乳头下层可见非特异性炎症浸润细胞和少量淋巴细胞亲表皮现象,出现类似空泡化的界面皮炎改变,在每个空泡中可见一淋巴细胞。偶尔可见小的Pautrier微脓肿。萎缩性斑片可见表皮突变平,基底细胞空泡化,表皮下有带状单一核细胞浸润,部分区域可见侵入表皮。

2. 斑块期　出现明显亲表皮现象和Pautrier微脓肿,有诊断意义。

3. 肿瘤期　亲表皮现象不明显,真皮内有大片浸润,往往深达皮下组织。

【诊断要点】

(1) 红斑期皮疹呈多形性,临床表现如存在皮疹多形态难用一种疾病解释、有顽固性瘙痒和反复发作的慢性病程,均提示本病,因此对临床上怀疑为本病患者,应密切观察,及时活检,必要时需要多次取材。皮肤病理学检查是诊断本病最可靠依据。

(2) 斑块期和肿瘤期,结合组织病理改变易于诊断。

【鉴别诊断】

1. 摄领疮　常先有局部瘙痒,后出针头大小、不规则多角形的扁平丘疹,皮肤色或浅褐色。皮损可扩大融合成片,皮纹加深,呈苔藓样变,好发于颈项部、四肢伸侧和骶尾部。

2. 白疕　皮损为点状、钱币状或不规则形红色浸润性斑块,表面覆有多层银白鳞屑,刮去鳞屑有薄膜现象,除去薄膜可见点状出血。

【治疗】

以西医治疗为主,中医治疗为辅;按疾病分期选择治疗方案,注意保护患者免疫功能。

(一) 辨证论治

1. 湿热毒盛证

主症: 皮损为红斑、丘疹、斑片、苔藓样或鱼鳞样斑块,表面光泽,皮肤瘙痒;伴口干或口腻,便干或溏;舌红,苔黄腻,脉滑数。

治法: 清热化湿,解毒祛斑。

方药: 黄连解毒汤合龙胆泻肝汤加减。瘙痒重者,加白鲜皮、地骨皮祛风止痒;下肢为重者,加独活、牛膝补肝肾、强腰膝、引药下行;心烦口渴者,加生石膏、知母清热除烦。

2. 痰瘀蕴结证

主症: 皮肤暗红斑、硬结,瘙痒剧烈;伴口渴不欲饮,腹胀纳呆,便溏;舌暗红胖大,或有瘀点、瘀斑,苔薄白或腻,脉涩。

治法: 祛湿化痰,活血散结。

方药: 桃红二陈汤加减。急躁易怒、失眠多梦者,加生龙骨、磁石镇心安神。

3. 气血亏虚证

主症: 病程日久,皮肤肿瘤向表皮隆起,甚至如蕈样,有时破溃,多处肿大;伴神疲乏力,气短懒言,面色淡白或萎黄,头晕目眩,唇甲色淡,心悸失眠;舌淡,苔少,脉细弱。

治法: 补益气血,解毒散结。

方药: 八珍汤加减。心悸失眠者,加百合、酸枣仁养心安神;毛发干枯者,加黄精、桑椹益肾填精。

(二) 外治法

中药药浴疗法　可选用荆芥、苦参、紫草、赤芍、大黄、地肤子等煎水外洗。以清热凉血,祛风止痒。

(三) 其他治法

1. 针刺疗法　取肝俞、中府、脾俞、曲池、合谷、足三里、阴陵泉,配胆俞、胃俞、风池、血海、尺泽、膈俞等。每次选穴 4～6 个,用泻法或补泻兼施,留针 30 分钟,每日 1 次,10 次 1 疗程。

2. 物理疗法

(1) PUVA 光化学治疗或窄普 UVB: 红斑期和无淋巴结肿大的斑块期,未发现异常循环 T 细胞者,都可选择光疗。

(2) 全身皮肤电子束照射: 单独或联合应用,照射深度一般控制在 5 mm 以内,通常在 8～10 周内累积剂量为 30～36 Gy。

【预防及调摄】

(1) 避免日光过度暴晒。

(2) 注意局部皮肤清洁护理,避免搔抓、摩擦,以防感染。

(3) 饮食宜清淡,忌食辛辣刺激性食物。

第六节　脚　　疽

脚疽是一种皮肤上出现黑色斑片,之后隆起呈斑块状、结节状、蕈状、菜花状,表面易破溃、出血的恶性度较高的肿瘤类疾病。根据其形态特点,中医学又称之为"厉疽""黑子""黑疔""脱疽"等。早期表现为正常皮肤上出现黑色损害,或原有黑素细胞痣于近期扩大,色素加深;其后皮损隆起、溃破、血性渗出物,周围可以有形状不规则的色素晕,甚至卫星状损害。本病愈后较差,男性发病比率高于女性,相当于西医的恶性黑素瘤(malignant melanoma)。

【病因病机】

本病多因禀赋不足,气血久亏,热毒之邪搏于血气,或脉络之血滞于卫分,阳气束结,致血凝气滞、津液不布,痰瘀凝滞,而生乌黑肿块。

1. 热毒炽盛　先天禀赋不足,热毒之邪外袭,阴阳失衡,热毒充斥血脉,侵蚀肌肤而发。

2. 气血瘀滞,痰浊聚结　脉络之血滞于卫分,阳气束结,致血凝气滞,痰瘀凝滞,而生乌黑肿块。

3. 气血败坏,痰浊走窜　瘀血停滞,脉络不通,而脉道不通,气不往来,可使津液不布,聚为痰涎,与瘀血相并,久而瘀血坏气,邪气助推痰浊流动肌肤体表而发。

【临床表现】

根据临床特征主要有4种类型的黑素瘤。

1. 肢端雀斑痣样黑素瘤(acral lentiginous melanoma)　本型在我国较常见,多由肢端雀斑样痣侵袭性生长发展而来,好发于掌跖、甲床和黏膜(鼻咽、口腔和女性生殖道等),皮损表现为色素不均匀、边界不规则的斑片(图20-7)。由于发病部位特殊且隐匿,容易被忽视。

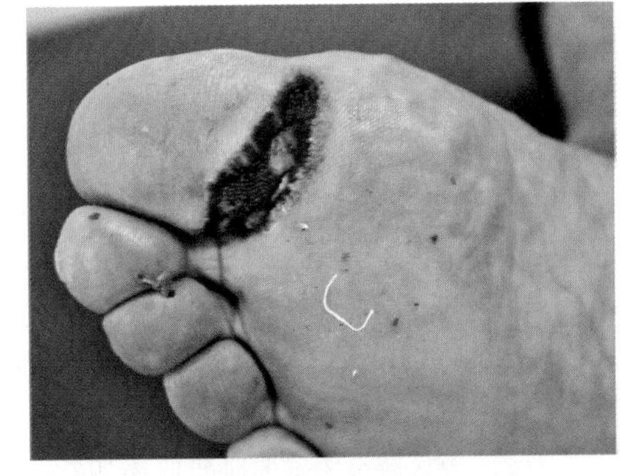

图20-7　脚疽

2. 恶性雀斑痣样黑素瘤(lentigo malignant melanoma)　好发于面部等曝光部位,老年人多见。皮疹为颜色不均匀的色素性斑片,淡褐色至褐色,上有暗褐色或黑色小斑点,边缘不成形,并逐渐外扩,不均匀地变黑,病程长达数年。

3. 结节性黑素瘤(nodular melanoma)　好发于头部、颈部和躯干的曝光区。肿瘤表面可光滑或呈圆顶状、蕈样改变,易破溃形成溃疡。出血通常是晚期表现。

4. 浅表扩散性黑素瘤(superficial diffuse melanoma) 好发于间歇性曝光部位,上背部和小腿是最常见的发病部位。皮损可原位发生或起源于先前的痣,一般外观不规则,颜色多样,可呈棕黄色、褐色、粉色、白色、灰色甚至脱色素,边缘可伴瘙痒,多直径>0.5 cm。

此外,恶性黑素瘤还可以累及鼻腔、口腔等黏膜,并导致破溃,引发出血、疼痛、阻塞等。

【辅助检查】

组织病理表现:在放射状生长期恶性黑色素细胞在表皮内的多层和真皮的浅表乳头中生长,可单独发生或以巢样聚集;在垂直生长阶段,进一步扩大至网状真皮层及更广泛部位。

瘤细胞抗S-100蛋白和抗HMB-45单抗进行免疫过氧化酶染色阳性,可有助于诊断。

【诊断要点】

(1) 好发于30岁以上的成年人和老年人,青年人发病者少,儿童罕见。

(2) 皮肤黑素瘤多由痣发展而来,痣的早期恶变症状可总结为以下ABCDE法则:A. 非对称(asymmetry);B. 边缘不规则(border irregularity);C. 颜色不均匀(color variation),表现为污浊的黑色,也可有褐、棕、棕黑、蓝粉、黑甚至白色等多种不同颜色;D. 直径(diameter):色素痣直径>5~6 mm或色素痣明显长大时要注意,黑素瘤通常比普通痣大,对直径>1 cm的色素痣最好做活检评估;E隆起(elevation)即表面不平整。

(3) 组织病理学检查是金标准,抗S-100蛋白和抗HMB-45单抗阳性可协助诊断。

【鉴别诊断】

1. 寿斑(脂溢性角化病) 可表现为多发的黑色斑疹、丘疹或斑块,好发于头面部,部分皮损表面呈"疣状"增生样改变,皮肤组织病理学检查可鉴别。

2. 翻花疮(鳞状细胞癌) 多发生于慢性反复刺激的皮损上,好发在手足或颜面皮肤黏膜交界处,表现为质硬、浸润性、边缘外翻的溃疡。组织病理学检查可鉴别。

3. 癌疮(基底细胞癌) 主要发生在曝光部位,病情发展缓慢,临床表现以丘疹、结节和斑块损害为主。组织病理学检查可鉴别。

4. 鲍温病 又称原位鳞状细胞癌,好发于老年人,发生于皮肤或黏膜内,表现为边界清楚的鳞屑性斑片或轻度隆起性斑块,多无自觉症状,进展缓慢。

【治疗】

早期黑素瘤在活检确诊后应尽快行原发灶扩大切除手术,扩大切除的安全切缘是根据肿瘤浸润深度来决定。根据患者体质及并发症,可联合中医中药治疗。

(一) 辨证论治

1. 热毒炽盛证

主症:多发生于疾病早期。肿块乌黑或杂色相间,或红肿溃烂,灼热疼痛,或渗血流脓、漫肿一片;伴心烦难寐,口干口苦,大便干结,小便黄赤;舌质红,苔黄,脉滑数。

治法:清热解毒,活血散结。

方药:黄连解毒汤合凉血活血汤加减。口苦咽干、大便秘结者,加丹皮、板蓝根、玄参清热凉血、解毒利咽、养阴通便;烦渴较甚者,加芦根、天花粉生津止渴。

2. 气血瘀滞、痰浊聚结证

主症：多发生于疾病的早期。皮肤出现黑色斑块或结节肿块；饮食尚可，二便正常；舌质暗红有瘀点，脉弦或滑。

治法：活血祛瘀，化痰散结。

方药：血府逐瘀汤加减。痛经者，加香附、乌药理气止痛；骨节僵硬、疼痛者，加乌梢蛇、地龙、秦艽通络止痛。

3. 气血败坏，痰浊走窜证

主症：多见于疾病中后期。黑色素斑块或结节肿块破溃出血，或形成溃疡，或周围皮肤出现黑斑结节、卫星灶；伴形体消瘦，气短乏力，纳差便溏，双目无神；舌质暗淡，脉细涩无力。

治法：补益气血，扶正祛邪。

方药：八珍汤加减。皮疹坚硬者，加丹参、鸡血藤、三七活血化瘀止痛；纳差便溏者，加山药、炒薏米健脾除湿而实大便。

（二）中成药治疗

1. 消瘤片　清热解毒，活血化瘀，消痰软坚。适用于疾病早期，无发热、无破溃的患者。

2. 菊藻丸　扶正固本，破血逐瘀，软坚散结。适用于疾病中后期，体质羸弱、皮疹溃破的患者。

（三）外治法

1. 本病初起阶段　用黄连膏合黑布药膏外涂，每日换药1次，以达移毒外出之功。

2. 本病中后期　疮形破溃，如菜花状，流污秽脓血，用五虎丹外敷，以祛腐生肌。

（四）其他治法

1. 手术疗法　手术为主要治疗方法，尤其是对早期病变。根据肿瘤的类型和部位考虑切除的范围，一般主张在活检确诊后尽快做原发灶扩大切除手术。对于侵入较深的肿瘤，切除范围应包括肿瘤周边正常皮肤的 4～6 cm，伴淋巴结转移者同时做近卫淋巴结切除，必要时化疗治疗。

2. 放射疗法　黑素瘤的放疗分为辅助放疗和姑息放疗，前者主要用于淋巴结清扫和某些头颈部黑素瘤（尤其是鼻腔）患者的术后补充治疗，可进一步提高局部控制率；后者主要用于骨转移和脑转移患者。

【预防及调摄】

（1）特殊部位如足底、腰背、会阴等易摩擦部位的色素痣需要尽早切除。

（2）避免物理刺激色素痣和强光照射。

（3）若色素痣突然增大，颜色变深或变浅，周围出现卫星灶，需尽早切除痣体，并行组织病理学检查。

（4）加强营养，增强体质，建立战胜疾病的信心。

附1　汗管瘤

汗管瘤（syringoma）是以眼睑特别是下眼睑，或颊部、颈部、上胸、腰和外生殖器等部位的正常皮色或淡褐色的半球形或扁平丘疹为特征(图 20－8)。多见于中、青年女性,部分有家族史。

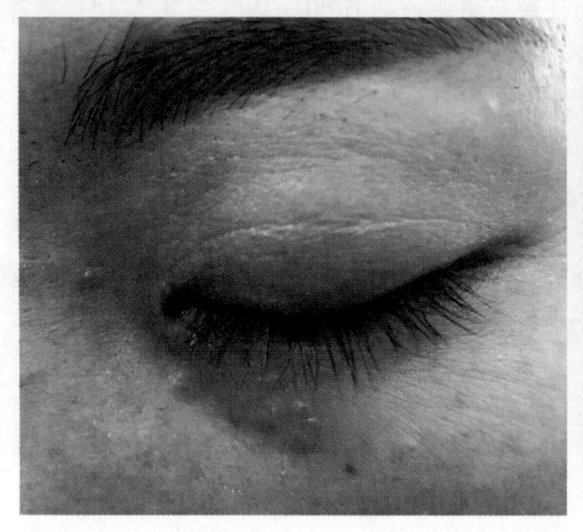
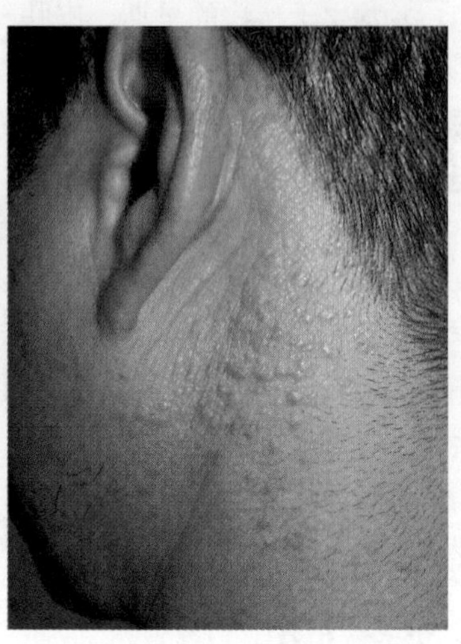

图 20－8 汗管瘤

中医学认为,本病主要是由于风热之邪袭人之皮毛,或肝郁气滞血瘀,或肝经湿热聚结所致。临床上可分为眼睑型、发疹型、局限型 3 型,皮疹常渐渐增大至一定大小后不再长大,很少自行消退,病变属良性。需与扁平疣、粟丘疹、毛发上皮瘤相鉴别。

中医治疗以疏肝行气、化瘀散结为主,慎用五秒水仙膏等点涂,或结合激光等物理手段去除。

附 2 乳房外湿疹样癌

乳房外湿疹样癌(extramammary eczematoid carcinoma)又称乳房外帕哲病(Paget 病)。以境界清楚的红斑,表面呈湿疹样,糜烂、渗出、结痂,伴痒痛为临床特征。多见于中老年男性。

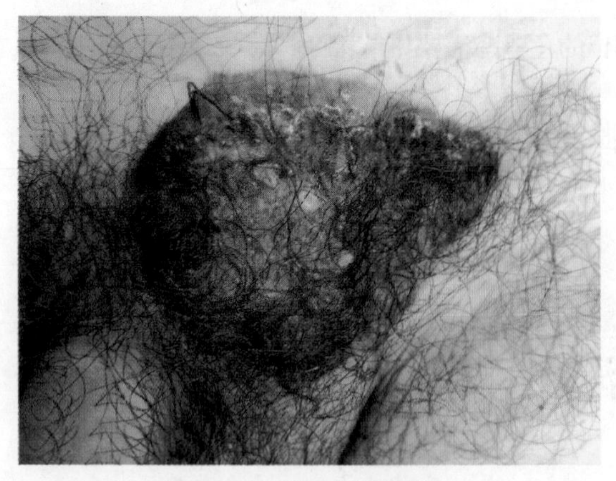

图 20－9 乳房外湿疹样癌

中医学认为,本病主要是肝郁气滞化火,脾失健运,湿浊内生,气血凝滞而发病。皮损好发于阴囊、阴茎、大小阴唇和阴道,少数见于会阴、肛周、腋窝等部位。表现为淡褐色浸润斑块,表面糜烂、渗出,覆少许鳞屑或结痂,边界清楚,触之有浸润感(图 20－9),可有瘙痒或疼痛。需与湿疹相鉴别。

治疗上,中医采用辨证论治,以疏肝活血、理气化湿为治则。西医则根据皮损情况选择光动力或手术切除治疗。

附3　瘀毒顽疮

瘀毒顽疮是一种局限于表皮内的鳞状细胞癌。以孤立、境界清楚的暗红色斑片或斑块，表面常有鳞屑、结痂、渗出为临床特征。可发生于任何年龄，以中老年人多见。相当于西医的Bowen病(Bowen's disease)。

本病病因与慢性光损伤、免疫功能抑制、长期接触砷剂、病毒感染等有关。临床表现为暗红色或褐色的斑块，圆形、多环形或不规则形，境界清楚，表面不平，附鳞屑、结痂(图20-10)。皮损可发生于任何部位，多为单发，病程缓慢，可转变为侵袭性鳞状细胞癌。需与银屑病、日光性角化病、砷角化病、Paget病、基底细胞癌相鉴别。

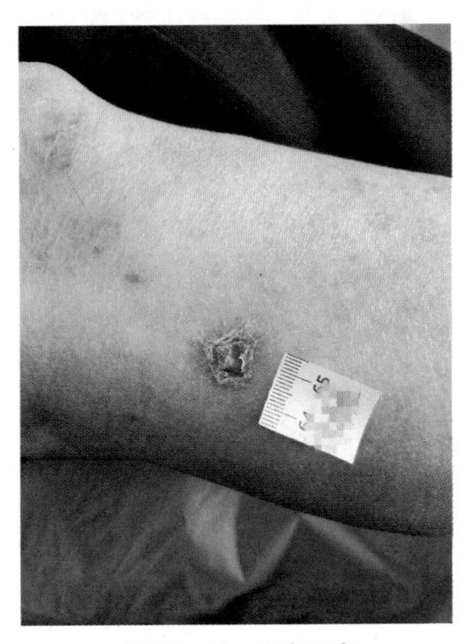

图20-10　瘀毒顽疮

治疗上，中医采用辨证论治，以解毒散结、益气养阴为治则。西医则多选手术切除；较大皮损可应用光动力疗法，较小皮损可采用液氮冷冻、CO_2激光治疗，也可外用咪喹莫特乳膏或5-氟尿嘧啶软膏。

(李铁男　叶建州)

第二十一章 性传播疾病

导学

性传播疾病(sexually transmitted disease, STD)简称性病,是指通过性器官接触、类似性行为及间接接触传染的一组传染性疾病。我国目前流行的最常见的性病是花柳毒淋、杨梅疮、淋证、阴部热疮、臊疣和艾滋病等。通过学习,要求掌握各病的临床表现、诊断要点、鉴别诊断,熟悉病因病机、辨证论治,了解外治法、中成药治疗和预防及调摄。

第一节 花柳毒淋

花柳毒淋是由淋病双球菌(neisseria gonorrhea)所引起的泌尿生殖系感染的性传播疾病。主要通过性交传染,极少数也可通过间接传染。主要表现为泌尿生殖系统的化脓性感染,也可导致眼、咽、直肠感染和播散性淋球菌感染。据世界卫生组织的统计,全球每年淋病患者达两亿五百万人,在我国有增加趋势。相当于西医的淋病(gonorrhea)。

【病因病机】

本病因宿娼恋色或误用污染之器具,湿热秽浊之气由下焦前阴窍口入侵,阻滞于膀胱及肝经,湿热熏蒸,气化失司而成湿热毒蕴之证;若失治误治,久病不愈,导致肾虚阴亏,正虚邪恋,而成阴虚毒恋之证。

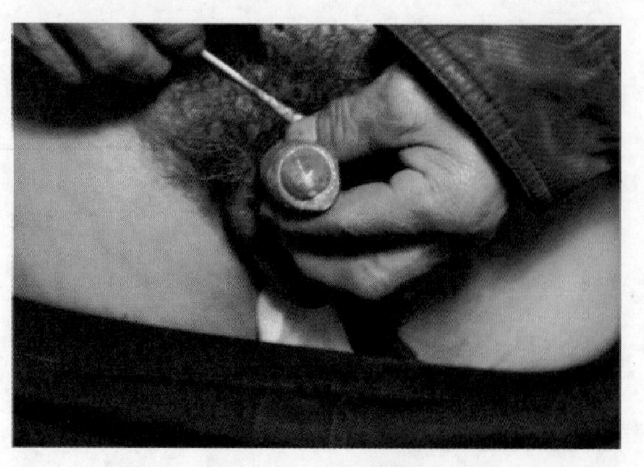

图 21-1 花柳毒淋

【临床表现】

本病有不洁性交或间接接触传染史。潜伏期一般为2～10日,平均3～5日。

1. 男性急性淋病 尿道口红肿发痒和轻度刺痛,继而有稀薄黏液流出,引起排尿不适,24小时后症状加剧。排尿开始时尿道外口刺痛或灼热痛,排尿后疼痛减轻。尿道口溢脓,开始为浆液性分泌物,以后出现黄色黏稠的脓性分泌物,特别是清晨起床后分泌物的量较多(图 21-1)。

若有包皮过长，可引起包皮龟头炎，严重时可并发腹股沟淋巴结肿大。当病变上行蔓延至后尿道时，可出现终末血尿、血精、会阴部轻度坠胀等症状。

2. 男性慢性淋病　表现为尿痛轻微，排尿时仅感尿道灼热或轻度刺痛，常可见终末血尿。尿道外口不见排脓，挤压阴茎根部或用手指压迫会阴部，尿道外口仅见少量稀薄浆液性分泌物。患者多有慢性腰痛，会阴部胀感，夜间遗精，精液带血。淋病反复发作者可出现尿道狭窄，少数可引起输精管狭窄或梗塞，发生精液囊肿，极易并发淋病性前列腺炎、附睾炎、精囊炎、膀胱炎等疾病。

3. 女性急性淋病

(1) 淋菌性宫颈炎：症见大量脓性白带，子宫颈充血、触痛。若阴道脓性分泌物较多者，常有外阴刺痒和烧灼感。因常与尿道炎并见，故也可有尿频、尿急等症状。

(2) 淋菌性尿道炎：症见尿道口充血、压痛，并有脓性分泌物，轻度尿频、尿急、尿痛，排尿时有烧灼感，挤压尿道旁腺有脓性分泌物。

(3) 淋菌性前庭大腺炎：症见前庭大腺红、肿、热、痛，触痛明显。全身症状有高热、畏寒等。

4. 女性慢性淋病

(1) 幼女淋菌性外阴阴道炎：症见外阴红肿、灼痛，阴道及尿道有黄绿色分泌物等。

(2) 合并症型女性淋病：若炎症波及盆腔等处，则易并发盆腔炎、输卵管炎、子宫内膜炎等，偶可继发卵巢脓肿、盆腔脓肿、腹膜炎等。

(3) 播散性淋病：常出现淋菌性关节炎、淋菌性败血症、脑膜炎、心内膜炎及心包炎等。

(4) 泌尿生殖系外的淋病：其他部位的淋病主要有新生儿淋菌性结膜炎、咽炎、直肠炎等。

【辅助检查】

采取病损处分泌物或穿刺液涂片做革兰染色，在多形核白细胞内找到革兰染色阴性的淋球菌，可初步诊断。经培养检查即可确诊。

【诊断要点】

(1) 患者有婚外性接触或配偶有淋病感染史，与淋病患者(尤其家中淋病患者)有共用物品史，新生儿母亲有淋病史。

(2) 淋病的主要症状有尿频、尿急、尿痛、尿道口流脓或子宫颈口、阴道口有脓性分泌物等；或有淋菌性结膜炎、肠炎、咽炎等表现；或有播散性淋病症状。

(3) 淋球菌涂片或培养检测呈阳性。

【鉴别诊断】

1. 淋证　主要由沙眼衣原体和解脲支原体感染所引起。潜伏期较长，尿道炎症较轻，尿道分泌物少。分泌物查不到淋球菌，也可做衣原体、支原体检测。

2. 念珠菌性尿道炎　多有反复感染史，病史较长。尿道口、龟头、包皮潮红，可有白色垢物，明显瘙痒。检测可见念珠菌丝。

【治疗】

(一) 辨证论治

1. 湿热毒蕴证

主症：尿道口红肿，尿液混浊如脂，尿道口溢脓，尿急、尿频、尿痛，尿道灼热，严重者尿道黏膜水肿、附近淋巴结红肿疼痛，女性子宫颈充血、触痛，并有脓性分泌物，或有前庭大腺红肿热痛等；可伴发热等全身症状；舌红，苔黄腻，脉滑数。

治法：清热利湿，解毒化浊。

方药：龙胆泻肝汤加减。脓性分泌物多伴异味等湿热重者，加土茯苓、红藤、萆薢等清热利湿解毒。

2. 阴虚毒恋证

主症：小便不畅、短涩、淋漓不尽，女性带下多或尿道口见少许黏液，酒后或疲劳易复发；伴腰酸腿软，五心烦热，食少纳差；舌红，苔少，脉细数。

治法：滋阴降火，利湿祛浊。

方药：知柏地黄丸加减。尿道口黏液多者，加土茯苓、萆薢等清热利湿解毒。

（二）外治法

中药淋洗疗法　可选用土茯苓、地肤子、苦参、芒硝各 30 g，煎水外洗局部，每日 3 次。

（三）其他治法

淋球菌对青霉素 G 敏感性高，90%的患者给予足量的青霉素治疗效果好，因此淋病的抗菌治疗以青霉素为首选。用普鲁卡因青霉素 480 万 U 一次性肌内注射；或大观霉素 2 g，1 次肌内注射；或头孢曲松钠 250 mg，1 次肌内注射。急性期且为初次感染者，给药 1～2 次即可，慢性者应给药 7 日以上。

【预防及调摄】

(1) 杜绝不洁性交，提倡性交时使用避孕套。

(2) 及时规范治疗，同时治疗性伴侣。

(3) 患病期间暂停性行为，注意个人卫生。

(4) 忌烟酒、辛辣刺激性食物。

（姜　杰）

第二节　杨梅疮

杨梅疮归属于中医学的“霉疮”“疳疮”“花柳病”等范畴，是由梅毒螺旋体(treponema pallidum，TP)引起的一种全身性、慢性性传播疾病。早期以皮肤黏膜损害为主要表现，晚期可造成骨骼、眼部、心血管及中枢神经系统等多器官组织病变。主要由不洁性交传染，偶尔通过接吻、哺乳，或接触患者污染的衣物、输血等途径间接传染，亦可通过母婴传播。相当于西医的梅毒(syphilis)。

【病因病机】

本病的发生总由淫秽疫毒与湿、热、风邪杂合所致，内伤心肝肾，外侵筋骨皮。早期疫毒入侵肝经，夹湿化热，致使肝经湿热；或热毒炽盛入血，致使血热蕴毒；久病邪毒积聚肌骨，导致毒结筋骨；或久病累及肝肾，导致肝肾亏损；或晚期耗伤心肾，导致心肾亏虚。

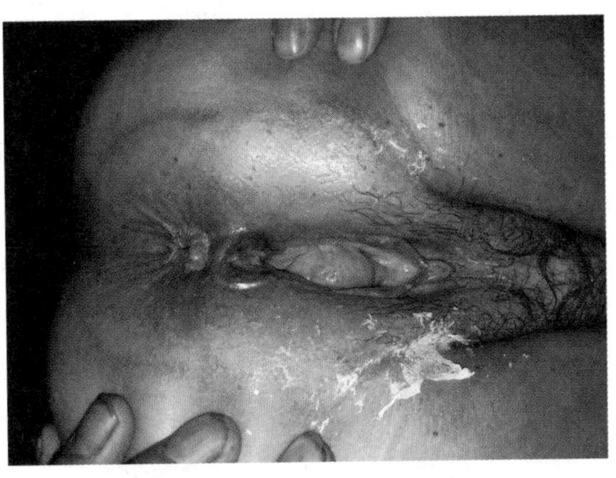

图 21-2　一期梅毒硬下疳

【临床表现】

1. 获得性梅毒(acquired syphilis)

(1) 一期梅毒(primary syphilis)：① 潜伏期为 3 周左右。② 最早的皮损为典型的硬下疳(chancre)，常在冠状沟、阴茎、包皮、肛门等处出现粟粒大小的硬结，绕以红晕，不痛(图 21-2)。硬结破溃糜烂，无脓液，有灰白色薄膜覆盖，不易除去，2～3 周可以自愈。③ 硬下疳发生 3 周左右，梅毒血清试验呈阳性，可查见梅毒螺旋体。

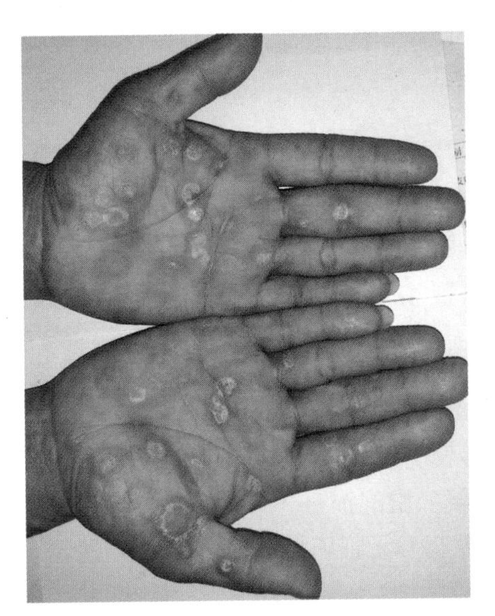

图 21-3　二期梅毒掌部皮疹

(2) 二期梅毒(secondary syphilis)：① 在感染后 9～12 周发生，二期梅毒是从梅毒疹出现到不再发生的整个阶段，一般为半年至 3 年。② 有发热、头痛、骨节酸痛等流感样症状。然后在胸背、腹部及四肢相继出现皮损，呈周期性和间歇性发作，不痛不痒。皮损出现斑疹、丘疹、脓疱疹，数目由多变少，面积可变大，颜色为玫瑰红或暗红色，压之不褪色。掌跖部位可见黄豆大小铜红色斑疹伴有领圈样脱屑(图 21-3、图 21-4)。口腔、生殖器可出现黏膜白斑，肛周可见扁平湿疣(图 21-5)，全身淋巴结肿大，2～3 周后可自行消退。③ 还可有脱发、颈部白斑、指甲损害，骨关节、眼、中枢神经系统损害。④ 黏膜或糜烂性损害物中含有梅毒螺旋体，发疹期间血清反应呈强阳性。

(3) 三期梅毒(tertiary syphilis)：① 病程长，易复发，除皮肤黏膜损害外，常侵犯多个脏器。② 常在掌跖、下肢、颜面、舌、腭等皮肤黏膜处出现结节性梅毒疹、树胶样肿、

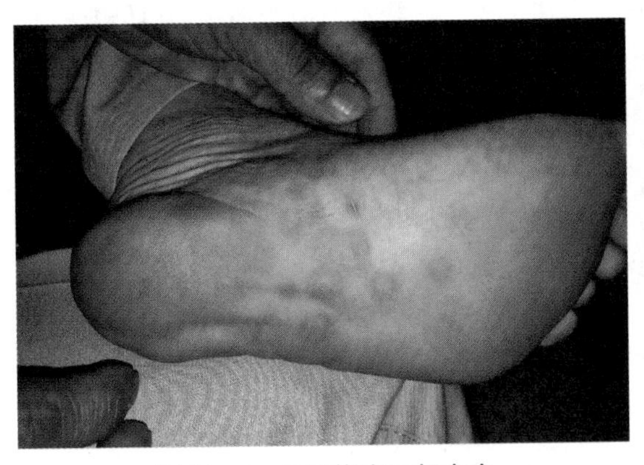

图 21-4　二期梅毒跖部皮疹

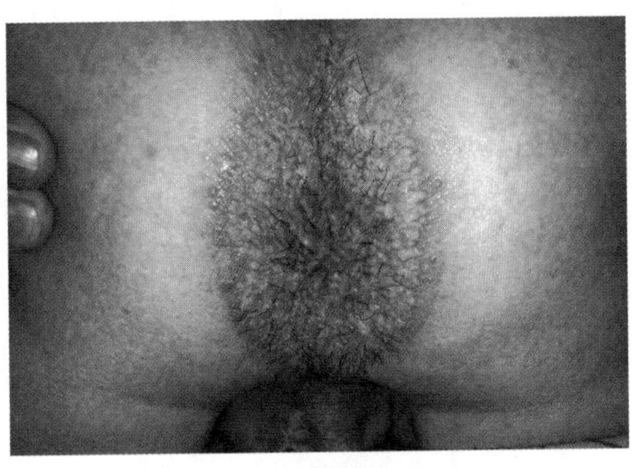

图 21-5　二期梅毒肛周扁平湿疣

对称性近关节结节,亦可破溃形成溃疡,破坏性大,毁形严重。③ 日久可侵犯骨骼、心脏、血管、眼及中枢神经系统,破坏重要脏器时可危及生命。④ 病程是从结节梅毒疹或树胶肿出现到所有病变消失的阶段,一般为1～5年或更长时间。

2. 胎传梅毒(congenital syphilis)

(1) 年龄在2岁以内称早期胎传梅毒(early congenital syphilis): ① 出生后2～3月出现症状。② 患儿营养、发育不良,皮肤松弛,貌似老人,乳汁不进,囟门膨凸,或咽肿音哑,或腹硬如砖,肝脾肿大,二便不通。③ 口周、掌跖及臀部发生大片浸润性红斑、脱屑,重者出现水疱、糜烂,患儿口周可见皲裂,臀、腿皮肤焮红紫晕,其肤碎裂,状如刮痧,或遍体焮赤。

(2) 大于2岁称晚期胎传梅毒(late congenital syphilis): ① 症状及皮损与获得性三期梅毒相似。② 患儿易患实质性角膜炎,双眼角膜有深度浸润,视力受影响。③ 神经性耳聋多在10岁左右发病,起病较急者多为双侧神经性耳聋。

3. 潜伏梅毒(隐性梅毒)(latent syphilis) 梅毒未经治疗,无临床症状,血清反应阳性,排除其他可引起血清反应阳性的疾病存在,脑脊液正常,这类患者感染期限在2年以内者称为早期潜伏梅毒,但随时可发生二期复发损害,有传染性;病期在2年以上为晚期潜伏梅毒,少有复发,少有传染性,但女性患者可经过胎盘传给胎儿,发生胎传梅毒。

【辅助检查】

梅毒螺旋体抗原血清试验或蛋白印迹试验阳性,均有利于诊断;聚合酶链反应检查梅毒螺旋体核糖核酸阳性;或取硬下疳、病损皮肤、黏膜损害的表面分泌物、肿大的淋巴结穿刺液在暗视野显微镜下查到梅毒螺旋体,均可确诊。

【诊断要点】

(1) 有不洁性交史,或性伴侣有梅毒病史,亦或生母为梅毒患者。

(2) 一期梅毒表现为硬下疳和硬化性淋巴结炎,二期梅毒表现为皮肤黏膜损害、骨损害及眼损害,三期梅毒表现为皮肤黏膜损害、骨损害、眼损害、心血管、神经、脑的损害。胎传梅毒早期也可无临床症状,2～3周后可出现皮肤黏膜、眼睛、骨的损害等。潜伏梅毒无临床症状,血清反应阳性。

(3) 梅毒螺旋体直接检查或梅毒血清学试验或脑脊液检查阳性。

【鉴别诊断】

1. 软性下疳 为性病的一种,潜伏期3～14日。常在包皮及冠状沟有数个溃疡,破坏较深、脓多,基底不硬,腹股沟淋巴结肿大破溃,均疼痛明显。

2. 风热疮(玫瑰糠疹) 应与梅毒玫瑰疹相鉴别。风热疮皮损为椭圆形,红色或紫红色斑,其长轴与皮纹平行,附有糠状鳞屑,常可见较大母斑;自觉瘙痒;淋巴结无肿大;梅毒血清反应阴性。

3. 臊疣 应与梅毒扁平湿疣相鉴别。臊疣的疣状赘生物呈菜花状或乳头状隆起,基底较细,呈淡红色;梅毒血清反应阴性。

【治疗】

(一) 辨证论治

1. 肝经湿热证

主症: 多见于一期梅毒。外生殖器疳疮质硬而润,或伴有横痃,杨梅疮多在下肢、腹部、阴部;

兼见口苦口干，小便黄赤，大便秘结；舌质红，苔黄腻，脉弦滑。

治法：清热利湿，解毒驱梅。

方药：龙胆泻肝汤酌加土茯苓、虎杖等。着凉胃肠不适或腹泻之脾胃虚寒者，加干姜、陈皮、山药温中健脾和胃。

2. 血热蕴毒证

主症：多见于二期梅毒。周身起杨梅疮，色如玫瑰，不痛不痒，或见丘疹、脓疱、鳞屑；兼见口干咽燥，口舌生疮，大便秘结；舌质红绛，苔薄黄或少苔，脉细滑或细数。

治法：凉血解毒，泻热散瘀。

方药：清营汤合桃红四物汤加减。口舌生疮、脓疱较多者，加黄连、大青叶等清热解毒。

3. 毒结筋骨证

主症：见于杨梅结毒。患病日久，在四肢、头面、鼻咽部出现树胶肿；伴关节、骨骼作痛，行走不便，肌肉消瘦，疼痛夜甚；舌质暗，苔薄白或灰或黄，脉沉细涩。

治法：活血解毒，通络止痛。

方药：五虎汤加减，酌加当归、红花活血通络。

4. 肝肾亏损证

主症：见于三期梅毒脊髓痨者。患病可达数十年之久，逐渐两足瘫痪或痿弱不行，肌肤麻木或虫行作痒，筋骨窜痛；伴腰膝酸软，小便困难；舌质淡，苔薄白，脉沉细弱。

治法：滋补肝肾，填髓息风。

方药：地黄饮子加减，酌加牡蛎、鳖甲滋阴息风。

5. 心肾亏虚证

主症：见于心血管梅毒患者。心慌气短，神疲乏力，下肢浮肿，唇甲青紫，腰膝酸软，动则气喘；舌质淡有齿痕，苔薄白而润，脉沉迟或结代。

治法：养心补肾，祛瘀通阳。

方药：苓桂术甘汤加减。心慌气短者，加党参、麦冬、五味子补气养阴；神昏失眠者，加首乌藤、酸枣仁养血安神。

（二）外治法

中药涂擦疗法　疳疮部位可外敷鹅黄散；有硬结者外敷冲和膏；溃疡者掺少许五五丹，外盖玉红膏等。

（三）其他治法

目前治疗梅毒的首选药物是青霉素。

1. 早期梅毒　水剂普鲁卡因青霉素 G 80 万 U，肌内注射，每日 1 次，连续 10 日；或苄星青霉素 240 万 U，分两侧臀部肌内注射，每周 1 次，连续 3 周；对青霉素过敏者选用红霉素，每日 2 g，分 4 次口服，连续 15 日，肝肾功能不良者禁用。

2. 晚期梅毒　水剂普鲁卡因青霉素 G 80 万 U，肌内注射，每日 1 次，连续 20 日为 1 个疗程，也可考虑给第二个疗程，疗程间停药 2 周；或苄星青霉素 240 万 U，肌内注射，每周 1 次，共 3～4 次；对青霉素过敏者选用红霉素，每日 2 g，分 4 次口服，连续 30 日为 1 个疗程，肝肾功能不良者禁用。

3. 胎传梅毒　普鲁卡因青霉素 G，每日 5 万 U/kg，肌内注射，连续 10 日；或苄星青霉素 5 万 U/kg，肌内注射，1 次即可（对较大儿童的青霉素用量不应超过成人同期患者的治疗量）。对青霉素过敏者选用红霉素,每日 7.5～25 mg/kg,分 4 次口服,连续 30 日。

【预防及调摄】

(1) 加强梅毒危害及其防治常识的宣教。

(2) 对公共场所加强卫生管理和性病监测。

(3) 做好孕妇胎前检查工作,对梅毒患者要避孕或及早终止妊娠。

(4) 对高危人群定期检查,查出必治、治必彻底,性伴同治,建立随访追踪制度。

(姜 杰)

第三节 淋 证

中医传统的淋证是由性接触为主要传播途径,以尿道炎症为主要病理改变的一种泌尿生殖道炎症。由淋球菌以外的多种病原微生物感染所致,大多数是由沙眼衣原体和解脲支原体引起,少数可由阴道滴虫、兰氏鞭毛虫、念珠菌、疱疹病毒等引起。临床上以尿频、尿急,尿道内轻微灼痒、疼痛,尿道口有稀薄分泌物为主要特征。患者多为青壮年,女性多于男性,在西方国家其发病率急剧上升,甚至超过淋病。在我国的发病率也逐渐上升,成为临床常见的一种性传播疾病。相当于西医的非淋菌性尿道炎(non-gonococcal urethritis)。

【病因病机】

本病主因男女乱交,房室不洁,感染湿浊疫疠之气而成。早期病邪入侵,夹湿化热,湿热下注;继之情绪不畅,肝郁气滞而生;久病及肾,耗伤肾阴,累及膀胱功能失调,三焦水道失于通调,此为本病的主要病因病机。

【临床表现】

衣原体及支原体感染后具有慢性过程和非典型症状的临床特点,潜伏期 1～3 周。

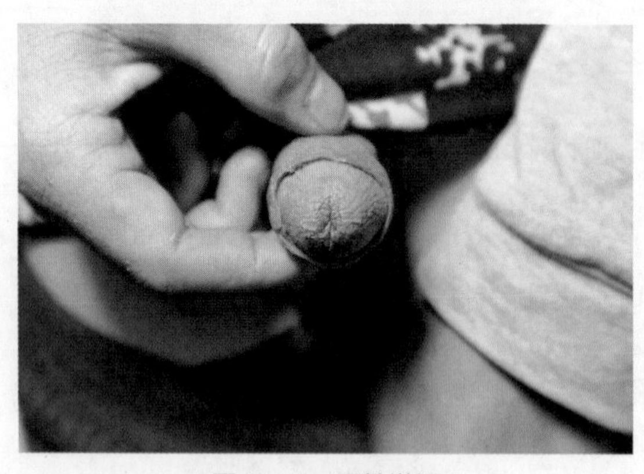

图 21-6 男性淋证

1. 男性淋证 起病缓慢,或是在诊断淋菌性尿道炎治愈后仍有不适的症状,症状较轻,可见尿道刺痒、烧灼感和尿痛、排尿困难,少数有尿道分泌物溢出,晨起首次排尿前易于发现,或仅在尿道口处有一薄层浆痂,出现糊口现象(图 21-6)。

2. 女性淋证 女性衣原体及支原体感染以子宫颈为中心,可见白带增多,子宫颈水肿或糜烂,或有下腹疼痛。并发或单独发生尿道炎,可有尿道灼热或尿频症状,尿道口充血、微红或正常,挤压常见有分泌物溢出。不少患者无任何不适症状。

3. 并发症　主要因为失治、误治、未经彻底治疗所致。男性最常见的是附睾炎，典型的是附睾炎症状与尿道炎症状并存，多为单侧发病；其次是前列腺炎。女性并发症主要是输卵管炎、子宫内膜炎和宫外孕等。男女相关的并发症主要是不育和不孕，极少数男性可出现 Reiter 综合征(表现有尿道炎、关节炎、角膜炎、结膜炎和银屑病样皮疹)。

4. 新生儿感染　新生儿经产道分娩时可感染沙眼衣原体或解脲支原体引起结膜炎或肺炎。

【辅助检查】

非淋菌性尿道炎的诊断主要依靠实验室检测。男性急性期可用拭子插入尿道取样；慢性期及治疗后的复查一定要用前列腺液和尿道拭子结合取样。女性无论是急性期还是慢性期，是初诊还是复查，都要在子宫颈取样。

1. 对尿道炎的检查　主要有尿液常规检查和取男性尿道、女性子宫颈分泌物涂片进行革兰染色。

2. 对病原体的检查　可分离、培养衣原体和支原体等病原微生物进行检测。

3. 药敏试验　用于选择敏感抗生素。

【诊断要点】

(1) 患者有性病接触或者配偶感染等病史。

(2) 男性患者出现尿道炎症状，女性患者以宫颈炎为主。

(3) 衣原体检测和(或)支原体检测呈阳性。

【鉴别诊断】

1. 花柳毒淋　潜伏期较短，平均 3～5 日；尿道炎症状明显，尿道分泌物呈脓性；可查见细胞内革兰染色阴性淋病双球菌。淋证潜伏期较长，尿道炎症状较轻或无，尿道分泌物少，常为稀薄黏液状；分泌物涂片查不到淋病双球菌。

2. 非特异性尿道炎　由化脓性细菌如葡萄球菌和大肠杆菌等引起的尿道炎，与性接触无关，根据病史容易鉴别。

【治疗】

(一) 辨证论治

1. 湿热下注证

主症：小便短赤不适，腹部痞满，口干；舌质红，苔薄黄腻，脉濡或滑数。

治法：清热利湿，化浊通淋。

方药：程氏萆薢分清饮加减。湿热重者，加黄柏、泽泻清利燥热。

2. 肝经郁滞证

主症：尿道刺痒、疼痛，阴部、会阴、腰骶部疼痛或不适感，排尿不畅；兼有下腹部不适，精神抑郁；舌质淡红，苔薄白腻，脉弦或弦数。

治法：疏肝理气，通经化浊。

方药：橘核丸加减。情志忧郁者，加柴胡、陈皮、醋香附疏理肝气。

3. 阴虚湿热证

主症：尿道刺痒、灼痛，尿黄且余沥不尽，尿道口偶有少许分泌物，或晨起见尿道口粘封结痂；

兼见口干咽燥,头晕耳鸣,腰膝酸软;舌质红,苔少或薄黄而腻,脉细数。

治法:滋阴补肾,清热利湿。

方药:知柏地黄丸加减。分泌物多、尿道口灼热者,加萆薢、菖蒲、木通等清热利湿化浊。

(二) 中成药治疗

1. 八正片 清热,利湿,通淋。适用于湿热下注、小便短赤患者。

2. 龙胆泻肝丸 清肝胆,利湿热。适用于肝经郁滞、湿热较重患者。

3. 知柏地黄丸 滋补肾阴,清热利湿。适用于病久不愈、阴虚湿热患者。

(三) 外治法

中药淋洗疗法 选用黄柏、土茯苓、地肤子、白鲜皮、苦参、苍术、千里光、蒲公英等各 30 g,煎水,每日早晚各洗阴部 1 次。

(四) 其他治法

1. 针刺疗法 取肾俞、关元、三阴交、阳陵泉、太溪为主穴,辨证配穴。实证用泻法,虚证用补法,留针 30 分钟。每日 1 次,1 周为 1 疗程。

2. 西医治疗 左氧氟沙星 200 mg,每日 2 次;或莫西沙星 400 mg,每日 1 次;或罗红霉素 150 mg,每日 2 次;或红霉素 500 mg,每日 2 次;或多西环素 100 mg,每日 2 次;或米诺环素 100 mg,每日 2 次。

【预防及调摄】

(1) 注意休息。

(2) 多饮水,忌食辛辣刺激食物。

(3) 患者所用物品要消毒;卫生洁具要单独使用;不与他人共同洗澡、游泳。

(4) 通知性伴接受检查和治疗,在治疗期间禁止性生活。

(于希军)

第四节 阴部热疮

阴部热疮是一种由单纯疱疹病毒(HSV)感染所引起的性传播疾病,归属于中医学“阴疮”“疳疮”等范畴。主要损害男女生殖器的皮肤黏膜处,临床上以局部出现群集小疱、糜烂和自觉灼痛为特点。本病多为性行为传播,在欧美一些国家,其发病率超过梅毒、淋病,在我国的发病率也呈逐年上升趋势。好发于 15~45 岁性活跃期男女。相当于西医的生殖器疱疹(genital herpes)。

【病因病机】

本病多因不洁性交,感受湿热秽浊之邪,湿热侵及肝经,下注阴部,热炽湿盛,湿热郁蒸而外发疱疹;或素体阴虚,或房劳过度,损伤阴精,加之湿热久恋,日久热盛伤阴,正气不足,邪气缠绵,导致正虚热盛而病情反复发作,经久难愈。

【临床表现】

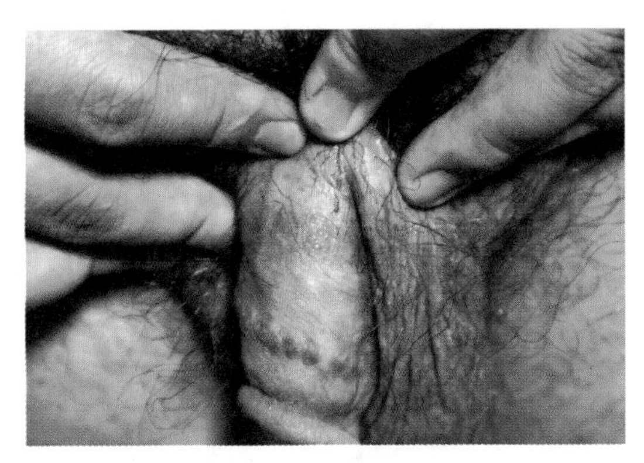
图 21-7　阴部热疮

1. 原发性阴部热疮　潜伏期 2～7 日。原发损害为 1 个或多个小而瘙痒的红斑、丘疹，迅速变成小水疱(图 21-7)，3～5 日后可形成脓疱，破溃后表面糜烂、溃疡、结痂，伴有疼痛。皮损单发或融合，男性好发于包皮、龟头、冠状沟、阴茎，偶可见于尿道，女性常发生于外阴、大小阴唇、阴蒂、阴道、子宫颈。皮损此消彼长，反复出现。

2. 复发性阴部热疮　多在原发皮疹后 1 年内复发，一般复发间歇期 3 周至 4 个月，各种原因导致的抵抗力低下是主要诱因。临床表现类似原发性阴部热疮，但较原发性者无论局部还是全身症状都轻。50%的患者在复发部位出现局部瘙痒、烧灼感和刺痛等前驱症状，一般 7～10 日皮损可消退愈合。

3. 并发症　常见有脑膜炎、脑炎、骶神经根炎、脊髓脊膜炎、疱疹性指头炎和泌尿生殖系统感染等。

【辅助检查】

1. 病毒分离培养　为生殖器疱疹实验室诊断的"金标准"。从水疱底部取材做组织培养，阳性率为 60%～90%。

2. 细胞学检查(Tzanek 涂片)　镜下可见多核巨细胞或核内病毒包涵体。

3. 抗原检测　对早期损害有较高的敏感性和特异性，常用方法有酶免疫试验(EIA)、放射免疫测定、免疫荧光法和聚合酶链反应(PCR)。

4. 抗体检测　应用最广泛的是 HSV-Ⅱ抗体检测。

【诊断要点】

(1) 有性病接触或者配偶感染史。

(2) 生殖器及会阴部有簇集或散在的小水疱，可伴有糜烂、结痂，自觉疼痛。

(3) 病毒分离培养或细胞学检查阳性。

【鉴别诊断】

1. 硬下疳　无痛性溃疡和无痛性腹股沟淋巴结肿大有时与生殖器疱疹的溃疡相混淆，但硬下疳溃疡基底较硬，可检测到梅毒螺旋体，梅毒血清反应阳性。

2. 软下疳　溃疡较深、疼痛，未经治疗不会自行消退；淋巴结肿大疼痛，可穿破；溃疡处分泌物较多，呈脓样，色灰黄；可检查到软下疳菌。

3. 包皮龟头炎　龟头或包皮潮红，有轻度糜烂和浆液性分泌物，但无群集小水疱；一般也无淋巴结肿大。

【治疗】

(一) 辨证论治

1. 肝经湿热证

主症：生殖器部位出现红斑、群集小疱、糜烂或溃疡，甚至出现脓疱，灼热、轻痒或疼痛；伴口干口苦,小便黄,大便秘结,或腹股沟淋巴结肿痛;舌质红,苔黄腻,脉弦数。

治法:清热利湿,化浊解毒。

方药:龙胆泻肝汤加减。脓疱多、皮疹较重者,加大青叶、板蓝根、马齿苋等清热解毒。

2. 阴虚邪恋证

主症:外生殖器反复出现潮红、水疱、糜烂、溃疡、灼痛,日久不愈,遇劳复发或加重;伴神疲乏力,腰膝酸软,心烦口干,五心烦热,失眠多梦;舌质红,苔少或薄腻,脉弦细数。

治法:滋阴降火,解毒除湿。

方药:知柏地黄丸加减。心烦口干者,加天花粉滋阴清热除烦;失眠多梦者,加首乌藤、酸枣仁、柏子仁养心血、安心神。

(二)中成药治疗

1. 龙胆泻肝汤　清肝胆,利湿热。适用于肝经湿热证患者。

2. 知柏地黄丸　滋肾阴,除湿毒。适用于阴虚邪恋证患者。

(三)外治法

1. 中药涂擦疗法　马齿苋、野菊花、地榆、苦参各 30 g,水煎外洗,每日 2～3 次;洗后外涂青黛散。

2. 物理疗法　微波或紫外线照射治疗。

(四)其他治法

西医治疗　① 系统药物治疗:阿昔洛韦 400 mg,口服,每日 3 次;或伐昔洛韦 500 mg,口服,每日 2 次。疗程 7～10 日。皮疹泛发或病情较重者,静脉注射膦甲酸,40 mg/kg,每日 2 次,连用 2～3 周。② 外用药物治疗:以收敛、干燥和防止继发感染为主,可用 3%阿昔洛韦软膏或炉甘石洗剂;继发感染可用莫匹罗星或夫西地酸软膏。

【预防及调摄】

(1) 保持局部清洁、干燥和疱壁的完整,可每日用等渗生理盐水清洗。

(2) 坚守良好的性道德、性观念,洁身自爱,远离感染。

(3) 感染活动期禁止性生活,感染静止期性交时使用避孕套。

(4) 妊娠早期患者应终止妊娠,妊娠晚期感染者应选择剖宫产。

(5) 注意休息,保持心情舒畅,加强营养,增强体质,忌食辛辣刺激食物。

(于希军)

第五节　臊　疣

臊疣根据发生部位不同分为外阴臊疣和肛门臊疣,是由人类乳头瘤病毒(HPV)感染所引起的一种良性皮肤肿瘤。多发生于男、女生殖器及肛门周围,绝大多数通过性接触传染。近年来,本病的发病率在西方国家迅速上升，在我国也成为发病率仅次于淋病的性传播疾病。现已发现人类乳头瘤病毒与癌关系密切，也注意到此类病毒的亚临床感染，故引起广泛重视。相当于西医的尖锐湿疣(condyloma acuminatum)，也称生殖器疣、性病疣。

【病因病机】

本病主因滥交或房事不洁，感染秽浊之毒，毒邪蕴结，聚生湿热，湿热下注所致。由于湿毒为阴邪，其性黏滞，缠绵难去，久之耗伤正气，致使脾虚毒蕴而发。

【临床表现】

本病好发于青年和中年性活跃者，潜伏期1～8个月，平均3个月。外生殖器及肛周皮肤黏膜湿润区为皮损好发部位，男性多在阴茎包皮、龟头、尿道口、冠状沟、系带(图21-8、图21-9)；女性多在阴唇、阴蒂、子宫颈、阴道和肛门(图21-10)；同性恋者常见于肛门和直肠，亦有在乳头、口唇、腋下、脐窝等处。基本损害为淡红色或污秽色、柔软的表皮赘生物。赘生物大小不一，单个或群集分布，表面分叶或呈棘刺状，湿润，基底较窄或有蒂，但在阴茎体部可出现基底较宽的“无蒂疣”。由于皮损排列分布不同，外观上常表现为点状、线状、重叠状、乳头瘤状、鸡冠状、菜花状、蕈状等不同形态。本病常无自觉症状，部分患者可出现局部疼痛或瘙痒。疣体易擦烂出血，若继发感染，分泌物增多，可伴恶臭。

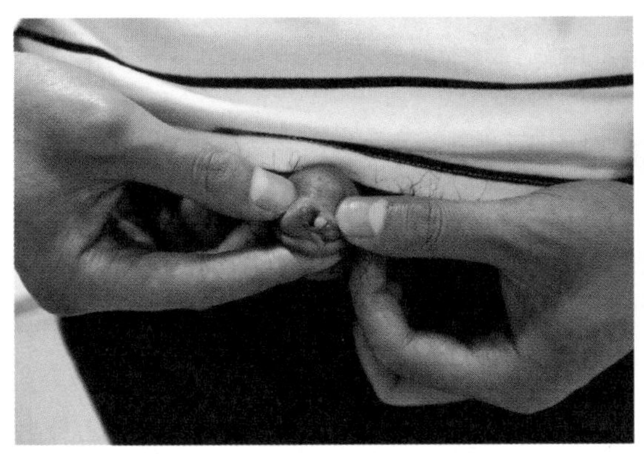

图21-8　男性尿道口臊疣

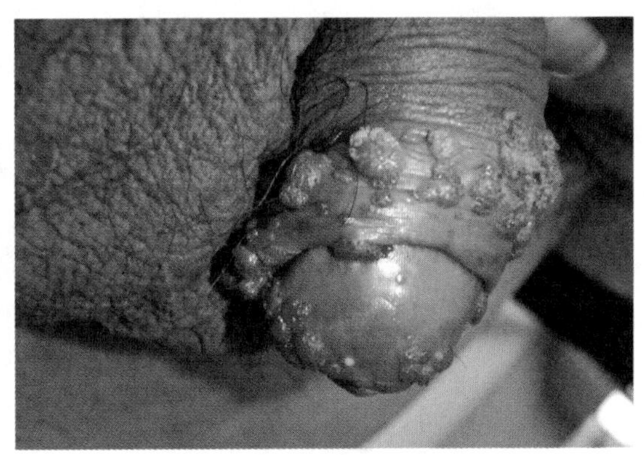

图21-9　男性包皮、龟头臊疣

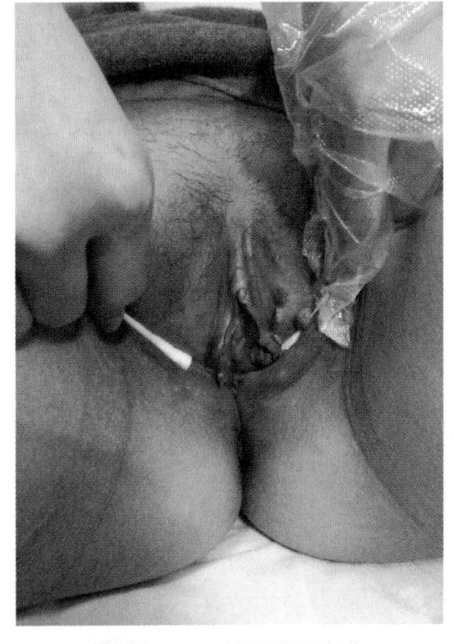

图21-10　女性外阴臊疣

【辅助检查】

1. 醋酸白试验　用3%～5%的醋酸液涂擦或湿敷3～10分钟，阳性者局部变白，病灶稍隆起。

2. 聚合酶链反应(PCR)　本法敏感性和特异性均很高。

3. 组织病理学检查　可见空泡细胞和角化不良细胞，角化不全，棘层肥厚，表皮突延长、增厚，呈乳头瘤样增生，棘细胞和基底细胞有相当多核分裂，类似鳞状细胞癌,但其细胞排列规则、真皮与表皮界清。

【诊断要点】

(1) 有与臊疣患者不洁性交或间接接触史等。

(2) 外阴或肛周有大小不等的疣状赘生物。

(3) 醋酸白试验、组织病理学检查或 PCR 检测阳性。

【鉴别诊断】

1. 阴茎珍珠疹　为类珍珠白灰色、淡红色细小均匀的小丘疹,可出现在系带两旁或在冠状沟整齐排列成行,互不融合;无自觉症状。

2. 假性湿疣　多发生在女性小阴唇内侧;呈密集绒毛状生长,较细,红色或灰红色,生长有自限性,大小较均匀;局部湿润,轻微瘙痒。

3. 扁平湿疣　是二期梅毒的典型表现,皮损扁平增厚,质稍硬;分泌物涂片在暗视野或银染色可查到梅毒螺旋体,梅毒血清反应呈阳性。

4. 翻花疮　有癌前期病变史;皮损不规则,局部浸润明显,久治不愈,易形成溃疡和感染,引起淋巴结肿大;组织病理学检查可作出诊断。

【治疗】

(一) 辨证论治

1. 湿毒下注证

主症: 外生殖器或肛门等处出现疣状赘生物,色灰或褐或淡红,质软,表面秽浊潮湿,触之易出血,恶臭;伴小便黄或不畅;苔黄腻,脉滑或弦数。

治法: 利湿化浊,清热解毒。

方药: 萆薢化毒汤加减。秽浊恶臭明显者,加黄柏、土茯苓、大青叶等解毒化湿。

2. 脾虚毒蕴证

主症: 外生殖器或肛门处反复出现疣状赘生物,屡治屡出,迁延不愈;伴食少纳差,体弱无力,小便清长,大便稀溏;舌淡红或淡胖大,苔白,脉细弱。

治法: 益气健脾,化湿解毒。

方药: 参苓白术散合黄连解毒汤加减。脾肾阳虚者食冷便溏、畏寒肢冷者,加干姜温中和胃、附子温阳补肾。

(二) 中成药治疗

参苓白术散　益气健脾。常与黄连解毒汤合用,适用于脾虚毒蕴证患者。

(三) 外治法

1. 中药熏洗疗法　板蓝根、山豆根、木贼草、香附各 30 g;或白矾、皂矾各 120 g,侧柏叶 250 g,生薏苡仁 50 g,孩儿茶 15 g。煎水先熏后洗,每日 1～2 次。

2. 中药涂擦疗法　五妙水仙膏点涂疣体;或鸦胆子仁捣烂涂敷或鸦胆子油点涂患处包扎,3～5 日换药 1 次。应注意保护周围正常皮肤。适用于疣体小而少者。

（四）其他治法

1. 针灸治疗

(1) 火针疗法：烧红火针直刺疣体或围刺根蒂，使疣体脱落。

(2) 艾灸疗法：局麻后把艾炷放在疣体上点燃，任其烧尽，每次 1～3 炷，每日 1 次，至疣体脱落。

2. 西医治疗

(1) 外用药物：选用 5% 5-氟尿嘧啶乳膏、5%咪喹莫特乳膏，疗效确切，可反复使用。现多用 0.5%鬼臼毒素溶于 75%乙醇涂患部，疗效较好，但大面积泛发者不宜用，子宫颈及阴道部禁用，妊娠患者不宜使用。

(2) 内服药物：主要是抗病毒和提高免疫功能的药物，可选用干扰素、阿昔洛韦、转移因子或胸腺素等药物作为辅助治疗。

3. 物理疗法

(1) CO_2激光术：局麻下进行，利用其热效应，使病变组织因高温而气化。注意不要过度治疗，否则易致瘢痕形成。

(2) 高频电灼术：局麻下进行，利用高温直接烧灼疣体。

(3) 冷冻术：常用液氮冷冻，但较前几种方法限制多，深度不宜掌握。

(4) 光动力治疗：适用于疣体较小者、尿道口尖锐湿疣和去除疣体后预防复发的治疗。

4. 手术疗法　适宜于较大疣体。

【预防及调摄】

(1) 洁身自爱，避免不洁性交。

(2) 性伴同查、同治。

(3) 治疗期间禁止房事，保持局部清洁和衣物的消毒处理。

(4) 调整心态，保证睡眠，适当运动，健康饮食，忌食辛辣刺激食物。

（于希军）

第六节　艾　滋　病

艾滋病全称为获得性免疫缺陷综合征(acquired immunodeficiency syndrome, AIDS)，是由人类免疫缺陷病毒(human immunodeficiency virus, HIV)感染引起的以严重免疫缺陷为主要特征的性传播疾病。临床上以淋巴结肿大、厌食、慢性腹泻、体重减轻、发热、乏力等全身症状起病，逐渐发展至各种机会性感染、继发肿瘤等而死亡为特征。艾滋病患者与 HIV 感染者是本病的传染源，主要传播途径有性接触传播、经血液传播、母婴传播。可归属于中医学“疫病”“伏气温病”“阴阳易”等范畴。

【病因病机】

艾滋病总因由邪毒侵袭，正气虚弱所致。

1. 热毒内蕴　多因房事不洁、注射吸毒、输血染毒，或从精化或从血络而入，致热毒内蕴，燔灼皮肤，内伤肠胃。

2. 肝郁气滞　平素情绪抑郁，加之染毒后缺乏正确认知，忧虑过度，情志不舒，致肝郁气滞更甚，病邪愈陷愈深。

3. 肺脾两虚　素体虚弱，较常人易感艾毒，因后天脾胃运化功能不足，使土不生金，而致肺脾两虚之证。

4. 气虚血瘀　气虚之人，感染艾毒，气虚无力行血，血行不畅，日久成瘀，络脉瘀阻不通，致使内外交溃，多生包块、败血、死肌。

5. 阴虚内热　素体阴虚，染毒之人亦多伴虚劳体质，邪毒侵袭，热毒蕴于内而外发于肤，日久耗津伤血，阴精不足而生内热，病情愈发加重。

6. 气阴两虚　病程日久的中晚期患者为气虚、阴虚之体，交相染易，并内攻脏腑，愈发耗气伤血，致阴津不足。

7. 脾肾阳虚　体虚之人不加调护反而纵欲过度，染毒日久则阴精亏虚，阴损及阳，致脾肾阳虚，甚至脏腑虚衰、阴阳离绝。

【临床表现】

本病有不安全性生活史、静脉注射毒品史、输入未经抗 HIV 抗体检测的血液或血液制品史、HIV 抗体阳性者所生子女或职业暴露史等。

HIV 感染相关症状　主要表现为持续 1 个月以上的发热、盗汗、腹泻；体重减轻 10%以上。部分患者表现为神经精神症状，如记忆力减退、精神淡漠、性格改变、头痛、癫痫和痴呆等。还可出现持续性全身性淋巴结肿大，其特点为：① 除腹股沟以外有两个或两个以上部位的淋巴结肿大；② 淋巴结直径≥1 cm，无压痛，无粘连；③ 持续时间 3 个月以上。

艾滋病是一种慢性进行性疾病，可分为急性期、无症状期、艾滋病期。

1. 急性期　通常发生在初次感染 HIV 后 2～4 周。大多数患者临床症状轻微，持续 1～3 周后缓解，以发热最为常见，可伴有咽痛、盗汗、恶心、呕吐、腹泻、皮疹、关节疼痛、淋巴结肿大和神经系统症状。此期在血液中可检出 HIV RNA 和 P24 抗原，而抗体则在感染后数周才出现，从感染到血液中可检测到 HIV 抗体的时间称为“窗口期”，一般为 2～6 周。

2. 无症状期　可从急性期进入此期，或无明显的急性期症状而直接进入此期。此期持续时间一般为 6～8 年。其时间长短与感染病毒的数量和型别、感染途径、机体免疫状况的个体差异、营养条件及生活习惯等因素有关。常无明显临床症状，但疾病呈缓慢持续进展，表现为易于感冒、发热、倦怠等非特征性症状，且迁延难愈。

3. 艾滋病期　为感染 HIV 后的最终阶段。患者 $CD4^+$ T 淋巴细胞计数多＜200 个/μL，HIV 血浆病毒载量明显升高。此期主要临床表现为 HIV 感染相关症状、各种机会性感染(图 21-11、图 21-12)和肿瘤(图 21-13)。

【辅助检查】

HIV/AIDS 的实验室检测主要包括 HIV 抗体检测、HIV 核酸定性和定量检测、$CD4^+$ T 淋巴细胞计数、HIV 基因型耐药检测等。① HIV 抗体检测是 HIV 感染诊断的金标准，包括筛查试验和补充试验。② HIV 核酸定量(病毒载量)和 $CD4^+$ T 淋巴细胞计数是判断疾病进展、临床用药、

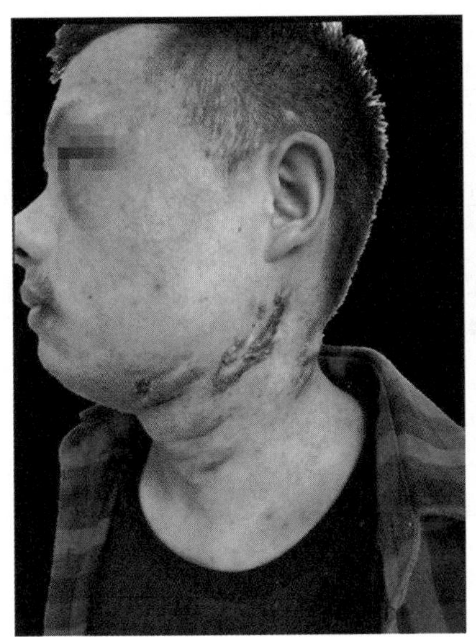

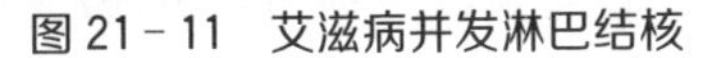

图 21-11　艾滋病并发淋巴结核

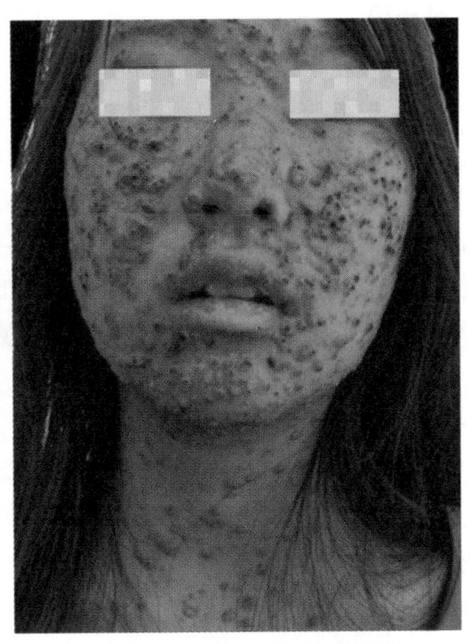

图 21-12　马尔尼菲青霉病

疗效和预后的两项重要指标。③ HIV 基因型耐药检测可为高效抗逆转录病毒治疗(HAART)方案的选择和更换提供指导。

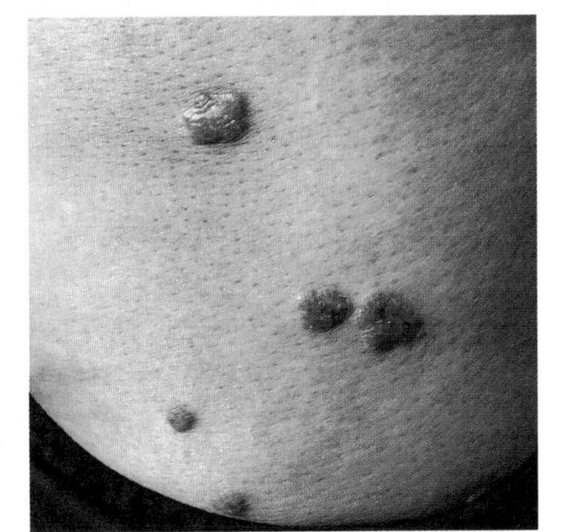

图 21-13　卡波西肉瘤

【诊断要点】

1. HIV 感染者　有流行学病史,HIV 抗体检测筛查试验和补充试验阳性者。

2. 艾滋病期确诊患者　有流行学病史,HIV 抗体阳性,出现 HIV 感染相关症状、各种机会性感染或肿瘤。或有流行病学史,HIV 抗体阳性,患者 $CD4^+$ T 淋巴细胞计数<200 个/μL。

【鉴别诊断】

1. 虚劳病　均有元气虚弱、脏腑亏损、精血不足、久虚不复的病理过程,但虚劳病主要病因为“内伤”“先天不足”或“后天内耗”;而艾滋病起因于外,由艾滋病病毒内侵,引发“后天内耗”。

2. 瘟疫　均有“皆相染易,无问大小,病状相似”的特点,但瘟疫多自皮毛或口鼻而入,其性质不外风寒暑湿燥火,或秽浊之气,或数邪相兼,故或卫气营血,或三焦膜原,或六经传变。而艾滋病病毒伤人必自血络而入,其性质较为复杂,其病理演变兼具温病和内伤,不可一概论之。实验室检测可鉴别。

【治疗】

艾滋病目前尚无有效的治愈办法,中医治疗艾滋病的主要目标是稳定或提高免疫功能,减轻临床症状,改善生存质量。临床上应辨证与辨病相结合,根据艾滋病病程的不同阶段进行治疗。

（一）辨证论治

1. 热毒内蕴证

主症：多见于静脉吸毒感染者、早期感染者。不规则发热，体温 38℃左右，皮肤红疹或斑块或疱疹（疼痛剧烈，面积大，反复难愈），或有口疮（多发、易复发、面积大，缠绵难愈），或有脓疱，或躯干四肢有疖肿，或有疮疡，伴红肿热痛；或咳嗽痰黄，口苦口臭；舌质红或绛，苔黄腻，脉滑数。

治法：清热解毒，宣散透邪。

方药：黄连解毒汤合升降散加减。口疮者，加半夏、干姜、细辛等配黄连、黄芩、黄柏以升阳泻火；咳痰黄稠者，加芦根、冬瓜仁、前胡、鱼腥草等滋阴解毒、清肺化痰；疮疡者，加土茯苓、滑石、苦参等清热除湿、解毒敛疮。

2. 肝郁气滞证

主症：多见于早中期感染者、性传播感染者。胸胁胀满，善太息，情志抑郁，急躁易怒，失眠多梦，口苦咽干，全身淋巴结肿大（一般＞1 cm，多发于耳前、耳后、下颌、腋下、腹股沟等处）；妇女月经不调，乳房胀痛，少腹结块；舌质红或暗红，苔薄白，脉弦。

治法：疏肝理气。

方药：柴胡疏肝散加减。泛酸者，加吴茱萸、黄连、煅瓦楞子等抑酸和胃；呕恶者，加半夏、生姜、乌梅等温中止呕；善太息者，加瓜蒌、乌药、厚朴等宽胸理气；乳房胀痛、少腹结块、全身淋巴结肿大者，加龙骨、牡蛎、海藻、昆布等软坚散结；咽干口苦者，加黄芩、栀子、龙胆草等清泻肝火。

3. 肺脾两虚证

主症：多见于采供血感染者、中晚期患者。声低懒言，神疲乏力，久咳不止，气短而喘，咯痰清稀，面白无华，食欲不振，食少，腹胀，便溏，以慢性腹泻多见，持续时间长，抗生素治疗效果不明显；舌淡，苔白滑，脉弱。

治法：益肺健脾。

方药：参苓白术散加减。面部虚浮、下肢浮肿者，加黄芪、汉防己等益气利水；腹泻者，加诃子、乌梅等酸收止泻；咳嗽者，加半夏、橘红、前胡等止咳化痰。

4. 气虚血瘀证

主症：多见于静脉吸毒感染者、合并 HCV 感染者、中晚期患者。面色萎黄或暗黑，乏力，气短，躯干或四肢有固定痛处或肿块，午后或夜间发热，遇劳复发或加重，自汗，易感冒，食少便溏，或脱发；舌暗红，或有瘀点、瘀斑，脉沉涩。

治法：益气活血。

方药：补中益气汤合血府逐瘀汤加减。胸胁疼痛者，加川楝子、延胡索、蒲黄、血竭等理气止痛；四肢、躯干肿块者，加穿山甲、王不留行、地龙等散结消肿。

5. 阴虚内热证

主症：多见于并发结核、中晚期患者。两颧发红，形体消瘦，午后潮热，或夜间发热，失眠盗汗，五心烦热，咳嗽，久嗽，乏力，气短，口燥咽干，大便干结，小便黄赤；舌红少苔，脉细数。

治法：养阴清热。

方药：百合固金汤合六味地黄丸加减。症状较重者，加青蒿、鳖甲、石斛、银柴胡、白薇、地骨皮等清虚热。

6. 气阴两虚证

主症：多见于中晚期患者。少气懒言，神疲乏力，自汗盗汗，动则加剧，易感冒，或伴口干舌燥，五心烦热，形体消瘦，体重减轻，或见干咳少痰；舌体瘦薄，舌质淡，苔少，脉虚细数无力。

治法：益气养阴。

方药：参芪地黄汤加减。口干舌燥、五心烦热者，加青蒿、鳖甲、知母等滋阴清热；干咳少痰者，加贝母、紫菀、款冬花等清肺止咳；腰膝酸软者，加牛膝、杜仲等壮腰健肾。

7. 脾肾阳虚证

主症：多见于采供血感染者、性传播感染者、晚期患者。面色㿠白，畏寒肢冷，腰膝酸软，腹中冷痛，或腹胀肠鸣，腹泻剧烈或五更泄泻，下利清谷，或小便不利，或面浮肢肿，或见小便频数，余沥不尽；舌质淡胖有齿痕，苔白滑，脉沉迟细弱。

治法：温补脾肾。

方药：真武汤合附子理中汤加减。五更泄者，加补骨脂、菟丝子、肉豆蔻等温阳止泻；小便频数者，加益智仁、乌药等益肾缩尿。

（二）中成药治疗

1. 牛黄解毒丸　清热解毒。适用于热毒内蕴证之发热、头痛、咽痛患者。

2. 加味逍遥丸　疏肝健脾。适用于肝郁气滞证之情志不疏、肝脾不和、两胁胀痛患者。

3. 人参健脾丸　健脾益气。适用于肺脾两虚证之脾胃虚弱、腹痛便溏、体倦乏力患者。

4. 血府逐瘀丸　活血祛瘀。适用于气滞血瘀证之瘀血内阻疼痛患者。

5. 六味地黄丸　滋阴补肾。适用于阴虚内热之头晕耳鸣、腰膝酸软、盗汗遗精患者。

6. 养阴清肺丸　养阴润肺。适用于气阴两虚之阴虚肺燥、燥咳少痰患者。

7. 金匮肾气丸　温肾健脾。适用于脾肾阳虚证之肾虚水肿、脾胃虚寒、手足不温患者。

（三）外治法

中药敷贴疗法　根据患者的不同症状和临床表现选择适宜的穴位进行贴敷，如脾气亏虚，兼有腹泻者可贴敷足三里、神阙、中脘；肾气亏虚，伴有畏寒肢冷者可贴敷腰阳关、命门。每日 1 次，每次 2 小时，7 日为 1 疗程。

（四）其他治法

1. 艾灸疗法　艾灸可疏通局部经络气血，扶阳固脱，升阳举陷。通常选用神阙、足三里、关元、百会、命门等穴，每穴每次灸 10～15 分钟，连续 7 日为 1 疗程。同时，还可使用隔姜灸、隔盐灸等方法增强疗效。

2. 药膳食疗　艾滋病感染者可服用含维生素、氨基酸、矿物质较多的食物以增强免疫力，减缓病毒复制。针对不同艾滋病常见临床症状可采用有针对性的食物疗法，如咳嗽痰多者，少食甜腻之品，食用苏子粳米粥（苏子、粳米、生姜、陈皮、白果、大枣）；皮肤疮疹者，忌食蟹虾，多食用当归赤豆羹（当归、赤小豆、薏苡仁、扁豆、马齿苋、防风）；腹痛、腹泻者，服用莲子马齿苋汤（莲子、马齿苋、瘦猪肉、大蒜）等。

3. 心理疏导　对待患者要耐心、细致、不歧视，帮助其解除恐惧、焦虑、紧张、抑郁等情绪，减轻心理负担，调动配合治疗的主观能动性，保证其依从性。

【预防及调摄】

(1) 加强对艾滋病知识及相关防治措施的宣教。

(2) 宣传正确的性观念，加强道德教育。

(3) 禁止静脉药瘾者共用注射器、针头,严格医疗器械消毒管理。

(4) 女性 HIV 感染者、艾滋病患者应避免妊娠。

(5) 严格规范对血液制品的 HIV 检测,杜绝非法买卖血液。

(6) 加强入境检疫,严防艾滋病传入。

(7) 建立随访追踪制度,同时严格保证患者隐私。

(8) 加强对 HIV 感染者、艾滋病患者的心理治疗和支持。

(王军文)

附　　录

一、常用方剂名录

一　画

一号癣药水(《中医外科临床手册》)：土槿皮、大枫子肉、地肤子、蛇床子、硫黄、白鲜皮、枯矾、苦参、樟脑、乙醇等

一扫光(《外科正宗》)：苦参、黄柏、烟胶、木鳖肉、蛇床子、点红椒、明矾、枯矾、硫黄、大枫子肉、樟脑、水银、轻粉、白砒

一贯煎(《续名医类案》)：生地黄、北沙参、麦冬、当归身、枸杞子、川楝子

二　画

二仙汤(《妇产科学》)：仙茅、仙灵脾、当归、巴戟天、知母、黄柏

二号癣药水(《中医外科学》)：米醋、百部、蛇床子、硫黄、土槿皮、白砒、斑蝥、白国樟、轻粉等

二至丸(《证治准绳》)：女贞子、墨旱莲

二陈汤(《太平惠民和剂局方》)：陈皮、半夏、茯苓、甘草

二妙散(《丹溪心法》)：苍术、黄柏

二矾汤(《外科正宗》)：明矾、皂矾、孩儿茶、侧柏叶

二味拔毒散(《医宗金鉴》)：雄黄、白矾

十全大补汤(《太平惠民和剂局方》)：人参、肉桂、川芎、地黄、茯苓、白术、甘草、黄芪、川芎、当归、白芍

七三丹(《中医外科学讲义》)：熟石膏7份、升丹3份

七宝美髯丹(《本草纲目》)：赤白何首乌、赤白茯苓、牛膝、当归、枸杞子、菟丝子、补骨脂

人参养荣汤(《太平惠民和剂局方》)：白芍、当归、陈皮、黄芪、桂心、人参、白术、炙甘草、熟地黄、五味子、茯苓、远志、大枣、生姜

八二丹(《外伤科学》)：熟石膏8份、升丹2份

八正散(《太平惠民和剂局方》)：车前子、瞿麦、萹蓄、滑石、栀子仁、炙甘草、木通、大黄

八宝丹(《疡医大全》)：珍珠、牛黄、象皮、琥珀、龙骨、轻粉、冰片、炉甘石等

八珍汤(《正体类要》)：人参、白术、茯苓、甘草、当归、白芍、地黄、川芎

九一丹(《医宗金鉴》)：熟石膏9份、升丹1份

九龙丹(《外科正宗》)：儿茶、血竭、乳香、没药、巴豆(不去油)、木香各等分

九味羌活汤(《此事难知》)：羌活、防风、苍术、细辛、白芷、川芎、甘草、黄芩、生地黄

三　画

三仁汤(《温病条辨》)：杏仁、白蔻仁、薏苡仁、滑石、通草、竹叶、半夏、厚朴

三心导赤饮(《徐宜厚皮肤病临床经验辑要》)：栀子心、莲子心、连翘心、灯芯、生地黄、淡竹叶、生甘草、车前子、车前草、蝉蜕、赤小豆、黄芩

三石散(《经验方》)：制炉甘石、熟石膏、赤石脂

三妙丸(《医学正传》)：苍术、黄柏、川牛膝

干洗方(《普济方》)：滑石、川芎、王不留行、白芷、细辛、防风、羌活、独活

三黄洗剂(《中医外科学》)：大黄、黄柏、黄芩、苦参

干葛洗剂(《疡医大全》)：干葛根、枯矾

土槿皮酊(《经验方》)：土槿皮、乙醇

大分清饮(《类证治裁》)：茯苓、猪苓、泽泻、木通、栀子、车前子、枳壳

大补阴丸(《丹溪心法》)：黄柏、知母、熟地黄、龟版

大承气汤(《伤寒论》)：生大黄(后下)、枳实、厚朴，芒硝(冲服)

大青龙汤(《伤寒论》)：麻黄、生石膏、杏仁、桂枝、生姜、大枣、炙甘草

大黄牡丹汤(《金匮要略》)：大黄、丹皮、桃仁、冬瓜仁、芒硝

万灵丹(《济阳纲目》)：茅术、全蝎、石斛、明天麻、当归、炙甘草、川芎、羌活、荆芥、防风、麻黄、北细辛、川乌、草乌、何首乌、明雄黄

大黄䗪虫丸(《金匮要略》)：大黄、黄芩、甘草、桃仁、杏仁、芍药、干地黄、干漆、虻虫、水蛭、蛴螬、䗪虫

小儿化湿汤(《朱仁康临床经验集》)：苍术、陈皮、茯苓、泽泻、炒麦芽、六一散

小金丹(《张志礼经验集》)：白胶香、草乌、五灵脂、乳香、没药、麝香、墨炭、地龙、木鳖、当归

小柴胡汤(《伤寒论》)：柴胡、黄芩、半夏、生姜、人参、大枣、炙甘草

山甲内消散(《外科正宗》)：当归梢、甘草节、大黄、炒穿山甲、僵蚕、黑牵牛、土木鳖

千金散(《中医外科学》)：煅白砒、制乳香、制没药、轻粉、飞朱砂、赤石脂、炒五倍子、煅雄黄、醋制蛇含石

千捶膏(《种福堂公选良方》)：松香、蓖麻子、柏油、白蜡、大黄、银朱、锻牡蛎

飞扬洗剂(《经验方》)：大飞扬、地肤子、苦参、蛇床子、黑面神、野香薷

马齿苋合剂(《朱仁康临床经验集》)：马齿苋、蜂房、大青叶、生薏苡仁

马齿苋洗剂(《中医皮肤病学简编》)：马齿苋、苍术、苦参、细辛、陈皮、蜂房、蛇床子、白芷

四　画

天王补心丹(《摄生秘剖》)：生地黄、天冬、麦冬、玄参、当归、丹参、朱砂、柏子仁、远志、茯神、人参、茯苓、五味子、桔梗

天麻钩藤饮(《杂病证治新义》)：天麻、钩藤、石决明、栀子、黄芩、川牛膝、杜仲、益母草、桑寄生、夜交藤、茯苓

无比山药丸(《太平惠民和剂局方》)：山茱萸、泽泻、熟地黄、茯神、巴戟天、牛膝、赤石脂、山药、杜仲、菟丝子、肉苁蓉、五味子

五五丹(《外伤科学》)：熟石膏、升丹各半

五苓散(《伤寒论》)：白术、泽泻、猪苓、茯苓、桂枝

五味消毒饮(《医宗金鉴》)：金银花、野菊花、紫花地丁、紫背天葵、蒲公英

五神汤(《外科真诠》)：茯苓、金银花、牛膝、车前子、紫花地丁

五倍子膏(《朱仁康临床经验集》)：五倍子末、黄柏末、轻粉

五海丸(《张志礼经验集》)：海带、海藻、海浮石、海螵蛸、昆布、青皮、柴胡、当归

太乙紫金锭(《中国药典》)：山慈菇、红大戟、千金子霜、五倍子、麝香、朱砂、雄黄

太乙膏(《外科正宗》)：玄参、白芷、当归身、肉桂、赤芍、大黄、生地黄、土木鳖、阿魏、轻粉、柳槐枝、血余炭、东丹、乳香、没药、麻油

牛蒡解肌汤(《疡科心得集》)：牛蒡子、薄荷、荆芥、连翘、栀子、丹皮、石斛、玄参、夏枯草

升降散(《伤寒瘟疫条辨》)：白僵蚕、蝉蜕、姜黄、川大黄

止痒生发酊(《经验方》)：鱼腥草、大枫子、白鲜皮、白芷、甘草、冰片、薄荷，乙醇浸泡

止痛如神汤(《中医皮科临床经验集》)：苍术、黄柏、秦皮、防风、泽泻、当归、皂角刺、桃仁、生大黄、槟榔

水晶膏(《医宗金鉴》)：石灰水、糯米

化斑汤(《古今医统大全》)：石膏、知母、人参、甘草

化斑解毒汤(《医宗金鉴》)：升麻、石膏、连翘、牛蒡子、人中黄、黄连、知母、玄参

化癌汤(《疡医大全》)：人参、黄芪、忍冬藤、当归、白术、茜草根、白芥子、茯苓

乌发生发酊(《经验方》)：西洋参、边条参、川芎、黄芪、川椒、田七、红花、丹参、甘草，70%乙醇适量浸泡

乌鸡白凤丸(《张志礼经验集》)：人参、黄芪、山药、乌鸡、生地黄、白芍、当归、川芎、丹参、天门冬、香附、熟地黄、鹿角霜、鹿角胶、牡蛎、桑螵蛸、芡实、鳖甲、银柴胡、甘草

乌蛇驱风汤(《朱仁康临床经验集》)：乌蛇、蝉蜕、荆芥、防风、羌活、白芷、黄连、黄芩、金银花、连翘、生甘草

丹栀逍遥散(《方剂学》)：柴胡、白芍、当归、白术、茯苓、炙甘草、生姜、薄荷、丹皮、栀子

六一散(《伤寒直格》)：滑石、甘草

六味地黄丸(《小儿药证直诀》)：熟地黄、山萸肉、淮山药、丹皮、茯苓、泽泻

双柏散(《经验方》)：侧柏叶、大黄、黄柏、薄荷、泽兰

双解通圣散(《医宗金鉴》)：防风、荆芥、当归、白芍(炒)、连翘(去心)、白术(土炒)、川芎、薄荷、麻黄、栀子、黄芩、煅石膏、桔梗、生甘草、滑石

五　画

玉女煎(《景岳全书》)：石膏、熟地黄、知母、麦门冬、牛膝

玉红膏(《伤科补要》)：紫草、当归、生地黄、象皮、乳香、没药、甘草、合欢皮

玉屏风散(《丹溪心法》)：黄芪、防风、白术

玉真四逆散(《中医皮科临床经验集》)：桂枝、白芍、羌活、防风、白芷、天南星、白附子、天麻、木通、当归、大枣、炙甘草

玉容散(《医宗金鉴》)：甘松、山柰、茅香、白僵蚕、白及、白蔹、白附子、天花粉、绿豆粉、防风、零陵香、藁本、皂角、香白芷

玉露散(《药奁启秘》)：芙蓉叶，研成极细末

甘草油(《赵炳南临床经验集》)：甘草、香油

甘露消毒丹(《温热经纬》)：滑石、茵陈、木通、石菖蒲、白豆蔻、藿香、薄荷、黄芩、连翘、射干、贝母

左归丸(《景岳全书》)：大熟地黄、山药、枸杞子、山茱萸、川牛膝、菟丝子、鹿角胶、龟版胶

右归丸(《景岳全书》)：熟地黄、山药、山茱萸、枸杞子、菟丝子、鹿角胶、杜仲、肉桂、当归、制附子

龙胆泻肝汤(《医方集解》)：龙胆草、栀子、黄芩、柴胡、生地黄、泽泻、当归、车前子、木通、甘草

平胬丹(《外科诊疗学》)：乌梅肉、月石、轻粉、冰片等

四君子汤(《太平惠民和剂局方》)：人参、茯苓、白术、炙甘草

四妙勇安汤(《验方新编》)：玄参、当归、金银花、甘草

四妙散(《外科精要》)：炙黄芪、当归、金银花、炙甘草

四苓散(《丹溪心法》)：茯苓、泽泻、猪苓、白术

四物汤(《太平惠民和剂局方》)：熟地黄、当归身、白芍、川芎

四物消风饮(《医宗金鉴》)：生地黄、当归、荆芥、防风、赤芍、川芎、白鲜皮、蝉蜕、薄荷、独活、柴胡、大枣

四逆加人参汤(《伤寒论》)：附子、干姜、人参、炙甘草

四黄膏(《朱仁康临床经验集》)：黄连、黄芩、土大黄、黄柏、芙蓉叶、泽兰叶

归脾汤(《济生方》)：人参、白术、黄芪、当归身、炙甘草、茯神、远志、酸枣仁、青木香、龙眼肉、生姜、大枣

生血润肤汤(《证治宝鉴》)：天冬、麦冬、五味子、生地黄、熟地黄、川归身、黄芩、黄芪、升麻、酒红花、栝楼仁、桃仁

生肌玉红膏(《外科正宗》)：当归、白芷、白蜡、轻粉、甘草、紫草、血竭、麻油等

生肌白玉膏(《中医外科学讲义》)：煅石膏、制炉甘石

生肌散(《外科正宗》)：石膏、轻粉、赤石脂、黄丹(飞)、龙骨、血竭、乳香、潮脑

生肌膏(《外伤科学》)：当归、甘草、白芷、紫草、血竭、轻粉

生脉散(《医学启源》)：人参、麦冬、五味子

仙方活命饮(《医宗金鉴》)：穿山甲、皂角刺、当归尾、甘草、金银花、赤芍、乳香、没药、天花粉、陈皮、防风、贝母、白芷

白玉膏(《疡医大全》)：密陀僧、黄蜡、乳香、没药、象皮、白蜡、轻粉

白灵酊(中成药)：当归尾、红花、红花夹竹桃(叶)、马齿苋、苏木、没药、白芷、白矾

白虎汤(《伤寒论》)：生石膏、知母、粳米、炙甘草

白屑风酊(《中医外科临床手册》)：蛇床子、苦参、土槿皮、薄荷脑

半夏泻心汤(《伤寒论》)：半夏、干姜、黄芩、(川)黄连、人参、大枣、甘草

加味五宝丹(《外科大成》)：珍珠、琥珀、钟乳石、辰砂、牛黄、山慈菇、海参

加味遗粮汤(《外科正宗》)：茯苓、金银花、木通、苍术、薏苡仁、当归、川芎、白鲜皮、木瓜、威灵仙、防风、皂荚子、甘草、人参、仙遗粮

六 画

托里消毒散(《医宗金鉴》)：人参、川芎、当归、白芍、白术、金银花、茯苓、白芷、皂角刺、甘草、桔梗、黄芪

地黄饮子(《宣明论》)：地黄、巴戟天、山茱萸、肉苁蓉、附子、茯苓、远志、菖蒲、麦冬、五味子、石斛、薄荷、生姜、大枣

西瓜霜(《全国中草药汇编》)：未成熟的西瓜皮、皮硝

百合固金汤(《慎斋遗书》)：百合、生地黄、熟地黄、麦冬、玄参、当归、白芍、贝母、桔梗、生甘草

百部酊(《中医皮肤病学简编》)：百部、乙醇

当归六黄汤(《兰室秘藏》)：当归、生地黄、熟地黄、黄连、黄芩、黄柏、黄芪

当归四逆汤(《伤寒论》)：当归、桂枝、白芍、细辛、炙甘草、通草、大枣

当归饮子(《外科正宗》)：当归、川芎、白芍、生地黄、防风、白蒺藜、荆芥、何首乌、黄芪、甘草

当归补血汤(《兰室秘藏》)：黄芪、当归

当归拈痛汤(《兰室秘藏》)：羌活、茵陈、猪苓、泽泻、黄芩、苦参、白术、苍术、防风、升麻、葛根、人参、当归、知母、甘草

回阳玉龙膏(《外科正宗》)：草乌、干姜、赤芍、白芷、南星、肉桂等

竹叶石膏汤(《伤寒论》)：竹叶、石膏、半夏、麦冬、人参、甘草、粳米

竹黄汤(《中医皮科临床经验集》)：水牛角、石膏、淡竹叶、黄连、生黄芩、黄柏、栀子、凌霄花、槐花、党参、麦冬、三七、漏芦、甘草

血府逐瘀汤(《医林改错》)：当归、生地黄、桃仁、红花、枳壳、赤芍、柴胡、甘草、桔梗、川芎、牛膝

全虫方(《赵炳南临床经验集》)：全虫、皂角刺、威灵仙、刺蒺藜、白鲜皮、苦参、黄柏、炒槐花

多皮饮(《赵炳南临床经验集》)：赤苓皮、冬瓜皮、扁豆皮、大腹皮、五加皮、干姜皮、丹皮、地骨皮、桑白皮、白鲜皮、川槿皮

冲和膏(《外科正宗》)：紫荆皮(炒)、独活、赤芍、白芷、石菖蒲

冰硼散(《外科正宗》)：冰片、硼砂、朱砂、玄明粉

导赤散(《小儿药证直诀》)：木通、生地黄、生甘草、竹叶

阳和汤(《外科全生集》)：熟地黄、白芥子、炮姜炭、麻黄、甘草、肉桂、鹿角胶

阳和解凝膏(《中国药典》)：鲜牛蒡草、鲜凤仙透骨草、生川乌、桂枝、大黄、当归、生草乌、生附子、地龙、僵蚕、赤芍、白芷、白蔹、白及、川芎、续断、防风、荆芥、五灵脂、木香、香橼、陈皮、肉桂、乳香、没药、苏合香、麝香等

阳毒内消散(《外科正宗》)：麝香、冰片、白及、姜黄、南星、甲片、樟冰、轻粉、胆矾、铜绿、漂青黛

阴蚀黄连膏(《赵炳南临床经验集》)：乳香粉、青黛面、黄连膏

红升丹(《医宗金鉴》)：朱砂、雄黄、水银、火硝、白矾、皂矾等制炼而成的红色氧化汞

红灵丹(《中医外科学讲义》)：雄黄、乳香、煅月石、青礞石、没药、冰片、火硝、朱砂、麝香

红灵酒(《中医外科学讲义》)：生当归、红花、花椒、肉桂、樟脑、细辛、干姜、95%乙醇

红油膏(《中医外科学讲义》)：凡士林、九一丹、东丹

芩连二母丸(《外科正宗》)：黄连、黄芩、知母、贝母、川芎、当归、白芍、生地黄、熟地黄、蒲黄、羚羊角、地骨皮

冻疮膏(《药奁启秘》)：麻油、松香、黄占

防风通圣散(《宣明论方》)：防风、荆芥、连翘、麻黄、薄荷、川芎、当归、白芍、白术、栀子、大黄、芒硝、石膏、黄芩、桔梗、甘草、滑石

七 画

辛夷清肺饮(《外科正宗》)：辛夷、黄芩、栀子、麦冬、百合、石膏、知母、甘草、枇杷叶、升麻

羌活胜湿汤(《内外伤辨》)：羌活、独活、藁本、防风、炙甘草、川芎、蔓荆子

沙参麦冬汤(《温病条辨》)：沙参、麦冬、玉竹、冬桑叶、生甘草、天花粉、生扁豆

补中益气汤(《东垣十书》)：黄芪、人参、炙甘草、当归身、橘皮、升麻、柴胡、白术

补阳还五汤(《医林改错》)：生黄芪、当归尾、川芎、赤芍、桃仁、红花、地龙

补肝汤(《医宗金鉴》)：当归、川芎、白芍、熟地黄、酸枣仁、炙甘草、木瓜

补骨脂酊(《赵炳南临床经验集》)：补骨脂、75%乙醇

附子理中汤(《阎氏小儿方论》)：附子、干姜、人参、白术、炙甘草

八 画

青蒿鳖甲汤(《温病条辨》)：鳖甲、青蒿、丹皮、生地黄、知母

青黛散(油)(《经验方》)：青黛、石膏、滑石、黄柏等

苦参洗剂(《中医皮肤病学简编》)：苦参、金银花、黄柏、蛇床子

苦参汤(《疡科心得集》)：苦参、蛇床子、白芷、金银花、野菊花、黄柏、地肤子、大菖蒲

苓桂术甘汤(《金匮要略》)：茯苓、桂枝、白术、甘草

枇杷清肺饮(《医宗金鉴》)：人参、枇杷叶、甘草、黄连、桑白皮、黄柏

软皮饮(《张志礼经验集》)：炮姜、桂枝、桃仁、木香、川芎、丹参、当归

肾气丸(附桂八味丸)(《金匮要略》)：干地黄、山药、山茱萸、泽泻、茯苓、丹皮、桂枝、附子

知柏八味丸(《小儿药证直诀》)、**知柏地黄丸**(《医宗金鉴》)：熟地黄、山茱萸、干山药、泽泻、茯苓、黄柏、丹皮、知母

金黄散(膏)(《医宗金鉴》)：大黄、黄柏、姜黄、白芷、南星、陈皮、苍术、厚朴、甘草、天花粉、黄丹等

炙甘草汤(《伤寒论》)：生地黄、炙甘草、人参、大枣、阿胶、麦冬、麻仁、桂枝、生姜

炉甘石洗剂(《经验方》)：炉甘石、氧化锌、石炭酸、甘油等

泻白散(《小儿药证直诀》)：地骨皮、桑白皮、甘草

实脾散(《重订严氏济生方》)：附子、干姜、茯苓、白术、木瓜、厚朴、木香、槟榔、草果、甘草、生姜、大枣

参芪地黄汤(《杂病犀烛》)：人参、黄芪、熟地黄、山药、茯苓、丹皮、山茱萸、生姜、大枣

参附汤(《正体类要》)：炮附子、人参

参苓白术散(《太平惠民和剂局方》)：党参、茯苓、白术、山药、炙甘草、扁豆、莲子肉、薏苡仁、桔梗、砂仁

九 画

荆防方(《赵炳南临床经验集》)：荆芥穗、防风、薄荷、蝉蜕、牛蒡子、浮萍、僵蚕、金银花、黄芩、丹皮、生地黄、甘草

荆防败毒散(《摄生众妙方》)：防风、柴胡、前胡、荆芥、羌活、独活、枳壳、炒桔梗、茯苓、川芎、甘草、薄荷

茵陈五苓散(《金匮要略》)：茵陈蒿、茯苓、猪苓、泽泻、桂枝、白术

茵陈蒿汤(《伤寒论》)：茵陈蒿、栀子、大黄

胡麻丸(《外科正宗》)：大胡麻、防风、威灵仙、石菖蒲、苦参、白附子、独活、甘草

咬头膏(《外科证治全书》)：制乳香、制没药、杏仁、木鳖粉、蓖麻仁、铜绿

香砂六君子汤(《古今名医方论》)：人参、白术、茯苓、甘草、陈皮、半夏、砂仁、木香、生姜

香莲外洗液(广东省中医院经验方)：丁香、藿香、黄连、龙胆草、大黄、百部、枯矾、薄荷脑、冰片等

复方土槿皮酊(《经验方》)：土槿皮酊、苯甲酸、水杨酸、乙醇等

独活寄生汤(《备急千金要方》)：独活、寄生、杜仲、牛膝、细辛、秦艽、茯苓、肉桂心、防风、川芎、党参、当归、甘草、白芍、生地黄

疯油膏(《中医外科学讲义》)：轻粉、东丹、飞辰砂

养血祛风汤(《东医宝鉴》)：当归、川芎、生地黄、防风、荆芥、细辛、藁本、蔓荆子、半夏、石膏、甘草、旋覆花

养血润肤汤(《外科证治全书》)：当归、熟地黄、生地黄、黄芪、天冬、麦冬、升麻、黄芩、桃仁、红花、天花粉

养血解毒汤(《赵炳南临床经验集》)：鸡血藤、当归、土茯苓、生地黄、山药、威灵仙、蜂房

养阴清肺汤(《重楼玉钥》)：生地黄、玄参、川贝母、丹皮、白芍、麦冬、甘草、薄荷

活血散瘀汤(《赵炳南临床经验集》)：苏木、草红花、桃仁、木香、陈皮、三棱、莪术、鬼箭羽、赤芍、白芍

神应养真丹(《三因极一病证方论》)：熟地黄、川芎、白芍、当归、羌活、天麻、木瓜、菟丝子

神应消风散(《中医皮科临床经验集》)：首乌藤、鸡血藤、丹参、党参、全蝎、白鲜皮、白芷

除湿胃苓汤(《医宗金鉴》)：苍术、厚朴、陈皮、猪苓、泽泻、赤茯苓、白术、滑石、防风、栀子、木通、肉桂、甘草、灯心草

除湿解毒汤(《赵炳南临床经验集》)：大豆黄卷、生薏米、白鲜皮、栀子、丹皮、金银花、连翘、地丁、土茯苓、滑石、木通、生甘草

十 画

珠黄散(《医级》)：珍珠、牛黄

真武汤(《伤寒论》)：附子、茯苓、白术、生姜、白芍

桂枝加当归汤(《中医外科学讲义》)：桂枝、白芍、炙甘草、生姜、大枣、当归

桂枝汤(《伤寒论》)：桂枝、白芍、炙甘草、生姜、大枣

桂枝麻黄各半汤(《伤寒论》)：桂枝、芍药、生姜、炙甘草、麻黄、大枣、杏仁

桃红四物汤(《太平惠民和剂局方》)：地黄、当归、芍药、川芎、桃仁、红花

柴胡清肝汤(《医宗金鉴》)：生地黄、当归、白芍、川芎、柴胡、黄芩、栀子、天花粉、防风、牛蒡子、连翘、甘草

逍遥散(《太平惠民和剂局方》)：柴胡、白芍、当归、白术、茯苓、炙甘草、生姜、薄荷

氤氲汤(《谦斋医学讲稿》)：大豆卷、藿香、佩兰、青蒿、焦栀子皮、连翘、滑石、通草、郁金、菖蒲

透脓散(《外科正宗》)：当归、生黄芪、炒山甲、川芎、皂角刺

健脾丸(《证治准绳》)：人参、白术、茯苓、甘草、山楂、神曲、麦芽、山药、肉豆蔻、木香、砂仁、陈皮、黄连

健脾除湿汤(《赵柄南临床经验集》)：生薏米、生扁豆、山药、芡实、枳壳、萆薢、黄柏、白术、茯苓、大豆黄卷

脂溢洗方(《朱仁康临床经验集》)：苍耳子、王不留行、苦参、明矾

凉血五花汤(《赵炳南临床经验集》)：凌霄花、玫瑰花、红花、鸡冠花、野菊花

凉血五根汤(《赵炳南临床经验集》)：紫草根、茜草根、白茅根、瓜蒌根、板蓝根

凉血四物汤(《医宗金鉴》)：当归、生地黄、川芎、赤芍、黄芩、赤茯苓、陈皮、红花、生姜、五灵脂、甘草

凉血地黄汤(《脾胃论》)：黄柏、知母、青皮、槐子、熟地黄、当归

凉血活血汤(《中医症状鉴别诊断学》)：槐花、紫草根、赤芍、白茅根、生地黄、丹参、鸡血藤

凉血消风散(汤)(《朱仁康临床经验集》)：生地黄、当归、荆芥、蝉蜕、苦参、白蒺藜、知母、生石膏、生甘草

益胃汤(《温病条辨》)：生地黄、麦冬、北沙参、玉竹、冰糖

消风导赤汤(《医宗金鉴》)：牛蒡子、黄连、白鲜皮、生地黄、赤苓、薄荷、金银花、灯心草、木通、甘草

消风散(《外科正宗》)：当归、生地、防风、蝉蜕、知母、苦参、胡麻、荆芥、苍术、牛蒡子、石膏、木通、甘草

消瘰丸(《医学衷中参西录》)：煅牡蛎、生黄芪、三棱、莪术、血竭、乳香、没药、龙胆草、玄参、浙贝母

海藻玉壶汤(《医宗金鉴》)：海藻、陈皮、贝母、连翘、昆布、制半夏、青皮、独活、川芎、当归、甘草、海带

润肌膏(《外科正宗》)：麻油、当归、紫草、黄蜡等

通络活血方(《朱仁康临证经验集》)：归尾、赤芍、桃仁、红花、香附、青皮、王不留行、茜草、泽兰、牛膝

通窍活血汤(《医林改错》)：赤芍、川芎、桃仁、红花、老葱、生姜、大枣、麝香、黄酒

桑菊饮(《温病条辨》)：桑叶、菊花、桔梗、连翘、北杏、甘草、薄荷、芦根

十一画

培土清心方(《特应性皮炎中西医结合治疗》)：太子参、白术、山药、薏苡仁、淡竹叶、灯心草、连翘、珍珠粉、甘草

黄芪补血汤(《辨证录》)：黄芪、当归、肉桂

黄芪桂枝五物汤(《金匮要略》)：黄芪、桂枝、芍药、生姜、大枣

黄连解毒汤(《外台秘要》)：黄连、黄芩、黄柏、栀子

黄连膏(《医宗金鉴》)：黄连、当归、黄柏、生地黄、姜黄、麻油、黄蜡等

黄柏溶液(《中医皮肤性病学：临床版》)：黄柏、硼砂

黄柏霜(《中医皮肤性病学：临床版》)：黄柏霜：硬脂酸、单硬脂酸甘油酯、石蜡油、凡士林、尼泊金、苯甲酸钠、吐温-80、三乙醇胺、二甲基亚砜、黄柏液

萆薢化毒汤(《疡科心得集》)：萆薢、归尾、丹皮、牛膝、防己、木瓜、薏苡仁、秦艽

萆薢分清饮(《医学心悟》)：川萆薢、石菖蒲、黄柏、茯苓、车前子、莲子心、白术

萆薢渗湿汤(《疡科心得集》)：萆薢、薏苡仁、黄柏、茯苓、丹皮、泽泻、滑石、通草

梅花点舌丹(《外科全生集》)：没药、硼砂、熊胆、乳香、血竭、葶苈子、大冰片、沉香、蟾酥、麝香、珍珠、朱砂、牛黄等

蛇床子洗剂(《中医皮肤病学简编》)：蛇床子、苦参、威灵仙、苍术、黄柏、明矾

银翘散(《温病条辨》)：连翘、金银花、牛蒡子、桔梗、薄荷、鲜竹叶、荆芥、淡豆豉、生甘草、鲜芦根

猪苓汤(《伤寒论》)：猪苓、茯苓、泽泻、滑石、阿胶

麻黄汤(《伤寒论》)：麻黄、桂枝、杏仁、甘草

麻黄连翘赤小豆汤(《伤寒论》)：麻黄、生姜、杏仁、连翘、赤小豆、桑白皮、甘草、大枣

清胃散(《兰室秘藏》)：黄连、升麻、生地黄、丹皮、当归

清络饮(《温病条辨》)：鲜荷叶、鲜金银花、丝瓜皮、西瓜翠衣、鲜扁豆花、鲜竹叶心

清热除湿汤(《赵炳南临床经验集》)：龙胆草、白茅根、生地黄、大青叶、车前草、生石膏、黄芩、六一散

清热养阴丸(《张志礼经验集》)：生地黄、玄参、麦冬、浙贝母、白芍、丹皮、栀子、黄连、山豆根、生石膏、薄荷、甘草

清营汤(《温病条辨》)：犀角、生地黄、玄参、竹叶心、金银花、连翘、黄连、丹参、麦冬

清暑汤(《外科全生集》)：连翘、天花粉、赤芍、甘草、滑石、车前草、金银花、泽泻、淡竹叶

清暑益气汤(《温热经纬》)：西洋参、西瓜翠衣、荷梗、竹叶、石斛、麦冬、知母、黄连、甘草、粳米

清脾除湿饮(《医宗金鉴》)：生白术、苍术、赤茯苓、泽泻、茵陈、黄芩、栀子、连翘、生地黄、麦冬、竹叶、灯心草、枳壳、玄明粉、生甘草

清瘟败毒饮(《疫疹一得》)：生石膏、生地黄、犀角、黄连、栀子、桔梗、黄芩、知母、玄参、连翘、甘草、丹皮、鲜竹叶

密陀僧散(《外科正宗》)：硫黄、雄黄、蛇床子、石黄、密

陀僧、轻粉

十二画

提脓丹(《全国中药成药处方集》)：冰片、轻粉、红粉

斑蝥酊(《中医皮肤病学简编》)：斑蝥、70%乙醇

斑蝥膏(《医事启源》)：斑蝥、黄蜡、猪脂

雄黄解毒散(《外科心法要诀》)：雄黄、寒水石、白矾

雄黄膏(《中医皮肤病学简编》)：雄黄、硫黄、氧化锌、凡士林

黑布药膏(《中医皮肤病学简编》)：老黑醋、五倍子、蜈蚣、蜂蜜

黑色拔膏棍(《赵炳南临床经验集》)：鲜羊蹄根梗叶、大枫子、百部、皂角刺、鲜凤仙花、羊踯花、透骨草、马钱子、苦杏仁、银杏、蜂房、苦参子、山甲、川乌、全蝎、斑蝥、金头蜈蚣、白及面、藤黄面、轻粉、硇砂面

黑豆馏油软膏(《外伤科学》)：黑豆馏油、羊毛脂、凡士林

鹅黄散(《外科正宗》)：煅石膏、轻粉、炒黄柏

紫金锭(《外科正宗》)：山慈菇、五倍子、千金子霜、红芽大戟、朱砂、雄黄、麝香

鹅掌风浸泡方(《中医外科学》)：大枫子肉、花椒、皂荚、土槿皮、地骨皮、藿香、明矾、鲜凤仙花、米醋等

痤疮洗剂(《中医外科学》)：硫黄粉、樟脑酯、西黄芪胶、石灰水等

普连膏(又名芩柏软膏)(《赵炳南临床经验集》)：黄柏面、黄芩面

普济消毒饮(《东垣十书》)：黄芩(酒炒)、黄连(酒炒)、生甘草、玄参、连翘、板蓝根、马勃、牛蒡子、薄荷、僵蚕、升麻、柴胡、桔梗、陈皮

温经通络汤(《赵炳南临床经验集》)：鸡血藤、海风藤、全丝瓜、鬼见愁、鬼箭羽、路路通、桂枝、蕲艾、全当归、赤白芍

温胆汤(《三因极一病证方论》)：半夏、竹茹、枳实、陈皮、茯苓、甘草

温清饮(《万病回春》)：当归、白芍、熟地黄、川芎、黄连、黄芩、黄柏、栀子

滋阴除湿汤(《外科正宗》)：川芎、当归、白芍、熟地黄、柴胡、黄芩、陈皮、知母、贝母、泽泻、地骨皮、生姜、甘草

犀角地黄汤(《千金方》)：犀角(或用10倍量水牛角代替)、生地黄、牡丹皮、芍药

十三画

锡类散(《金匮翼》)：西牛黄、冰片、珍珠、人指甲、象牙屑、青黛、壁钱

解毒养阴汤(《赵炳南临床经验集》)：西洋参、南沙参、北沙参、耳环石斛、黑元参、佛手参、生黄芪、干生地黄、紫丹参、双花、公英、二冬、玉竹

解毒凉血汤(《赵炳南临床经验集》)：犀角、生地炭、双花炭、莲子心、白茅根、花粉、紫花地丁、生栀子仁、蚤休、生甘草、川黄连、生石膏

新加香薷饮(《温病条辨》)：香薷、金银花、鲜扁豆花、厚朴、连翘

十四画

酸枣仁汤(《金匮要略》)：酸枣仁、川芎、知母、茯苓、甘草

十五画及以上

增液汤(《温病条辨》)：玄参、麦冬、生地黄

醋泡方(《朱仁康临床经验集》)：荆芥、防风、红花、地骨皮、皂角刺、大枫子、明矾

镇肝熄风汤(《医学衷中参西录》)：怀牛膝、代赭石、龙骨、牡蛎、龟版、白芍、玄参、天冬、茵陈、川楝子、生麦芽、甘草

薄肤膏(《朱仁康临床经验集》)：密陀僧末、白及末、轻粉、枯矾、凡士林

颠倒散(《医宗金鉴》)：硫黄、生大黄各等份

橘核丸(《济生方》)：橘核、川楝子、桃仁、海藻、昆布、海带、延胡索、木香、厚朴、枳实、肉桂、木通

醒皮汤(《外科大成》)：防风、荆芥、金银花、皂角刺、蛇床子、贯众、芫花、白鲜皮、鹤虱草、苦参

藜芦膏(《备急千金要方》)：藜芦、黄连、雄黄、黄芩、松脂、猪脂、矾石

藿朴夏苓汤(《医原》)：藿香、川朴、姜半夏、赤苓、杏仁、生薏苡仁、白蔻仁、猪苓、淡香豉、泽泻、通草

藿香正气散(《太平惠民和剂局方》)：藿香、紫苏、白芷、半夏曲、陈皮、白术、茯苓、厚朴、腹皮、桔梗、生姜、大枣、甘草

蠲痹汤(《医学心悟》)：羌活、独活、桂心、秦艽、当归、川芎、炙甘草、海风藤、桑枝、乳香、木香

鳖甲煎丸(《金匮要略》)：炙鳖甲、乌扇、黄芩、柴胡、鼠妇、干姜、大黄、芍药、桂枝、葶苈子、石韦、厚朴、牡丹、瞿麦、紫葳、半夏、人参、蟅虫、阿胶、蜂窠、赤消、蜣螂、桃仁

(唐雪勇　周小勇)

二、常用专业名词汉英对照

B

白癜风	vitiligo
白塞病	behcet's disease, BD
白癣	white ringworm
斑秃	alopecia areata
板层状鱼鳞病	lamella ichthyosis
扁平苔藓	lichen planus
扁平疣	flat warts
表皮样囊肿	epidermoid cyst
浅表扩散性黑素瘤	superficial diffuse melanoma
鲍温病	Bowen's disease

C

虫咬皮炎	insect bite dermatitis
传染性软疣	molluscum contagiosum
痤疮	acne vulgaris

D

大疱性类天疱疮	bullous pemphigoid
带状疱疹	herpes zoster
丹毒	erysipelas
单纯糠疹	pityriasis simplex
单纯疱疹	herpes simplex
单纯性大疱性表皮松解症	epidermolysis bullosa simplex
冬季瘙痒症	pruritus hiemalis
冻疮	pernio
多发性毛囊炎	multiple folliculitis
多形红斑	erythema multiforme
多形性日光疹	pleomorphic solar rash

E

恶性黑素瘤	malignant melanoma
恶性雀斑痣样黑素瘤	lentigo malignant melanoma
二期梅毒	secondary syphilis

F

非淋菌性尿道炎	non-gonococcal urethritis
风疹	rubella

G

干燥综合征	Sjögren's syndrome
肛门瘙痒症	pruritus ani

股癣	tinea cruris
光泽苔藓	lichen nitidus
过敏性紫癜	anaphylactoid purpura

H

汗管瘤	syringoma
汗孔角化症	porokeratosis
黑棘皮病	acanthosis nigricans
红斑狼疮	lupus erythematosus
红斑型天疱疮	pemphigus erythematosus
坏疽性脓皮病	pyoderma gangrenosum，PG
花斑癣	pityriasis versicolor
黄褐斑	chloasma
黄癣	tinea ficosa
获得性梅毒	acquired syphilis
获得性免疫缺陷综合征	acquired immunodeficiency syndrome，AIDS

J

基底细胞癌	basal cell carcinoma
急性点滴状副银屑病	acute guttate parapsoriasis
急性痘疮样苔藓样糠疹	pituriasis lichenoids et varioliformis acuta
急性发热性嗜中性皮病	acute febrile neutrophilic dermatosis
急性淋巴结炎	acute lymphadenitis
急性苔藓样糠疹	parapsoriasis varioliformis acuta
家族性良性慢性天疱疮	familial benign pemphigus
甲沟炎	paronychia
甲真菌病	onychomycosis
尖锐湿疣	condyloma acuminatum
交界性大疱性表皮松解症	pidermolysis bullosa borderline
疖	furuncle
疖病	furunculosis
接触性皮炎	contact dermatitis
结节性黑素瘤	nodular melanoma
结节性红斑	erythema nodosum
疥疮	scabies
进行性对称性红斑角化症	progressive symmetric erythrokeratoderma，PSEK
酒渣鼻	rosacea
局限性瘙痒症	pruritus localis

K

口腔念珠菌病	oral candidosis

L

老年性瘙痒症	pruritus senilis
类脂质渐进性坏死	annular atrophic plaques
淋病	gonorrhea
淋病双球菌	neisseria gonorrhea

鳞状细胞癌	squamous cell carcinoma
落叶型天疱疮	pemphigus foliaceus

M

麻风	leprosy
麻疹	measles
马拉色菌毛囊炎	malassezia folliculitis
慢性唇炎	chronic cheilitis
慢性光化性皮炎	chronic actinic dermatitis
毛发红糠疹	pityriasis rubra pilaris
毛囊角化病	Darier's disease
毛周角化症	keratosis pilaris
玫瑰糠疹	pityriasis rosea
梅毒螺旋体	treponema pallidum，TP
摩擦性苔藓样疹	frictional lichenoid eruption

N

黏液水肿性苔藓	lichen myxedematosus，LM
脓疱疮	impetigo
女阴瘙痒症	pruritus vulvae

P

盘状红斑狼疮	discoid lupus erythematosus，DLE
疱疹样皮炎	dermatitis herpetiformis
皮肤淀粉样变	skin amyloidosis
皮肤浅表脓肿	superficial skin abscess
皮肤瘙痒症	cutaneous pruritus
皮肌炎	dermatomyositis

Q

潜伏梅毒	latent syphilis
青斑样血管病	livedoid vasculopathy
丘疹性黏蛋白病	papular mucinosis
全身性瘙痒症	pruritus universalis

R

人类免疫缺陷病毒	human immunodeficiency virus，HIV
妊娠瘙痒症	pruritus gestations
日光性皮炎	solar dermatitis
乳房外湿疹样癌	extramammary eczematoid carcinoma，EMPD

S

三期梅毒	tertiary syphilis
色素性紫癜性皮肤病	pigmentary purpuric dermatosis
深脓疱疮	ecthyma

神经纤维瘤病	neurofibromatosis
神经性皮炎	lichen simplex chronicus
生殖器疱疹	genital herpes
虱病	pediculosis
湿疹	eczema
手癣	tinea manus
手足口病	hand-foot-mouth disease
水痘	varicella
水痘-带状疱疹病毒	varicella-zoster virus, VZV
丝状疣	filiform warts
胎传梅毒	congenital syphilis
特应性皮炎	atopic dermatitis, AD
体癣	tinea corporis
天疱疮	pemphigus
头部脓肿性穿掘性毛囊周围炎	perifolliculitis capitis abscedens et suffodiens

W

晚期胎传梅毒	late congenital syphilis

X

系统性红斑狼疮	systemic lupus erythematous, SLE
夏季皮炎	dermatitis aestivalis
先天性大疱性鱼鳞病样红皮病	congenital bullous ichthyosiform erythroderma
先天性非大疱性鱼鳞病样红皮病	congenital non-bullous ichthyosiform erythroderma
鲜红斑痣	nevus flammeus
线状 IgA 大疱性皮病	linear IgA bullous dermatosis
镶嵌疣	mosaic warts
小棘苔藓	lichen spinulosus
性传播疾病	sexually transmitted disease, STD
性联隐性鱼鳞病	X - linked ichthyosis
雄激素源性脱发	androgenetic alopecia
癣菌疹	dermatophytid
血管炎	vasculitis
寻常狼疮	lupus vulgaris
寻常型天疱疮	pemphigus vulgaris
寻常型鱼鳞病	ichthyosis vulgaris
寻常疣	verruca vulgaris
荨麻疹	urticaria
荨麻疹性血管炎	urticarial vasculitis
蕈样肉芽肿	mycosis fungoides, MF

Y

颜面播散性粟粒样狼疮	lupus miliaris disseminatus faciei
痒疹	prurigo
药物性皮炎	dermatitis medicamentosa
药疹	drug eruption
一期梅毒	primary syphilis
遗传性大疱性表皮松解症	inherited epidermolysis bullosa

阴囊瘙痒症 pruritus scroti
银屑病 psoriasis
隐翅虫皮炎 paederus dermatitis
婴儿血管瘤 hemangioma of infancy
营养不良性大疱性表皮松解症 epidermolysis bullosa dystrophica
硬皮病 scleroderma
硬下疳 chancre
幼儿急疹 exanthema subitum
鱼鳞病 ichthyosis

Z

早期胎传梅毒 early congenital syphilis
增殖型天疱疮 pemphigus vegetans
肢端雀斑痣样黑素瘤 acral lentiginous melanoma
脂膜炎 panniculitis
脂溢性皮炎 seborrheic dermatitis
跖疣 verruca plantaris
指状疣 digitate warts
足癣 tinea pedis

（李 欣 匡 琳）